Dr. Natasha Campbell-McBride

GAPS

Gut and Psychology Syndrome

Für meine Söhne Nicholas und Matthew und meinen Mann Peter, ohne deren Unterstützung und Ermutigung dieses Buch niemals geschrieben worden wäre

Dr. Natasha Campbell-McBride

GAPS
Gut and Psychology Syndrome

Wie Darm und Psyche sich beeinflussen

Natürliche Behandlung von Autismus, AD(H)S, Dyspraxie, Legasthenie, Depression und Schizophrenie

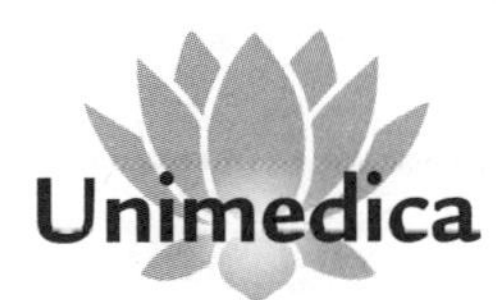

Stimmen aus der Fachwelt

Ich möchte Dr. Natasha Campbell-McBride zu diesem überaus fundierten und anregenden Buch beglückwünschen. Mit dem Fachwissen einer praktizierenden Ärztin einerseits und der Wärme und dem Einfühlungsvermögen einer Mutter eines autistischen Kindes andererseits schreibt Dr. Campbell-McBride über wichtige Themen, die vom übermäßigen Einsatz von Antiobiotika über die Notwendigkeit des Stillens bis hin zu gesünderen Ernährungsformen reichen. Alle Eltern eines Kindes mit Autismus, ADHS (Aufmerksamkeits-Defizit-Hyperaktivitäts-Störung) oder Dyspraxie werden in diesem Buch wertvolle Hinweise entdecken, die den Leser mal erfreuen, mal erschrecken werden. Ich kann es nur wärmstens empfehlen.

Dr. Basant K Puri, MA, MB, BChir, BSc MathSci, MRCPsych, DipStat, MMath, Leiter der Lipid Neuroscience Group, MRI Unit, Hammersmith Hospital, Imperial College, London und Autor der Bücher The Natural Way to Beat Depression; Chronic Fatigue Syndrome und Natural Energy

Dr. Natasha Campbell-McBride liefert eine herausragende Zusammenfassung der ernährungsphysiologischen und biochemischen Zusammenhänge zwischen psychiatrischen und neurologischen Störungen und den Funktionen des Magen-Darm-Trakts. Auf bewundernswerte Weise zeigt sie hier spezifische Verdauungsstörungen im Zusammenhang mit Krankheitsbildern wie Schizophrenie, Autismus, Aufmerksamkeitsdefizitstörungen und anderen Problemen der kindlichen Entwicklung auf. Dieses Buch bietet überaus viele wertvolle und interessante Informationen, die Betroffene darin unterstützen können, ihre eigene Gesundheit und die ihrer Kinder maßgeblich zu verbessern.

Dr. William Shaw, Autismus-Forscher und Direktor der Great Plains Laboratorien, USA

Dr. Campbell-McBrides Buch liefert wichtige Informationen und einen großartigen Einblick in die Zusammenhänge und Behandlungsansätze gastrointestinaler Störungen bei Menschen mit Entwicklungsstörungen und anderen Krankheiten. Das Buch enthält sowohl grundlegende Informationen für Betroffene, die ganz am Anfang stehen, als auch ein weitreichendes Hintergrundwissen für jene, die sich schon länger mit diesem Thema auseinandersetzen. Dr. Campbell-McBride, ich danke Ihnen dafür, dieses Buch geschrieben zu haben.

Dr. Stephen Edelson, Direktor des Forschungsinstituts für Autismus, San Diego, USA

Dieses Buch ist einfach fantastisch und wird sicherlich ein Klassiker werden. Jeder Mediziner sollte eines besitzen … Nein, eigentlich sollte es sogar in jedem Haushalt vorhanden sein!

Eine unschätzbare Quelle für Patienten mit 'Syndrom-Krankheiten' und sogenannten 'psychischen Störungen'. Die Medizin der Zukunft bereits in Anwendung.

Martina Watts MSc, DipION MBANT, praktizierende Ernährungsberaterin und Journalistin

Dieses Buch bietet einen umfassenden Einblick in alle Aspekte rund um die Ernährung. Es beschreibt die Funktionsweise des Darms und wie sich eine schlechte Darmfunktion bei allen Kindern mit Lernschwächen und Verhaltensauffälligkeiten nicht nur auf die körperliche Gesundheit, sondern auch auf die Gehirnfunktionen auswirkt.

Zahllose Eltern, die bei *The Hyperactive Children's Support Group* Hilfe suchen, berichten, dass ihre Kinder in hohem Maße von diätetischen und ernährungsphysiologischen Maßnahmen profitieren. Ein Mangel an Vitaminen, Mineralstoffen und essenziellen Fettsäuren wird nur allzu häufig festgestellt.

Dieses Buch macht deutlich, dass sich das Verdauungssystem auch auf das Gehirn auswirkt.

Sally Bunday, Begründer und Leiter von The Hyperactive Children's Support Group, Großbritannien

WICKEN FEN

Weit aufschwingende Holztore
geben den Blick auf einen hölzernen Pfad vor dir frei.
Der himmlische Duft sauberer frischer Luft. Das Wispern des Grases
und der Bäume, die sich rechts und links im Wind wiegen.
Nachts blickst du gebannt auf dieses wunderbare Schauspiel.

Der Pfad führt über feuchtes weiches Gras.
Du gehst auf die Brücke, über einen sanft dahinplätschernden Fluss.
Der Hügel reicht so hoch, dass er fast den Himmel berührt.
Die Windmühle ist noch da, als du die Stufen
hochgehst, die schon seit Jahren dort sind.

Das Summen der geschäftigen Bienen in ihrem Bienenstock.
All die Geräusche, die dich umgeben.
Das warme Gefühl, willkommen zu sein, lässt nicht lange auf sich warten.
Die Sonne strahlt auf das grüne Gras, so grün wie die Blätter im Sommer.

Der Weg vor dir wird schmaler und lässt dich
mit einem Gefühl zurück, das bleiben wird.
Das Abenteuer ist vorüber.
Ein Gefühl innerer Wärme.
Lebe wohl bis zum nächsten Mal.

Nicholas Campbell-McBride, 11 Jahre alt,
Cambridge, GB

Inhalt

Teil 1 · Was läuft hier eigentlich ab?

Teil 2 · Behandlung

Teil 3 · Verschiedene Aspekte

Teil 4 · Ein neues Baby in der GAPS-Familie

An die Eltern autistischer Kinder – ein offener Brief

Wohl kaum jemand würde es sich aussuchen, ein autistisches Kind zu bekommen. Und doch ist dies in unserer heutigen Zeit immer häufiger der Fall. Rund um den Globus findet eine unverkennbare epidemische Ausbreitung von Autismus statt. Wenn dies für betroffene Eltern auch nur im Ansatz tröstlich sein könnte, würde ich sagen, Sie sind mit Sicherheit nicht allein!

Da Autismus früher eine selten auftretende Krankheit war, haben die wenigsten Ärzte sie in ihrer Praxis selbst erlebt und die meisten Menschen haben nicht einmal etwas darüber gehört. Vor etwa 20 Jahren lag in den westlichen Industrieländern die Zahl der Autismusfälle durchschnittlich bei 1:10 000. Heute wird nach Angaben des britischen Gesundheitsministeriums zufolge in Großbritannien 1 von 150 Kindern mit Autismus diagnostiziert. In den USA beträgt den Gesundheitsbehörden zufolge die Zahl der mit Autismus-Spektrum-Störung diagnostizierten Kinder 1:150 und die Zahlen steigen von Tag zu Tag. Ähnliche Zahlen werden auch aus Kanada berichtet. Eine im *European Journal of Child and Adolescent Psychiatry* (2001, Band 9) veröffentlichte finnische Studie spricht von einer Häufigkeitsrate von 1:483 Kindern, die in Finnland als autistisch diagnostiziert wurden. In Deutschland beträgt sie 1:100.

Was also geht da vor sich? Wie kommt es zu einem solch drastischen Anstieg der Anzahl an Kindern, die dieser furchtbaren, in der Schulmedizin als unheilbar geltenden Störung anheimfallen?

Sind genetische Anlagen der Grund für diese Epidemie? Die Wahrheit lautet – wir wissen es einfach nicht! Was wir jedoch wissen ist, dass bei genetisch bedingten Störungen kein derart plötzlicher Anstieg der Zahlen zu verzeichnen wäre. So funktioniert die Genetik einfach nicht. Dieses verstärkte Auftreten von Neuerkrankungen kann nicht durch

Erbanlagen erklärt werden. Im Gegenteil, es liefert eher ein überzeugendes Argument der These, dass bei der Entwicklung von Autismus die Erbanlagen möglicherweise überhaupt keine Rolle spielen.

Ist dieses gehäufte Auftreten auf verbesserte Diagnoseverfahren zurückzuführen? So zumindest versuchen uns dies einige bekannte britische Spezialisten zu erklären. Wollen sie damit sagen, dass die Ärzte in Großbritannien vor 15 Jahren so wenig in der Lage waren, Autismus zu erkennen und zu diagnostizieren, dass ihnen bei jeweils 150 Kindern ein Krankheitsfall entging? Wenn dies der Fall ist, wo sind dann alle diese Kinder heute? Aus ihnen wären mittlerweile autistische Teenager geworden, denn wir wissen, dass diese Krankheit nicht mit zunehmendem Alter verschwindet. In Großbritannien ist ganz eindeutig nicht einer von 150 Teenagern an Autismus erkrankt. Mit diesem Argument lässt sich also niemand überzeugen. Irgendetwas anderes ist hier im Gange. Etwas, das man weder einfach wegdiskutieren noch mit einer Pille regeln kann.

Die meisten Eltern autistischer Kinder können sich nur allzu deutlich an den traumatischen Moment erinnern, als ein Arzt ihnen die Diagnose „Autismus" mitteilte, gefolgt von der Aussage: „Da kann man nichts machen." Nun ja, ich bin selbst Ärztin und kann hier nur sagen, dass der Arzt, der diese Aussage trifft, falsch liegt – man kann eine ganze Menge tun! Ich würde sogar noch weiter gehen und sagen, dass je nach persönlichem Engagement und sonstigen Umständen gute Aussichten darauf bestehen, dass das Kind nahezu normal leben wird. Hunderte autistischer Kinder rund um den Globus sind, bei geeigneter Behandlung und richtiger Erziehung, früher oder später so gut wie überhaupt nicht mehr von ihren sich normal entwickelnden Altersgenossen zu unterscheiden. Je früher die Behandlung beginnt, desto besser sind die Ergebnisse, denn klar ist, je jünger das Kind, desto geringer sind die entstandenen Schäden, die es rückgängig zu machen gilt. Außerdem hat es in der Entwicklung im Vergleich zu Gleichaltrigen weniger aufzuholen als zu einem späteren Zeitpunkt. Glücklicherweise ist das medizinische Personal heute zumindest in Bezug auf die Diagnose von Autismus viel besser geschult, auch wenn hinsichtlich der Behandlung noch Nachholbedarf besteht. Bei den meisten Kindern wird die Diagnose im Alter von drei Jahren gestellt, was vor 15-20 Jahren noch ganz anders aussah. Eine so frühe Diagnose eröffnet den Eltern die Möglichkeit, schon früh zu handeln, was dem Kind bessere Aussichten auf Heilung eröffnet.

In den Industrieländern besteht ein allgemeiner Trend, die Verantwortung für die eigene Gesundheit in die Hände der Medizin zu legen. Wer krank ist, geht zum Arzt. Wenn es aber um Autismus geht, hat die Schulmedizin im Anschluss an die Diagnosestellung dem Kind kaum etwas zu bieten. Für die Eltern ist es ein großer Schock, diesem Ungeheuer namens „Autismus“ plötzlich allein gegenüberzustehen. Die meisten Eltern, denen ich begegnet bin, sind kluge, oft sehr gebildete Leute. Das Erste was sie in dieser Situation tun, ist, sich so umfassend wie möglich zu informieren. Zum Thema Autismus steht heute eine Vielzahl von Informationen zur Verfügung, einschließlich solider wissenschaftlicher Studien. Schaut man sich die Zahl der Forschungsarbeiten der letzten 15 Jahre in anderen Bereichen der Medizin an, so ist im Bereich Autismus oft sehr viel mehr erreicht worden. Ich denke, der Grund dafür ist, dass die Forschung zum Thema Autismus vorangetrieben wird durch die motiviertesten Menschen der Welt – den Eltern autistischer Kinder. Darunter finden sich Ärzte, Biochemiker, Biologen und viele einfach kluge Leute, die nach Lösungen suchen, um ihrem Kind helfen zu können. Es gibt ein weltweites Netzwerk von Elternorganisationen, die sich um Informationsaustausch und gegenseitige Unterstützung bemühen. Ich kenne viele Eltern, die Stunden am Telefon verbringen, um anderen betroffenen Eltern in derselben Situation Zuspruch und Hilfestellung zu bieten. Der Umgang mit Autismus ist keine einfache Aufgabe. Es sind viele Jahre kontinuierlicher Anstrengungen und starken Engagements notwendig. Aber als Mutter eines geheilten Kindes kann ich persönlich Ihnen sagen, dass es auch eine der lohnendsten Erfahrungen überhaupt ist! Mit diesem Buch möchte ich Ihnen den Ansatz zur Behandlung nahebringen, der meiner vollen Überzeugung nach für ein autistisches Kind der richtige ist.

Informationen zur Ernährung sind an westlichen Universitätskliniken nicht Teil des Lehrplans und folglich haben Ärzte nur eine geringe

Vorstellung von dem Stellenwert, den Nahrung bei der Behandlung einer Krankheit einnimmt. Dabei ist die geeignete Ernährung einer der Eckpfeiler jeder erfolgreichen Behandlung von jeder Art chronischer Krankheit. Autismus und andere Lernbehinderungen machen da keine Ausnahme. In diesem Bereich kursieren sehr viele falsche Vorstellungen, die es aufzuklären gilt.

Autismus galt früher als aussichtslose Diagnose. Mit all den heute zur Verfügung stehenden Kenntnissen ist man davon inzwischen sehr weit entfernt. Und wir lernen jeden Tag dazu. Kinder, bei denen heute die Diagnose Autismus gestellt wird, sind in einer weitaus glücklicheren Lage als Kinder, die vor 15 Jahren als autistisch diagnostiziert wurden (soweit man hier überhaupt von Glück reden kann), denn ihren Eltern stehen sehr viel mehr Informationen und Hintergrundwissen zur Verfügung, mit dem sie von heute auf morgen anfangen können, ihrem Kind zu helfen. Vor 15 Jahren war nicht einmal die Hälfte von dem bekannt, was man heute weiß. Wer heute als Eltern mit dieser Diagnose konfrontiert wird, hat keine Zeit für Verzweiflung – es gibt viel zu viel darüber zu lernen. In meinen Augen ist das eine äußerst positive Entwicklung. Ihr Kind nimmt sie mit auf eine Achterbahn des Lernens, die Ihr Leben für immer verändern wird. Wer weiß, ganz neue Horizonte könnten sich dabei auftun, genauso wie es schon bei vielen Menschen der Fall war.

Bleiben wir also am Ball!

Einführung

Dieses Buch ist über einen Zeitraum von drei Jahren entstanden, in denen ich in meiner Praxis mit Hunderten von Kindern gearbeitet habe. Der ursprüngliche Plan war ein Buch über Autismus, denn die Mehrzahl der Kinder, die zu mir kamen, waren autistisch. Je mehr Kinder ich jedoch untersuchte, desto deutlicher trat zutage, dass wir es auch mit anderen immer häufiger auftretenden Problemfällen zu tun haben. Krankheitsbilder wie Aufmerksamkeits-Defizit-Syndrom mit oder ohne Hyperaktivität (ADHS/ADS), Dyspraxie, Legasthenie (bzw. Dyslexie), verschiedene Verhaltensauffälligkeiten und Lernschwierigkeiten, Allergien, Asthma und Ekzeme haben epidemische Ausmaße erreicht. Noch auffälliger aber ist, dass diese scheinbar nicht zusammenhängenden Krankheitsbilder viele Überschneidungen aufweisen. Nach Jahren der Arbeit mit Kindern in meiner Praxis kann ich sagen, dass ich kaum einem Kind begegnet bin, das lediglich eines der oben genannten Krankheitsbilder aufwies. Jedes Kind hat zwei, drei oder sogar mehrere dieser Gesundheitsprobleme gleichzeitig. So kommt zum Beispiel ein Kind wegen Allergien zu mir, gleichzeitig beschreiben die Eltern eine Reihe asthmatischer Anfälle und Ekzeme und sprechen dann über die ausgeprägte Tollpatschigkeit ihres Kindes (Dyspraxie) sowie Lernprobleme. Ein großer Prozentsatz allergischer und asthmatischer Kinder ist in unterschiedlichen Abstufungen dyspraktisch und hyperaktiv. Viele von ihnen haben Schwierigkeiten, sich zu konzentrieren und über längere Zeit aufmerksam zu sein, was sich negativ auf ihre Lernfähigkeiten auswirkt. Zwischen Legasthenie und Dyspraxie besteht eine Überschneidung von etwa 50 % und zwischen ADHS und Legasthenie von 30-50 %. Kinder die in der frühen Kindheit unter schweren Ekzemen leiden, entwickeln später relativ häufig autistische Merkmale. Autismus und ADHS überlappen sich mit allen oben genannten Krankheitsbildern. Abgesehen davon, dass viele autistische

Kinder hyperaktiv sind, leiden sie an Allergien, Asthma, Ekzemen, Dyspraxie und Legasthenie.

Wie man sieht, hält die moderne Medizin eine Menge verschiedener Diagnoseschubladen bereit, in die unsere Kinder gesteckt werden sollen. Das Kind von heute passt allerdings in keine einzige dieser Schubladen wirklich hinein, das Kind von heute bietet ein konfuses, unübersichtliches Bild.

Warum besteht zwischen all diesen Krankheitsbildern ein Zusammenhang? Welches zugrunde liegende Problem entgeht uns bei unseren Kindern, durch das sie anfällig werden für Asthma, Ekzeme, Allergien, Dyspraxie, Legasthenie, Verhaltensauffälligkeiten, ADHS und Autismus in unterschiedlichen Kombinationen? Warum werden viele dieser Kinder als Teenager drogenabhängig? Warum sehen sich viele dieser Kinder später mit der Diagnose Schizophrenie, Depression, Bipolare Störung sowie anderen psychologischen und psychiatrischen Störungen konfrontiert?

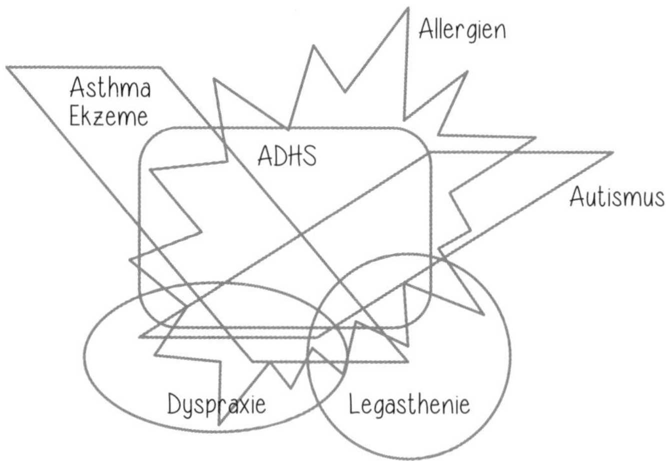

Darstellung der Überschneidungen

Um eine Antwort auf alle diese Fragen zu finden, müssen wir uns einen Faktor genauer anschauen, der all diese Patienten in einem klinischen

Umfeld vereint. Dieser besondere Faktor ist ihr Verdauungssystem. Das Kind, das unter Autismus, ADHS/ADS, Asthma, Ekzemen, Allergien, Dyspraxie oder Legasthenie leidet und keine Verdauungsstörungen hat, muss ich erst noch kennenlernen. In vielen Fällen sind diese so schwerwiegend, dass die Eltern hierauf als Erstes zu sprechen kommen. In einigen Fällen erwähnen die Eltern möglicherweise das Verdauungssystem des Kindes nicht, beschreiben jedoch, direkt danach gefragt, eine ganze Fülle von Darmproblemen. Was aber hat eine gestörte Verdauung mit Autismus, Hyperaktivität, Lernschwierigkeiten, Laune und Verhaltensauffälligkeiten zu tun? Jüngsten Forschungsergebnissen und klinischer Erfahrung zufolge eine ganze Menge! Es sieht tatsächlich sogar so aus, dass das Verdauungssystem des Kindes letztlich der Schlüssel für seine mentale Entwicklung ist. Die zugrunde liegende Störung, die sich dann bei den einzelnen Kindern mit verschiedenen Symptomen manifestieren kann, geht vom Darm aus. Anstatt zu versuchen, ein Kind mit einer Neigung zu Autismus, Asthma, Ekzemen und Hyperaktivität oder ein Kind mit Dyspraxie, Legasthenie und Allergien in irgendwelche diagnostischen Schubladen zu stecken, benötigen wir einen Namen für die zugrunde liegende Störung, die im Darm ihren Ursprung hat und in irgendeiner Kombination der oben genannten Krankheitsbilder zutage tritt.

Ich schlage dafür den folgenden Begriff vor: Darm- und Psychologie-Syndrom (Gut and Psychology Syndrome), kurz GAPS oder GAP-Syndrom. Kinder mit GAP-Syndrom fallen in der Tat oft in ein „gap" – eine Lücke, und zwar die Lücke unseres medizinischen Wissens. Die Folge ist, dass ihnen nicht die bestmögliche Behandlung zuteil wird. In den folgenden Kapiteln werden wir ausführlich darauf eingehen, was mit GAP-Syndrom gemeint ist, wie es entsteht und wie es zu behandeln ist.

Abgesehen von Lernbehinderungen in der Kindheit, Autismus, ADHS/ADS, Legasthenie, Dyspraxie sowie verschiedenen Lernschwierigkeiten und Verhaltensauffälligkeiten gibt es noch eine weitere Gruppe von Krankheitsbildern, die unter das GAP-Syndrom fallen. Dabei handelt es sich um Schizophrenie, Depression, Essstörungen, manische Depressionen oder bipolare Störungen und Zwangsstörungen. Der

Franzose Phillipe Pinel (1745-1828), Vater der modernen Psychiatrie, stellte 1807 aufgrund seiner Erfahrung durch jahrelange Arbeit mit Geisteskranken zusammenfassend fest: „Der Ursprung von Geisteskrankheiten liegt gemeinhin im Bereich des Magens und der Gedärme." Und doch würde wohl ein Psychiater heutiger Zeit dem Verdauungssystem eines Patienten als Letztes seine Aufmerksamkeit zuwenden! Wir werden hier sowohl die wissenschaftlichen als auch die klinischen Belege erörtern, die bei Schizophrenie-Patienten auf die Darm-Hirn-Achse hindeuten.

Es würde allerdings den Rahmen dieses Buches sprengen, auch auf weitere psychiatrische Störungen einzugehen. Es bleibt zu hoffen, dass zukünftige klinische Erfahrungen und Forschungsarbeiten ans Licht bringen werden, wie viele von ihnen unter das Darm- und Psychologie-Syndrom zu fassen sind. Hier werden wir uns auf die Krankheitsbilder konzentrieren, die diagnostisch als Autismus-Spektrum-Störungen, ADHS/ADS, Legasthenie, Dyspraxie und Schizophrenie etikettiert werden. Von Nutzen könnte dieses Buch jedoch auch für Patienten mit Allergien, einschließlich Asthma und Ekzeme sein.

Teil 1

Was läuft hier eigentlich ab?

1 Alle Krankheiten haben ihren Ursprung im Darm

Hippokrates, 460-370 v. Chr.

Kinder und Erwachsene, die am GAPS leiden, haben durchweg Verdauungsprobleme, zuweilen sogar sehr ernste. Koliken, Völlegefühl, Blähungen, Durchfall, Verstopfung, Ernährungsprobleme und Mangelernährung sind, jeweils in unterschiedlicher Ausprägung, typische Begleiterscheinungen von Autismus, Schizophrenie und anderen GAPS-Krankheitsbildern. Ärzte erklären diese Symptome häufig als Ergebnis „seltsamer" Ernährungsgewohnheiten der Patienten und sind nicht gewillt, ihnen weiter auf den Grund zu gehen.

Unabhängig davon, ob wir ein vom GAP-Syndrom betroffenes Kind oder einen Erwachsenen betrachten, in der Mehrheit aller Fälle beginnen Verdauungsprobleme beim Abstillen oder wenn die Muttermilch durch Säuglingsnahrung ersetzt und andere Nahrung eingeführt wird. In vielen Fällen haben Eltern eine deutliche Erinnerung daran, dass die Durchfall- oder Verstopfungsprobleme im zweiten Lebensjahr ihres Kindes begannen. Denken sie aber noch weiter zurück, fällt ihnen auch ein, dass schon im ersten Jahr Koliken, Aufstoßen und andere Verdauungssymptome auftraten. Im Fall von GAPS-Erwachsenen ist es wichtig, mit den Eltern des Patienten (wenn möglich) zu sprechen, um von der Geburt ausgehend eine genaue Anamnese erstellen zu können. In Fällen, in denen ein Erwachsener nicht von der Kindheit an immer wieder Darmprobleme hatte, beginnen die Probleme in der Regel später im Leben infolge irgendeines gesundheitsschädigenden Ereignisses.

Das zweite Lebensjahr ist die Zeit, in der viele GAPS-Kinder wählerische Essgewohnheiten entwickeln, sie lehnen viele Dinge ab und grenzen ihre Nahrung auf eine Handvoll Lebensmittel ein, die meist stärkehaltig und süß sind: Frühstücksflocken, Chips, Pommes frites, Popcorn, Kuchen, Kekse, Süßigkeiten, Bananen, Brot, Reis, gesüßte Joghurts. Die meisten dieser Kinder weigern sich in der Regel, Gemüse, Obst (außer Bananen), Fleisch, Fisch und Eier zu essen. Bei etwa 60-70 % aller autistischen Kinder, die ich in meiner Praxis untersucht habe, war die Ernährung extrem begrenzt und bestand zuweilen lediglich aus zwei oder drei Dingen. Es kommt recht selten vor, auf ein autistisches Kind zu treffen, das beim Essen nicht wählerisch ist. Bei anderen GAPS-Kindern mag es vielleicht weniger extrem aussehen als bei autistischen Kindern, aber bei den meisten von ihnen ist die Ernährung auf dieselbe typische Weise limitiert.

Außerdem kommt es nur sehr selten vor, dass Eltern von GAPS-Kindern den Stuhl ihres Kindes als normal beschreiben. Bei autistischen Kindern ist dies besonders augenfällig. Durchfall und Verstopfung wechseln sich häufig ab und in vielen Fällen ist im Kot eindeutig unverdaute Nahrung erkennbar. Sehr häufig geht vom Kot ein extrem starker, unangenehmer Geruch aus und in anderen Fällen kann er so flüssig und schaumig sein, dass das Kind ihn nicht halten kann. Es kommt vor, dass die Ausscheidungen eine hohe Säure aufweisen und die Kinderhaut im Windelbereich reizen. In vielen Fällen hat der Stuhl eine blass-weißliche Farbe und schwimmt auf dem Wasser, ein Hinweis darauf, dass das Kind nicht in der Lage ist, Fett zu verdauen. Häufig leidet das Kind so stark unter Verstopfung, dass es 5-7 Tage oder sogar länger keinen Stuhlgang hat, was irgendwann zu einem extrem massiven und schmerzhaften Stuhlgang führt. Aufgrund Erfahrungen dieser Art entwickeln die Kinder eine Furcht vor dem Stuhlgang und halten ihn infolgedessen so lange wie möglich zurück, wodurch sich das Problem allerdings noch verschärft. In manchen Fällen bemerken Eltern gar nicht erst, dass etwas mit der Ausscheidung nicht stimmt, räumen aber auf Nachfrage ein, dass ihr Kind über Blähungen und Unwohlsein gesprochen hat. In vielen dieser Fälle wacht das Kind nachts weinend auf und die Kinder wissen gar nicht, was ihnen fehlt. Sobald das überschüssige Gas austreten kann oder auch einfach nur an eine andere Stelle im Darm gelangt, lässt der Schmerz nach und das Kind beruhigt sich wieder.

Im Fall von Autismus verursachen all diese Symptome bei den Kindern zweifellos eine Menge Unwohlsein und Schmerzen. Unglücklicherweise aber können die meisten autistischen Kinder aufgrund ihrer mangelnden Kommunikationsfähigkeit ihren Eltern nichts darüber mitteilen und geben daher ihren Gefühlen auf andere Weise Ausdruck: Durch sich wiederholende Körperbewegungen, selbstzerstörerisches Verhalten, Wutanfälle, Verweigerung der Nahrungsaufnahme usw. Viele Kinder nehmen seltsame Körperhaltungen ein, um ihr Unwohlsein im Bauchraum zu lindern und pressen dabei häufig ihren Bauch gegen harte Möbelteile. Kinder mit anderen GAPS-Krankheitsbildern ohne Kommunikationsprobleme klagen häufig über Bauchweh und Übelkeit.

In den meisten Fällen werden diese Kinder nicht von einem Gastroenterologen getestet oder untersucht. In einigen veröffentlichten Fällen, bei denen autistische Kinder untersucht worden waren, zeigte eine Röntgenaufnahme ihres Verdauungstraktes nahezu immer ein Krankheitsbild auf, das als „Kotstau-Überlauf-Syndrom" bezeichnet werden kann. Was kann man sich darunter vorstellen? Es bedeutet, dass große Mengen alten, verhärteten Stuhls sprichwörtlich an den Darmwänden kleben, wo sie monatelang verbleiben können und einen idealen Brutherd für jede Art von Parasiten, Bakterien, Pilzen und Viren bilden und unaufhörlich zahlreiche toxische Substanzen bilden, die in den Blutkreislauf des Kindes resorbiert werden. Neue Nahrung, die das Kind zu sich nimmt, sickert unter solchen Bedingungen an diesem extrem verhärteten Kot vorbei. Somit handelt es sich also bei jeglichem Kot, den diese Kinder ausscheiden, um einen Darmüberlauf, der eigentlich nicht zu einer Entleerung des Darms beiträgt.

Bis vor wenigen Jahren gab es, abgesehen von einigen wenigen informellen Fallberichten in der medizinischen Literatur, über einen solchen Darmüberlauf bei autistischen Kindern so gut wie keine Studien in diesem Bereich. Im Jahr 1998 dann veröffentlichte Dr. Andrew Wakefield, beratender Gastroenterologe am *Royal Free Hospital* in London, mit seinem Team Forschungsergebnisse, die auf einen Zusammenhang zwischen chronischen entzündlichen Darmerkrankungen und Autismus schließen ließen. Sie hatten an einer Gruppe autistischer Kinder, die aufgrund von Störungen im Magen-Darm-Trakt zu ihnen geschickt worden waren, endoskopische und bioptische Untersuchungen durchgeführt. Bei der Endoskopie handelt es sich um ein Verfahren, bei dem ein spezielles Gerät mit Objektiv, ein Endoskop, in den Verdauungstrakt eines Patienten eingeführt wird, mithilfe dessen beobachtbar wird, was dort vor sich geht. Während einer Endoskopie kann mit einem speziellen Instrument ein kleines Gewebestück der Darmwand entnommen und später unter dem Mikroskop eingehender untersucht werden. Eine solche Entnahme nennt man Biopsie.

Als Ergebnis ihrer Forschungen haben Dr. Wakefield und sein Team ein Krankheitsbild im Darm dieser Kinder identifiziert, das sie als *noduläre lymphatische Hyperplasie des Dünndarms* und *unspezifische Kolitis* bezeichneten. Schauen wir, was dies im Einzelnen bedeutet.

Zunächst die *noduläre lymphatische Hyperplasie des Dünndarms.* Ileum ist die Bezeichnung für den Krummdarm, d.h. für die letzten drei Fünftel des Dünndarms. Der Krummdarm ist bei Erwachsenen etwa 3,5 Meter lang und mündet in den Dickdarm. Die wichtigste Funktion des Dünndarms liegt in der Resorption der Nährstoffe aus der Nahrung, woran der Krummdarm allerdings nur in geringem Maße beteiligt ist. Auf den Wänden dieses Dünndarmabschnitts befinden sich unzählige Lymphknoten, die sogenannten Peyer-Plaques. Es handelt sich dabei um kleine, runde oder bohnenförmige Strukturen in der Größe von etwa 1 bis 25 mm, die einen wesentlichen Bestandteil unseres Immunsystems ausmachen. Über zwei Funktionen, die diese Lymphknoten übernehmen, ist Näheres bekannt.

1. Die erste Funktion besteht darin, die aus dem Krummdarm kommende Lymphe (Gewebsflüssigkeit) zu filtern und von Bakterien, Viren, Pilzen, abgestorbenen Zellen (einschließlich Krebszellen) und verschiedenen Giftstoffen zu befreien. An dieser Stelle lässt sich gut untersuchen, welche speziellen Krankheitserreger möglicherweise im Darm lauern, denn die Lymphknoten sind für diese Viren, Bakterien, abgestorbenen Zellen und Pilze eine Art Gefängnis – wenn es ihnen nicht gelingt, sie zu zerstören, dann schließen sie sie einfach

ein. Wenn also ein Gastroenterologe eine Endoskopie durchführt, dann wird er immer versuchen, eine Gewebeprobe dieser Lymphknoten für mikroskopische Untersuchungen zu entnehmen. Und genau dies hat das Team um Dr. Wakefield getan.

2. Eine zweite Funktion der Lymphknoten ist die Produktion von Lymphozyten – eine große Gruppe innerhalb der Immunzellen, zu deren Hauptaufgaben die Abwehr von Infektionen gehört. In der Tat bestehen die Lymphknoten selbst neben einigen anderen Zellen vorwiegend aus Lymphozyten. Werden die Lymphknoten also mit einer Infektion konfrontiert, dann setzen sie zur Abwehr die Produktion zahlreicher Lymphozyten in Gang, wodurch die Lymphknoten entzündlich, manchmal auch schmerzhaft anschwellen. Diese Vergrößerung der Lymphknoten wird bezeichnet als noduläre lymphatische Hyperplasie und genau dies hat Dr. Wakefield im Dünndarm autistischer Kinder entdeckt.

Da viele Kinder aus dieser Studie im Anschluss an eine MMR-Impfung (Mumps, Masern, Röteln) autistische Merkmale entwickelt hatten, ging Dr. Wakefield dieser Spur nach, als er untersuchte, welche spezielle Infektion diese Vergrößerung der Lymphknoten verursacht haben könnte. Da er die Ursache im Masernvirus vermutete, bezog er den renommierten Virologen Dr. John O'Leary, Professor für Pathologie in Dublin, in seine Studie mit ein. Tatsächlich hatte Dr. O'Leary in den Dünndarmlymphknoten autistischer Kinder dasselbe Masernvirus gefunden, wie es im MMR-Impfstoff verwendet wird. Dieser sich speziell auf das Masernvirus und den MMR-Impfstoff beziehende Teil in Dr. Wakefields Studie führte zu starken Kontroversen und einem beachtlichen Widerstand seitens der Regierung sowie der medizinischen Institutionen, was dazu führte, dass die Aufmerksamkeit vom eigentlichen Hauptthema abgelenkt wurde. Der wirklich wichtige Punkt dabei ist: Autistische Kinder weisen in ihrer Darmwand vergrößerte und entzündete Lymphknoten auf, ein eindeutiger Hinweis darauf, dass sich da ein Kampf gegen irgendeine dort stattfindende Infektion abspielt.

Schauen wir uns nun den zweiten Teil des Krankheitsbildes an, das Dr. Wakefield bei seiner Gruppe autistischer Kinder beschrieb, die *unspezifische Kolitis*. Als Kolitis bezeichnet man eine entzündliche Dickdarmerkrankung. Die von Dr. Wakefields Team durchgeführten Endoskopien brachten im Darm dieser Kinder chronische Entzündungen in unterschiedlichen Stadien zutage, außerdem Erosionen der Darm- und Magenschleimhäute, mit Eiter gefüllte Abszesse, Geschwüre und große Mengen verfestigter Kotreste. An einigen Stellen war die Darmwand so stark von derart vergrößerten Lymphknoten befallen, dass sie das Lumen (den Hohlraum) des Darms nahezu verschloss. Manche Merkmale dieser Entzündung ähnelten denen von Colitis ulcerosa, andere denen von Morbus Crohn, während einige ausschließlich auf die betroffenen autistischen Kinder bezogen werden konnten. Da diese Art der Kolitis keiner bereits bestehenden Diagnose zugeordnet werden konnte, wurde sie als unspezifisch bezeichnet. Dr. Wakefields Team gab ihr den Namen AUTISTISCHE ENTEROKOLITIS. Dieser Begriff fand bislang noch keine Aufnahme in das offizielle medizinische Vokabular, ist aber für alle, die mit autistischen Kindern arbeiten, ein nützlicher Begriff.

Die Ergebnisse von Dr. Wakefield und seinem Team, die im Rahmen ihrer Forschungen Hunderte von autistischen Kindern untersucht haben, wurden unabhängig hiervon durch eine Reihe andere Forscher weltweit untermauert (Buie at al., Uhlmann et al., Furlano et al., Morris et al.). Abgesehen von verschiedenen entsprechenden Veröffentlichungen gibt es eine große Zahl praktizierender Ärzte rund um den Globus, deren klinische Beobachtungen die Aussage stützen, dass autistische Kinder Verdauungsstörungen aufweisen, deren Schwere bei verschiedenen Kindern ganz unterschiedlich ausgeprägt sein kann. Auf der Grundlage meiner klinischen Erfahrung kann ich mich dieser Aussage nur anschließen: Einem autistischen Kind ohne Verdauungsproblemen bin ich bislang noch nicht begegnet.

Bis jetzt haben wir in erster Linie über Autismus gesprochen. Was ist mit den anderen GAPS-Patienten? Es gab bisher eine beträchtliche Anzahl an Studien, die einen Zusammenhang aufzeigen zwischen

Schizophrenie und an Zöliakie erinnernde Verdauungsstörungen. C. Dohan, R. Cade, K. Rachelt, A. Hoffer, C. Pfeiffer sowie andere Ärzte und Wissenschaftler haben die Hypothese einer Darm-Hirn-Achse bei Schizophrenie aufgestellt und diese durch sehr seriöse wissenschaftliche Resultate untermauert, auf die in den folgenden Kapiteln detailliert eingegangen werden wird. Die klinische Erfahrung zeigt, dass die Mehrzahl aller Schizophreniepatienten unter Verdauungsproblemen leidet. Und in den meisten Fällen beginnen diese Probleme in der frühen Kindheit.

Außer zu Autismus und Schizophrenie gibt es nur sehr wenige wissenschaftliche Veröffentlichungen zu Darmproblemen im Zusammenhang mit ADHS, Legasthenie, Dyspraxie, Asthma, Allergien, Ekzeme und anderen GAPS-Krankheitsbildern. Jedoch geht aus klinischen Beobachtungen hervor, dass nahezu alle von GAPS betroffenen Kinder und Erwachsenen Verdauungsprobleme in unterschiedlichen Ausprägungen haben. Viele Patienten zeigen typische Symptome von Reizdarmsyndrom (RDS): Schmerzen im Bauchraum, Völlegefühl, Probleme beim Stuhlgang und Blähungen. Ein kleiner Prozentsatz an Patienten mag einen normalen Stuhlgang haben, leidet aber an Mangelerscheinungen, Reflux, Sodbrennen, Bauchschmerzen und Blähungen. Die meisten GAPS-Kinder grenzen ihre Ernährung nach typischer GAPS-Manier ein und greifen so gut wie ausschließlich zu verarbeiteten Kohlenhydraten. Viele GAPS-Erwachsene legen eine ähnlich wählerische Haltung an den Tag. Ich hatte einige Patienten, die zwar nicht über Verdauungsprobleme im Besonderen klagten, im Rahmen des GAPS-Behandlungsprogramms aber eine drastische Verbesserung ihrer Gesundheit feststellten.

Die Frage ist: Wie kommt es zu derartigen Störungen im Verdauungssystem bei GAPS-Kindern und GAPS-Erwachsenen? Was hat dies mit ihrem Geisteszustand zu tun? Um dies zu verstehen, müssen wir einige sehr wichtige fundamentale Aspekte des menschlichen Darms näher betrachten.

2 Die Wurzeln eines Baumes

Der Körper des Menschen ist wie ein von einer Vielzahl unterschiedlicher Mikrowesen bewohnter Planet. Die Vielfalt und Fülle an Leben in jedem von uns ist wahrscheinlich genauso erstaunlich wie das Leben auf der Erde selbst! Unser Verdauungssystem, die Haut, die Augen, die Atem- und die Ausscheidungsorgane, sie alle leben in harmonischem Einklang mit Billionen unsichtbarer Bewohner und bilden gemeinsam ein Ökosystem aus Makro- und Mikroleben. Es ist ein symbiotisches Miteinander, bei dem keiner ohne den anderen leben kann. Um es noch einmal ganz deutlich zu sagen: Wir Menschen könnten nicht leben ohne diese kleinsten Mikroben, die wir überall in und auf unserem Körper tragen.

Die größten Kolonien an Mikroorganismen leben in unserem Verdauungssystem. Ein gesunder Erwachsener hat durchschnittlich 1,5-2 kg Bakterien im Darm. All diese Bakterien sind nicht einfach nur eine chaotische mikrobielle Masse, sondern eine ausgefeilt organisierte Mikrowelt, in der bestimmte Arten andere beherrschen und kontrollieren. Die Vielfalt der Aufgaben, die sie in unserem Körper erfüllen, ist für uns so lebenswichtig, dass wir, würde man unseren Darm sterilisieren, vermutlich nicht überleben könnten. In einem gesunden Körper ist diese mikrobielle Welt ziemlich stabil und gut in der Lage, sich an Veränderungen in ihrer Umgebung anzupassen. Schauen wir einmal genau, wer da so alles eine Rolle spielt.

Die Mikroflora des Darms kann in drei Gruppen unterteilt werden:

1. **Nützliche Flora** Dies ist die bedeutendste und anteilmäßig größte Gruppe von Bakterien in einem gesunden Körper. Sie werden häufig als unsere freundlichen physiologischen Bakterien bezeichnet. Die wichtigsten Mitglieder dieser Gruppe sind: *Bifidobakterien*,

Milchsäurebakterien, *Propionibakterien*, verschiedene physiologische Stämme von *Escherichia coli (E. coli)*, *Peptostreptokokken* und *Enterokokken*. Auf all die wichtigen Aufgaben, die diese in unserem Körper erfüllen, werden wir noch detailliert eingehen.
2. **Opportunistische Flora** Hierbei handelt es sich um eine große Gruppe unterschiedlicher Mikroorganismen, deren Zahl und Zusammenstellung individuell sehr unterschiedlich sein kann. Dazu gehören: *Bacteroides*, *Peptokokken*, *Staphylokokken*, *Streptokokken*, Vertreter der stäbchenförmigen Gattung *Bacillus*, *Clostridien*, Hefen, *Enterobakterien* (*Proteus*, *Klebsiella*, *Citrobacter* usw.), *Fusobakterien*, *Eubakterien*, *Catenobakterien* und viele andere. Der Wissenschaft sind bis heute um die 500 verschiedene, im menschlichen Darm vorkommende Arten von Mikroorganismen bekannt. Bei einem gesunden Menschen ist ihr Aufkommen normalerweise begrenzt und wird durch die nützliche Darmflora streng überwacht. Geraten sie außer Kontrolle, ist jeder einzelne dieser Mikroorganismen in der Lage, die unterschiedlichsten Gesundheitsprobleme hervorzurufen.
3. **Transiente oder passagere Flora** Dies sind verschiedene Mikroorganismen, die wir täglich über die Nahrung aufnehmen, normalerweise nicht-fermentierende, gramnegative Bakterien aus der Umwelt. Ist der Darm durch nützliche Bakterien gut geschützt, dann passiert diese Gruppe von Mikroorganismen unseren Verdauungstrakt, ohne dabei Schaden anzurichten. Ist aber die Population der nützlichen Darmflora beeinträchtigt und arbeitet nicht wie vorgesehen, kann diese Gruppe von Mikroorganismen Krankheiten verursachen.

Was tun also all diese Mikroorganismen dort und warum benötigen wir sie?

Die Bedeutung eines gesunden und intakten Darms

Der Verdauungstrakt des Menschen ist im Grunde ein langer Schlauch, der am Anfang und am Ende eine Öffnung zur Außenwelt hat. Was auch immer sich an schädlichen Dingen in der Außenwelt befindet, kann durch unser Verdauungssystem leicht in den Körper gelangen. Über Essen und Trinken nehmen wir tagtäglich Unmengen von Mikroorganismen, Chemikalien und Giftstoffen auf. Wie schaffen wir es, dabei trotzdem zu überleben?

Einer der wichtigsten Gründe hierfür ist die Tatsache, dass der Verdauungstrakt über seine gesamte Länge von einer Bakterienschicht überzogen ist, so, als läge eine Art dicker Rasen auf der Oberfläche der Darmschleimhaut, die als natürliche Barriere gegen Krankheitserreger, unverdaute Nahrung, Toxine und Parasiten fungiert. Und genau wie ein ungeschützter Boden mit der Zeit erodiert, so leidet auch die Darmwand, wenn ihre bakterielle Schutzschicht beschädigt wird. Auf welche Weise schützen unsere körpereigenen, residenten Bakterien die Darmwand?

Zum einen stellen die Bakterien eine physikalische Barriere dar, daneben wehren sie aber eindringende Krankheitserreger auch ab, indem sie Stoffe bilden wie antibiotikaartige Substanzen, flüchtige organische, antifungale Stoffe, antivirale Substanzen, darunter Interferone, Lysozyme und Surfactine, die die Membranen von Viren und Bakterien destabilisieren. Sie mobilisieren das Immunsystem, damit es entsprechend auf die Eindringlinge reagiert. Darüber hinaus senken die nützlichen Bakterien durch die Produktion organischer Säuren den pH-Wert der Darmwand auf 4,0-5,0. So entsteht eine saure Umgebung, in der die Aussichten für pathogene „schlechte" Mikroorganismen, die auf eine eher basische Umgebung angewiesen sind, eher schlecht stehen.

Pathogene Mikroorganismen bilden zahlreiche hochwirksame Giftstoffe, ganz zu schweigen von all den toxischen Substanzen, die wir über die Nahrung aufnehmen.

Unsere physiologische Darmflora ist in der Lage, Nitrate, Indole, Phenole, Skatole, Xenobiotika und eine ganze Reihe anderer toxischer Substanzen zu neutralisieren, Histamine zu deaktivieren und Schwermetalle sowie andere Gifte zu binden. Die Zellwände nützlicher Bakterien nehmen viele karzinogene Stoffe auf und lassen sie dadurch wirkungslos werden. Zudem unterdrücken sie abnorme Wachstumsprozesse (Hyperplasie) im Darm, die Basis jeder Krebsbildung.

Man sieht, wenn die nützlichen Bakterien im Darm beeinträchtigt sind und nicht wie vorgesehen ihre Aufgaben erfüllen können, dann ist die „Stadtmauer" nicht gut geschützt, eine typische Situation in einem GAPS-Darm. Ohne Verteidigung ist die Darmwand allen erdenklichen Eindringlingen schutzlos ausgesetzt: Ob einem Virus – bedingt durch Impfung oder aus der Umwelt –, einem allgegenwärtigen Pilz wie *Candida albicans*, verschiedenen Bakterien und Parasiten sowie toxischen Substanzen. Jeder dieser genannten Faktoren kann potenziell das Verdauungssystem massiv angreifen und chronische Entzündungen an den Darmwänden hervorrufen. Auch dürfen im Darm residente opportunistische Erreger nicht außer Acht gelassen werden, die durch die nützlichen Bakterien der Normalflora streng kontrolliert und überwacht werden. Sie sind immer dort und jederzeit bereit, Probleme zu bereiten, wenn ihre Wächter, die guten Bakterien, geschwächt sind. Studien, bei denen die Biopsie der Darmwand mikroskopisch untersucht wurden, zeigen, dass bei gesunden Menschen auf der Darmschleimhaut eine dicke Bakterienschicht vorhanden ist, die dafür sorgt, diese intakt und gesund zu halten. Bei entzündlichen Darmerkrankungen befinden sich verschiedene pathogene Bakterien in der Schleimhaut und sogar in den Darmzellen, was bedeutet, dass die Schutzschicht zerstört wurde und die Krankheitserreger die Darmwand erreichen konnten.

Und als wäre dies nicht schon schlimm genug, ist die Darmwand ohne eine gut funktionierende Darmflora nicht nur ungeschützt, sondern wird darüber hinaus auch schlecht versorgt. Eine gesunde Darmflora stellt für die Zellen im Verdauungstrakt eine wichtige Energie- und Nahrungsquelle dar. Die auf der Darmschleimhaut lebenden nützlichen Bakterien verdauen Nahrungsbestandteile und wandeln diese in Nährstoffe für die so wichtige Auskleidung des Darms um. Man schätzt sogar, dass die Darmschleimhaut 60-70 % ihrer Energie aus bakterieller Aktivität zieht. Bei einer beeinträchtigten Darmflora schädigt die sich daraus ergebende Mangelernährung die Darmwand zusätzlich. Dies setzt eine Kette degenerativer Veränderungen in der Struktur der

Darmwand in Gang, die deren Fähigkeit zur Verdauung und Resorption von Nährstoffen zusätzlich beeinträchtigt.

Um zu verstehen, was genau im Darm Ihres Kindes vor sich geht, lassen Sie uns einen Blick auf die Anatomie und die Physiologie der Darmschleimhaut werfen. Die resorbierende Oberfläche des Darms besteht aus einer einzigartigen Struktur fingerartiger Erhebungen, den sogenannten Darmzotten, und dazwischen liegender tiefer Einsenkungen, den sogenannten Lieberkühn-Krypten. Die die Darmzotten umgebenden Epithelzellen, genannt Enterozyten oder Saumzellen, sind genau die Zellen, die den Verdauungsprozess vervollständigen und die Nährstoffe aus der Nahrung resorbieren. Diese Zellen leisten harte Arbeit und müssen, um effektiv sein zu können, immer frisch und gut in Form sein. Wie üblich hat Mutter Natur auch dies aufs Beste organisiert. Diese Enterozyten werden in den tiefen Krypten immer wieder neu gebildet. Von dort wandern sie langsam bis zur Spitze der Darmzotten hoch, erfüllen dabei ihre Aufgaben hinsichtlich Verdauung und Resorption und reifen unterwegs immer mehr aus, bis die Spitze der Darmzotten erreicht ist, wo sie abgestoßen werden. Auf diese Weise wird das Darmepithel ständig erneuert, sodass eine konstante Funktionstüchtigkeit gewährleistet ist. (Abb. 1)

Versuche bei Tieren, deren Darm sterilisiert wurde, brachten zutage, dass dieser Prozess der Zellerneuerung vollständig durcheinander gerät, wenn die nützlichen Bakterien auf dem Darmepithel entfernt werden. Die Zeitspanne, in der die Zellen von den Vertiefungen bis auf die Spitze der Darmzotten unterwegs sind, verlängert sich deutlich, was sich negativ auf den Reifungsprozess der Enterozyten auswirkt und sie häufig krebsartig werden lässt. Die mitotische (zellteilende) Aktivität in den Krypten wird beträchtlich eingeschränkt, was wiederum zur Folge hat, dass dort sehr viel weniger Zellen produziert werden und noch viel weniger von ihnen als gesunde Zellen entstehen, die ihre Aufgaben richtig erfüllen können. Der Zustand der Zellen selbst verändert sich krankhaft. All dies passiert, weil ihre Hausmeister, die gesunden Darmbakterien, nicht da sind, um sich um sie zu kümmern. (Abb. 2)

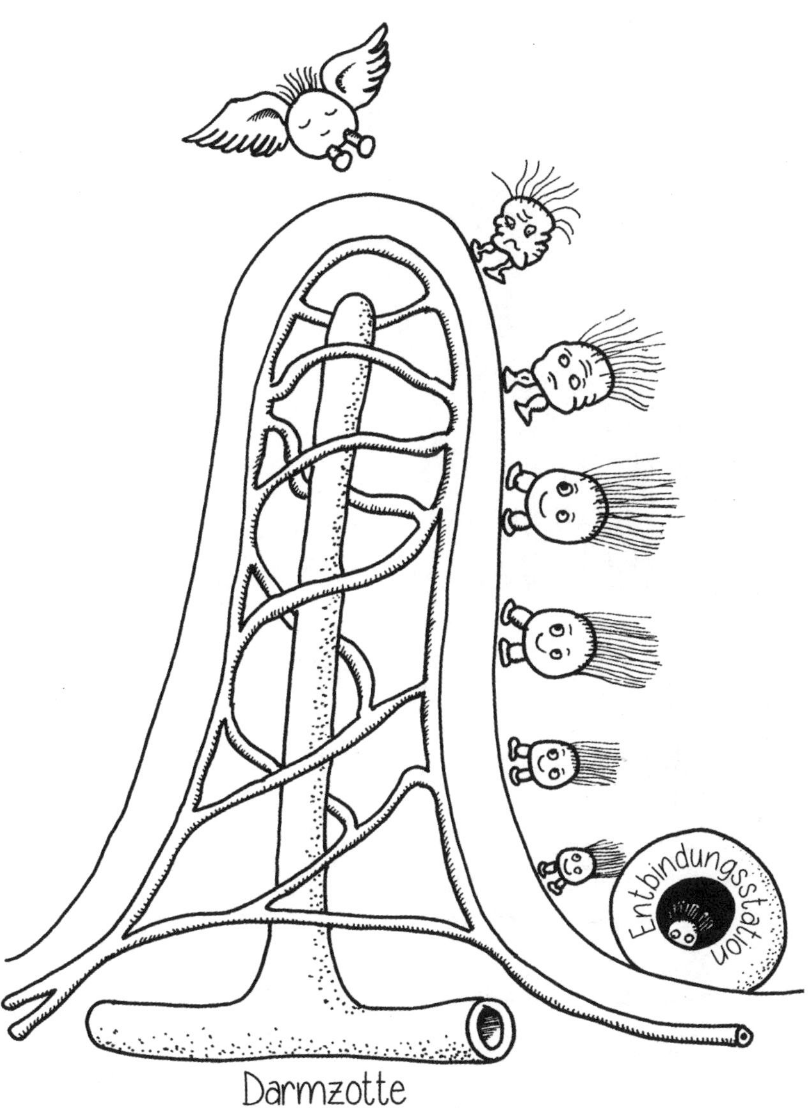

Abb. 1 Der Lebenszyklus eines Enterozyten

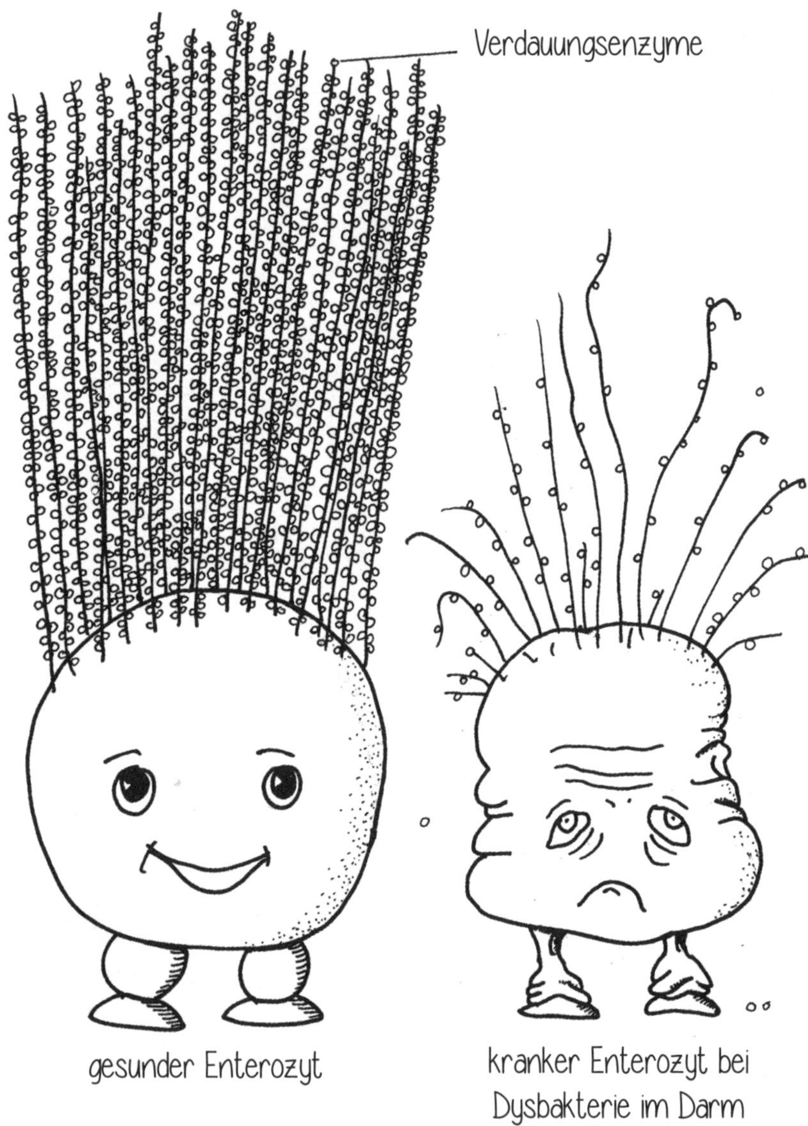

Abb. 2 Die Haare auf den Enterozyten stellen Mikrovilli dar. Wenn nach und nach die Enterozyten die Oberfläche der Zotten bedecken, bilden ihre „Haare" (die Mikrovilli) eine sogenannte Bürstensaummembran, in der die letzten Schritte der Nahrungsverdauung erfolgen.

Diese Situation entsteht bei einem Versuchstier mit einem sterilisierten Darm. Im menschlichen Körper geht ein Mangel an guten Bakterien stets mit außer Kontrolle geratenden schlechten Bakterien einher, wodurch sich die Lage extrem verschlechtert. Sind während eines Angriffs durch eine pathogene Flora keine nützlichen Bakterien zur Stelle, verändert sich die gesamte Struktur des Darmepithels und setzt einen krankheitserregenden Prozess in Gang. Die Darmzotten degenerieren und werden nach und nach unfähig, Nahrung richtig zu verdauen und zu resorbieren. Dies wiederum zieht eine schlechte Resorption, Nährstoffdefizite und Nahrungsmittelunverträglichkeiten nach sich.

Die Darmflora ist der Hausmeister des Verdauungssystems. Der Zustand des Hauses und seine Funktionsfähigkeit hängt direkt davon ab, wie gut der Hausmeister seine Arbeit verrichtet. Die anatomische Unversehrtheit unseres Verdauungstraktes, seine Funktionalität, seine Fähigkeit zur Anpassung und Regeneration, seine Fähigkeit zur Selbstverteidigung sowie viele andere Funktionen hängen direkt vom Zustand seines mikroskopischen Hausmeisters ab – unserer Darmflora. Wie wir später sehen werden, haben sowohl GAPS-Kinder als auch GAPS-Erwachsene eine veränderte Darmflora, was letztlich zu Störungen bei der Verdauung führt.

Ernährung des Körpers

Jeder weiß, dass die Hauptaufgabe eines Verdauungssystem darin liegt, Nahrung zu verdauen und zu resorbieren. Wissenschaftliche und klinische Erfahrungen zeigen, dass das Verdauungssystem ohne eine gesunde Darmflora diese Aufgaben nicht effizient erfüllen kann. Ein gutes Beispiel hierfür ist die Verdauung von Milch- und Weizenproteinen, die in zwei Stufen erfolgt. Die erste Stufe erfolgt im Magen, wo, unter dem Einfluss von durch die Magenwände produzierten Verdauungssäften, Milch- und Weizenproteine in Peptide aufgespalten werden, von denen einige morphinartige Strukturen haben, genannt Kasomorphine und Gliadorphine (oder Gluteomorphine). Dies ist ein ganz normaler Vorgang, der bei jedem auf diese Weise stattfindet. Diese

Peptide gelangen dann weiter zum Dünndarm, wo die nächste Stufe ihrer Verdauung erfolgt. Sie werden Verdauungssekreten ausgesetzt und erreichen dann die Darmwand, wo sie abgebaut werden durch Enzyme, und zwar die sogenannten Peptidasen, die auf den Mikrovilli von Enterozyten sitzen. Dies ist die Stufe, die bei Menschen mit veränderter Darmflora aufgrund des schlechten Zustands ihrer Enterozyten wegfällt. Als Folge davon werden Kasomorphine und Gliadorphine unverändert in den Blutkreislauf resorbiert und führen im Körper zu Problemen, insbesondere hinsichtlich der Hirnfunktion und des Immunsystems. In diesem Bereich gab es umfassende Forschungen mit Patienten, die unter Autismus, Schizophrenie, ADHS, Psychosen, Depressionen und Autoimmunstörungen litten und hohe Werte an Kasomorphinen und Gliadorphinen im Körper aufwiesen, was darauf hindeutet, dass ihre Darmwand nicht ausreichend in der Lage war, diese Substanzen vollständig zu verdauen. Die klinische Erfahrung zeigt, dass viele GAPS-Patienten nach einer Wiederherstellung ihrer normalen Darmflora Casein und Gluten in geringen Mengen wieder verdauen können, ohne dass ihre früheren Symptome erneut wieder auftreten.

Abgesehen davon, dass die die Darmwand besiedelnde gesunde Darmflora dafür sorgt, die Darmwand in einem guten Zustand zu halten, ist sie auch dafür angelegt, aktiv an der Verdauung und der Resorption mitzuwirken. Und zwar in einem solchen Maße, dass ohne eine ausgewogene Darmflora die normale Verdauung und Resorption von Nahrung wahrscheinlich unmöglich wäre. Die Normalflora ist in der Lage, Proteine zu verdauen, Kohlenhydrate zu vergären und Fette und Ballaststoffe aufzuspalten. Nebenprodukte bakterieller Aktivität im Darm haben einen wichtige Anteil daran, Mineralstoffe, Vitamine, Wasser, Gase und andere Nährstoffe durch die Darmwand in den Blutkreislauf zu transportieren. Ist die Darmflora beschädigt, haben auch die besten Lebensmittel und Nahrungsergänzungsmittel der Welt keine gute Aussichten darauf, aufgespalten und resorbiert zu werden.

Bestimmte Stoffe in unserer Nahrung können von einem menschlichen Darm ohne die Hilfe nützlicher Bakterien überhaupt nicht verdaut werden. Ein gutes Beispiel dafür sind Ballaststoffe. In einem

Darm mit einer gesunden Darmflora werden die Fasern teilweise zu Oligosacchariden, Aminosäuren, Mineralstoffen, organischen Säuren und anderen nützlichen Nährstoffe aufgespalten, um die Darmwand und den übrigen Körper gut zu versorgen. Die meisten Menschen sind sich dessen bewusst, dass Ballaststoffe wichtig sind. Frisches Obst und Gemüse, Vollkornprodukte, Nüsse und Samen, Bohnen und Hülsenfrüchte sind allesamt gute Ballaststofflieferanten. Nahrungsergänzende Ballaststoffe in Form von Pulver in Tüten, Kapseln oder Getränken werden oft verschrieben, ob zur Senkung des Cholesterinspiegels, bei Verstopfung und anderen Verdauungsproblemen, zur Unterstützung des Gallenstoffwechsels, oder zur Vorbeugung von Darmkrebs, zur Verbesserung der Glukosetoleranz bei Diabetikern usw. Die Liste der positiven Eigenschaften eines regelmäßigen Verzehrs von Ballaststoffen ist lang. Nun, diese Fasern aus der Nahrung bilden einen der natürlichen Lebensräume nützlicher Darmbakterien. Sie ernähren sich von ihnen und bilden auf diese Weise eine Menge wertvoller Nährstoffe für die Darmwand und den ganzen Körper, sie nutzen sie, um Giftstoffe zu resorbieren, sie aktivieren sie für den Wasser- und Elektrolytstoffwechsel, um Gallensalze und Cholesterin zu recyceln usw. Es ist die auf die Ballaststoffe wirkende Tätigkeit der Bakterien, die es ihnen letztlich möglich macht, all diese wichtigen Funktionen im Körper zu erfüllen. Werden diese guten Bakterien beeinträchtigt, sodass sie nicht mehr in der Lage sind, die Fasern zu „bearbeiten“, dann können sogar die Ballaststoffe selbst für das Verdauungssystem gefährlich werden, da sie einen günstigen Lebensraum für die schlechten, pathogenen Bakterien bieten und Entzündungen in der Darmwand verschlimmern. Das ist dann der Moment, in dem Gastroenterologen ihren Patienten empfehlen müssen, eine ballaststoffarme Ernährung einzuhalten. Man muss daher festhalten, dass Ballaststoffe allein, ohne die im Darm vorhandenen nützlichen Bakterien, sich am Ende auch als für uns gar nicht so positiv erweisen können. Und tatsächlich sollten GAPS-Kinder und -Erwachsene, die unter häufigem Durchfall oder weichem Stuhl leiden, eine ballaststoffarme Kost zu sich nehmen, bis der Durchfall nachlässt.

Abgesehen von Ballaststoffen gibt es noch eine weitere Substanz, die die meisten Menschen ohne die guten Bakterien im Darm nicht verdauen könnten. Gemeint ist Milchzucker, auch Laktose genannt. Es ist allgemein bekannt, dass viele Menschen unter einer Laktoseunverträglichkeit leiden, genauer gesagt, Milch nicht verdauen können. Dazu zählen auch die meisten GAPS-Kinder und GAPS-Erwachsenen. Die bislang von der Wissenschaft gelieferte Erklärung hierfür ist, dass vielen von uns ein bestimmtes Enzym fehlt, nämlich die Laktase, um Laktose verdauen zu können. Wenn es aber nicht vorgesehen ist, dass wir Laktose verdauen, warum scheinen manche Menschen wiederum problemlos damit fertig zu werden? Die Antwort ist, dass diese Menschen die richtigen Bakterien in ihrem Darm haben. Eins der wichtigsten, im menschlichen Darm vorkommenden Bakterien zur Verdauung von Laktose ist *E. coli*. Für viele Menschen ist es eine große Überraschung, dass physiologische *E. coli*.-Stämme unverzichtbare Bewohner eines gesunden Verdauungstraktes sind. Sie kommen im Darm eines gesunden Neugeborenen schon am ersten Tag nach der Geburt in großer Zahl vor:

10^7-10^9 KBE/g, eine Zahl, die ein Leben lang so bleibt, vorausgesetzt, sie wird nicht durch Antibiotika oder andere Umwelteinflüsse zerstört. Abgesehen von der Laktoseverdauung produzieren physiologische Stämme von *E. coli* auch Vitamin K2, die Vitamine B1, B2, B6, B12, antibiotikaartige, Colicine genannte Substanzen und kontrollieren zudem jene Vertreter ihrer eigenen Familie, die Krankheiten verursachen können. Tatsächlich bieten im Darm vorhandene physiologische Stämme von *E. coli* den wirkungsvollsten Schutz vor den pathogenen Arten von *E. coli*. Sie haben darüber hinaus auch einen beträchtlichen und komplexen Anteil an einer optimalen Wirkungsweise des Immunsystems, über das wir später noch sprechen werden.

Abgesehen von *E. coli* sorgen auch andere Bakterien in der gesunden Darmflora nicht nur dafür, eine ausreichende Resorption von Nährstoffen aus der Nahrung sicherzustellen, sondern sie synthetisieren auch aktiv verschiedene Nährstoffe: Vitamin K2, Pantothensäure, Folsäure, Thiamin (Vitamin B1), Riboflavin (Vitamin B2), Nikotinsäure (auch Niacin, früher Vitamin B3), Pyridoxin (Vitamin B6), Cyanocobalamin

(Vitamin B12), verschiedene Aminosäuren und weitere aktive Substanzen. Im Laufe der Evolution hat die Natur dafür gesorgt, dass die Menschen, wenn die Nahrungsversorgung knapp wird, nicht gleich an Vitamin- und Aminosäurenmangel sterben. Die Natur liefert uns unsere eigene Fabrik zur Herstellung dieser Substanzen – unsere gesunde Darmflora. Und wenn diese Darmflora trotz angemessener Ernährung beeinträchtigt ist, dann entwickeln wir einen Vitaminmangel. Warum? Weil viele Vitamine und andere aktive Substanzen im Körper relativ kurzlebig sind. Nimmt man also diese Vitamine nicht stündlich zu sich (vorausgesetzt sie können ohne eine gesunde Darmflora überhaupt resorbiert werden), wird es während des Tages Zeiten geben, in denen es dem Körper an diesen Vitaminen mangelt. Genau dies passiert bei Menschen mit einer beeinträchtigten Darmflora, die nicht in der Lage ist, den Zustrom von Vitaminen und anderen aktiven Substanzen konstant zu halten, damit der Körper ihn optimal verwerten kann. Alle getesteten GAPS-Kinder und -Erwachsenen weisen Mängel an genau diesen Vitaminen auf, die ihre Darmflora produzieren sollte. Die Wiederherstellung nützlicher Bakterien in ihrem Darm ist der beste Weg, um mit solchen Mängeln umzugehen.

Die meisten Menschen mit einer veränderten Darmflora leiden unter unterschiedlich ausgeprägter Anämie. Das ist nicht weiter erstaunlich. Es ist nicht nur so, dass sie nicht mehr in der Lage sind, die für das Blut lebenswichtigen Vitamine und Mineralstoffe aus der Nahrung zu resorbieren, sondern auch die körpereigene Bildung dieser Vitamine ist beeinträchtigt. Hinzu kommt, dass nicht selten bei Menschen mit geschädigter Darmflora eine besondere Gruppe pathogener Bakterien im Darm heranwächst, die eisenbindend sind (*Actinomyces*, *Mykobakterien*, pathogene Stämme von *E. coli*, *Corynebacteria* und viele andere). Sie verbrauchen jegliches Eisen, das der Mensch aus seiner Ernährung bekommt, was bei dem Betroffenen einen Eisenmangel auslöst. Unglücklicherweise stärkt die Einnahme zusätzlicher Eisenmittel diese Bakterien nur, bewirkt aber nichts gegen die Anämie.

Die Mehrzahl der GAPS-Patienten, die ich gesehen habe, haben einen blassen und teigigen Teint und ihr Blutbild zeigt häufig Veränderungen, wie sie für Anämie typisch sind. Viele dieser Patienten hatten von ihren Ärzten Eisenpräparate verschrieben bekommen. Gegen Anämie bedarf es allerdings weitaus mehr Maßnahmen als nur die Einnahme von zusätzlichem Eisen. Um gesundes Blut zu haben, benötigt der Körper Magnesium, Kupfer, Mangan, Jod, Zink und viele weitere Mineralstoffe sowie ein wahres Arsenal an Vitaminen: B1, B2, B3, B6, B12, C, A, D, Folsäure, Pantothensäure und viele Aminosäuren. Auf der Basis einer großen Zahl an Studien weltweit hat sich gezeigt, dass die einfache Gabe von Eisenpräparaten nicht viel gegen Anämie ausrichtet. Es stimmt mich traurig zu sehen, dass Ärzte immer noch ihren anämischen Patienten solche Mittel verschreiben und damit deren Verdauung mit zahlreichen unangenehmen Begleiterscheinungen belasten, bedingt durch das vermehrte Wachstum pathogener eisenbindender Bakterien und die direkte Schadwirkung auf die Zellen der Darmschleimhaut, die bei GAPS-Patienten ohnehin schon entzündet und sehr empfindlich sind.

Menschen mit einer gestörten Darmflora leiden aufgrund all der oben beschriebenen Faktoren unter verschiedenen Nährstoffmangelerscheinungen. Alle getesteten GAPS-Kinder und -Erwachsenen zeigen ein typisches Bild von Nährstoffmangel im Hinblick auf viele wichtige Mineralstoffe, Vitamine, essenzielle Fette, viele Aminosäuren und andere Nährstoffe. Am häufigsten tritt ein Mangel auf an Magnesium, Zink, Selen, Kupfer, Kalzium, Mangan, Schwefel, Phosphor, Eisen, Kalium, Natrium, Folsäure, Pantothensäure, den Vitaminen B1, B2, B3, B6, B12, C, A, D, den Omega-3, Omega-6 und Omega-9-Fettsäuren, Taurin, α-Ketoglutarsäure, Glutathion und anderen Nährstoffen. Die übliche Liste an mangelnden Nährstoffen, wie sie bei GAPS-Patienten üblicherweise zu finden ist, umfasst einige der Nährstoffe, die unerlässlich sind für ein normales Arbeiten und eine normale Entwicklung des Gehirns, des Immunsystems und des Körpers überhaupt. Trotz der Tatsache, dass einige GAPS-Kinder gut zu gedeihen scheinen und oft groß für ihr Alter sind, leiden sie dennoch an einer Unterversorgung mit sehr wichtigen Mikronährstoffen. Und berücksichtigt man den Zustand ihres Verdauungssystems, dann ist dies auch nicht wirklich erstaunlich.

Ein gut funktionierender Darm mit einer gesunden Darmflora bewahrt die Wurzeln unserer Gesundheit. Und genau wie ein Baum mit kranken Wurzeln nicht gedeihen kann, so kann sich auch der übrige Körper ohne ein gut arbeitendes Verdauungssystem nicht wirklich gut entwickeln. Die Bakterienbesiedlung des Darms – also die Darmflora – bildet den Boden rings um diese Wurzeln und liefert ihnen Lebensraum, Schutz, Unterstützung und Versorgung.

Wie wir alle wissen, spielen die Wurzeln eines Baumes, unsichtbar und tief im Boden verborgen, eine wichtige Rolle für die Gesundheit jedes einzelnen Astes, jedes Zweiges, jedes kleinen Blattes jenes Baums, egal wie hoch und weit entfernt sie von den Wurzeln auch sein mögen. Auf dieselbe Weise reichen auch die vielfältigen Funktionen der Darmflora im Körper weit über den Darm selbst hinaus. Lassen Sie uns einen Blick auf einen der wichtigsten „Äste“ überhaupt im Körper werfen – das Immunsystem.

3 Immunsystem

Menschen mit GAP-Syndrom leiden unter einem geschwächten Immunsystem. Wird bei ihnen der Immunstatus getestet, dann finden sich in der Regel Mängel an verschiedenen Antikörpern (Immunglobuline), während andere Antikörper möglicherweise übermäßig angestiegen sind. Häufig treten auch Mängel im Komplementsystem, bei verschiedenen Zellen, Enzymen und anderen Bereichen des Immunsystems auf. Bei GAPS-Kindern und -Erwachsenen ist, wie es aussieht, das gesamte Immunsystem aus dem Gleichgewicht geraten. Am erschreckendsten dabei ist allerdings, dass ihr Immunsystem beginnt, Antikörper zu produzieren, die das körpereigene Gewebe angreifen, einschließlich des Hirns und des übrigen Nervensystems. Es handelt sich um ein zutiefst gestörtes und außer Kontrolle geratenes Immunsystem, das seinen eigenen Körper plündert.

Wie kommt es dazu? Ob es irgendetwas damit zu tun hat, in welchem Zustand das Verdauungssystem dieser Patienten ist? Ohne Zweifel hat es dies!

Die von einer großen Zahl von Bakterien bevölkerte epitheliale Oberfläche des Verdauungssystems kann wahrhaftig als die Wiege des Immunsystems beschrieben werden, des darmassoziierten ebenso wie des schleimhautassoziierten Immunsystems. Ein Kind wird mit einem unausgereiften Immunsystem geboren. Die Besiedlung des Verdauungstrakts im Neugeborenen mit einer gesunden Bakterienflora spielt eine entscheidende Rolle für eine gesunde Reifung seines Immunsystems. Findet während etwa der ersten 20 Lebenstage keine Besiedlung durch eine ausgewogene Darmflora statt, dann bleibt das Baby mit einem beeinträchtigten Immunsystem zurück. Die nützlichen Bakterien, die sich auf dem Epithel der Darmwand ansiedeln, spielen in vielerlei Hinsicht eine wichtige Rolle bei der Ausbildung des Immunverhaltens. Schauen wir uns einige von ihnen einmal genauer an.

Die nützlichen Bakterien in unserem Verdauungssystem nutzen ein sehr wichtiges Element des Immunsystems – das lymphatische Gewebe der Darmwand – und sind an der Produktion großer Mengen von Lymphozyten und Antikörpern beteiligt. So gibt es beispielsweise in der Zellwand von *Bifidobakterien* (guten Bakterien, die in hohem Maße den menschlichen Darm bevölkern) eine Substanz, genannt Muramyldipeptid, die die Synthese einer der wichtigsten Zellgruppen des Immunsystems aktiviert – die Lymphozyten. Als Folge davon ist eine gesunde Darmwand geradezu infiltriert, vollgepackt mit Lymphozyten, die bereit sind, den Körper gegen jeden Eindringling zu verteidigen. Wissenschaftliche Studien belegen, dass bei Menschen mit geschädigter Darmflora weit weniger Lymphozyten in der Darmwand vorhanden sind, wodurch diese schlecht geschützt ist. Es gibt kommerzielle Unternehmen, die versuchen aus Muramyldipeptid Nahrungsergänzungsmittel zur Unterstützung des Immunsystems herzustellen. Ich glaube, es ist weitaus besser, für eine gesunde Kolonie von *Bifidobakterien* im Darm zu sorgen, die Muramyldipeptid natürlicherweise herstellen, ebenso wie viele andere nützliche Substanzen, die diese Bakterien normalerweise liefern.

Lymphozyten in der Darmwand produzieren Immunglobuline (Antikörper). Das wichtigste davon ist im Darm das sezernierte Immunglobulin A (IgA). Sezerniertes Immunglobulin IgA ist eine Substanz, die von Lymphozyten in allen Schleimhäuten des Körpers produziert und über Körperflüssigkeiten ausgeschieden wird. Man findet sie in den Atemwegen, der Nase, dem Rachen, der Blase, der Harnröhre, im Speichel, in Tränen, im Schweiß, im Kolostrum, in der Muttermilch und, natürlich, den Schleimhäuten des Verdauungssystems und seiner Sekrete. Ihr Job besteht im Schutz der Schleimhäute, indem eindringende Bakterien, Viren, Pilze und Parasiten zerstört und deaktiviert werden. Sie sind eine der Methoden des Immunsystems, mit unwillkommenen Eindringlingen umzugehen, die über die Nahrung in unser Verdauungssystem gelangen. Es wurde mikrobiologisch nachgewiesen, dass die Schädigung einer gesunden Darmflora bei Menschen und bei Versuchstieren zur Folge hat, dass die Anzahl von IgA-produzierenden Zellen dramatisch abnimmt und diese zudem immer weniger in der Lage sind, dieses wichtige Immunglobulin herzustellen. Dies würde natürlich die Selbstschutzfähigkeiten des Darms beträchtlich herabsetzen. Hinzu kommt, dass Immunglobulin A schon kurz nach der Sekretion natürlicherweise verfällt. Abgesehen davon, dass nützliche Bakterien die Bildung von IgA stimulieren, hemmen sie gleichzeitig durch einen sehr komplexen Vorgang auch deren Verfall, wodurch den IgA mehr Zeit bleibt, ihre Aufgabe zu erfüllen. Bei GAPS-Kindern und GAPS-Erwachsenen besteht in der Regel aufgrund ihrer krankhaft veränderten Darmflora ein Mangel an IgA. Als Folge davon kann sich ihre Darmwand nur noch schlecht selbst vor Pilzen, Impf- oder Umweltviren, Bakterien und Parasiten schützen.

Lymphozyten sind nicht die einzigen Immunzellen, die in der Darmwand in Hülle und Fülle vorkommen sollten. Wenn es zu einem Mangel an nützlichen Bakterien im Darm kommt, können auch andere Gruppen von Immunzellen, die Neutrophilen und Makrophagen, ihre Arbeit nicht gut verrichten. Hierbei handelt es sich um die Zellen, die sich in infiziertem und entzündetem Gewebe ansammeln und dieses säubern, indem sie Viren, Toxine, Bakterienreste und Zelltrümmer geradezu verschlingen und sie dadurch zerstören. Nahezu 126 Milliarden Neutrophile verlassen tagtäglich das Blut und wandern durch die Wand des Magen-Darm-Trakts. Ist die Darmflora eines Menschen geschädigt, verringert sich die Fähigkeit dieser Zellen, mit Antigenen umzugehen – mit anderen Worten, sie können Eindringlinge und deren Toxine nicht effizient zerstören, selbst wenn ihre Eigenschaft als Phagozyten (Fresszellen) normal zu sein scheint. Wie genau dies passiert, ist noch unbekannt. Was wir wissen ist, dass dadurch Viren, Bakterien und anderen Eindringlingen ermöglicht wird zu überleben und im Inneren von Neutrophilen und Makrophagen zu bestehen – genau jenen Zellen, die eigentlich für eben deren Zerstörung sorgen sollten.

Außer der Sicherstellung einer ordnungsgemäßen Funktionsweise von Lymphozyten, IgA und Phagozyten spielt eine gesunde Darmflora auch eine wichtige Rolle bei der Produktion von Interferonen, Zytokinen und vielen weiteren aktiven Regulatoren der Immunantwort, insbesondere bei der Bekämpfung viraler Infektionen. Weltweit sind Millionen von Kindern und Erwachsenen Viren aus Impfstoffen und aus der Umwelt ausgesetzt. Wenn all diese Menschen eine gut funktionierende Darmflora haben, dann können ihnen diese Viren keinen Schaden zufügen, denn ihre Körper sind bestens dafür gerüstet, mit ihnen fertig zu werden. Bei GAPS-Patienten dagegen haben, aufgrund ihrer beeinträchtigten Darmflora, Viren aus Impfstoffen oder aus der Umwelt gute Aussichten, zu überleben und weiter zu bestehen. Ein gutes Beispiel hierfür ist das Masernvirus, das bei autistischen Kindern in der Darmwand und der Rückenmarksflüssigkeit gefunden wurde. Es ist kaum abwegig davon auszugehen, dass dieser Virus auf die MMR-Impfung (Masern-Mumps-Röteln) zurückzuführen ist.

Eine weitere faszinierende Methode, über die nützliche Bakterien mit dem Immunsystem zusammenarbeiten, ist das sogenannte „Mimikry-Phänomen“. Die Bakterien auf der Oberfläche des Darmepithels und die Zellen dieses Epithels tauschen Antigene aus, ähnlich wie Kinder, die beim Versteckspiel ihre Mützen vertauschen, um den Suchenden zu verwirren. Dieser Austausch der Antigene verbessert die Effizienz zahlreicher verschiedener Immunantworten, insbesondere bei einer lokalen Immunität. Unglücklicherweise kann dieser Austausch sich bei GAPS-Patienten gegen sie selbst wenden, denn viele Krankheitserreger sind ebenfalls in der Lage, dieses Spiel zu spielen. In der wissenschaftlichen Literatur wird über das Masernvirus diskutiert, das sich dieses Mimikry-Phänomens bedient, um das Immunsystem so zu täuschen, dass dieses sein eigenes Gewebe angreift.

Der Einfluss der Darmflora auf das Immunsystem reicht weit über den Darm selbst hinaus. Studien zeigen, dass bei einer geschädigten Darmflora nicht nur die Zahl der IgA, Lymphozyten, Makrophagen, Interferone, Zytokine und so weiter im Verdauungssystem zurückgeht, sondern das gesamte körpereigene Immunsystem aus dem Gleichgewicht gerät. Dieser Prozess führt beim Betroffenen zu einer Immunschwäche.

Stellen wir uns einfach zur besseren Veranschaulichung eine mittelalterliche Burg mit hohen Steinmauern vor. Die Soldaten stehen oben auf den Mauern, um diese mit Gewehren, Katapulten und anderen geeigneten Waffen zu verteidigen. Die innerhalb der Burg lebenden Bürger bauen Nahrungsmittel an, versorgen die Verteidiger mit Essen und kümmern sich um alle sonstigen zivilen Aktivitäten. Für ihre jeweilige Tätigkeit verfügen sie über Spaten, Kochtöpfe oder andere geeignete Werkzeuge. Nähert sich ein Feind, haben die Soldaten die Aufgabe, diesen abzuwehren. Stellen Sie sich vor, die Soldaten würden überrannt, sodass der Feind in das Burginnere vorrücken könnte. Nun stehen auf einmal die Bürger vor der Aufgabe der Soldaten. Sie sind jedoch dafür weder entsprechend ausgebildet, noch haben sie geeignetes Werkzeug für den Kampf, folglich nutzen sie alles, was ihnen gerade zur Verfügung steht – ihre Gartenwerkzeuge, Kochtöpfe usw. Nun sind diese Werkzeuge aber nicht für den Kampf gemacht, weshalb die Bürger die Burg niemals so effektiv verteidigen können wie die Soldaten mit ihren Waffen.

Etwas in dieser Art geht auch im Körper vor sich, wenn die Darmflora beeinträchtigt ist. Im Immunsystem gibt es zwei wichtige Arten von Truppen, das sind einmal die TH1-Zellen (die Soldaten auf den Burgmauern) und zum anderen die TH2-Zellen (die Bürger im Inneren der Burg). Die TH1-Immunantwort (T-Helferzellen Typ 1), also die Soldaten auf den Mauern, fördern eine sogenannte zellvermittelte Abwehr, die überall dort angesiedelt ist, wo der Körper mit der Außenwelt in Verbindung steht. Ihre Rolle besteht darin, Infektionen in der Schleimhaut, der Haut und im Zellinneren zu bekämpfen. Sie stellt für alles, was in den Körper einzudringen versucht, eine erste und äußerst effektive Barriere dar. Diesem System sind sowohl das sekretorische Immunglobulin (sIgA) als auch Interleukin-2 (IL-2), Interleukin-12 (IL-12), Gamma-Interferon und einige andere Stoffe zugeordnet. Wie wir gesehen haben, hat eine gesunde Darmflora einen extrem wichtigen Anteil daran, dass dieser Bereich des Abwehrsystems aktiv und den Anforderungen gewachsen bleibt. Bei einer beeinträchtigten Normalflora wird dieser Teil des Immunsystems weniger effizient und lässt mit der Zeit unerwünschte Mikroorganismen und Toxine in den Körper eindringen. Der Körper reagiert durch die Aktivierung seiner zweiten Armee im Immunsystem (die Bürger innerhalb der Burg), die TH2-Immunantwort (T-Helferzellen Typ 2). Diese ist zuständig für die humorale Immunantwort, d.h. die durch Bestandteile der Körperflüssigkeiten vermittelte Immunantwort. Die wichtigsten Beteiligten in diesem System sind Interleukin 4, 5, 6 und 10, Alpha-Interferon und IgE. IgE, also Immunglobuline E, sind die für allergische Reaktionen im Körper verantwortlichen Antikörper – bei Menschen mit Asthma, Ekzemen, Heuschnupfen und anderen Allergien sind diese sehr aktiv. Bei einer Person mit einer krankhaft veränderten Darmflora wird dieses TH2-System überaktiv. Dadurch entsteht eine Anfälligkeit für atopische oder allergische Reaktionen, chronische Entzündungen, Autoimmunreaktionen und viele andere unerwünschte Auswirkungen. Wie die Bürger in der Burg, ausgerüstet mit den falschen Waffen und nicht für den Kampf geschult, so wird auch das TH2-System die „Burg“ nicht angemessen verteidigen können.

Wir brauchen im Körper sowohl die TH1- als auch die TH2-Immunantwort, aber sie müssen in einem ausgewogenen Gleichgewicht zueinander stehen. Das Ungleichgewicht zwischen TH1- und TH2-Immunantwort mit unteraktiven Th1 und überaktiven Th2 ist ein gängiges Bild bei chronischen Virusinfektionen, Allergien, beim Chronischen Erschöpfungssyndrom (CFS), bei Kandidose, Asthma, Ekzemen, Autismus und vielen anderen GAPS-Krankheitsbildern. Warum? Weil alle diese Symptome, auch wenn sie ganz unterschiedliche Formen annehmen, etwas Wichtiges gemeinsam haben – eine Dysbakterie (Fehlbesiedlung) im Darm, auch Dysbiose genannt, d.h. eine Störung der Darmflora, dem wichtigsten Faktor für das Gleichgewicht zwischen der TH1- und der TH2-Immunantwort. Die Analogie zur mittelalterlichen Burg lässt sich sogar noch weiterführen: Die Darmflora sorgt dafür, dass auf den Mauern Soldaten in ausreichender Zahl bereitstehen und dass diese wachsam, gut vorbereitet und stets kampfbereit sind. Arbeitet die Darmflora nicht gut, dann werden die Soldaten unachtsam und faul; einige von ihnen gehen in die Burg und helfen dort den Bürgern bei ihrer Arbeit, sodass die Zahl der Soldaten auf den Mauern abnimmt. Folglich wird die TH1-Immunantwort geschwächt und steht in keinem ausgewogenen Verhältnis mehr zur TH2-Immunantwort.

Alles in allem lässt sich kaum abschätzen, wie groß die Bedeutung des Zustands unserer Darmflora für ein gutes Zusammenspiel unseres Immunsystems ist. Man schätzt, dass etwa 80-85 % unserer Abwehrkraft in der Darmwand angesiedelt sind. Die Darmwand mit ihrer Bakterienschicht kann sehr passend als die rechte Hand des Immunsystems bezeichnet werden. Ist diese Bakterienschicht beschädigt oder, was noch schlimmer wäre, krankhaft verändert, versucht das Immunsystem des Menschen sozusagen, mit einer hinter dem Rücken gefesselten rechten Hand zu funktionieren.

Im vorangegangenen Kapitel wurden detailliert die verschiedenen Nährstoffdefizite beschrieben, die sich bei Menschen mit einer gestörten Darmflora herausbilden können. Ein Immunsystem kann ohne eine konstante Nährstoffzufuhr nicht arbeiten: Es ist auf die meisten aller bekannten Vitamine und Mineralstoffe sowie Aminosäuren und Fette angewiesen, um seine Aufgabe angemessen verrichten zu können. GAPS-Patienten weisen eine lange Liste an Nährstoffdefiziten auf, bedingt durch Störungen in der Verdauung und der Resorption, ihr Immunsystem ist somit nicht nur unausgewogen, sondern auch unterversorgt.

Aber, als wäre all dies noch nicht schlimm genug, wird ein Immunsystem in einem Körper mit einer gestörten Bakterienflora darüber hinaus einem ganzen Heer extrem toxischer Substanzen ausgesetzt, von denen viele sich direkt schädigend auf die Abwehrkraft auswirken. Diese Giftstoffe stammen von all den opportunistischen Erregern, die im Darm und anderswo im Körper eines GAPS-Patienten aufblühen können, wenn die Kontrolle durch die nützlichen Bakterien ausbleibt.

Wir haben bereits untersucht, was bei einer gestörten Darmflora mit der Darmwand geschehen kann: Sie wird beschädigt und durchlässig. Ein konstanter Strom von Eindringlingen und unverdauter Nahrung bahnt sich einen Weg durch die beschädigten epithelialen Barrieren im Darm. Mit all dem muss das Immunsystem fertig werden, ist aber gleichzeitig unterversorgt, mangelernährt, geschwächt, unausgewogen und vergiftet.

Kann es uns also groß überraschen, dass das Immunsystem von GAPS-Kindern und -Erwachsenen in einem derart schlechten Zustand ist?

4 Wodurch kann die Darmflora geschädigt werden?

Wir haben uns eingehend mit den unterschiedlichen Funktionen befasst, die unsere physiologische Darmflora im Körper übernimmt, und dabei gesehen, wie wichtig es ist, diese mikroskopische Welt in unserem Körperinneren gesund und aktiv zu erhalten. In unserer heutigen Zeit jedoch ist diese Aufgabe extrem schwierig, wenn nicht gar unmöglich geworden. Schauen wir uns einmal an, welchen Gefahren unsere Darmflora regelmäßig ausgesetzt ist.

Antibiotika

Jeder von uns hat wohl in seinem Leben schon einmal Antibiotika eingenommen. Es handelt sich dabei um eines der am häufigsten verschriebenen Medikamente unserer modernen Welt. Seit dem Moment unserer Geburt waren wir sehr wahrscheinlich immer wieder dieser Medikamentengruppe ausgesetzt, nicht nur aufgrund einer verordneten Behandlung, sondern auch über die Nahrung. In der Massentierhaltung werden regelmäßig Antibiotika verabreicht, sodass der Konsument durch alle von diesen Tieren stammenden Produkte (Fleisch, Milch, Eier) konstant Antibiotika und antibiotikaresistenten Bakterien ausgesetzt ist, die diese Tiere in ihren Körpern bilden, ebenso wie all den durch diese Bakterien gebildeten Giftstoffen. Fische und Schalentiere bekommen regelmäßig Antibiotika in ihren Aufzuchtbecken. Viele Früchte, Getreide, Hülsenfrüchte und Nüsse werden vorbeugend mit Antibiotika behandelt. So wie unsere hoch entwickelte moderne Welt strukturiert ist, lässt sich ein irgendwie gearteter Kontakt mit Antibiotika schlicht und einfach nicht ganz vermeiden. Sie sind ein solch „normaler“ Bestandteil unseres Lebens geworden, dass nur wenige Menschen sich die Frage stellen, was sie eigentlich mit uns machen.

Und während die Produktion von Antibiotika von Hunderten Tonnen pro Jahr in den 1950er-Jahren auf Tausende von Tonnen in den 1990er-Jahren angestiegen ist, nahmen auch die deutlichen Hinweise und besorgten Studien hinsichtlich der Nebenwirkungen dieser Medikamentengruppe auf die Gesundheit der Menschen zu. Schauen wir uns an, was diese Studien zutage bringen:

- Antibiotika haben eine vernichtende Auswirkung auf nützliche Bakterien im menschlichen Körper, nicht nur im Darm, sondern auch in anderen Organen und Geweben.
- Durch Antibiotika werden gutartige Bakterien, Viren und Pilze in bösartige umgewandelt, wodurch sie in Körpergewebe eindringen und Krankheiten verursachen können.
- Antibiotika machen Bakterien resistent gegenüber Antibiotika. Folglich muss die Pharmaindustrie an immer stärkeren neuen Wirkstoffen arbeiten, um gegen diese neuen, veränderten Bakterien anzukommen. Ein gutes Beispiel ist die Tuberkulose. Hier hat der umfassende Einsatz von Antibiotika zur Bildung neuer Arten des Tuberkuloseerregers *Mycobacterium Tuberculosis* geführt, der allen existierenden Antibiotika gegenüber resistent ist.
- Antibiotika haben eine unmittelbar schädigende Wirkung auf das Immunsystem und machen uns somit empfänglicher für Infektionen, wodurch ein Teufelskreis von immer mehr Antibiotika und immer mehr Infektionen in Gang gesetzt wird.

Werfen wir einen Blick darauf, wie sich die verschiedenen Antibiotikagruppen auf die Darmflora auswirken.

Penicilline

Beispiele für diese Gruppe sind Amoxicillin, Ampicillin, Flucloxacillin und alle anderen auf „-cillin" endenden Antibiotika. Diese Medikamente haben eine schädigende Wirkung auf zwei große Gruppen der in uns ansässigen nützlichen Bakterien: *Laktobazillen* und *Bifidobakterien*. Gleichzeitig fördern sie das Wachstum der krankheitserregenden

Proteobakterien, *Streptokokken* und *Staphylokokken*. Diese Gruppe von Antibiotika kann bewirken, dass Bakterien, die normalerweise nur im Dickdarm vorkommen, im Darmtrakt weiter nach oben gelangen und beim Betroffenen zum Reizdarmsyndrom und anderen Verdauungsstörungen führen.

Tetrazykline (Tetracyclin, Doxycyclin und andere „-cycline")

Diese Arzneimittelgruppe wird Teenagern bei Akne häufig als langfristige Behandlung verschrieben, die von drei Monaten bis zu zwei Jahren dauern kann. Tetrazykline wirken sich besonders schädigend auf die Darmwand aus, da sie die Proteinstruktur in den Schleimhäuten verändern. Dies wiederum hat zwei Dinge zur Folge: Erstens wird dadurch die Darmwand anatomisch anfällig für das Eindringen von Krankheitserregern, zweitens wird eine Abwehrreaktion gegen diese veränderten Proteine vonseiten des Immunsystems ausgelöst, was eine Autoimmunantwort des Körpers gegen seinen eigenen Darm in Gang setzt. Parallel dazu regen Tetrazykline das Wachstum krankheitserregender Hefepilze (*Candida*) und von *Staphylokokken* sowie *Clostridien* im Verdauungstrakt an.

Aminoglykoside (Gentamicin, Kanamycin), Makrolide (Erythromycin) und andere -"mycine"

Diese Arzneimittel haben eine besonders schädigende Wirkung auf die im Darm vorhandenen nützlichen Bakterien, beispielsweise physiologische Stränge von *E. coli* und *Enterokokken*. Eine langfristigere Einnahme könnte die genannten Bakterien vollständig aus dem Verdauungssystem verdrängen, wodurch dieses dem Eindringen pathogener Arten von *E. coli* und anderen Krankheitserregern schutzlos ausgeliefert wären.

Antimykotika (Nystatin, Amphotericin usw.)

Arzneimittel dieser Gruppe führen zu einer selektiven Stimulation des Wachstums von Proteobakterien und lactosenegativen *E. coli*, was schwere Krankheiten nach sich ziehen kann.

Eine Kombination verschiedener Antibiotika wirkt sich stärker schädigend auf die Darmflora aus als einzelne Medikamente. Größere Schäden entstehen zudem durch die orale Einnahme von Antibiotika sowie durch eine langfristige, niedrig dosierte Einnahme, wie es etwa der Fall ist bei Akne, chronischer Blasenentzündung, chronischer Mittelohrentzündung und chronischen Entzündungen im Allgemeinen. Medizinisches Personal sowie Beschäftigte in der Pharmaindustrie tragen ein besonders hohes Risiko, niedrigen Dosen von Antibiotika kontinuierlich ausgesetzt zu sein, und in der Tat ist in dieser Personengruppe eine Dysbakterie im Darm sehr verbreitet.

Wird ein Antibiotikum in einer hohen Dosierung verordnet, führt dies im Darm zu zahlreichen unbesiedelten Nischen, die mit den erstbesten Bakterien, Viren oder Pilzen besiedelt werden, die dort hingelangen. An diesem Punkt ist es von entscheidender Bedeutung, ein gutes Probiotikum einzunehmen, um sicherzustellen, dass diese Lücken durch nützliche und nicht durch pathogene Bakterien besiedelt werden. Aber selbst wenn die Antibiotikabehandlung kurz ist und gering dosiert, dauert es eine gewisse Zeit, bis sich die nützlichen Bakterien wieder erholt haben: Bei physiologischen *E. coli* ein bis zwei Wochen, bei *Bifidobakterien* und *Veillonella* zwei bis drei Wochen und bei *Bacteroides* und *Peptostreptokokken* einen Monat. Sollte während dieser Zeit die Darmflora noch einem oder gar mehreren zusätzlichen belastenden Faktoren ausgesetzt sein, kann es sehr leicht zu einer Dysbakterie im Darm kommen.

Die meisten der von mir behandelten GAPS-Patienten waren in ihrem Leben mehrfach Antibiotika ausgesetzt. Die häufigsten Gründe hierfür sind bei Kindern wiederholte Ohrentzündungen, Atemwegsentzündungen, *Impetigo contagiosa* sowie Brustentzündungen bei stillenden Müttern, wenn die Babys durch die Muttermilch Antibiotika aufnehmen. Angesichts der Tatsache, dass diese Kinder kaum die Gelegenheit hatten, bis dahin überhaupt eine gesunde Bakterienflora zu entwickeln, haben diese Antibiotikabehandlungen verheerende Auswirkungen auf ihre Darmflora.

Andere Medikamente

Die meisten Medikamente wirken sich negativ auf die Darmflora aus, insbesondere, wenn sie über einen langen Zeitraum oder dauerhaft eingenommen werden.

Analgetika (Schmerzmittel wie Aspirin, Ibuprofen usw.) werden häufig über längere Zeiträume bei chronischen Schmerzen verschrieben. Diese Arzneimittel regen das Wachstum hämolysierender Bakterien und *Campylobacter* im Darm an, die ausnahmslos Krankheiten auslösen können.

Steroide wie Prednisolon, Hydrocortison, Betamethason, Dexamethason usw. schädigen die Darmflora. Darüber hinaus haben sie eine stark immunsuppressive Wirkung, die den Körper für jegliche Art von Infektion anfällig macht. So ist bekannt, dass eine Steroidbehandlung nahezu unvermeidlich ein übermäßiges Pilzwachstum im Körper nach sich zieht, insbesondere der *Candida*-Arten.

Frauen nehmen oft jahrelang, nicht selten schon ab einem sehr jungen Alter, die Antibabypille, eine Arzneimittelgruppe, die sich ebenfalls ungünstig auf die Darmflora auswirkt. Bis eine Frau bereit ist, Kinder zu bekommen, hat sie die Pille möglicherweise bereits über einen langen Zeitraum eingenommen und daher eine gestörte Darmflora. Ein Neugeborenes kommt mit einem keimfreien Darm zur Welt, den größten Teil seiner eigenen Darmflora überträgt ihm seine Mutter. Wenn also die Mutter eine gestörte Darmflora hat, dann wird sich diese auch auf ihr Kind übertragen und somit dieses Kind anfälliger machen für Ekzeme, Asthma und andere Allergien bis hin zu Lernstörungen.

Viele andere Medikamentengruppen, einschließlich Schlaftabletten, Mittel gegen Sodbrennen, Neuroleptika, Cholinolytika, zellschädigende Medikamente usw. haben unterschiedlich negative Auswirkungen auf die Darmflora, das Verdauungssystem und das Immunsystem.

Eine durch Medikamente hervorgerufene Dysbakterie im Darm ist die in der Regel am schwierigsten zu behandelnde Form. In den letzten 50 Jahren ist es in den industriellen Ländern zu einem unglaublichen Anstieg des Medikamentenkonsums gekommen. Irgendein Medikament einzunehmen, ob auf Rezept oder frei verkäuflich, gehört inzwischen fast zum Leben dazu, ist ganz normal und immer wieder ein beliebtes Gesprächsthema. Aber nicht viele Menschen denken wirklich darüber nach, wie sich eigentlich diese Arzneimittel auf ihren Körper auswirken, ganz zu schweigen davon, was sie für ihre Darmflora bedeuten.

Welche anderen Faktoren können sich auf die Darmflora auswirken?

Ernährung

Unsere Nahrung wirkt sich unmittelbar auf die Zusammensetzung der Darmflora aus. Eine zeitgemäße, praktische Ernährungsform, bei der die schnelle Verfügbarkeit im Mittelpunkt steht, und nicht die Nährstoffe, und die voller stark industriell verarbeiteter Produkte steckt, hat äußerst negative Auswirkungen auf die Darmflora.

Zu viele zuckerhaltige Nahrungsmittel und industriell verarbeitete Kohlenhydrate bewirken einen Anstieg verschiedener Hefepilzarten – insbesondere *Candida* –, *Streptokokken*, *Staphylokokken*, *Bacteroides* sowie bei einigen aeroben opportunistischen Bakterien. Industriell verarbeitete und zuckerhaltige Kohlenhydrate (Weißbrot, Kuchen, Kekse, Gebäck und Nudeln) machen es darüber hinaus Würmern und anderen Parasiten leichter, sich im Darm anzusiedeln.

Eine Ernährung mit einem hohen Ballaststoffanteil aus Getreide (insbesondere Kleie und Frühstücksflocken) wirkt sich äußerst schädigend auf die Darmflora, die Darmgesundheit und den Stoffwechsel im Allgemeinen aus und macht den Menschen anfällig für Reizdarmsyndrom, Darmkrebs, Nährstoffdefizite und viele weitere Probleme. Ballaststoffe aus Obst und Gemüse dagegen sind hochwertiger und belasten das Verdauungssystem weitaus weniger stark.

Mit Säuglingsnahrung ernährte Babys entwickeln eine völlig andere Darmflora als gestillte Kinder.

Das Stillen stellt eine wichtige Grundlage dafür dar, dass sich im Darm des Babys eine optimale ausgewogene und gesunde Darmflora aufbauen kann. Neugeborene kommen mit einem keimfreien Darm zur Welt. Ein Baby zu stillen ist im Grunde genommen die einzig echte Gelegenheit in seinem Leben, die gesamte Oberfläche seines Darms mit einem gesunden Bakterienmix zu besiedeln, die Grundlage seiner zukünftigen Gesundheit. Im Darm von mit der Flasche ernährten Babys siedelt sich eine Kombination verschiedenartiger Bakterien an, was sie später anfällig für viele gesundheitliche Probleme macht. Eine ganze Generation von Menschen, geboren vorwiegend in den 1960er- und 70-er Jahren wurde damals nicht gestillt, denn es war nicht *en vogue*. Eine ganze Lawine medizinischer Probleme, die aus diesem Trend hervorgegangen sind, hat der medizinischen Welt und uns allen deutlich den unschätzbaren Stellenwert des Stillens vor Augen geführt. Glücklicherweise setzen heute die meisten Mütter alles daran, ihre Neugeborenen zu stillen.

Anhaltendes Fasten, Hungern und übermäßiges Essen kann sich sehr ungünstig auf die Zusammensetzung der Darmflora auswirken und eine Kettenreaktion von Gesundheitsproblemen in Gang setzen. In solchen Fällen könnte die Zugabe nützlicher Bakterien in Form eines Probiotikums ein guter Ansatz sein.

Generell ist es so, dass eine Dysbakterie im Darm, die sich ausschließlich auf schlechte Ernährung zurückführen lässt, normalerweise eher mild ist und sich durch eine Änderung in den Essgewohnheiten korrigieren lässt. Unglücklicherweise kommt es in unserer modernen Welt nicht selten vor, dass man auch anderen Faktoren ausgesetzt ist, die ebenfalls die Darmflora schädigen, wie zum Beispiel Antibiotika.

Krankheiten

Verschiedene Infektionskrankheiten wie beispielsweise Typhus, Cholera, Dysenterie, Salmonellen und einige Virusinfektionen können der Darmflora dauerhaften Schaden zufügen. Eine Neubesiedlung des Darms mit nützlichen Bakterien muss in der Behandlung von Patienten mit schweren Infektionen dieser Art eine wichtige Rolle spielen.

Verschiedene chronische Krankheiten wie etwa Diabetes, Autoimmunerkrankungen, hormonelle Erkrankungen, Fettleibigkeit und neurologische Störungen gehen einher mit schweren Störungen in der

Darmflora. Störungen dieser Art sind eine häufige Nachwirkung von Operationen, Strahlen- und Chemotherapie sowie Hormonbehandlungen.

Stress

Kurzzeitiger Stress wirkt sich schädlich auf die Darmflora aus, die sich aber gut wieder erholt, sobald die Stresssituation vorüber ist. Eine andauernde oder psychologische Stresssituation jedoch kann die Normalflora nachhaltig schädigen.

Andere Faktoren

Körperliche Anstrengung, Alter, Alkoholabhängigkeit, Umweltverschmutzung, Umgang mit toxischen Substanzen, jahreszeitliche Faktoren, Umgang mit ionisierender Strahlung und extreme Klimabedingungen wirken sich allesamt tief greifend auf die physiologischen nützlichen Bakterien aus.

Jeder von uns hat im Darm eine einzigartige Kombination von Mikroorganismen. Unter dem Einfluss von Medikamenten oder anderer der oben genannten Faktoren verändert sich diese Mikroflora bei jedem Einzelnen auf eine ganz eigene Weise und macht anfällig für verschiedene Gesundheitsprobleme. Es handelt sich hierbei um einen völlig unberechenbaren Prozess und bislang hat die Wissenschaft keine sehr verlässlichen Methoden entwickelt, um die ganze Bandbreite der Mikroorganismen im Darm zu untersuchen, geschweige denn bestimmte krankhafte Veränderungen. Diese Störungen werden von Generation zu Generation weitergereicht, da ein Neugeborenes seine Darmflora von der Mutter übertragen bekommt. Und während die Schädigung über Generationen hin weitergegeben wird, verstärkt sie sich zunehmend. Dieser Vorgang spiegelt sich in dem Grad gesundheitlicher Probleme im Zusammenhang mit einer gestörten Darmflora, die über mehrere Generationen hinweg beobachtet werden können. Ein gängiges Szenario, dem ich in meinen Sprechstunden immer wieder begegne, ist beispielsweise dieses: Eine Großmutter hatte früher leichte Verdauungsprobleme als Folge einer schwachen Dysbakterie im Darm. Sie überträgt eine mäßig abnormale Darmflora auf ihre Tochter. Darüber hinaus entschied sie sich gegen das Stillen, da es damals nicht in war. Als Folge davon litt ihre Tochter unter Allergien, Migräne, PMS und Verdauungsproblemen. Mit 16 begann die Tochter, die Pille zu nehmen, was ihrer Darmflora zusätzlich schadete, ganz zu schweigen von einigen Antibiotikabehandlungen im Rahmen verschiedener Infektionen und schließlich einer Ernährung mit viel Fast Food. Nach einer zehnjährigen Einnahme der Pille bekommt sie Kinder, denen sie ihre nun mittlerweile stark gestörte Darmflora überträgt. Bei ihren Kindern entwickeln sich Störungen sowohl im Verdauungs- als auch im Immunsystem, was dann zu Ekzemen, Asthma, Autismus und sonstigen Lernproblemen führt.

Den meisten der hier beschriebenen Faktoren kann man sich in der heutigen Zeit kaum entziehen. Unter dem Einfluss all dieser Störungen verlieren die nützlichen Bakterien im Darm ihre Fähigkeit, all die Aufgaben zu erfüllen, die wir in den vorangegangenen Kapiteln betrachtet haben. Sie schaffen es nicht mehr, den Verdauungstrakt vor der opportunistischen Flora sowie vor transienten Bakterien, Viren und Pilzen zu schützen, wodurch eine ganze Kettenreaktion aus Krankheiten im Darm und dem übrigen Körper in Gang gesetzt wird. Um besser zu verstehen, was in einer solchen Situation wirklich vor sich geht, lassen Sie uns einen Blick auf die in unserem Darm lebende opportunistische Flora werfen.

5 Die opportunistische Flora

Wir haben zuvor die nützlichen Bakterien der Darmflora und deren vielseitige Aufgaben eingehend betrachtet. Schauen wir uns nun die zweite Gruppe von Bakterien an – die opportunistischen Erreger der Darmflora. Hierbei handelt es sich um eine große Gruppe unterschiedlicher Mikroorganismen, die sich in Zahl und Zusammensetzung individuell sehr stark unterscheiden können. Im menschlichen Darm kommen etwa 500 von ihnen in verschiedenen Arten vor. Die folgenden sind darunter die häufigsten Vertreter: *Bacteroides, Peptokokken, Staphylokokken, Streptokokken, Bazillen, Clostridien, Hefen, Enterobakterien (Proteus, Klebsiella, Citrobacter* usw.), *Fusobakterien, Eubacterien, Spirochäten, Spirillen, Catenobacterien* und viele andere. Interessant ist, dass viele dieser opportunistischen Bakterien, solange sie in geringer Zahl und kontrolliert auftreten, eigentlich im Darm an nützlichen Funktionen beteiligt sind, beispielsweise der Verdauung und Verwertung von Nahrung, Fetten und Gallensalzen.

In einem gesunden Darm ist ihre Zahl begrenzt und wird durch die nützliche Darmflora streng überwacht. Werden aber die nützlichen Darmbakterien geschwächt und geschädigt, dann geraten die Opportunisten außer Kontrolle. Jeder einzelne dieser Mikroorganismen kann potenziell verschiedene Gesundheitsprobleme verursachen. Es handelt sich hierbei um einen faszinierenden Bereich zukünftiger Forschungen, denn wie es aussieht, könnten die Eigenschaften unserer individuellen opportunistischen Darmflora darüber bestimmen, welche Krankheiten uns einmal treffen werden. Ja, die meisten unserer zukünftigen Gesundheitsprobleme tragen wir schon mehr oder weniger von Geburt an in uns. Solange wir uns gut um unsere körpereigene Verteidigung, das heißt die nützlichen Darmbakterien, kümmern, werden jene Schurken möglicherweise ihre hässliche Fratze niemals zeigen. Unglücklicherweise wird unsere normale physiologische Flora früher oder später durch unsere moderne Lebensweise beeinträchtigt, und welcher Opportunist auch immer im Hintergrund auf seinen Einsatz lauerte, macht sich nun ans Werk.

Der bekannteste unter ihnen ist der Hefepilz *Candida albicans*, der bei Millionen von Menschen unsagbares Leid hervorruft. Zu Infektionskrankheiten durch Candida gibt es eine Fülle von Literatur, weshalb wir hier nicht näher darauf eingehen werden. Ich muss allerdings sagen, dass viel von dem, was als Kandidose beschrieben wird, eigentlich eine Folge einer Dysbakterie im Darm (Dysbiose) ist, worunter auch die Aktivität vieler anderer opportunistischer und pathogener Mikroorganismen zu fassen ist. *Candida albicans* tritt im menschlichen Körper niemals allein auf. Seine Aktivität und seine Fähigkeit, Krankheiten zu überstehen und sogar selbst hervorzurufen, hängen vom Zustand von Billionen seiner Nachbarn ab – das sind verschiedene Bakterien, Viren, Protozoen, andere Hefen und unzählige andere Arten von Mikroorganismen. In einem gesunden Körper werden *Candida* sowie andere Krankheitserreger durch die nützlichen Bakterien sehr gut unter Kontrolle gehalten. Unglücklicherweise eröffnete das Zeitalter der Antibiotika dem Hefepilz *Candida albicans* ungeahnte Möglichkeiten. Die gängigen Breitbandantibiotika töten eine Menge unterschiedlicher im Körper vorhandener Mikroorganismen ab – schlechte genauso wie gute. Gegen *Candida* aber wirken sie nicht. Nach jeder Antibiotikabehandlung also ist nichts mehr da, was für die Kontrolle von *Candida* sorgt, weshalb der Pilz wächst und gedeiht. In den Anfängen des Antibiotika-Zeitalters trug die Medizin diesem Phänomen Rechnung und so war es üblich, begleitend zu jeder Behandlung mit einem Breitbandantibiotikum auch Nystatin zu verschreiben. Aus irgendeinem unerfindlichen Grund aber stellten die Ärzte diese Praxis vor Jahrzehnten ein, und heute zahlen wir den Preis dafür – Candida-Infektionen treten extrem häufig auf. Abgesehen von Antibiotika spielt noch ein weiterer Faktor unserer modernen Zeit eine wichtige Rolle bei dem übermäßigen Wachstum von *Candida* – die Ernährung. *Candida* findet in Zucker und industriell verarbeiteten Kohlenhydraten einen ausgezeichneten

Nährboden vor, und genau dies sind die Nahrungsmittel, die heutzutage in den westlichen Ernährungsgewohnheiten vorherrschen.

Einige der oben genannten Opportunisten gelangen, wenn sie außer Kontrolle geraten, durch die Barriere der Darmwand in den Lymph- und Blutkreislauf und verursachen Probleme in verschiedenen Körperorganen. An allererster Stelle wird aber natürlich das Verdauungssystem darunter zu leiden haben. Da sich dort eine abnorme Bakterienmasse aufhält, ist es nicht erstaunlich, dass das Verdauungssystem nicht gut arbeiten kann. Die häufigste Folgeerscheinung einer Dysbakterie ist das berüchtigte Reizdarmsyndrom (RDS), bei dem eine ganze Flut opportunistischer Erreger den Darm besiedelt und die unangenehmen Symptome von RDS verursacht. Es gibt immer mehr Studien, die eine Verbindung ziehen zwischen Morbus Crohn und Colitis ulcerosa einerseits und der Aktivität einer außer Kontrolle geratenen opportunistischen Darmflora andererseits.

Bestimmte Opportunisten gelangen, wenn sie nicht durch die guten Bakterien eingedämmt werden, bis zur Darmwand und schädigen sie, sodass diese ihren intakten Zustand verliert und durchlässig („leaky") wird. So haben Mikrobiologen beobachtet, dass normale opportunistische Darmbakterien aus den Familien *Spirochaetaceae* und *Spirillaceae* dank ihrer spiralförmigen Gestalt in der Lage sind, die Darmzellen beiseite zu drängen und die Intaktheit der Darmwand zu zerstören. So wird es möglich, dass Substanzen durch die Darmwand gelangen, die nicht hindurchgelangen sollten. Über diese Fähigkeit verfügt auch *Candida albicans*. Seine Zellen haften sich an die Darmschleimhaut und schlagen darin geradezu „Wurzeln", sodass sie „löchrig", also durchlässig („leaky") wird. Unvollständig verdaute Nahrung gelangt durch diese undichte Darmwand in den Blutkreislauf, wo das Immunsystem sie als fremd einstuft und sie folglich angreift. Auf diese Weise entwickeln sich Allergien und Nahrungsmittelunverträglichkeiten. Das Problem dabei ist, dass verzehrte Nahrung so nicht die Möglichkeit hat, vollständig verdaut zu werden, bevor sie durch die geschädigte Darmwand resorbiert werden. In vielen Fällen verschwinden nach der Heilung der Darmwand die Lebensmittelallergien wieder.

Opportunistische Erreger produzieren – als Nebenprodukte ihres Stoffwechsels – unaufhörlich toxische Substanzen. In einer gesunden Umgebung können viele dieser Nebenprodukte physiologisch sein, weil sie im Laufe der Evolution des Menschen in dessen ganz normale Körperfunktionen und- abläufe eingegliedert worden sind. Eine allseits gut bekannte Gruppe von durch Darmbakterien produzierten Toxinen sind beispielsweise die Amine – Stoffwechselprodukte von Aminosäuren. Viele von ihnen übernehmen in der ganz normalen Physiologie des Körpers einige wichtige Funktionen. Ein gutes Beispiel hierfür ist Histamin – ein wichtiger Neurotransmitter im Körper. Histamin wird normalerweise durch bestimmte Zellen im Körper produziert. Es wird jedoch auch durch *Proteobakterien*, *E. coli*, *Staphylokokken* und viele andere Erreger produziert. Kommt es zu einem übermäßigen Wachstum dieser opportunistischen Bakterien aufgrund mangelnder Kontrolle durch die nützlichen Bakterien der Normalflora, dann produzieren sie irgendwann zu viele Histamine. Da Histamine an vielen verschiedenen Körperfunktionen beteiligt sind, geraten all diese Funktionen bei einem Übermaß an Histaminen im Blut aus dem Gleichgewicht. Zum Ausdruck kommt dies in der Regel durch folgende Symptome: Allergien, konstant niedriger Blutdruck, übermäßige Produktion von Körperflüssigkeiten wie Spucke, Dysfunktion des Hypothalamus mit hormonellen Veränderungen (eine häufige Folge davon ist PMS), emotionale Instabilität, Schlafstörungen, Abhängigkeiten und viele andere Probleme. Ein Histaminüberschuss im Körper wird als Histadelie bezeichnet, ein Krankheitsbild, das Dr. Carl Pfeiffer bei vielen Menschen mit Depression, Schizophrenie, Abhängigkeiten und Autismus erkannte. Als Mittel gegen Schizophrenie werden Antihistaminika eingesetzt. Bislang hat niemand in Betracht gezogen, die Darmflora zu stärken, um auf diesem Weg die Histaminproduktion im Körper zu normalisieren und gegen die Symptome von Histadelie anzugehen.

Auch andere intensiv untersuchte Amine wie Dimethylamin, Piperidin, Pyrrolidin, Tyramin, Octopamin, die durch Bakterienaktivität im Darm aus den Aminosäuren Cholin, Lecithine, Methylamin, Lysin, Arginin, Ornithin und Tyrosin gebildet werden, sind bekannt als Ursache von Depressionen mit Symptomen wie innerer Rückzug, intellektuelle Regression, Verhaltens- und Emotionsstörungen.

Bei mentaler Dysfunktion spielt eine Gruppe chemischer Stoffe mit der Bezeichnung Kryptopyrrole eine Rolle, die auch häufig im Urin von GAPS-Patienten nachgewiesen werden können. Dieses Kryptopyrrolurie genannte Krankheitsbild kann sich äußern in Reizbarkeit, Zorn, Gedächtnisproblemen, beeinträchtigter intellektueller Funktion, Immunschwäche und der Unfähigkeit, mit Stress umzugehen. Bis heute wird Kryptopyrrolurie symptomatisch behandelt in Form einer ergänzenden Einnahme von Zink, Vitamin B6 und weiteren Nährstoffen, da unbekannt war, auf welche Weise Kryptopyrrole gebildet werden. Inzwischen gibt es Studien, die darauf hinweisen, dass eine gestörte Darmflora dafür verantwortlich ist.

Bei Stuhluntersuchungen weisen GAPS-Kinder und -Erwachsene regelmäßig ein erhöhtes Wachstum opportunistischer Mikroorganismen auf (von denen, die nachgewiesen werden können). Am häufigsten sind dies *Candida albicans, Bacteroides, Clostridien spp., Proteobakterien, Streptokokken* und *Staphylokokken*. Dieses übermäßige Wachstum ist ausnahmslos vom Fehlen oder einer beträchtlich reduzierten Zahl nützlicher Bakterien begleitet. Unglücklicherweise sind die derzeit zur Verfügung stehenden Möglichkeiten für Stuhluntersuchungen recht rudimentär. In diesen Forschungszweig wurde bislang nicht viel Geld gesteckt. In der Fachwelt wird über die Zuverlässigkeit der Stuhluntersuchungen gestritten, denn diese weisen nur nach, welche Mikroorganismen möglicherweise im Darmlumen vorkommen. Auf die wichtigsten Bewohner des Darms lassen sie keine Rückschlüsse zu – nämlich jene Bakterien, die die Darmwand selbst besiedeln. Sie sind es nämlich, die für die Unversehrtheit des Darms sorgen und seine Fähigkeit der Nahrunsverdauung und -resorption sicherstellen. Darüber hinaus spielen sie eine überaus wichtige Rolle für unser Immunsystem. Es wurden einige Studien auf der Basis von Biopsien der Darmwand und mikrobiologischen Untersuchungen durchgeführt, die aufzeigen, dass die Bakterienbesiedlung der Darmwand sich recht stark von der im Darmlumen unterscheiden kann. Davon abgesehen spiegeln Stuhlanalysen nur die mikrobielle Besiedlung des unteren Darmbereichs wider, zeigen aber nicht auf, was weiter oben im Darm siedelt, wo die lebenswichtigen Vorgänge der Verdauung und Resorption erfolgen. Unglücklicherweise stehen wir im Hinblick auf Untersuchungen der Darmflora noch ganz am Anfang. Nichtsdestotrotz gibt es inzwischen viele Erkenntnisse dazu, wie die Bakterienbesiedlung im Stuhl eines gesunden Menschen aussehen sollte, und im Vergleich dazu haben GAPS-Betroffene sehr stark abweichende Werte.

Eine besondere Aufmerksamkeit verdient eine Gruppe der opportunistischen Darmbakterien, Vertreter der Gattung ***Bacteroides***, die in einer im Zusammenhang mit GAPS durchgeführten Stuhlanalyse regelmäßig nachweisbar sind. Hierbei handelt es sich um die am häufigsten auftretenden opportunistischen Erreger in der Darmbesiedlung eines in den westlichen Industrieländern lebenden Erwachsenen, was vermutlich auf die bevorzugte Nahrungsgrundlage dieser Bakterien zurückzuführen ist – Zucker, Stärke und Laktose, die Grundpfeiler westlicher Ernährungsgewohnheiten. Beim Menschen wurden bislang über 22 verschiedene Vertreter dieser Familie identifiziert, am häufigsten sind dies *Bacteroides fragilis* und *Bacteroides melaninogenicus*. Diese Bakterien treten nahezu immer auf in infiziertem Gewebe des Verdauungstraktes, bei Abszessen, Geschwüren, Nierenentzündung, Lungenentzündung, Peritonitis (Bauchfellentzündung), entzündeten Herzklappen, Blutinfektionen, Entzündungen im Mund, Zahn- und Gaumenkrankheiten, Gangrän und postoperativen Infektionen. Es handelt sich um opportunistische Erreger, die in allen Schleimhäuten des Körpers auf ihre Chance lauern, für Schwierigkeiten zu sorgen. Allerdings sorgen sie in der Regel nicht allein für Ärger, sondern tun sich sozusagen auf dem Spielplatz mit einem stärkeren Rabauken zusammen, um dann mit dessen Unterstützung ihre wahren Fähigkeiten als Krankheitserreger zu offenbaren. So findet man sie für gewöhnlich in der Gesellschaft von *Clostridien*, einer Bakteriengattung, mit der sie sehr gut auszukommen scheinen und deren Gefahrenpotential höher eingestuft wird als das der Gattung *Bacteroides*. Aber diese wiederum scheinen ihre krankheitserregenden Eigenschaften besser in Verbindung mit *Clostridien* ausspielen zu können, unterstützen aber gleichzeitig auch die *Clostridien* in deren Aktivität.

Vertreter der ***Bakterienfamilie Clostridiaceae*** sind bei Stuhluntersuchungen autistischer Kinder und Erwachsener fast ausnahmslos feststellbar. Insgesamt sind bis heute etwa 100 Arten von *Clostridien* bekannt. Im menschlichen Stuhl nachweisbar sind sie außer bei Autismus auch in Fällen von Schizophrenie, Psychosen, schweren Depressionen, Muskellähmung, Störungen des Muskeltonus und einigen weiteren neurologischen und psychiatrischen Krankheitsbildern. Viele *Clostridienarten* sind ganz normale Bewohner des menschlichen Darms. So gehört die Art *Clostridium tetani* bei gesunden Menschen und Tieren zur Normalflora. Sporen dieses Bakteriums gelangen über Exkremente in das Erdreich und können dort jahrelang überleben. Tetanussporen lassen sich fast überall auf der Welt im Boden nachweisen. Jeder weiß, dass Tetanus, also Wundstarrkrampf, eine tödliche Krankheit ist, zurückzuführen auf ein extrem starkes Nervengift, das von *Clostridium tetani* gebildet wird. Jedem, der sich eine durch Erde oder Schmutz kontaminierte Wunde oder auch nur einen Kratzer zuzieht, wird sofort geraten, sich gegen Tetanus impfen zu lassen. Allerdings erkranken wir nur dann an Wundstarrkrampf, wenn das Bakterium direkt in das Gewebe oder das Blut gelangt. Das im Darm lebende Bakterium *Clostridium tetani* fügt uns normalerweise keinen Schaden zu, da seine Giftstoffe nicht durch eine gesunde Darmwand gelangen können. GAPS-Patienten allerdings haben keine gesunde Darmwand, weshalb doch Toxine in den Körper gelangen können.

Auch viele andere zur physiologischen Darmflora des Menschen gehörende Arten von *Clostridiaceae* (*perfringens, novyi, septicum, histolyticum, sordelli, aerofoetidum, tertium, sporogenes* usw.) bilden Giftstoffe, die dem Tetanustoxin ähneln, sowie viele andere Giftstoffe. Wie also kann es sein, diese tödlichen Bakterien im Darm zu haben und dennoch gesund zu sein? Dies ist möglich, weil sie durch unsere nützlichen Bakterien in Schach gehalten werden. Diese erlauben es ihnen gar nicht erst zu gedeihen und, was noch wichtiger ist, lassen es nicht zu, dass deren Toxine durch die Darmwand in den Blutkreislauf gelangen.

In einem von GAPS betroffenen Darm allerdings, dem es an nützlichen Bakterien fehlt, um die Darmwand zu schützen und die *Clostridien* unter Kontrolle zu halten, haben Nervengifte gute Aussichten, in den Blutkreislauf sowie in das Hirn und das übrige Nervensystem zu gelangen und dessen normale Aktivität und Entwicklung zu beeinträchtigen. Licht- und Lärmempfindlichkeit ist ein typisches Symptom sowohl bei einer Tetanusinfektion als auch bei GAPS-Krankheitsbildern wie Autismus, Schizophrenie, Psychose und Legasthenie, hier eine Verbindung zu ziehen, scheint also keineswegs abwegig zu sein. Die meisten in meiner Praxis behandelten GAPS-Kinder und -Erwachsenen weisen Störungen im Muskeltonus auf, die einer geringen Einwirkung des Tetanus-Nervengifts ähneln. Typischerweise ist der Tonus der Streckmuskeln dabei höher als der der Beugemuskeln. Vielleicht ist dies der Grund dafür, warum autistische Kinder und Erwachsene auf Zehenspitzen laufen und sich häufig selbst stimulieren durch ein Strecken von Armen, Fingern und Beinen in seltsame Positionen. Wurden in solchen Fällen Stuhlproben des Patienten untersucht, ließ sich fast ausnahmslos ein erhöhtes Wachstum verschiedener *Clostridienarten* feststellen. Jüngste Untersuchungen an der britischen Universität von Reading, durchgeführt von einem mikrobiologischen Team unter der Leitung von Professor Glenn Gibson, ergaben sehr hohe Werte an *Clostridien* im Darm von 150 autistischen Kindern. Ein zweites Forschungsprogramm fand ähnlich hohe Werte im Darm weiterer 60 autistischer Kinder, die bei ihren nicht-autistischen Geschwistern nicht vorhanden waren.

Wie schon bei *Candida albicans* der Fall, hatte auch die Bakterienfamilie der *Clostridiaceae* durch das Zeitalter der Antibiotika ihre ganz besondere Chance erhalten, denn *Clostridien* sind ebenfalls antibiotikaresistent. Bei jeder Behandlung mit einem Breitbandantibiotikum werden gute Bakterien vernichtet, wodurch die *Clostridien* nicht mehr ausreichend kontrolliert werden und infolgedessen gut gedeihen können. Verschiedene Arten von *Clostridien* rufen schwere Entzündungen des Verdauungssystem hervor, *Clostridium difficile* beispielsweise verursacht eine potenziell tödliche pseudomembranöse Kolitis. Manche *Clostridienarten* werden mit Verdauungsstörungen wie Morbus Crohn und Colitis ulcerosa in Verbindung gebracht. Ich habe keinen Zweifel daran, dass die *Clostridienfamilie* auch bei der Entwicklung von autistischer Enterokolitis eine Rolle spielt. Zukünftige Forschungen werden zeigen, ob dies wirklich der Fall ist. Es gibt jedoch schon einige Fakten zur Stützung derartiger Überlegungen. So berichtet William Shaw von den *Great Plains Laboratories* von einer Zahl von Fällen, bei denen eine Therapie gegen Clostridien auf der Basis der Wirkstoffe Metronidazol und Vancomycin die Ausprägung autistischer Symptome reduzierte und die Verdauung sowie das biochemische Gesamtbild autistischer Kinder verbesserte. In fast allen Fällen jedoch kehrten nach Absetzen der Medikamente alle Symptome und biochemischen Veränderungen zurück. Unglücklicherweise sind Medikamente gegen Clostridien toxisch und haben schwere Nebenwirkungen, weshalb sie Kindern und Erwachsenen nicht über längere Zeiträume verschrieben werden können. Da Clostridien sporenbildende Bakterien sind, können sie nicht gänzlich ausgerottet werden. Wir können sie nur kontrollieren und die beste Methode hierfür ist der von der Natur vorgegebene Weg – mit nützlichen Bakterien.

Eine weitere bei einer Dysbakterie im Darm üblicherweise übermäßig wachsende Bakteriengruppe sind **sulfatreduzierende Bakterien**. Es gibt viele Arten von Mikroorganismen, die zu einer Sulfatreduktion führen. Um nur einige davon zu nennen: *Proteobakterien, Thiobacilli, Chromatiaceae, Desulfotomaculum*, einige gram-positive Bakterien, einige Pilze sowie Vertreter der *Bacteroides*. Diese Mikroorganismen wandeln Sulfat aus der Nahrung zu Sulfiten um, von denen viele toxisch sind. Bei 95 % aller autistischen Kinder wurde ein schwerer Sulfatmangel festgestellt. Zweifellos spielen sulfatreduzierende Bakterien bei der Entstehung dieses Mangels eine wichtige Rolle. Sulfate werden im Körper für eine Vielzahl von Funktionen benötigt, dazu gehören die Entgiftung und der normale Stoffwechsel von Neurotransmittern. Ein übermäßiges Wachstum sulfatreduzierender Bakterien macht Schwefel für den Körper unverwertbar und wandelt diesen zu toxischen Substanzen wie Schwefelwasserstoff um, jenem Gas, das nach faulen Eiern stinkt. Häufig höre ich von Eltern autistischer Kinder, dass der Stuhl ihrer Kinder sowie deren Blähungen genau diesen Geruch ausströmen.

Wir haben hier einige Krankheitserreger näher betrachtet, die im Darm von GAPS-Patienten auftreten. In geselliger Runde findet sich dabei außerdem das **Masernvirus**, wie die Forschungsgruppe von Dr. Wakefield herausfand. Und dies ist nur ein einzelner Virus, dem eine solch hohe Aufmerksamkeit zuteil wurde. Es gibt Hinweise in der Literatur, dass auch Vertreter der Familie der **Herpesviren** bei diesen Patienten sehr aktiv sind. Wie viele weitere Viren mag es in einem GAPS-Darm geben, die bislang nie untersucht wurden? Wie viele andere pathogene Bakterien, Pilze Protozoen und sonstige Mikroorganismen gibt es noch, die wir bislang weder erkennen noch untersuchen können, weil es kein Verfahren dafür gibt? Ich zweifele nicht daran, dass die Wissenschaft früher oder später hier aufholen wird und wir dann erfahren werden, um welche es sich handelt und wie wir mit ihnen umgehen können. Was aber können wir in der Zwischenzeit tun, um unseren GAPS-Kindern und -Erwachsenen jetzt zu helfen? Wie immer hat die Natur eine gute Antwort parat – die nützliche Darmflora. Nützliche Bakterien im Darm sind die beste Methode, um *Clostridien*, *Candida*, *Bacteroides*, Viren und viele viele andere Mikroorganismen unter Kontrolle zu halten. Eine gut arbeitende, gesunde Darmflora sorgt nicht nur dafür, alle diese Krankheitserreger in ihre Schranken zu verweisen, sondern auch für die Erhaltung einer intakten Darmwand, damit die von jenen pathogenen Mikroorganismen ausgehenden Giftstoffe nicht durch sie in das Blut gelangen können. Dies ist die von der Natur angewandte Methode, und wir tun gut daran zu versuchen, es ihr gleichzutun.

Aufgrund fehlender oder zahlenmäßig stark reduzierter nützlicher Bakterien wird das Verdauungssystem bei GAPS-Patienten von einer opportunistischen und pathogenen Mikroflora übernommen, sodass ein unaufhörlicher toxischer Strom vom Darm zum Hirn fließt. Genau diese toxische Umgebung ist es vermutlich, die bei diesen Kindern und Erwachsenen Autismus, Schizophrenie, Hyperaktivität, Dyspraxie, Legasthenie, Psychosen, Depressionen, Zwanghaftigkeit usw. hervorruft.

Auf einige der Toxine sind wir bereits näher eingegangen. Schauen wir uns noch einige weitere an.

6 Die Darm-Hirn-Achse

Man erblickt nur, was man schon weiß und versteht.
Goethe

Die moderne Medizin hat uns Menschen in verschiedene Systeme und Bereiche unterteilt: Herz-Kreislauf-System, Verdauungssystem, Nervensystem usw. Gemäß dieser Unterteilung sind medizinische Spezialgebiete entstanden, die sich jeweils auf einen Bereich des Körpers konzentrieren: Kardiologie, Gastroenterologie, Gynäkologie, Neurologie, Psychiatrie usw. Das hat seinen Grund. In der Medizin hat man im Laufe der Jahre ein enorm großes Wissen erworben. Da kein Arzt der Welt sich dieses Wissen bis ins Detail aneignen könnte, ermöglicht die Spezialisierung, sich auf ein bestimmtes Wissensgebiet zu konzentrieren, sich in diesem Bereich umfassende Kenntnisse anzueignen und zu einem Experten zu entwickeln.

Viele Ärzte haben jedoch bereits in den Anfangsjahren der Spezialisierungswelle erkannt, dass dies ein Problem mit sich bringt. Für jemanden, der sich auf einen bestimmten Bereich spezialisiert hat, stehen die Organe seines Fachgebietes im Mittelpunkt des Interesses und der Rest des Körpers wird außer Acht gelassen. Die Tatsache, dass jedes Organ im Körper in Verbindung mit dem Rest existiert und arbeitet, gerät in Vergessenheit. Der Körper lebt und funktioniert als eine Einheit, in der alle Systeme, Organe, Gewebe und sogar alle Zellen voneinander abhängig sind, sich gegenseitig beeinflussen und miteinander kommunizieren. Man sollte kein Organ untersuchen, geschweige denn behandeln, ohne den übrigen Körper zu berücksichtigen.

Ein Gebiet der Medizin ist besonders anfällig dafür, den Körper nicht als Ganzes in die Heilung einzubeziehen. Gemeint ist die Psychiatrie. Psychische Störungen werden von allen möglichen Blickwinkeln aus untersucht: Genetik, Kindheitserlebnisse und psychologische Einflüsse. Das Allerletzte, woran man denken würde, ist doch, das Verdauungssystem des Patienten miteinzubeziehen. In der modernen Psychiatrie findet das einfach nicht statt. Dabei gibt es in der Geschichte der Medizin jede Menge Beispiele für schwere psychische Erkrankungen, die dadurch geheilt wurden, dass der Darm des Patienten „gereinigt" wurde. Kazudzo Nishi, ein anerkannter japanischer Professor, ist zu der Einschätzung gelangt, dass mindestens eines von zehn psychiatrischen Krankheitsbildern auf eine vom Darm ausgehende Selbstvergiftung zurückzuführen ist.

Die große Mehrheit der Psychiatriepatienten leidet unter Verdauungsproblemen, die von ihren behandelnden Ärzten zum Großteil ignoriert werden. Die Darm-Hirn-Achse ist ein Konzept, das für viele Ärzte heute einfach nicht nachvollziebar ist. Obgleich sie ihren Patienten millionenfach Antidepressiva, Schlaftabletten und andere Medikamente verschreiben, die die Patienten in ihr Verdauungssystem aufnehmen sollen, damit sie sich auf ihr Gehirn auswirken, ist ihnen die Verbindung zwischen dem Verdauungssystem und dem Gehirn noch nicht wirklich ins Bewusstsein gedrungen. Jeder weiß, wie Alkohol sich auf unser Gehirn auswirkt. Womit nehmen wir alkoholische Getränke auf? Natürlich mit unserem Verdauungssystem. Wir müssen jedoch nicht einmal giftige Substanzen zu uns nehmen, um unser Gehirn zu beeinflussen. Bestimmte Mikroorganismen in unserem Verdauungssystem können eine dauerhafte körpereigene Quelle der Toxizität darstellen.

Wie in den vorigen Kapiteln bereits erläutert, wird das Verdauungssystem eines Patienten mit GAPS (Darm- und Psychologie-Syndrom) zur Hauptquelle der Toxizität im Körper. Durch die gestörte Darmflora dieser Kinder und Erwachsenen wird eine nicht bekannte Anzahl unterschiedlicher Neurotoxine produziert, die durch die geschädigte Darmwand ins Blut gelangen und zum Gehirn transportiert werden. Die Zusammensetzung der Giftstoffe kann individuell sehr verschieden sein und das ist auch einer der Gründe dafür, warum alle GAPS-Patienten so unterschiedlich sind. Wie bereits erwähnt, ist die Zahl der unterschiedlichen Toxine nicht bekannt. Wir haben jedoch beträchtliche Kenntnisse über einige der Neurotoxine erworben, die gewöhnlich bei GAPS-Kindern und -Erwachsenen festgestellt werden. Diese Art von Giften kann bei jedem zu psychischen Störungen führen. Auf einige von ihnen sind wir im vorhergehenden Kapitel näher eingegangen. Leider gibt es noch mehr, die untersucht werden müssen.

Ethanol und Azetaldehyd

Nicht viele Menschen würden an Alkoholismus denken, wenn sie etwas über Autismus, ADHS, Schizophrenie, Legasthenie und andere psychologische Probleme hören. Dabei besteht ein äußerst problematischer Zusammenhang. Wir wissen, dass aufgrund unterschiedlicher Faktoren im Körper von GAPS-Kindern und -Erwachsenen ein übermäßiges Wachstum krankheitserregender Bakterien in der Darmflora stattfindet. Eine Gruppe dieser Krankheitserreger sind fast ausnahmslos Hefepilze, einschließlich der *Candida*-Arten. Hefepilze sind auf Glukose und andere Zuckerformen als Nahrungsquelle angewiesen. Zucker entsteht bei der Verdauung von Kohlenhydraten. Bei gesunden Menschen wird aus der Ernährung gewonnene Glukose durch einen biochemischen Prozess, die sogenannte Glykolyse, in Milchsäure, Wasser und Energie umgewandelt. Bei Menschen mit übermäßigem Hefepilzwachstum macht sich *Candida* die Glukose zunutze und verwertet sie anders, nämlich in Form der alkoholischen Gärung. In diesem biochemischen Prozess wandeln *Candida*, aber auch andere Hefepilze, die aus der Nahrung gewonnene Glukose in Alkohol (Ethanol) und dessen Nebenprodukt Azetaldehyd um. Dieses Phänomen wurde zuerst bei Erwachsenen beschrieben, die betrunken zu sein schienen, ohne Alkohol getrunken zu haben. Später stellte man fest, dass diese Erwachsenen an einem übermäßigen Hefepilzwachstum im Darm litten, wodurch Alkohol produziert wurde und sie permanent „betrunken" wirkten. Diese Menschen waren vor allem nach einer kohlenhydratreichen Mahlzeit „betrunken", weil bei der Verwertung der Kohlenhydrate durch die *Candida* Alkohol gebildet wird. Obwohl diese Menschen keinen Alkohol konsumierten, entwickelten sie einige typische Symptome der Alkoholsucht.

Da Alkohol und dessen Nebenerzeugnisse ein geringes Molekulargewicht aufweisen, können sie problemlos jede Schranke im Körper überwinden. Sie werden sehr schnell vom Blut resorbiert und können problemlos über die Plazenta zum Fötus gelangen. Die Schwangerschaft ist ein natürlicher Zustand der Immunsuppression. Wenn bei einer Frau bereits ein übermäßiges Hefepilzwachstum im Körper herrscht, wird es durch die Schwangerschaft weiter verstärkt. Die Folge wäre die Bildung von Alkohol sowie dessen Nebenerzeugnissen, die letztlich die Entwicklung des Kindes beeinträchtigen würden. Auch nach der Geburt wird das Kind weiterhin Alkohol und dessen Nebenerzeugnisse über die Muttermilch erhalten, die in der Regel die gleichen Mengen enthält wie das Blut der Frau. Da die Mutter zudem ihre eigene von Hefepilzen belastete Körperflora auf das Kind übertragen hat, wird auch diese mit der Zeit Alkohol und viele andere Toxine bilden. Alkoholkonsum und übermäßiges Hefepilzwachstum bei Vätern wirkt sich ebenfalls auf die Kindesentwicklung aus, sodass Väter zusätzlich zu diesem Problem beitragen. In der Tat leiden mehr als 50 % der Väter von autistischen Kindern an einer gestörten Darmflora und den damit verbundenen Gesundheitsproblemen.

Welche Folgen haben Alkohol und dessen Nebenerzeugnisse denn für uns? Jeder weiß, dass Alkohol extrem giftig ist, vor allem für ein Kind. Es gibt keinen Bereich im Körper, der durch eine permanente Versorgung mit Alkohol, selbst in kleinsten Mengen, nicht in Mitleidenschaft gezogen würde. Die nachfolgend aufgeführten sind nur einige Auswirkungen einer dauerhaften Versorgung des Körpers mit Alkohol.

- Verminderte Fähigkeit der Magenwand, Magensäure zu produzieren.
- Degenerative Erkrankung der Bauchspeicheldrüse mit verminderter Fähigkeit, Bauchspeicheldrüsenenzyme zu produzieren, wodurch die Verdauung beeinträchtigt wird.

- Direkte Schädigung der Darmschleimhaut und damit Resorptionsstörungen.
- Nährstoffmangel durch unzureichende Resorption der meisten Vitamine, Mineralstoffe und Aminosäuren. Vitamin-B- und Vitamin-A-Mangel treten besonders häufig auf.
- Schädigung des Immunsystems.
- Leberschaden mit verminderter Fähigkeit, Medikamente, Schadstoffe und andere Toxine zu entgiften.
- Unfähigkeit der Leber, verbrauchte Neurotransmitter, Hormone und andere Nebenerzeugnisse des normalen Stoffwechsels abzubauen. Infolgedessen sammeln sich diese Substanzen im Körper an und verursachen Verhaltensauffälligkeiten und viele andere Probleme.
- Hirnschädigung mit mangelnder Selbstbeherrschung, gestörter Koordination, behinderter Sprachentwicklung, Aggression, mentaler Retardierung, Gedächtnisverlust und Abstumpfung.
- Periphere Nervenschädigung mit veränderten Sinneswahrnehmungen und Muskelschwäche.
- Direkte Muskelgewebsschädigung mit veränderter Kontraktions- und Entspannungsfähigkeit und Muskelschwäche.
- Alkohol hat die Eigenschaft, die Toxizität der meisten gebräuchlichen Medikamente, Schadstoffe und anderer Toxine zu verstärken.
- Veränderung des Stoffwechsels von Proteinen, Kohlenhydraten und Lipiden im Körper.

Azetaldehyd gilt als giftigstes Nebenerzeugnis von Alkohol. Zu den verheerendsten Auswirkungen dieser chemischen Substanz gehört ihre Fähigkeit, die Struktur von Proteinen zu verändern. Der Mensch besteht vorwiegend aus Proteinen, wichtigen Bausteine, die für die Bildung einer unglaublichen Vielfalt verschiedener aktiver Stoffe sorgen, von Hormonen bis zu Enzymen. Werden diese durch Azetaldehyd verändert, können sie nicht mehr korrekt arbeiten. Man nimmt an, dass durch Azetaldehyd veränderte Proteine für viele Autoimmunreaktionen verantwortlich sind – das bedeutet, dass das Immunsystem den eigenen Körper angreift. Antikörper, die vom Immunsystem produziert werden, um diese durch Azetaldehyd veränderten Proteine zu zerstören, können potenziell auch die normalen Proteine mit ähnlicher Struktur im Körper angreifen. GAPS-Patienten weisen häufig Antikörper gegen ihr eigenes Körpergewebe auf. Am häufigsten tritt dabei ein Antikörper auf, der sich gegen ein Protein im Myelin wendet. Das Myelin ist ein integraler Bestandteil der Anatomie des Gehirns und des übrigen Nervensystems. Es umhüllt die Gehirnzellen und deren Verzweigungen, die Nervenfasern. Bei Erwachsenen äußert sich eine Schädigung des Myelins in multipler Sklerose. Zwischen dem neurologischen Krankheitsbild autistischer und dyspraktischer Kinder und dem von Patienten mit multipler Sklerose bestehen Ähnlichkeiten, deren Ursache vermutlich in dem durch das übermäßige Hefepilzwachstum bei diesen Kindern produzierten Azetaldehyd liegt.

Alkohol und Azetaldehyd machen sehr viele lebenswichtige Nährstoffe im Körper völlig nutzlos. So verursacht Azetaldehyd durch die Anbindung an Proteine zum Beispiel einen funktionellen Mangel an Vitamin B6, das als Co-Faktor bei der Produktion von Neurotransmittern, am Fettsäurestoffwechsel und an vielen anderen Funktionen im Körper beteiligt ist. Was ist ein funktioneller Mangel? Es bedeutet, dass ein Mensch zwar ausreichend Vitamin B6 über die Nahrung aufnimmt, dieses aber seinen Aufgaben nicht nachkommen kann, weil die Stellen, an denen dieses Vitamin auf die Proteine wirkt, von Azetaldehyd besetzt sind. Folglich ist es für den Körper ziemlich nutzlos und wird schließlich ausgeschieden. Das passiert nicht nur mit Vitamin B6, sondern auch mit vielen anderen im Körper aktiven Substanzen, die an Proteine gebunden sein müssen, um ihren Zweck zu erfüllen. Ein bei GAPS-Patienten ebenfalls weit verbreiteter funktioneller Mangel ist die Schilddrüsenfunktionsstörung. Die Schilddrüse produziert vielleicht mehr als genug Hormone, deren Wirkstätten sind aber von Azetaldehyd und anderen Toxinen besetzt. Infolgedessen entwickelt die betreffende Person typische Symptome einer Schilddrüsenunterfunktion: Niedergeschlagenheit, Lethargie, Müdigkeit, Gewichtszunahme, unzureichende Regulation der Körpertemperatur, schwache Immunabwehr usw.

So, jetzt haben wir über Alkoholismus im Zusammenhang mit Kindern und jungen Erwachsenen gesprochen. Schockierend, oder? Und nun!? Nun, als Nächstes beschäftigen wir uns mit der Abhängigkeit von Medikamenten.

Opiate aus Gluten und Kasein

Die Bezeichnung Opiate umfasst Drogen wie Opium, Morphin und Heroin, die für gewöhnlich von Drogenabhängigen konsumiert werden. Was haben sie mit GAPS-Kindern und -Erwachsenen zu tun?

Gluten ist ein Protein, das in Getreide, vor allem in Weizen, Roggen, Hafer und Gerste vorkommt. Kasein ist ein Milchprotein, zu finden in Kuh-, Ziegen- und Schafsmilch, aber auch in Muttermilch und jeder anderen Milch sowie Milchprodukten. Diese Proteine werden im Körper von GAPS-Patienten nicht angemessen verdaut und verwandeln sich in Substanzen, die opiatähnliche Strukturen aufweisen wie Morphin und Heroin. Wissenschaftler wie Dohan, Reichelt, Shattock, Cade und andere haben auf diesem Gebiet bereits aufwendige Forschungsarbeit geleistet, im Zuge derer Peptide von Gluten und Kasein, die sogenannten **Gliadorphine** und **Kasomorphine**, im Urin von Patienten entdeckt wurden, die erkrankt waren an Schizophrenie, Autismus, ADHS, Postpartaler Psychose, Epilepsie, Down-Syndrom, Depression und Autoimmunerkrankungen wie Arthritis. Man nimmt an, dass diese Opiate aus Getreide und Milch die Blut-Gehirn-Schranke überwinden und, genau wie Morphin oder Heroin, bestimmte Bereiche des Gehirns blockieren.

Wie kommt es dazu? Die Erklärung ist zweifellos im Verdauungssystem des Patienten zu suchen.

Wie wir bereits gesehen haben, ist das Verdauungssystem von GAPS-Patienten in einem schlechten Zustand. Die Verdauung von Proteinen beginnt im Magen mit der Aktivität des Pepsins, eines Proteine verdauenden Enzyms, das in der Magenwand gebildet wird. Magensäure ist für die Proteinverdauung unerlässlich, da sie für die richtigen Bedingungen sorgt, damit das Pepsin seiner Aufgabe nachkommen und die Proteine in kürzere Peptidketten aufspalten kann. GAPS-Patienten verfügen aufgrund einer gestörten Darmflora und eines übermäßigen Wachstums krankfhafter Erreger in der Flora in der Regel über wenig Magensäure. So kann zum Beispiel bereits die *Candida* allein Toxine erzeugen, die in der Lage sind, die Magensäureproduktion zum Erliegen zu bringen. Diese Toxine würden zum Beispiel bei einer stillenden Mutter mit übermäßigem *Candida*-Wachstum im Darm über die Muttermilch ausgeschieden. Es ist möglich, dass während der Stillzeit diese Toxine an GAPS-Kinder über die Muttermilch weitergegeben werden, die die Magensäureproduktion des Kindes von Anfang an beeinträchtigen. Da Muttermilch so gut wie nicht verdaut werden muss, benötigt das Kind nur wenig Magensäure, solange es ausschließlich gestillt wird. Werden allerdings andere Nahrungsmittel zugefüttert, wird die geringe Menge an Magensäure zu einem Problem. Wenn die Stillzeit dann beendet ist, sind im Verdauungssystem des Kindes vermutlich genug eigene *Candida*-Hefepilze und andere Krankheitserreger entstanden, um Toxine zu erzeugen, die die Magensäure weiter reduzieren würden. Die gängigsten Proteine, die dem Verdauungssystem eines Kindes nach dem Abstillen zugeführt werden, sind das in Folgemilch enthaltene Kasein und das in Weizen enthaltene Gluten. Die Verdauung dieser und vieler anderer Proteine hätte in einem Magen mit wenig Magensäure einen schlechten Start. Anschließend wandern diese schlecht verdauten Proteine in den Dünn- und Dickdarm, wo Verdauungsenzyme der Bauchspeicheldrüse die Aufgabe haben, die Proteine weiter aufzuspalten. Mangelnde Magensäure beeinträchtigt die Bildung von Bauchspeicheldrüsenenzymen, also schlägt der nächste Schritt in der Proteinverdauung ebenfalls fehl. Als Nächstes erreichen diese mangelhaft verdauten Proteine die letzte Stufe der Verdauung – die Darmwand, deren Schleimhaut mit äußerst komplexen Zellen, den Enterozyten, ausgekleidet ist, auf deren Oberfläche unzählige Verdauungsenzyme für die letzten Schritte der Verdauung verschiedener Nährstoffe zuständig sind. Wie wir bereits im Kapitel über die Darmflora (Seite 57) festgestellt haben, sind diese Zellen bei GAPS-Patienten aufgrund einer gestörten Darmflora in einem schlechten Zustand. Sie sind nicht in der Lage, diese letzten Schritte in der Verdauung von Kasein, Gluten und vieler anderer Nährstoffe auszuführen. Dr. J. Robert Cade von der *University of Florida* sagte in seinem Interview mit dem *Health Science Centre* im März 1999 dazu: „Wir nehmen an, dass die grundlegende Störung bei Autismus und Schizophrenie im Darm zu suchen ist. Diese Patienten resorbieren Beta-Casomorphin-7, das normalerweise im Körper als Aminosäuren aufgespalten werden sollte und nicht als Peptidketten, die bis zu 12 Aminosäuren lang sind."

Es gibt verschiedene Veröffentlichungen zu einem der Protein verdauenden Enzyme, das auf den Enterozyten sitzt. Dieses Enzym heißt Dipeptidylpeptidase-IV (DPP-IV) und hat die Aufgabe, Kasomorphin und Gliadorphin in kleinere Peptide aufzuspalten. GAPS-Kinder leiden an einem Mangel dieses Enzyms. Interessanterweise haben Menschen, die an Alkoholismus, Schizophrenie, einer Depression oder Autoimmunerkrankungen leiden, ebenfalls niedrige Werte dieses Enzyms, was darauf zurückzuführen ist, dass auch bei diesen Krankheitsbildern die Enterozyten der Betroffenen geschädigt sind. Auf der Grundlage dieser Forschung wird DPP-IV heute einigen Verdauungsenzymrezepturen hinzugefügt, die GAPS-Patienten als Ergänzungsmittel einnehmen können. Das Problem besteht darin, dass dies nur ein einziges Enzym ist, das untersucht wurde und über das wir etwas wissen. Wie viele Enzyme gibt es noch auf der Oberfläche der Enterozyten, über die wir derzeit nichts oder nur sehr wenig wissen? Der Mangel an nützlichen Bakterien, die normalerweise auf diesen Zellen leben, um sie zu ernähren, für sie zu sorgen und sie zu schützen, führt dazu, dass diese Zellen krank werden und nicht mehr in der Lage sind, angemessen zu funktionieren. Die Folge ist eine mangelhafte Verdauung und Resorption im Darm des GAPS-Patienten. Gleichzeitig schädigen krankheitserregende Bakterien, Pilze und Viren die Darmwand und ermöglichen, dass mangelhaft verdaute Proteine, zum Beispiel Kasomorphin und Gliadorphin, sowie andere Substanzen vom Blut resorbiert werden und in das Gehirn des Menschen gelangen können.

Das ist jedoch noch nicht alles. Normalerweise sollten Proteine in Aminosäuren aufgespalten werden, bevor sie im Darm resorbiert werden. Offensichtlich resorbieren wir alle einige unserer Proteine in Form von Peptiden (teilweise aufgespaltene Proteine) oder sogar unverändert. Diese nahrungsbedingten Peptide agieren im Körper als Inhibitoren einer speziellen Gruppe von Enzymen, den sogenannten Peptidasen, die für die Aufspaltung unserer Neurotransmitter, Hormone und vieler anderer aktiver Substanzen verantwortlich sind, nachdem diese ihre Aufgabe erledigt haben. Bei GAPS-Patienten werden diese Peptidasen in hohem Maße durch zu viele einströmende nahrungsbedingte Peptide unterdrückt, wodurch der Körper mit den Zelltrümmern der körpereigenen Peptide überschwemmt wird, die für sich genommen Schaden anrichten und psychologische Symptome auslösen können.

Auf der Grundlage der Forschung zu Gliadorphinen und Kasomorphinen wurde eine gluten- und kaseinfreie Diät (GFCF-Diät) entwickelt. Bei einigen autistischen Kindern wurden mit dieser Diät bereits erhebliche Verbesserungen erzielt. Bei vielen Kindern jedoch auch nicht. Der Grund dafür liegt darin, dass das GAP-Syndrom aus sehr viel mehr Faktoren besteht als nur den Gliadorphinen und Kasomorphinen. Bei den meisten betroffenen Patienten müssen also bei der Diät viele weitere Aspekte berücksichtigt werden.

Andere Toxine

Im vorausgegangenen Kapitel haben wir über *Clostridien* gesprochen, eine Klasse von Bakterien, die strikt anaerob und aus diesem Grund nur schwer zu untersuchen sind. Dr. William Shaw beschreibt in seinem Buch jedoch detailliert mehrere autistische Kinder, die in ihrer Entwicklung und in biochemischen Tests während der Behandlung mit einem Medikament gegen *Clostridien* erhebliche Verbesserungen zeigten. Allerdings fielen diese Kinder, sobald die Medikation eingestellt wurde, in ihr früheres autistisches Verhalten zurück. Wie bereits im vorigen Kapitel erwähnt, ist der Aufbau einer gesunden Darmflora der beste Weg, mit *Clostridien* und vielen anderen Krankheitserregern im Darm umzugehen, weil diese so durch die nützlichen Bakterien auf natürliche Weise unter Kontrolle gehalten werden.

Der Biochemiker Dr. Alan Friedman hat bei autistischen Kindern weitere erschreckende Substanzen nachgewiesen. Es handelt sich dabei um die chemischen Substanzen Deltorphin und Dermorphin, die auf der Haut von Pfeilgiftfröschen in Südamerika gefunden wurden. Die Ureinwohner dort tauchten ihre Pfeilspitzen in das Sekret auf der Haut dieser Frösche, um ihre Feinde zu lähmen, denn Deltorphin und Dermorphin sind extrem starke Neurotoxine. Dr. Friedman geht davon aus, dass nicht der Frosch diese Neurotoxine erzeugt, sondern ein Pilz, der auf dessen Haut wächst. Es ist möglich, dass dieser Pilz auch im Darm autistischer Kinder wächst. Zukünftige Forschungen werden hoffentlich Erkenntnisse dazu liefern können.

Eine ganze Reihe weiterer starker Toxine ist bei GAPS-Patienten erkannt und untersucht worden. Auf alle näher einzugehen, würde den Rahmen dieses Buches sprengen. Festzuhalten ist, dass GAPS-Kinder und -Erwachsene mit sehr vielen Toxinen belastet sind, die von ihrem Verdauungssystem herrühren. Deshalb ist es das Verdauungssystem, auf das wir uns in erster Linie konzentrieren müssen, wenn wir die Krankheit behandeln wollen.

7 Die Familien

Als Mutter eines geheilten autistischen Kindes sind mir die Schuldgefühle, die so viele Eltern plagen, nicht fremd. Wir haben das Gefühl, etwas getan oder nicht getan zu haben, das die Krankheit unseres Kindes verursacht hat. Dies ist ein ganz und gar natürliches Gefühl und als Eltern müssen wir lernen, damit umzugehen, genau wie mit allem anderen auch, das unsere GAPS-Kinder in unser Leben bringen. Fängt man dann an, sich eingehend darüber zu informieren, was die Krankheit unseres Kindes auf biochemischer und physiologischer Ebene verursacht haben könnte, fühlt man sich sogar noch schuldiger. Wenn wir nur dieses und jenes hätten vermeiden können und wenn wir einiges nur anders gemacht hätten, wäre unser Kind vielleicht anders! In diesem Kapitel werde ich auf die Gesundheit der Eltern von GAPS-Kindern eingehen und wie diese zum Krankheitsbild ihres Kindes beigetragen haben könnte. Auf keinen Fall möchte ich bei irgendjemandem Schuldgefühle erzeugen. Wir sind, was wir sind! Wir zeugen unsere Kinder und geben ihnen die physischen Faktoren mit auf den Weg, die auch uns ausmachen. Einige davon, zum Beispiel die genetischen Anlagen, sind angeboren und absolut unbeinflussbar. Einige wurden uns von unseren Eltern übertragen, zum Beispiel unsere Normalflora und unsere Essgewohnheiten. Andere sind das Ergebnis unseres Lebensstils und unserer Entscheidungen. Einige wurden uns von unserer modernen Gesellschaft und der Welt, in der wir leben, auferlegt. Die meisten Eltern von GAPS-Kindern, denen ich begegnet bin, konzentrieren sich letztlich weniger auf ihre Schuldgefühle, sondern suchen nach einem Weg, so viel wie möglich über das Krankheitsbild ihres Kindes zu erfahren und sich darauf zu konzentrieren, was dagegen unternommen werden kann.

Also, weiter geht es!

Soweit man heute weiß, ist ein ungeborenes Kind keimfrei. In seinem Körper leben weder Bakterien, Viren noch Pilze. Es bekommt während der Geburt, wenn es den Geburtskanal passiert, seine erste Dosis Mikroben mit auf den Weg. Seine Haut, Augen und Schleimhäute in Mund und Nase nehmen dabei ihre erste Mikroflora auf. Das Neugeborene schluckt Sekrete in der Vagina seiner Mutter und auf diese Weise wird sein Verdauungssystem zum ersten Mal mit Bakterien, Viren und Pilzen bevölkert. Welche Mikroben auch immer in der Vagina der Mutter vorhanden sind, bekommt der Säugling mit auf den Weg.

Werfen wir also einen Blick auf diese Mikroben. Bei einer gesunden Frau ist die Vagina von sehr vielen Mikroben besiedelt, der sogenannten Vaginalflora. Im Normalfall sind die *Lactobacillus*-Arten in der Überzahl, nämlich der *Lactobacillus acidophilus*, *Lactobacillus casei*, *Lactobacillus fermentum* und andere. Diese nützlichen Bakterien sorgen dafür, dass das Scheidenmilieu mit einem pH-Wert von etwa 4,7 sauer bleibt, sodass andere Bakterien sich nicht ansiedeln und wachsen können. Diese normale Scheidenflora ist für die Gesundheit der Frau absolut unerlässlich. Sie schützt sie gegen Infektionen, hält die Schleimhaut in der Vagina und anderen Organen in der Umgebung gesund und regt die Produktion einer Vielzahl von Immunzellen und Immunoglobulinen in der Vaginalwand an, um sie gut gegen jede Art von Eindringlingen zu schützen. Werden aber diese nützlichen Bakterien geschädigt, fangen die Schwierigkeiten an.

Sehen wir uns etwas genauer an, was genau die Vaginalflora beeinträchtigen kann. Antibiotika und andere systemisch wirkende antibakterielle Medikamente wirken sich direkt auf die Zusammensetzung der Vaginalflora aus, weil sie, genau wie anderswo im Körper, die nützlichen Bakterien in der Vagina zerstören. Sind diese nicht mehr vorhanden, haben eindringende Bakterien, Pilze und Viren oder Parasiten freie Bahn und können sich dort ansiedeln und wachsen. Der pH-Wert in der Vagina steigt und verschiedene aerobe, anaerobe und mikroaerophile Arten besiedeln die Vagina der Frau, zum Beispiel *Gardnerella vaginalis*, *Prevotella spp.*, *Peptostreptococcus spp.*, *Mycoplasma hominis*, *Ureaplasma urealyticum* und *Mobilincus spp.*, die zu einer Entzündung mit vielen unangenehmen Symptomen führen. Eine weithin bekannte Familie der Hefepilze, *Candida albicans*, ist häufiger Bewohner eines ungesunden Vaginalmilieus und verursacht Soor. Dieser Hefepilz kann in einer Vagina mit einer ausreichenden Besiedlung gesunder Bakterien nicht überleben.

Die Antibabypille hat den gleichen schädigenden Einfluss auf die Vaginalflora wie Antibiotika. Steroide in der Pille können das Immunsystem unterdrücken und die Zusammensetzung der Körperflora verändern. Bedauerlicherweise wird Frauen in unserer modernen Gesellschaft die Pille bereits in einem sehr jungen Alter verschrieben, und zu dem Zeitpunkt, wenn sie dann Kinder haben möchten, wird sich die jahrelange Einnahme dieser Medikamente tief greifend auf die Zusammensetzung ihrer körpereigenen Mikroflora ausgewirkt haben.

Viele weitere Medikamente schädigen die Vaginalflora ebenfalls, insbesondere Steroide, Sulfonamide, einige nichtsteroidale, entzündungshemmende Arzneimittel und andere.

Neben Medikamenten können viele andere Faktoren die Zusammensetzung der Vaginalflora stören, zum Beispiel eine schlechte Ernährung, Infektionen, Intimpflegeprodukte und anhaltender Stress. Die wichtigste Frage an dieser Stelle ist aber eigentlich, wo die Vaginalflora herkommt.

Die medizinische Wissenschaft zeigt auf, dass sie vom Darm ausgeht. Alles, was im Darm einer Frau lebt, wird auch in ihrer Vagina zu finden sein. Leidet eine Frau beispielsweise wiederholt unter Soor, kann sie noch so starke topische Antimykotika anwenden, der Soor wird immer wiederkehren. Er kehrt zurück, weil der ihn verursachende Hefepilz *Candida albicans* im Darm der Frau lebt. Solange sie diesen dort nicht loswird, wird er als Vaginalsoor immer wiederkehren. Aber warum leidet diese Frau an einem übermäßigen Hefepilzwachstum im Darm? Weil sie keine gesunde Darmflora hat, die sie vor diesem Hefepilz und vielen anderen mikrobiellen Eindringlingen schützt. Bei dieser Frau findet im Darm ein Krankheitsprozess statt, der Dysbakterie im Darm genannt wird. In ihrem Darm wird nicht nur ein übermäßiges Wachstum von *Candida albicans* festzustellen sein, sondern insgesamt eine Vielzahl anderer krankheitserregender Mikroorganismen, die viele andere Gesundheitsprobleme verursachen.

Unter allen Eltern von GAPS-Kindern, denen ich begegnet bin, lagen bei der Mutter ausnahmslos Anzeichen für eine chronische Dysbakterie im Darm vor. Die meisten Mütter haben vor der Geburt ihrer Kinder jahrelang die Antibabypille eingenommen. Viele Mütter waren häufig mit Antibiotika behandelt worden. Viele von ihnen wurden als Säuglinge nicht gestillt und auch ihre Mütter weisen typische Symptome einer Dysbakterie im Darm auf. Bei fast jeder von ihnen liegen ein oder mehrere Krankheitsbilder vor, die typischerweise mit einer krankhaften Darmflora in Verbindung gebracht werden. Die häufigsten Gesundheitsprobleme, an denen Mütter von GAPS-Kindern leiden, sind: Verdauungsstörungen, Asthma, Ekzeme, Heuschnupfen und andere Allergien, Migräne, Prämenstruelles Syndrom (PMS), Arthritis, Hautprobleme, chronische Zystitis und Vaginalsoor. Diese Krankheitsbilder scheinen nichts miteinander zu tun zu haben, aber sie alle haben einen gemeinsamen Ursprung – die Dysbakterie im Darm.

Und was ist mit den Vätern? In vielen Fällen leiden auch die Väter von GAPS-Kindern unter Verdauungsproblemen, Asthma, Ekzemen, Migräne und Hautproblemen, was auch bei ihnen ein Zeichen dafür ist, dass ihre Darmflora gestört ist. Natürlich trägt auch der Vater durch regelmäßigen sexuellen Kontakt maßgeblich zur Vaginalflora einer Mutter bei. So hat sich gezeigt, dass in den seltenen Fällen, in denen die Mutter keine Zeichen einer Dysbakterie im Darm aufwies, der Vater an einer schwer gestörten Bakterienflora im Darm litt. Bei einer gestörten Darmflora hat der Vater in der Regel auch eine gestörte Flora in der Leistengegend, die er regelmäßig auf seine Frau überträgt. Die Frau überträgt diese Flora dann bei der Geburt auf das Baby.

Und was passiert dann nach der Geburt? Am allerwichtigsten ist, dass das Baby gestillt wird. Muttermilch, vor allem das Kolostrum, die Vormilch in den ersten Tagen nach der Geburt, ist lebenswichtig für eine gesunde mikrobielle Besiedlung des kindlichen Verdauungssystems. Es ist bekannt, dass Flaschenkinder eine vollständig andere Darmflora entwickeln als Stillkinder. Diese Flora macht Flaschenkinder später anfälliger für Asthma, Ekzeme, Allergien und andere Gesundheitsprobleme. Jeder weiß, dass Stillen das Beste ist. Allerdings findet sich vieles im Blut einer Mutter auch in ihrer Muttermilch wieder. Eine Mutter mit gestörter Darmflora wird Unmengen toxischer Substanzen in sich tragen, die durch krankheitserregende Mikroben in ihrem Darm und durch in ihren Blutkreislauf gelangte, unverdaute Nahrungsbestandteile gebildet werden. Die Toxine werden über ihre Muttermilch ausgeschieden und an das Baby weitergegeben. In besonders schweren Fällen konnten Mütter von GAPS-Kindern ihre Babys nicht stillen, weil das Kind die Brust verweigerte oder nach einigen Schlucken der Muttermilch eingeschlafen war. Es ist bekannt, dass einige der Toxine, die durch eine gestörte Darmflora erzeugt werden, die chemische Struktur von Opiaten wie Morphin und Heroin besitzen. Bekommt das Baby diese Opiate über die Muttermilch zugeführt, ist nicht besonders verwunderlich, dass es nach einigen Schlucken einschläft. Möglicherweise verweigert das Baby auch die Brust, weil es an einer Milchallergie leidet. Bei einer Frau mit Dysbakterie im Darm ist die Darmschleimhaut geschädigt und durchlässig, sodass unvollständig verdaute Proteine und Antigene passieren können. Milchantigene wurden in Muttermilch gefunden. Ich habe in einigen Fälle erlebt, dass das Baby sich an die Brust legen ließ, nachdem die Mutter Milchprodukte von ihrem Speiseplan verbannt hatte. Auch viele Fälle schwerwiegender Ekzeme bei Babys können durch diese Maßnahme gelindert werden.

Positiv dagegen ist, dass auch die Mutter Antikörper gegen ihre pathogene Darmflora entwickelt. Auch diese Antikörper werden über ihre Muttermilch an das Baby weitergegeben. Hat also das Baby die gestörte Darmflora von der Mutter übernommen, wird diese Flora durch die Antikörper in der Muttermilch kontrolliert, solange das Baby gestillt wird. Wird das Baby allerdings abgestillt, ist auch dieser Schutz nicht mehr vorhanden. Viele Eltern von GAPS-Kindern können sich erinnern, dass die Gesundheitsprobleme ihres Kindes mit dem Abstillen begonnen haben: Ohrinfektionen, Verdauungsprobleme, Ekzeme usw. Es ist möglich, dass das Baby eine gestörte Darmflora hatte, die durch die Antikörper in der Muttermilch kontrolliert wurde, sodass sein eigenes Immunsystem keinerlei Schutz gegen diese gestörte Darmflora entwickelt hat. Im Gegenteil, vieles weist darauf hin, dass das

Immunsystem des Babys die krankheitserregenden Mikroorganismen im Darm als etwas Normales akzeptiert hat, weil es von Anfang an nichts anderes kennengelernt hat und deshalb diese Mikroben nicht als fremde Eindringlinge erkennt und angreift. Die Folge ist, dass nach dem Abstillen eine Wachstumsexplosion anormaler Bakterien, Viren und Hefepilze im Verdauungssystem des Babys einsetzt. Bei unterschiedlichen Kindern dauert dies unterschiedlich lange, abhängig von der individuellen Zusammensetzung der Darmflora, der Schwere der Dysbakterie im Darm und der Ernährung des Kindes.

Aber ich möchte auf die Gesundheit der Eltern von GAPS-Kindern zurückkommen. Wenn ich diese zur Gesundheit der Großeltern ihres Kindes befrage, insbesondere auf der Seite der Mutter, wird schnell deutlich, dass wir es mit Generationen von Menschen mit geschädigter Darmflora zu tun haben. Dieser Schaden nimmt von Generation zu Generation zu. Das Zeitalter der Antibiotika, die Antibabypille, der Trend, nicht mehr zu stillen, und drastische Änderungen in der Ernährung haben zu diesem Phänomen beigetragen. Schon seit Jahrhunderten ist Ärzten klar, dass ungesunde Eltern ungesunde Kinder bekommen. Das Baby wächst neun Monate lang im Körper der Mutter heran, der auch in den Monaten nach der Geburt eine Quelle der Nahrung und der Versorgung bleibt. Aus diesem Grund ist die Gesundheit der Mutter von entscheidender Bedeutung für die Gesundheit des Babys. In unserer modernen Gesellschaft haben wir es mit Generationen von Frauen zu tun, deren Gesundheit durch unsere moderne Lebensweise beeinträchtigt wurde. Sollte es uns da noch besonders überraschen, dass unsere Kinder epidemieartig an Autismus, ADHS, Dyspraxie, Legasthenie, Asthma, Ekzemen, Allergien, Diabetes und vielen anderen Gesundheitsproblemen zu leiden haben?

Es gibt aber einen weiteren wichtigen Faktor, der unsere Kinder anfällig macht – die toxische Belastung, mit der das Kind auf die Welt kommt. Was ist das? Jahrelang ging man davon aus, dass die Plazenta einer Schwangeren den Fötus vor allen Toxinen schützt, die im Körper der Frau vorhanden sein könnten. Jüngere Studien widerlegen dies. Im Fötus finden sich die meisten Toxine wieder, denen die Mutter ausgesetzt ist. Quecksilber aus Amalgamfüllungen, Toxine aus Nahrungsmitteln und Umweltgifte, aber auch die durch eine gestörte Darmflora der Mutter erzeugten Toxine können sich leicht im Fötus ansammeln. Abhängig vom Grad der Toxizität der Mutter während der Schwangerschaft werden Kinder mit unterschiedlicher toxischer Belastung geboren. Ein Baby mit hoher toxischer Belastung beginnt sein Leben bereits benachteiligt, weil es für verschiedene Umwelteinflüsse anfälliger ist: Impfungen, Infektionen, Nahrungsmittel, Medikamente usw. Darum ist die alte Weisheit, die Schwangerschaft mit Respekt zu behandeln, so wichtig. Eine Schwangere muss außerordentlich vorsichtig sein mit allem, was über ihren Mund oder ihre Haut in ihren Körper gelangt. Eine hochwertige Ernährung, viel Ruhe, viel saubere, frische Luft und schonende körperliche Aktivitäten in frischer Luft sind äußerst wichtig. Der Schutz schwangerer Frauen vor allen Arten künstlich hergestellter chemischer Stoffe, Zigarettenrauch, Strahlung, Medikamenten usw. wird eine große Hilfe dabei sein, ein Kind mit geringer toxischer Belastung in seinem kleinen Körper zur Welt zu bringen und ihm damit einen guten Start ins Leben ermöglichen.

Was ist mit anderen Kindern in der Familie? Nach meiner klinischen Erfahrung sind die Geschwister von autistischen, hyperaktiven und anderen GAPS-Kindern fast ausnahmslos von einer beeinträchtigten Körperflora und durch diese erzeugte Krankheitsbilder betroffen. Am weitesten verbreitet sind Ekzeme, Asthma, Verdauungsprobleme und Anämie. Weniger häufig sind Aufmerksamkeitsdefizitsyndrom mit oder ohne Hyperaktivität, Dyspraxie, Legasthenie und Autismus. Diese Kinder haben natürlich genau die gleiche Flora geerbt wie ihre GAPS-Geschwister. Aber aufgrund genetischer Unterschiede, einer unterschiedlichen toxischen Belastung bei der Geburt und verschiedenen anderen Faktoren tritt die Dysbakterie in ihrem Körper und die durch diese Dysbakterie hervorgerufene Toxizität auf andere Weise zutage. Eine gut funktionierende Darmflora ist der wichtigste Mechanismus zur Steuerung und Instandhaltung unseres Immunsystems. Allergien wie Ekzeme und Asthma sind das Ergebnis eines gestörten Immunsystems und die häufigsten Krankheitsbilder, die ich beispielsweise bei Geschwistern autistischer Kinder beobachte.

Verdauungsschwierigkeiten sind bei den Geschwistern in der Regel nicht so schwerwiegend wie bei ihrem GAPS-Bruder oder ihrer GAPS-Schwester. Gleichwohl treten sie recht häufig auf, was nicht verwunderlich ist, wenn man bedenkt, dass sie ihre Darmflora von derselben Mutter bekommen haben wie ihr schwerer erkranktes Geschwisterkind.

Die Anämie gehört zu den Krankheitsbildern, die nicht ohne Weiteres in Verbindung gebracht werden mit Autismus, Ekzemen, Asthma, ADHS, Schizophrenie und anderen GAPS-Störungen. Und doch hat die Mehrzahl der GAPS-Kinder, mit denen ich zu tun hatte, einen blassen und teigigen Teint und ihr Blutbild zeigt häufig Veränderungen, wie sie für Anämie typisch sind. Sieht man sich jedoch die Mütter und Geschwister dieser Kinder an, ist ihre Haut fast ohne Ausnahme ebenso blass und teigig. Der Grund dafür liegt darin, dass die meisten Menschen mit gestörter Darmflora an Anämie mit unterschiedlichem Schweregrad leiden. Wir haben bereits in den vorigen Kapiteln behandelt, warum das so ist. Hier möchte ich nur darauf hinweisen, dass man Anämie nicht auf die leichte Schulter nehmen sollte, weil sie von einem ständigen Gefühl der Müdigkeit, einem Mangel an Energie und Ausdauer sowie Schwierigkeiten begleitet ist, sich zu konzentrieren, alltägliche Aufgaben zu erledigen und zu lernen.

Insgesamt gesehen stelle ich, da ich vielen Familien mit GAPS-Kindern begegnet bin, meist fest, dass die ganze Familie behandelt werden muss. Das zentrale Ziel einer Behandlung muss darin bestehen, die Darmflora zu normalisieren und Nährstoffdefizite auszugleichen. Da mit der Zeit die gesamte Familie gesünder wird, haben die Eltern mehr Energie und Ausdauer, sich mit den Problemen des Kindes auseinanderzusetzen und sich auch mehr um ihre anderen Kinder zu kümmern. Eine Familie ist ein lebendiger Organismus und muss als Ganzes gesehen und behandelt werden. Im Bemühen darum, unseren GAPS-Kindern zu helfen, passiert es nur allzu leicht, dass wir Eltern uns selbst vernachlässigen. Aber im Endeffekt ist eine starke gesunde Familie unser aller Bestreben. Ist es nicht so?

8 Impfungen – Ist die MMR-Impfung eine Ursache für Autismus?

Der menschliche Geist gleicht einem Fallschirm – er kann nur funktionieren, wenn er offen ist.

Walter Gropius, 1965

Beschäftigt man sich mit Autismus, kommt man am Thema MMR-Impfstoff und Impfungen im Allgemeinen nicht vorbei. In meiner Praxis gibt es einige Eltern autistischer Kinder, die einen Zusammenhang sehen zwischen der Störung ihres Kindes und dem MMR-Impfstoff (Mumps, Masern und Röteln). Viele Eltern können diese Verbindung allerdings nicht herstellen. Ebenso viele Eltern verbinden die Erkrankung ihres Kindes mit der DPT-Impfung (Diphterie, Keuchhusten und Tetanus). Im Anschluss an die von Dr. Wakefield durchgeführten Forschungsarbeiten wurde in den Medien umfangreich über dieses Thema berichtet. Die britische Regierung hat sehr viel Mühe und Geld investiert, die Öffentlichkeit von der Sicherheit des MMR-Impfstoffs zu überzeugen. Während der MMR-Impfstoff im Mittelpunkt des Interesses stand, wurden auch andere Impfstoffe in Zweifel gezogen, weil viele von ihnen den Konservierungsstoff Thimerosal, eine Quecksilberverbindung, sowie viele andere toxische und fragwürdige Substanzen enthalten. DPT-Impfstoff mit Thimerosal wurde in vielen Ländern verboten. In einigen Ländern jedoch ist vermutlich immer noch eine beträchtliche Menge der alten Rezeptur in Umlauf, mit der kleine Kinder geimpft werden. Viele Impfstoffe sind neu und wurden noch nicht lange genug getestet, und bisher ist die Zahl der Komplikationen, die sich aus diesen Impfstoffen ergeben, offensichtlich weitaus höher, als irgendjemand erwarten würde. Darüber hinaus muss man sich immer bewusst sein, dass Impfstoffe kommerzielle Produkte sind, mit denen Geld verdient werden soll. Entspricht es der Wahrheit, dass die drei Millionen Pfund, die die britische Regierung für die MMR-Werbung aufgewendet hat, von den Konzernen getragen wurden, die ein kommerzielles Interesse an diesem Impfstoff haben?

Verursacht die MMR-Impfung also Autismus?

Ich glaube nicht, dass es so einfach ist. Wir müssen Impfungen im Gesamtbild sehen.

Lassen Sie uns einen Blick darauf werfen, was mit Kindern in unserer modernen Gesellschaft geschieht. Wenn Sie sich einmal umschauen, wie viele gesunde Kinder gibt es in Ihrer Umgebung?

Frühes Asthma, Ekzeme, Diabetes, Allergien, Heuschnupfen, Verdauungsprobleme, ADHS und Autismus-Spektrum-Störungen – sie alle haben epidemische Ausmaße angenommen! Die Mehrheit der Geschwister autistischer Kinder leidet an Ekzemen, Asthma oder einer anderen Störung. Und obwohl all diese Gesundheitsprobleme unterschiedlich zu sein scheinen, haben sie eines gemeinsam – ein geschwächtes Immunsystem. Und dieses geschwächte Immunsystem wird auf Angriffe aus der Umgebung kaum auf normale Weise reagieren! Impfungen sind eine enorme Belastung für das Immunsystem. Die Hersteller von Impfstoffen stellen diese für Kinder mit gesundem Immunsystem her, die auf diese Impfstoffe in vorhersehbarer Weise reagieren werden. Wir bewegen uns in unserer modernen Gesellschaft mit unserer modernen Lebensweise jedoch schnell auf eine Situation zu, in der ein zunehmender Teil der Kinder kein unauffälliges Immunsystem mehr haben wird und nicht die erwartete Reaktion auf Impfstoffe zeigen wird. Bei einigen dieser Kinder wird die Impfung, die für ein bereits geschwächtes Immunsystem eine enorme Belastung darstellt, zum letzten Tropfen, der das Fass zum Überlaufen bringt und löst Autismus, Asthma, Ekzeme, Diabetes usw. aus. Bei anderen Kindern mit einem weniger geschwächten Immunsystem wird die Impfung zwar keine Störung auslösen, sie wird den Schaden aber vergrößern und das Kind einen Schritt näher an eine Störung heranbringen. Ist das Immunsystem eines Kindes allerdings schwer beeinträchtigt, wird es krank werden, auch wenn auf Impfungen vollständig verzichtet wird. Infolge all der Aufmerksamkeit, die dieses Thema in der Öffentlichkeit hervorrief, lassen viele Eltern ihre Kinder heute überhaupt nicht mehr impfen. In meiner Klinik erlebe ich eine zunehmende Zahl von GAPS-Kindern, die nicht geimpft sind. Dennoch leiden sie an Autismus, ADHS, Asthma, Ekzemen und anderen GAPS-Problemen. Es hat den Anschein, als wäre der entscheidende Faktor das Immunsystem des Kindes und nicht die Impfstoffe.

Während also der MMR-Impfstoff und andere Impfstoffe vermutlich nicht die direkte Ursache für Autismus sind, können sie bei immungeschwächten Kindern viel Schaden anrichten und bei einigen Kindern der Trigger sein, der die Störung auslöst.

Nach all den Skandalen um Impfungen kann es kaum überraschen, dass weltweit viele Menschen der Ansicht sind, wir sollten vollständig auf Impfungen in der Kindheit verzichten. Diese Menschen vergessen allerdings, dass es vor dem Zeitalter der Impfungen nicht ungewöhnlich war, dass jede Familie ein, zwei, drei und manchmal sogar mehr Kinder durch Kinderkrankheiten wie Masern, Röteln, Mumps und andere verlor. Das ist das Gesetz der natürlichen Selektion, das Mutter Natur allen Lebewesen auf der Erde auferlegt hat. Bei keiner Tierart überleben alle Jungen. Genau genommen sterben die meisten Jungen eines Wurfes und nur die Stärksten überleben. Das Gesetz der natürlichen Selektion gewährleistet, dass die Erde nur von den Besten und Gesündesten jeder Art bevölkert ist. In unserer heutigen modernen Welt sind wir Menschen nicht bereit, uns diesem Gesetz zu unterwerfen. Keine Mutter würde ihr Kind sterben lassen, wenn es Wege gibt, es am Leben zu erhalten, trotz der Tatsache, dass dieses Kind vermutlich nicht das beste und gesündeste ist, das sie hervorbringen kann. Kinderkrankheiten gehören zu den Werkzeugen einer natürlichen Selektion. Kinder, die diese überleben, sind danach gesünder und haben ein stärkeres Immunsystem, dass schwache Kinder sie überleben, war hingegen ursprünglich nicht vorgesehen. Impfungen gehören zu den Möglichkeiten, die von den Menschen erfunden wurden, um den Schwächeren ein Überleben zu ermöglichen. Impfungen können wir also nicht gänzlich abschaffen, wenn wir nicht bereit sind, die Gesetze der Natur zu befolgen. Wir müssen uns in Bezug auf Impfungen einen rationaleren Ansatz überlegen.

Impfungen, die im Laufe des letzten Jahrhunderts das Leben von Millionen von Kindern weltweit gerettet haben, werden aufgrund der Veränderungen in unserer Lebensweise zu Gefahren. Die Zahl der immungeschwächten Kinder in entwickelten Ländern ist erschreckend hoch und nimmt jeden Tag zu. Es ist an der Zeit, dass Mediziner und Regierungen ihre Einstellung zu Impfungen überdenken. Am Grundgedanken, jeden zu impfen, muss sich etwas ändern!

In diesem Buch schlage ich die folgende Vorgehensweise vor: Bei jedem Säugling sollte eine umfassende Untersuchung des Immunsystems erfolgen, bevor eine Entscheidung über eine Impfung getroffen wird. Die Untersuchung sollte umfassen:

1. Einen Fragebogen zur Feststellung der Krankheitsgeschichte der Eltern und des Kindes.
2. Eine umfassende Stuhl- und Urinanalyse zur Feststellung des Risikos einer Dysbakterie im Darm bei Säuglingen.
3. Einen Test zur Feststellung des Immunstatus des Kleinkindes.

Diese Fragebögen und Tests müssen vor Impfungen bei Säuglingen einem geeigneten Gremium vorgelegt werden und die Ergebnisse dieser Untersuchung müssen eine entscheidende Rolle dabei spielen, welcher der folgenden Schritte unternommen wird:

- Keinerlei Impfungen. Ein Säugling, dessen Mutter an ME, Fibromyalgie, Verdauungsproblemen, Asthma, Ekzemen, schwerwiegenden Allergien, Autoimmunkrankheiten oder neurologischen Problemen leidet, sollte nicht geimpft werden. Ein Säugling mit Ekzemen, Asthma, Verdauungsproblemen oder irgendeiner anderen Störung, die auf eine gestörte Darmflora und Immunabwehr hinweist, sollte auf gar keinen Fall geimpft werden! Jüngere Geschwister autistischer Kinder, Kinder mit schwerwiegenden Ekzemen, Asthma, Allergien, ADHS, Epilepsie und insulinpflichtigem Diabetes sollten nicht geimpft werden. Diese Kinder können nach einigen Jahren erneut getestet werden. In den Fällen, in denen das Kind keine Immunschwäche aufweist, kann lediglich eine Impfung mit einzelnen Impfstoffen in Betracht gezogen werden. Der Abstand zwischen den Impfungen mit diesen Einzelimpfstoffen sollte mindestens sechs Wochen betragen.

- Hinauszögerung der Impfung, bis sich die Ergebnisse der Tests verbessert haben. Das würde für Kinder zutreffen, die eine weitgehend gesunde Mutter haben und keine speziellen Gesundheitsprobleme aufweisen, deren Immunsystem aber in den Tests Abweichungen erkennen lässt. Diese Kinder sollten nach sechs bis acht Monaten erneut getestet und erst mit Einzelimpfstoffen geimpft werden, wenn diese Abweichungen nicht mehr festzustellen sind.
- Standard-Impfprotokoll ausschließlich mit Einzelimpfstoffen. Das würde auf gesunde Säuglinge zutreffen, die gesunde Eltern haben und deren Tests eine unauffällige Entwicklung des Immunsystems zeigen.

Dies sind lediglich Denkanstöße für Leitlinien, die weiter ausgearbeitet werden müssen, um ein angemessenes Impfprotokoll festzulegen. Die drei Millionen Pfund, die die britische Regierung für die MMR-Werbekampagne ausgegeben hat, hätten vermutlich gerade ausgereicht, ein solches Protokoll zu entwickeln, und wären meiner Meinung nach eine sehr viel lohnenswertere Investition in die zukünftige Gesundheit unseres Landes gewesen.

Hinsichtlich unseres derzeitigen Standard-Impfprotokolls spricht vieles dafür, statt Mehrfachimpfstoffen wie MMR und DTP nur Einzelimpfstoffe zu verabreichen. Ein Kind wäre unter natürlichen Gegebenheiten nie Masern, Mumps und Röteln gleichzeitig ausgesetzt. Tatsächlich liefert die medizinische Fachliteratur Hinweise darauf, dass in den äußerst seltenen Fällen in der Vergangenheit, in denen zwei dieser Infektionen gleichzeitig auftraten, körperliche und geistige Entwicklungsstörungen beim Kind auftraten. Natürlich würden die

Befürworter von Mehrfachimpfstoffen entgegnen, dass Millionen von Kindern weltweit ohne negative Auswirkungen auf diese Weise geimpft wurden. In Anbetracht der Tatsache jedoch, dass GAPS-Erkrankungen epidemische Ausmaße annehmen, müssen wir unsere althergebrachten Strategien überdenken. Es ist sehr wahrscheinlich, dass auf Mehrfachimpfstoffe vollkommen verzichtet werden muss.

9 Schizophrenie

Schizophrenie ist die Schublade, in die Psychiater gern alle Patienten packen, die schwer einzuordnen sind. Zwischen Depressionen, bipolaren Störungen, Zwangsstörungen, Legasthenie und Schizophrenie bestehen erhebliche Überschneidungen. Es kommt nicht selten vor, dass ein Patient als bipolar diagnostiziert wird, nur um später als schizophren eingestuft zu werden. Eine Depression ist bei einem Patienten häufig das einzig vorhandene Symptom, bevor sich andere Symptome der Schizophrenie äußern. Familienmitglieder eines Patienten mit Schizophrenie leiden häufig an Legasthenie, Dyspraxie, Depressionen, bipolaren Störungen, Autismus, ADHS und Zwangsstörungen. Genau wie bei Lernschwächen in der Kindheit, erleben wir bei Psychiatriepatienten, dass diese nicht genau in unsere Diagnoseschemata passen. Ist das der Fall, weil wir irgendein grundlegendes Problem nicht erkennen, das vielleicht all diese unterschiedlichen Krankheitsbilder bei unterschiedlichen Menschen verursacht?

Die einzige Behandlung, die die moderne Psychiatrie Patienten mit Schizophrenie anbieten kann, sind antipsychotische Medikamente. Der Einsatz dieser Medikamente basiert oft auf der Versuch-Irrtum-Methode und obgleich sie in vielen Fällen psychotische Symptome unter Kontrolle halten, haben sie schwerwiegende Nebenwirkungen und heilen den Patienten nicht. Wie die Mehrheit der in der modernen Medizin verwendeten Medikamente sind sie symptombezogen, was bedeutet, dass sie lediglich die Symptome lindern, ohne die Krankheit selbst zu behandeln. Im Schnitt reduzieren antipsychotische Medikamente Symptome nur um 15-25 %. Das bedeutet, dass 75-85 % der Symptome bestehen bleiben.

Vor dem Zeitalter der von Pharmazeutika beherrschten Medizin hielten Psychiater immer wieder fest, dass Psychiatriepatienten nicht nur psychische Probleme hatten, sondern auch körperlich sehr krank waren. Zu den am weitesten verbreiteten körperlichen Problemen gehörten Verdauungsstörungen, Herz-Kreislauf-Erkrankungen, Diabetes, Infektionen der Lunge und des Urogenitaltrakts, Autoimmunerkrankungen und weitere Arten von Immundefekten. In einem alten, 1937 veröffentlichten *Textbook of Psychiatry* von Henderson und Gillespie wird klar und deutlich gesagt: „Eine gründliche körperliche Untersuchung ist in jedem Fall unerlässlich – Schizophrene sind in der Regel mangelernährt.“ Jüngere Forschungsarbeiten bestätigen dies. Der Mangel an Vitaminen (zum Beispiel an Nikotinsäure oder Vitamin B3, an den Vitaminen B6, B12, B1, Folsäure, Vitamin C) und an vielen Mineralstoffen (zum Beispiel an Magnesium, Zink, Mangan usw.) wird bei Patienten mit Schizophrenie regelmäßig festgestellt. Der verstorbene kanadische Arzt Abram Hoffer hat Tausende von Patienten mit Schizophrenie erfolgreich mit der Ergänzung von B3, B12, Folsäure und Vitamin C behandelt. Carl Pfeiffer, ein amerikanischer Arzt, hat mehr als 20 000 Fälle untersucht und gezeigt, dass die Behandlung der Patienten mit Nahrungsergänzungsmitteln und einer Diät sehr viel wirkungsvoller sein kann als die Einnahme starker Medikamente.

Warum leiden Patienten mit Schizophrenie an Vitaminmangel? Wir wissen bereits, dass die Antwort einzig in deren Verdauungssystem zu finden ist. Der französische Psychiater Phillipe Pinel schrieb vor fast 200 Jahren, dass „der primäre Sitz von Geisteskrankheiten in der Regel in der Region des Magens und des Dünn- und Dickdarms zu finden ist.“ Der US-Professor Dr. Curtis Dohan hat viele Jahre lang erforscht, welcher Zusammenhang zwischen den Verdauungsstörungen und der psychischen Verfassung bei Patienten mit Schizophrenie bestehen könnte. Es war zuvor aufgefallen, dass erhebliche Überschneidungen zwischen Zöliakie und Schizophrenie vorlagen, und Dr. Dohan fand heraus, dass Symptome der Schizophrenie durch den Verzicht auf Getreide in der Nahrung durchschlagend gelindert werden könnten. Ein weiteres Ergebnis seiner Untersuchungen war, dass einige Volksgruppen im Südpazifik, die sich völlig ohne Getreide ernährten, nicht an Schizophrenie erkrankten. Erst wenn sie die westliche Ernährungsweise mit vielen Getreideprodukten übernahmen, traten auch bei ihnen Fälle von Schizophrenie auf. Ein weiteres gutes Beispiel ist Irland, wo Weizenprodukte bis zur großen Hungersnot von 1845 nicht auf dem Speiseplan standen. Vorher wurde in Irland von keinem Fall von Schizophrenie oder Zöliakie berichtet. Seit der Einführung von Weizen als Grundnahrungsmittel gibt es in Irland das höchste Aufkommen von Zöliakie und Schizophrenie weltweit. In den späten 1970er-Jahren entdeckte man, dass Gluten im Getreide und Kasein in der Milch im Verdauungssystem in Opiate umgewandelt werden können, die vom Blut resorbiert werden, die Blut-Hirn-Schranke überwinden und das Gehirn beeinträchtigen können. Diese Opiate wurden sowohl im Urin von Patienten mit Schizophrenie als auch solchen mit Depressionen und Autoimmunerkrankungen nachgewiesen. Zu einem späteren Zeitpunkt fanden Dr. Reichelt in Norwegen und Dr. Shattock in Großbritannien die gleichen Verbindungen im Urin autistischer Kinder. Und so zeigte sich, dass Schizophrenie und Autismus unter den gleichen Begleiterscheinungen auftraten. Es wurde deutlich, dass beide Patientengruppen Gluten in Getreide und Kasein in Milch nicht verdauen können.

In der Regel entwickeln Patienten mit Schizophrenie psychotische Symptome in ihren Teenagerjahren oder mit Anfang Zwanzig. Wenn ich mich jedoch ausgiebig mit den Eltern dieser Patienten unterhalte, tritt ein GAPS-Krankheitsbild zutage. Die Mütter dieser Patienten haben fast ausnahmslos eine gestörte Darmflora und damit zusammenhängende Störungen. Das bedeutet, dass die Mutter ihre gestörte Flora an ihr Kind weitergegeben hat. Ein hoher Prozentsatz von Patienten mit Schizophrenie wurde nicht gestillt, was eine weitere Beeinträchtigung ihrer Darmflora und ihres Immunsystem bedeuten würde. An der Krankengeschichte während der Kindheit kann man erkennen, dass die Patienten körperlich krank waren, lange bevor sie psychotische Symptome entwickelt haben. Verdauungsprobleme, Allergien und Nahrungsmittelreaktionen, Ekzeme, Asthmaanfälle, Mangelernährung, Mangel an Ausdauer, Hyperaktivität, Aufmerksamkeitsdefizit, Dyspraxie, Legasthenie, Müdigkeit, Reizbarkeit, Schlafstörungen und Nachtangst waren an der Tagesordnung. All diese Symptome weisen darauf hin, dass die Darmflora des Kindes mit allen üblichen Folgen gestört war: Mangelernährung mit vielfältigem Nährstoffmangel, geschwächte Immunabwehr und vom Darm ausgehende Toxizität. Die Kombination dieser Toxine war offensichtlich nicht die richtige, um das Kind beispielsweise an Autismus erkranken zu lassen, reichte aber aus, um andere Probleme nach sich zu ziehen. In diesen Fällen taucht die Schizophrenie nicht aus dem Nichts auf, sondern findet ihre Ursache im GAP-Syndrom.

Da sich die ersten Symptome der Schizophrenie in der Regel in der Zeit der Pubertät manifestieren, liegt die Vermutung nahe, dass die Pubertät eine gewisse Rolle beim Ausbruch von Schizophrenie spielt. Es ist möglich, dass der hormonelle Aufruhr in der Pubertät auf irgendeine Weise mit den Toxinen im Körper des Heranwachsenden interagiert und den Ausschlag dafür gibt, dass das Kind psychotisch wird. Es ist darüber hinaus möglich, dass die Hormone die Blut-Hirn-Schranke für einige der Toxine öffnen, die schon immer im Körper des Kindes vorhanden waren, aber vorher nicht bis zum Gehirn gelangen konnten. Eine weitere interessante Möglichkeit ist, dass im Reifeprozess des Gehirns Fehler passieren. Während verschiedener Wachstumsstadien stutzt das Gehirn seine Rezeptoren offensichtlich zurück („Pruning“). Ein besonders aktives Zurückstutzen findet im Alter von zwei Jahren und in der Pubertät statt. Es ist möglich, dass während der Pubertät opioide Peptide und andere Toxine, die aus dem Darm des Heranwachsenden austreten, diesen natürlichen Stutzungsvorgang beeinträchtigen und das Gehirn in Psychosen stürzen. Es bleibt zu hoffen, dass die zukünftige Forschung Licht in diese Themen bringen wird. Klar ersichtlich ist, dass die psychotische Manifestierung lediglich eine Weiterentwicklung der physischen Probleme im Körper des Kindes ist und keine neue Krankheit, die aus dem Nichts auftaucht!

Die durch die anormale mikrobielle Masse im Verdauungssystem des Patienten erzeugte Toxizität wirkt sich auf das Gehirn aus und erzeugt die Symptome der Schizophrenie. Um also dem Patienten zu helfen, müssen wir diese Toxizität komplett beseitigen, und um das zu erreichen, müssen wir das Verdauungssystem des Patienten behandeln.

Nach meiner klinischen Erfahrung ist der gleiche Ernährungsansatz, den ich GAPS-Kindern verordne, auch sehr gut für Patienten mit Schizophrenie geeignet.

Ich bin der Ansicht, dass dies der Fall ist, weil dieser Ernährungsansatz die Darmschleimhaut heilt und für die Wiederherstellung einer gesunden Darmflora sorgt. In der Folge wird die Nahrung immer besser verdaut und resorbiert. Der Darm ist nicht länger die Hauptquelle von Toxinen im Körper, sondern wird zur Hauptnahrungsquelle und erfüllt damit seinen eigentlichen Zweck. Mit dem Verschwinden des Nährstoffmangels und der Toxizität lassen auch die psychotischen Symptome nach.

Wie sieht es mit der Medikation aus?

Dies ist ein sehr wichtiger Punkt, der unbedingt berücksichtigt werden muss. Es gibt nur sehr wenige Psychiatriepatienten, die keine antipsychotischen Medikamente einnehmen. Diese verändern die Biochemie des Gehirns und, neuesten Forschungen zufolge, sogar die Struktur des Gehirns. Jüngste Veröffentlichungen in der *Lancet* und dem *American Journal of Psychiatry* legen den Schluss nahe, dass die Langzeiteinnahme neuroleptischer Medikamente Hirnatrophie (Gehirnschwund) verursacht. Bislang ist nichts darüber bekannt, ob diese Veränderungen reversibel sind. Darüber hinaus ist die Liste unangenehmer Nebenwirkungen antipsychotischer und im Kern toxischer Medikamente lang. Jeder Patient wird somit logischerweise den Wunsch haben, die Medikamente so schnell wie möglich wieder absetzen zu können. Während der Entgiftungsphase durch eine gezielte Ernährungssteuerung ist es jedoch wichtig, die Medikation nicht zu verändern, bis der Patient dazu bereit ist. Ich werde erklären, warum das so ist. Wenn wir sicher sind, dass sich der körperliche und geistige Zustand des Patienten durch Diät und Nahrungsergänzungsmittel erheblich verbessert hat und stabil ist, kann das Absetzen des Medikaments in Betracht gezogen werden. Trotz der Tatsache, dass es laut der Pharmakonzerne, die Neuroleptika herstellen, möglich sein soll, diese Medikamente abrupt abzusetzen, zeigt eine beträchtliche Menge veröffentlichter klinischer Daten, dass antipsychotische Medikamente sehr langsam und mit großer Vorsicht abgesetzt werden müssen. Der plötzliche Entzug dieser Medikamente kann eine schwerwiegende Entzugsreaktion verursachen, weil die Biochemie und die Struktur des Gehirns Zeit brauchen, sich an ein Leben ohne Medikamente zu gewöhnen. Diese Entzugsreaktion nach dem plötzlichen Absetzen des Medikaments wird unglücklicherweise oft als ein Rückfall in die Krankheit selbst gesehen und der Patient wird umgehend wieder auf die Medikamente gesetzt. Es ist von entscheidender Bedeutung, eng mit dem Psychiater der Patienten zusammenzuarbeiten, um die Dosierung des Medikaments sehr langsam und nur schrittweise zu reduzieren, damit die Entzugsreaktion vermieden werden kann. Abhängig von der Dosierung und Einnahmedauer des Medikaments kann sich dieser Zeitraum über Monate erstrecken, manchmal sogar über Jahre (wenn der Patient zuvor eine Kombination verschiedener Medikamente eingenommen hat). In dieser Phase ist mit typischen Symptomen eines Entzugs zu rechnen: Übelkeit, Erbrechen, Appetitmangel, Kopfschmerzen, Lethargie, Energiemangel, Schlafstörungen und Stimmungsschwankungen. Da Gewichtszunahme und Wassereinlagerungen zu den Begleiterscheinungen vieler Neuroleptika gehören, ist nach dem Absetzen dieser Medikamente mit einem Gewichtsverlust zu rechnen. Obwohl der Gewichtsverlust ziemlich schnell gehen kann, pendelt sich das Gewicht in der Regel auf den für die Person normalen Bereich ein und sollte keinen Grund zur Sorge darstellen.

Ich möchte nochmals betonen, dass es wichtig ist, den Patienten zunächst in Bezug auf seine Ernährung aufzubauen und die Ursache des Problems zu beseitigen – nämlich das GAP-Syndrom selbst –, bevor mit dem Absetzen der Medikamente begonnen wird. Es ist für den Patienten und seine Betreuer sehr wichtig zu begreifen, dass es in dieser Phase der Medikamentenentwöhung unerlässlich ist, das GAPS-Ernährungsprogramm strikt einzuhalten! Diese Phase ist keine gute Zeit, um Ernährung und Nahrungsergänzung locker anzugehen! Nachdem die Medikamente auf sicherem Weg abgesetzt wurden und der Patient mindestens ein Jahr lang stabil war, können gelegentlich verschiedene Nahrungsmittel (die während der GAPS-Diät nicht zugelassen sind) ausprobiert werden, aber nicht früher.

Pellagra

Es gibt eine bestimmte Gruppe unter den Patienten mit Schizophrenie, die eventuell nicht schizophren sind, sondern an Pellagra leiden. Pellagra ist eine durch Mangel an Nikotinsäure (Vitamin B3 oder Niacin) hervorgerufene Krankheit. Die für diese Krankheit typischen Symptome können denen der Schizophrenie sehr ähnlich sein: Wahnvorstellungen, Halluzinationen, Verwirrung, Kopfschmerzen, Beklemmung, Depressionen, Reizbarkeit mit vielen physischen Symptomen wie Dermatitis, chronischem Durchfall und Entzündung der Schleimhäute. Diese Krankheit trat früher vorwiegend bei ärmeren Bevölkerungsgruppen auf, die sich hauptsächlich auf der Grundlage von Mais ernährten. Bis man die tatsächliche Ursache dieser Störung entdeckte, wurden Menschen mit Pellagra fast wie Leprakranke behandelt. Die Menschen glaubten, Pellagra sei infektiös und übertragbar, bis entdeckt wurde, dass eine an Nikotinsäure reiche Ernährung die Patienten vollständig heilen kann. Der kanadische Psychiater Dr. Abram Hoffer hat Tausenden von Patienten mit Schizophrenie einfach nur dadurch geholfen, dass er ihre Ernährung durch hohe Dosen (2-4 g pro Tag) Nikotinsäure ergänzt hat. Später nahm er in seinen Behandlungsplan dann noch Vitamin C und einige andere Nährstoffe auf.

Der GAPS-Ernährungsplan versorgt den Patienten mit einer hohen Menge an Nikotinsäure. Ich bin jedoch, basierend auf Dr. Hoffers Forschung, der Ansicht, dass Patienten mit Schizophrenie zusätzlich zum GAPS-Ernährungsplan in den ersten Wochen auch Nikotinsäure (Niacin, früher Vitamin B3, 1-2 g zweimal täglich) zu sich nehmen sollten. Nikotinsäure führt in den ersten 15-25 Minuten nach der Einnahme zu Hautrötungen. Dabei handelt es sich um eine harmlose Reaktion, die den Patienten nicht beunruhigen sollte. Falls es doch ein Problem darstellen sollte, ist ein sogenanntes „No-Flush Niacin“ (Hexaniacinate) erhältlich. Es ist immer ratsam, die Behandlung unter ärztlicher Überwachung durchzuführen.

Alles in allem herrscht die Meinung vor, Schizophrenie sei unheilbar. Das wird Patienten und deren Angehörigen in der Regel zum Zeitpunkt der Diagnose mitgeteilt. Nach der Erfahrung von Ärzten wie Abram Hoffer, Curtis Dohan, Carl Pfeiffer und vielen anderen in Heilberufen Tätigen jedoch, die ihre Patienten mit Diäten behandelt haben, ist Schizophrenie dagegen sehr wohl heilbar. Weltweit gibt es Tausende von Patienten, die durch eine geeignete Ernährung und die Einnahme von Nahrungsergänzungsmitteln vollständig geheilt wurden. Eine diätetische Behandlung stellt für diese Patienten den richtigen Weg dar, und immer mehr Psychiater werden sich dessen ebenfalls bewusst. So, wie die offizielle Psychiatrie allerdings gegenwärtig organisiert ist, sind es die Patienten selbst und deren Familien, die für eine diätetische Behandlung sorgen müssen. Das ist zwar kein einfaches Unterfangen, aber ein überaus lohnendes. Wie einer meiner Patienten vor Kurzem sagte: „Sie hatten recht mit der Diät! Ich fühle mich jetzt vollkommen normal. Ich werde meine Diät und die Einnahme der Ergänzungsmittel genau wie bisher gewissenhaft einhalten!“

10 Epilepsie

Meiner Erfahrung nach leiden 30 % der Kinder mit Lernschwierigkeiten an unterschiedlichen Anfällen, und am häufigsten sind es autistische Kinder. Bei einigen treten Absencen auf, bei einigen generalisierte, tonisch-klonische Anfälle (*Grand mal*), einige leiden an unkontrollierten Bewegungen und Spasmen oder an Symptomen ähnlich denen des Tourette-Syndroms, einige an einem Kopftremor und periodisch auftretendem Zittern am ganzen Körper oder zappelnden Bewegungen. Einige Kinder haben Schrei- und Wutanfälle, die von den Eltern durch nichts gestoppt werden können. Eine Mutter hat es so ausgedrückt: „Ich weiß, dass es eine Art Anfall ist, wie ein Schlaganfall. Wir können nicht zu ihm durchdringen, ich glaube nicht einmal, dass er uns überhaupt hören kann, er muss den Anfall einfach bis zum Ende durchstehen. Der Anfall kann durch nichts gestoppt werden. Wir müssen ihn einfach dem Anfall überlassen und sobald er vorüber ist, hält er von selbst inne." Nach dem Anfall sind die Kinder in der Regel schläfrig oder „schlapp", sehr müde oder aufgewühlt.

Es gibt viele Formen der Epilepsie, die nach einer langen, komplexen Liste klassifiziert werden. Darüber hinaus gibt es noch viele andere Krankheitsbilder, die zwar wie Anfälle aussehen können, aber nicht als „echte" Epilepsie eingestuft werden (Zappeligkeit, benigne frühkindliche Myoklonie, benigner paroxysmaler Torticollis, Refluxösophagitis im Kindesalter, Schauderattacken, Hyperekplexie, paroxysmaler Lagerungsschwindel, Tics und stereotype Bewegungsstörungen, paroxysmale Bewegungsstörungen, pseudoepileptische Anfälle, Angstzustände, durch Medikamente herbeigeführte Dystonie, respiratorische Affektkrämpfe mit Blaufärbung, Synkope mit blasser Haut, vasova gale Synkope, einfache Ohnmachtsanfälle, Migräne, Schlafkrankheit, Kopftremor, Nachtangst usw.) Viele Faktoren können einen epileptischen Anfall auslösen: Fieber, Nieren- oder Leberversagen, gestörtes Elektrolytgleichgewicht, niedriger Blutzuckerspiegel, Sauerstoffmangel, niedriger Kalziumspiegel im Blut, hormonelle Störungen, verschiedene Stoffwechselstörungen, Einführung oder Absetzen von Medikamenten, Traumata, Gehirntumore, Gefäßfehlbildungen im Gehirn, Schlaganfälle und Toxine. Die Mehrzahl der Fälle von Epilepsie, insbesondere bei Kindern, wird als idiopathisch klassifiziert. Dieser Begriff wird in der Medizin verwendet, um zu sagen: „Wir haben keine Ahnung, wodurch die Krankheit verursacht wird." Trotz unserer ganzen modernen Medizin wissen wir immer noch nicht genau, was exakt das Gehirn veranlasst, einen elektrischen Sturm zu erzeugen, der sich als epileptischer Anfall manifestiert. Epilepsie ist unter Kindern und Erwachsenen mit Lernschwierigkeiten ein verbreitetes Phänomen. Die Statistiken weichen voneinander ab, aber die Mehrheit der Ärzte stimmt darin überein, dass bei einer geringen Lernbehinderung etwa 10 % der Patienten an Epilepsie leiden und in schweren Fällen etwa 50 %, auch wenn einige Ärzte bei schwerwiegendem Autismus sogar so hohe Zahlen wie 80 % nennen.

Leider scheint die Schulmedizin seit der Einführung von Antiepileptika kein besonderes Interesse daran zu haben, in jedem Einzelfall die Ursachen der Epilepsie herauszufinden: Dem Patienten wird ein Rezept ausgehändigt und aufgetragen, die Medikamente mehr oder weniger dauerhaft einzunehmen. Es ist eine Tatsache, dass mindestens 70 % der Kinder, die einmal einen Anfall erlitten haben, nie einen weiteren erleiden werden. Dennoch werden vielen Kinder dauerhaft Medikamente verordnet. Antiepileptika wirken durch die Unterdrückung der Gehirnaktivitäten: Sie heilen jedoch weder die Krankheit, noch beugen sie der Anfallsbereitschaft vor und wirken auch nicht bei allen Patienten. Im Allgemeinen können mit Medikamenten in etwa 70 % der Fälle Anfälle mehr oder minder unter Kontrolle gehalten werden. Und sie haben Nebenwirkungen. Wird ein Kleinkind auf lange Sicht einer antiepileptischen Medikation ausgesetzt, wird es zu einer Fülle von Nebenwirkungen verdammt, die die geistige und körperliche Entwicklung des Kindes beeinflussen. Zusätzlich haben diese Kinder aufgrund der unterdrückten Hirnaktivität Lernschwierigkeiten, sind häufig leistungsschwach, weisen in sozialer Hinsicht Schwächen auf und ihre Persönlichkeit verändert sich. Diese Kinder schlafen viel und sind in wachem Zustand gewöhnlich teilnahmslos. Ich weiß nicht mehr, wie viele liebevolle Eltern ihre Kinder aufgrund der Behandlung mit antiepileptischen Medikamenten als „Zombies" beschrieben haben. So, wie das Gesundheitssystem organisiert ist, sind die Eltern gezwungen, ihr Kind alle paar Monate in der Klinik oder Praxis vorzustellen, um die Medikation überprüfen zu lassen. Erscheinen die Eltern nicht zu den vereinbarten Terminen oder versäumen sie, ihrem Kind das Medikament zu verabreichen, haben sie das Gefühl, Schwierigkeiten mit den Behörden zu bekommen. Bei vielen Patienten werden die Anfälle nur teilweise unter Kontrolle gehalten. Es gibt viele Fälle, in denen die Medikamente nicht zum Verschwinden der Anfälle führen, sondern deren Charakter verändern und sie schwerer und quälender werden lassen. Wenn Medikamente versagen, wird dem Patienten möglicherweise eine Gehirnoperation oder eine Stimulation des Vagusnervs vorgeschlagen.

Es ist immer noch ungeklärt, wie genau viele Antikonvulsiva wirken, die Medikamente werden also oft nach der Versuch-Irrtum-Methode verordnet: Wenn ein Medikament nicht wirkt, kommt ein zweites hinzu, sollte das auch nicht funktionieren, vielleicht noch ein drittes, und das, obwohl die meisten erfahrenen Ärzte wissen, dass, wenn zwei Medikamente nicht wirken, auch ein drittes wohl kaum zu einer Besserung beitragen wird. Die Erstlinientherapie für Kinder besteht in der Regel aus Natrium-Valproat (Epilim) für generalisierte Epilepsien und Syndrome sowie aus Carbamazepin (Tegretol) für partielle Anfälle und Syndrome. Die Liste der Nebenwirkungen von Natrium-Valproat ist lang: Verdauungsprobleme, Übelkeit, Ataxie, Tremores, Haarausfall, vermehrter Appetit und Gewichtszunahme, Probleme mit der Blutgerinnung, gestörte Leber- und Nierenfunktionen, Ödeme, Amenorrhö, Hautausschläge, Bauchspeicheldrüsenentzündung und Veränderungen des Blutbildes. Carbamazepin hat ähnliche Nebenwirkungen plus Schwindel, Benommenheit, Kopfschmerzen, Verwirrung und Erregung, Doppeltsehen, Anorexie, Fieber, Herzprobleme, Lymphknotenvergrößerungen, Hepatitis und akutes Nierenversagen. Weitere Medikamente, die Erwachsenen und Kindern oft verschrieben werden, sind Phenytoin, Lamotrigin, Ethosuximid, Phenobarbital, Clobazam, Vigabatrin, Nitrazepam, Steroide, Acetazolamid und Gabapentin. Sie alle haben eine Vielzahl von Nebenwirkungen und fast jedes ist mit dem Warnhinweis versehen, ein plötzliches Absetzen zu vermeiden. Das bedeutet, dass diese Medikamente abhängig machen. Viele Antiepileptika verursachen Anomalien der Knochenstruktur und Knochenbrüche, da sie störend auf den normalen Knochenstoffwechsel einwirken. Da einige Arzneistoffe (Phenytoin, Pyridin, Phenobarbital) den Folsäurevorrat im Körper aufzehren, ähneln viele Nebenwirkungen dieser Arzneimittel den Symptomen eines schwerwiegenden Folsäuremangels. Angesichts der Tatsache, dass auch durch Anfälle die Folsäure im Körper aufgezehrt wird, kann die zusätzliche Einnahme dieser Medikamente schwerwiegende Folgen haben, es sei denn, den betreffenden Patienten werden entsprechende Ergänzungsmittel des Vitamins verordnet. Die Langzeiteinnahme von Phenytoin verursacht bekanntermaßen einen Mangel an Vitamin B1 (Thiamin), was schon für sich genommen Anfälle auslösen kann. Weiterhin ist bekannt, dass Anfälle den Vorrat an Vitamin B6 im Körper erschöpfen. In vielen älteren Fachbüchern wird darauf hingewiesen, dass Patienten mit Epilepsie an einem Mangel an Vitamin B6 leiden und dass deshalb empfohlen wird, dem Patienten Vitamin B6 zu injizieren, bevor die Verordnung irgendwelcher Medikamente in Betracht gezogen wird. Tatsächlich gibt es veröffentlichte Fälle, bei denen die Epilepsie allein durch die Injektion von Vitamin B6 geheilt wurde. Leider sehen die heutigen Behandlungsansätze dieses Vitamin nicht vor. Da der Körper Zink für die Aktivierung von Vitamin B6 benötigt und bekannt ist, dass Menschen mit Epilepsie an Zinkmangel leiden, wird eine Nahrungsergänzung mit Zink die Wirksamkeit der Behandlung mit Vitamin B6 verbessern. Jeder Anfall stellt enorm hohe Anforderungen an den Ernährungsstatus des Körpers, weil er dem Betroffenen sehr viele Nährstoffe entzieht. Menschen mit Epilepsie leiden bekanntermaßen an Nährstoffmangel, vor allem fehlt es ihnen an Folsäure, Vitamin B6, Thiamin, anderen B-Vitaminen, essenziellen Fettsäuren, Aminosäuren, Magnesium, Zink, Mangan, Selen, fettlöslichen Vitaminen und anderen Nährstoffen. Besonders akut ist der Mangel direkt nach einem epileptischen Anfall. Mehrere veröffentlichte Fälle von Epilepsie zeigen auf, dass diese allein mit Nahrungsergänzungsmitteln und einer Diät erfolgreich behandelt werden kann. So waren diätetische Behandlungen die erste und einzige erfolgreiche Behandlungsmethode für Epilepsie, bevor Antikonvulsiva erfunden wurden.

Diätetische Behandlung von Epilepsie

Seit der Antike, beginnend mit Hippokrates und Galenos, wurde Epilepsie mit Fasten behandelt. Auch Anfang des 20. Jahrhunderts versuchten verschiedene Ärzte, Epilepsie mit Fasten zu behandeln. Bernard Macfadden, Hugh Conklin, Dr. McMurray und andere berichteten, dass viele ihrer Patienten nie wieder einen Anfall hatten, nachdem sie 21 Tage lang gefastet hatten, vor allem, wenn danach eine kohlenhydratarme Diät folgte. Sie bestätigten, dass Kinder im Allgemeinen besser geheilt wurden als Erwachsene. Das Problem ist, dass man nicht ewig fasten kann, und in vielen Fällen traten die Anfälle erneut auf, wenn die Fastenkur beendet war, und so begann die Suche nach einer geeigneten Ernährung, die das Fasten ersetzen konnte. 1921 fand man heraus, dass Fasten den Stoffwechsel des Körpers verändert: Die Leber greift auf Körperfett zurück, um Substanzen, die sogenannten Ketonkörper (Hydroxybutyrat, Acetoacetat and Aceton) zu bilden, die die Blut-Hirn-Schranke passieren können und das Gehirn mit Energie versorgen. Im Normalfall nutzt das Gehirn Glukose als Energiequelle, aber da während des Fastens keine Glukose verfügbar ist, greift das Gehirn stattdessen auf Ketonkörper zurück. Man ging davon aus, dass es die Ketonkörper sind, die Anfälle unterdrücken, also begann die Suche nach einer Diät, die diese Ketonkörper erzeugen kann. Eine solche Diät, die sogenannte „ketogene Diät", wurde in den 1920er-Jahren in der Mayo-Klinik in den USA entwickelt. Bei dieser Diätform werden Kohlenhydrate und Proteine stark eingeschränkt und durch Fette ersetzt. Auch hier wurden die besten Ergebnisse bei Kindern erzielt: Die

Mayo-Klinik berichtete, dass mit der Umsetzung der Diät schon von Anfang an bei 95 % der Patienten eine Anfallskontrolle erreicht wurde, von denen 60 % anfallsfrei wurden. Die Diät stieß in medizinischen Kreisen auf sofortiges Interesse und Akzeptanz. Von 1938 an jedoch wurden Antikonvulsiva entdeckt und die Diät geriet nach und nach in Vergessenheit. Da Antikonvulsiva gerade einmal in etwa 70 % der Fälle Wirkung zeigen, wodurch eine ziemlich große Gruppe von Patienten ausgeschlossen bleibt, begann das Interesse an der ketogenen Diät in den 1990er-Jahren erneut zu steigen. Glücklicherweise wurde seit den 1930er-Jahren die Arbeit an der ketogenen Diät am Johns Hopkins Hospital in den USA fortgeführt und das von diesem Krankenhaus entwickelte Modell ist seitdem zur klassischen ketogenen Diät geworden.

Die klassische ketogene Diät sieht eine Ratio von 4:1 von Fett und dem kombinierten Gewicht von Kohlenhydraten und Proteinen vor, die sogenannte ketogene Ratio. Die Mahlzeiten bestehen zu einem Großteil aus Sahne mit hohem Fettgehalt, Butter, Eiern, Fleisch und sehr kleinen Mengen an stärkefreiem Gemüse und Obst. Jede Mahlzeit muss sorgfältig unter der Überwachung eines ausgebildeten Diät- und Ernährungsberaters berechnet werden und die Diät muss anfangs unter stationärer Aufsicht durchgeführt werden. Da die Diät den Körper nicht mit allen Nährstoffen versorgt, müssen zusätzlich Ergänzungsmittel eingenommen werden. Die Diät hat Nebenwirkungen: Zu den häufigsten gehören Verstopfung, geringfügige Übersäuerung, Unterzuckerung, Wachstumsverzögerung bei Kindern, Knochenbrüche und Nierensteine. Die häufigsten Nebenwirkungen bei Erwachsenen sind Gewichtsverlust, Verstopfung und Menstruationsprobleme. Die neueste Metaanalyse von 19 Studien zur Wirksamkeit der ketogenen Diät hat ergeben, dass bei der Hälfte der Patienten 50 % weniger Anfälle auftreten und bei einem Drittel eine Reduzierung um 90 % erreicht wird. Falls sie Erfolg zeigt, muss die Diät mindestens zwei Jahre lang, in vielen Fällen auch länger, befolgt werden. Etwa 10 % der Kinder, die eine ketogene Diät einhalten, werden anfallsfrei, und die Diät kann, sobald sie sechs Monate lang keine Anfälle hatten, abgesetzt werden.

Leider treten bei 20 % der Patienten die Anfälle erneut auf, wenn sie die Diät beenden. Bei einigen Kindern kann die Gabe von Antikonvulsiva reduziert oder ganz beendet werden, viele Kinder hingegen müssen sie weiter einnehmen. Diese Zahlen müssen im Licht unserer heutigen Zeit gesehen werden, in der die Erstlinienbehandlung für jedes neu diagnostizierte Kind aus Medikamenten besteht. Nur Kindern, die gegen Medikamente resistent sind, wird, in der Regel als letzter Ausweg, die ketogene Diät angeboten. Würde die Erstlinienbehandlung aus der Diät anstelle von Medikamenten bestehen, könnten die Zahlen ganz anders aussehen – möglicherweise so, wie sie von der Mayo-Klinik in den 1920er-Jahren berichtet wurden.

Eine weitere Variante der ketogenen Diät wurde in den 1970er-Jahren entwickelt – die **MCT-Diät** auf der Basis von Öl aus mittelkettigen Triglyceriden (MCTs). Das MCT-Öl erzeugt mehr Ketonkörper als üblicherweise verwendete Sahne und Butter (die zum Großteil langkettige Triglyceride enthalten). Die MCT-Diät liefert 60 % Kalorien in Form von MCT-Öl, ein hochveredeltes Produkt, das nicht sehr schmackhaft ist. Darüber hinaus kann es eine Menge Verdauungsprobleme, einschließlich Durchfall, Krämpfe und Erbrechen, verursachen. Da MCT-Öl jedoch effizienter Ketonkörper produzieren kann, sind mehr Proteine und Kohlenhydrate bei den Mahlzeiten möglich. Sowohl die klassische ketogene Diät als auch die MCT-Diät, gelten hinsichtlich der Anfallskontrolle als gleichermaßen wirkungsvoll. Da es für Diät- und Ernährungsberater leichter ist, die diätetischen Berechnungen mit MCT-Öl durchzuführen, hat sich diese Variante der Diät in vielen Kliniken mehr und mehr etabliert.

Während die Suche nach einer wirkungsvollen Diät weiterging, hat eine weitere Variante zu diesem Thema gezeigt, dass Ketonkörper vielleicht nicht den wichtigsten Teil der Anfallskontrolle darstellen. Etwa im Jahr 2003 konnten viele Patienten feststellen, dass die Einführungsphase der Atkins-Diät dazu beitrug, Anfälle zu kontrollieren. Auf der Grundlage dieser Information veränderte das Team im Johns Hopkins Hospital die Atkins-Diät entsprechend. Die ketogene Ratio in der **Modifizier-**

ten Atkins-Diät (MAD) beträgt nur 1:1 und muss nicht durchgehend eingehalten werden. Verglichen mit der klassischen ketogenen und der MCT-Diät schreibt die Modifizierte Atkins-Diät keine Begrenzung der Proteine und Kalorien vor und sie kann ohne Krankenhausaufenthalt zu Hause ohne Diätberater umgesetzt werden. Es gibt nur wenige Nebenwirkungen und Pilotstudien zeigen, dass die Modifizierte Atkins-Diät dieselbe, wenn nicht eine bessere Anfallskontrolle bieten kann als die klassische ketogene oder die MCT-Diät.

Noch einen Schritt weiter von der Ketose entfernt sich die Behandlung mit einer Ernährung auf der Basis von Lebensmitteln mit niedrigem glykämischem Index (**Low Glycemic Index Diät** – LGIT), die ebenfalls zur Anfallskontrolle entwickelt wurde. Obwohl es sich hierbei ebenfalls um eine fettreiche Ernährung handelt, lässt die LGIT mehr Kohlenhydrate zu als die ketogene Diät oder die Modifizierte Atkins-Diät, solange die kohlenhydrathaltigen Lebensmittel einen niedrigen glykämischen Index haben. Diese Diät macht keinen Krankenhausaufenthalt oder intensive diätetische Betreuung erforderlich. Sie hat nur wenige Nebenwirkungen und führt zu ähnlichen Ergebnissen wie die Modifizierte Atkins-Diät.

Wie funktionieren die Diäten?

Es ist immer noch ein Rätsel, wie die ketogene Diät funktioniert. Die ursprüngliche Annahme, dass die Ketonkörper die Anfallsaktivität reduzieren, erwies sich als falsch, da der Anteil an Ketonen in keiner Korrelation zu einer antikonvulsiven Wirkung steht. Es hat den Anschein, als würden Ketonkörper vom Gehirn lediglich als Energiequelle genutzt, während der Körper gegen die echte Ursache der Anfälle angeht. Meiner Meinung nach ist all diesen Diäten der niedrige Gehalt an Kohlenhydraten gemeinsam, insbesondere der Ausschluss extrem stärkehaltiger komplexer Kohlenhydrate. Die GAPS-Diät macht das Gleiche: Sie schließt alle stärkehaltigen Produkte und komplexen Kohlenhydrate aus. Wie in diesem Buch bereits diskutiert, nähren Kohlenhydrate, insbesondere Stärke und raffinierter Zucker, Krankheitserreger im Körper, im Darm ebenso wie an anderen Stellen. Durch die strikte

Einschränkung von Kohlenhydraten in der Ernährung wird auch die Aktivität von Krankheitserregern im Körper erheblich reduziert.

Von Anfang an sahen die „Nebenwirkungen" des GAPS-Ernährungsplans bei vielen Patienten so aus, dass Anfälle, Tics, Spasmen und unkontrollierte Bewegungen, ob epileptischer Natur oder nicht, verschwanden. Bei vielen Kindern hören die Anfälle auf und kehren nie wieder, bei anderen nehmen die Schwere und die Häufigkeit der Anfälle allmählich ab, um irgendwann ganz aufzuhören oder sich auf einem kontrollierbaren Niveau zu stabilisieren. Meine klinische Erfahrung hat mich zu einer einfachen Schlussfolgerung geführt: Die Mehrheit der epileptischen Anfälle tritt als Folge zweier Faktoren auf, die in Kombination tätig werden:

1. Geschädigte Darmwand. Eine geschädigte „löchrige" Darmwand lässt eine Fülle von hochtoxischen Substanzen passieren, die zum Gehirn gelangen und Anfälle, Tics, Spasmen und unkontrollierte Bewegungen usw. auslösen. Die Toxine werden durch eine aus dem Gleichgewicht geratene Darmflora erzeugt. Abhängig von der Art der Krankheitserreger im Darm eines Menschen kann die Mischung der Toxine individuell ziemlich unterschiedlich sein. Die geschädigte Darmwand lässt außerdem unvollständig verdaute Nahrungsmittel passieren, wodurch die Immunabwehr aktiviert und Nahrungsmittelallergien und -unverträglichkeiten erzeugt werden, die sich ihrerseits als Anfälle, Tics, Spasmen und unkontrollierte Bewegungen manifestieren können. In meiner Klinik sind Kinder, die nur nach dem Verzehr bestimmter Nahrungsmittel Anfälle haben.
2. Nährstoffmangel (über den wir bereits gesprochen haben). Bei einem Menschen mit gestörter Darmflora ist der Darm nicht mehr in der Lage, Nahrungsmittel angemessen zu verdauen und den Körper mit Nährstoffen zu versorgen. Aus Berichten geht hervor, dass ein Mangel an Folsäure, den Vitaminen B6 und B1 sowie an Mangan zu Anfällen führt. Weitere Mängel, zum Beispiel an Magnesium, Zink, Aminosäuren, Fettsäuren und fettlöslichen Vitaminen, wurden in Verbindung mit Epilepsie bis heute noch nicht untersucht, sind

vermutlich aber nicht weniger bedeutsam. Ein Mensch mit gestörter Darmflora leidet immer an nahrungsbedingten Mangelerscheinungen, die einen konstanten Bestandteil des GAP-Syndroms darstellen.

Ein sehr geringer Prozentsatz von Anfällen wird ausgelöst durch einen physischen Herd im Gehirn, zum Beispiel einen Tumor, eine Gefäßmissbildung oder eine infolge eines Traumas, einer Infektion oder eines Schlaganfalls entstandene Narbe. Aber selbst in diesen Fällen nimmt die Häufigkeit der Anfälle ab oder sie hören gänzlich auf, wenn die Ernährung so verändert wird, dass Nährstoffmängel behoben werden und die Zahl der toxischen Substanzen, die zum Gehirn des Patienten gelangen können, reduziert wird. Einige Anfälle können auch durch Umweltgifte ausgelöst werden, auf die die betreffende Person besonders sensibel reagiert. Ich habe in meiner Klinik ein leicht autistisches Kind, das nur dann Grand-mal-Anfälle erleidet, wenn das Holz zu Hause frisch gestrichen wird und es dem Geruch von Farbe ausgesetzt ist. Diese Fälle sind selten. Die Mehrheit der Fälle sind meiner Erfahrung nach auf das GAP-Syndrom zurückzuführen, insbesondere bei Kindern. Es handelt sich dabei um die Fälle, die von unserer Schulmedizinern als idiopathisch klassifiziert werden.

Ziel des GAPS-Ernährungsprogramms ist es, Krankheitserreger im Darm zu kontrollieren und den Darm zu heilen. Während die Darmwand heilt, sinkt der Spiegel der durch die Darmwand gelangenden Toxine und unvollständig verdauten Nahrungsbestandteile drastisch ab, sodass das Gehirn die Chance bekommt, wieder normal zu funktionieren. Gleichzeitig versorgt die GAPS-Diät den Körper mit sehr nährstoffreichen Nahrungsmitteln, während sie gleichzeitig das Verdauungssystem in einen gesunden Zustand zurückversetzt, um diese auch verdauen zu können. All dies führt dazu, dass nahrungsbedingte Mangelerscheinungen, die zu den Anfällen beigetragen haben könnten, behoben werden.

Lassen Sie uns einen Blick auf eine typische Fallstudie werfen, die diesen Umstand sehr gut demonstriert.

Der siebenjährige M. blickte auf eine typische GAPS-Krankengeschichte zurück. Beide Elternteile litten an einer gestörten Darmflora. Im ersten Lebensjahr wurde M. gestillt und entwickelte sich normal. Er litt jedoch an Koliken und reagierte bei der Einführung fester Nahrung auf viele Nahrungsmittel mit Durchfall, während andere zu Verstopfung führten. M. war zudem anfällig für Erkältungen und Infektionen im Brustraum, die mit homöopathischen Mitteln behandelt wurden. Auf die Gabe von Antibiotika wurde im Allgemeinen verzichtet. Die Eltern waren sich der Gefahren von Impfungen bewusst und ließen M., abgesehen von Polio und Tetanus, nicht impfen. Im zweiten Lebensjahr entwickelte M. sich normal und war Gleichaltrigen körperlich und geistig weit voraus. Er war sehr aufgeweckt und zeigte eine gute motorische Koordination. Seine Verdauung war jedoch weiterhin gestört: Sein Stuhlgang war unregelmäßig und er hatte häufig einen aufgeblähten Bauch. Nach seinem zweiten Geburtstag begann er, seine Nahrung in typischer GAPS-Manier langsam auf stärkehaltige und süße Nahrungsmittel zu beschränken und alles andere abzulehnen. Im Alter von drei Jahren bestand M.s Nahrung nur noch aus Brot, Hummus, Süßigkeiten, Schokoriegeln, süßen Backwaren, Käse, süßem Joghurt, Äpfeln, Birnen, Chips, Rosinen und Bananen. Seine Verdauung verschlechterte sich: Er bekam Bauchschmerzen, sein Stuhl sah grünlich aus und roch nach verdorbenem Fisch. M. wurde ziemlich dünn und sehr blass, mit dunklen Augenringen. Im Alter von etwa drei Jahren begann M. Spielzeuge zu ordnen, war von Dingen um sich herum regelrecht besessen und zog sich zunehmend zurück. Die Eltern machten sich Sorgen, er würde autistisch werden, und probierten mit M. sechs Monate lang die GFCF-Diät (glutenfrei und kaseinfrei) aus, aber ohne Erfolg. Mit dreieinhalb Jahren, nach einer Erkältung mit hohem Fieber, wurde M. ungelenk, hyperaktiv und sogar noch wählerischer in Bezug auf sein Essen. Dann setzten Absencen ein, die anfänglich nicht als Anfälle erkannt wurden: Er rollte einige Sekunden mit den Augen, erstarrte und reagierte nicht mehr. Kurz darauf hatte er seinen ersten Grand-mal-Anfall. Die Diagnose lautete generalisierte idiopathische Epilepsie und so wurde Natrium-Valproat (Epilim) verschrieben, wodurch sich die Art der Anfälle veränderte. M. hatte jetzt 10-15 Petit-

mal-Anfälle pro Tag. Der Anfall kündigte sich bei M. mit einer Aura an, die sich bei vollem Bewusstsein durch ein schnelles Laufen im Kreis manifestierte. Dann verfiel er in unkontrollierte Bewegungen im Zeitlupentempo. Die Epilim-Dosis wurde erhöht, was aber keine Wirkung zeigte, also wurde sie erneut erhöht. Aus den Anfällen wurden Absencen und ihre Zahl reduzierte sich auf 2-4 pro Tag, aber in regelmäßigen Abständen hatte M. bis zu 15 Absencen pro Tag. Seit Beginn der Medikation im Alter von dreieinhalb Jahren war M. in seiner Lernfähigkeit und Entwicklung rückläufig: Im Alter von 7 Jahren konnte M. nicht lesen, war teilnahmslos oder zappelig, unbeständig, zeitweise hyperaktiv und verhielt sich in der Schule anderen Kindern gegenüber aggressiv. Seine Aufmerksamkeitsspanne war gering und er konnte den Lernstoff in der Schule nicht bewältigen. Seine sozialen Kompetenzen waren schwach, er konnte keine Freundschaften schließen und spielte ausschließlich mit seiner vier Jahre alten Schwester Spiele ihrer Altersstufe nach seinen Vorstellungen. Im Alter von fünf Jahren wurde bei M. das Asperger-Syndrom diagnostiziert. Als ich M. zum ersten Mal begegnete, war er groß, dünn, sah blass aus und hatte dunkle Augenringe. Er war hyperaktiv mit geringer Aufmerksamkeitsspanne, konnte nicht stillstehen und seine Sprachentwicklung war verzögert. Seine Verdauung war schlecht, der Stuhl nicht normal und er war leicht aufgebläht.

Die GAPS-Diät wurde eingeleitet, beginnend mit der Einführungsdiät. Als M. dann die GAPS-Volldiät einhielt, war er viel ruhiger geworden, konnte sich besser konzentrieren und besser lernen. Seine Verdauung wurde besser, sein Stuhl hatte sich normalisiert und er hatte keine Bauchschmerzen mehr. Die Häufigkeit der Absencen blieb jedoch unverändert, und die Eltern hatten das Gefühl, dass die Medikation die eigentliche Ursache der Anfälle war. M. nahm damals eine tägliche Dosis von 800 mg Natrium-Valproat (Epilim) ein, und wir begannen, die Dosis dieses Medikaments allmählich zu reduzieren. Es dauerte einen Monat, die Dosis auf 600 mg pro Tag zu reduzieren: M. wurde viel ruhiger und wieder „mehr er selbst“, seine Konzentrationsspanne wurde größer und seine Lehrer in der Schule meinten, sein Verhalten habe sich verbessert.

Aber am wichtigsten war, dass die Zahl seiner Anfälle sank. Je stärker wir die Epilim-Dosis reduzierten, desto seltener traten die Anfälle auf. Es dauerte etwa 18 Monate, die Medikation vollständig zu beenden. Der Prozess wurde verlangsamt durch einige Magen-Darm-Infekte mit Durchfall und einige wenige Male, als M. bei der Diät mogelte, wodurch die Anfallsaktivität zeitweise erhöht wurde. Als M. das Medikament dann schließlich nicht mehr einnahm, hatte er eine oder zwei leichte Absencen pro Woche, so leicht, dass nur die Eltern sie bemerken konnten. M. wurde ruhig und seine Konzentrationsspanne sowie sein Verhalten normalisierten sich. Was das Lernen betraf, war er noch hinter seinen Altersgenossen zurück, arbeitete aber hart daran, seinen Rückstand aufzuholen. Er sah gut aus, war voller Energie und hatte keine Verdauungsprobleme mehr.

Wir wollen uns diesen Fall aus der Nähe ansehen. Dieser kleine Junge hatte von Anfang an von seinen Eltern eine geschwächte Darmflora geerbt und trotz der Tatsache, dass M. gestillt wurde und Antibiotika sowie Impfungen vermieden wurden, führte die gestörte Darmflora von klein auf zu leichten Verdauungsproblemen. Für ein Kind mit gestörter Darmflora ist es typisch, seine Nahrung auf stärkehaltige und süße Nahrungsmittel zu beschränken und herzhafte Mahlzeiten zu verweigern (weitere Erläuterungen hierzu finden Sie im Kapitel *4 Essenszeit! Oh je!*, Seite 290). Süße und stärkehaltige Nahrungsmittel nähren die pathogenen Mikroben im Darm, sodass diese sich vermehren und die Darmwand schädigen können. Gleichzeitig bilden diese wuchernden Krankheitserreger im Darm große Mengen Toxine, die durch die Darmwand in den Blutkreislauf und ins Gehirn gelangen. Durch die Beeinträchtigung der Darmfunktion bleiben verzehrte Speisen so gut wie immer unvollständig verdaut, bevor sie durch die geschädigte Darmwand resorbiert werden. Sobald sie in das Blut gelangt sind, lösen diese unvollständig verdauten Nahrungsmittel sehr komplexe Immunreaktionen (genannt Nahrungsmittelallergie oder Nahrungsintoleranz) aus, die fähig sind, Anfälle einzuleiten. Die Kombination aus Toxinen und unvollständig verdauter Nahrung (die das Immunsystem beanspruchen) gelangen vom Darm ins Gehirn und verursachen die epileptische Aktivität. Das passierte bei M., als er drei Jahre alt war: Er geriet auf die Abwärtsspirale des GAP-Syndroms. Die Befolgung der GAPS-Diät, beginnend mit dem Einleitungsteil, ermöglichte M., seine Darmwand zu heilen und seine Darmflora so zu verändern, dass er praktisch anfallsfrei wurde. Seine Medikation mit Antiepileptika musste aus zwei Gründen sehr langsam reduziert werden: Erstens erzeugen Antikonvulsiva Abhängigkeit und zweitens schummelte M. regelmäßig bei seiner Diät. Trotz des langsamen Fortschritts freuten sich die Eltern und M. über das Ergebnis. Sie konnten die regelmäßigen Termine in der Epilepsie-Sprechstunde jetzt vergessen und ein normales Familienleben führen.

Die Mehrheit der Epilepsiefälle in meiner Sprechstunde sind Kinder. Ich bekomme jedoch oft E-Mails von Menschen aus der ganzen Welt, die den GAPS-Ernährungsplan in Eigenregie umgesetzt haben. Dies ist eine dieser E-Mails, sie stammt von Frau H., 40 Jahre alt:

„Ich habe viele Jahre lang an einem Reizdarmsyndrom gelitten, die Diagnose lautete: Zöliakie … Mein ganzes Leben schon hatte ich Temporallappenepilepsie mit geistiger Abwesenheit, merkwürdigem Befinden, Blackouts, verzerrten Wahrnehmungen und seit Kurzem auch Muskelzuckungen, Kopfdrehen, seltsamer Mimik usw. Ich habe mit Ihrer Diät begonnen und die meisten Dinge, die bei mir nicht stimmten, verschwanden. Ich habe Ihre Diät nach etwas mehr als einem Jahr abgesetzt, fing wieder an, Reis und raffinierten Zucker zu essen, und die Zuckungen setzten erneut ein. Ich kehrte zur GAPS-Diät zurück und die Symptome waren verschwunden.“

Schlussfolgerung: Es ist eine Frage der persönlichen Entscheidung des Patienten oder der Eltern des Patienten, wie die Epilepsie angegangen wird. Einige Menschen würden nie in Betracht ziehen, ihre Ernährungsweise zu ändern und würden Medikamente oder eine Operation vorziehen. Andere wollen zur Ursache des Problems durchdringen und natürliche Methoden ausprobieren. Ich halte es für wichtig, sich zu informieren und dann eine Entscheidung zu treffen, statt einfach nur zu akzeptieren, was der Arzt sagt. Was die diätetische Behandlung angeht, ist die Behandlung von Epilepsie, vor allem bei Kindern, im Allgemeinen leichter, wenn keine Medikamente eingenommen werden. Ich bin überzeugt, dass, wenn eben möglich, eine Diät die erste Wahl bei der Behandlung von Epilepsie in der Kindheit sein sollte, bevor Medikamente überhaupt in Betracht gezogen werden. Kinder entwickeln sich jede Minute und jeden Tag weiter: Ihre Körper und Gehirne sind die ganze Zeit über einem steten und ungeheuer komplexen Wachstums- und Entwicklungsprozess unterworfen, der mit der Geburt in Gang gesetzt wird. Die moderne Medizin bringt wenig Verständnis auf für diesen unvergleichlichen Prozess, ganz zu schweigen von der Fähigkeit, auf besonnene Weise Einfluss auf diesen Prozess zu nehmen. Medikamente greifen schonungslos und unberechenbar in die geistige und körperliche Entwicklung Ihres Kindes ein, eine Tatsache, die Ihr Kind für den Rest seines Lebens beeinflussen wird. Ich möchte an dieser Stelle gern Dr. John M. Freeman zitieren, einen weltweit anerkannten Experten auf dem Gebiet der Epilepsiebehandlung an der renommierten *Johns Hopkins Medical Institution* in den USA: „Wir wissen nicht viel über Epilepsie. Über die Mechanismen, mit denen sich Anfälle im Gehirn ausbreiten, ist nur wenig bekannt. Wir wissen nicht, warum Anfälle zu einem bestimmten Zeitpunkt auftreten und nicht zu einem anderen, oder warum die Anfallsschwelle bei einem Kind niedriger ist als bei einem anderen. Um ehrlich zu sein, wissen wir auch nicht genau, wie die verschiedenen Antikonvulsiva wirken." Die Entscheidung, ein Medikament als Erstlinienbehandlung zu wählen, ist nicht immer der richtige Weg, obwohl es natürlich Notfälle gibt, wo Medikamente die angebrachteste Vorgehensweise sind. Auch die Wahl einer Diät kann sich als schwierig erweisen. Ich habe Kinder in meiner Klinik, die mit der klassischen ketogenen Diät begonnen haben und dann mit guten Ergebnissen zum GAPS-Programm gewechselt haben. Es gibt aber auch Kinder, die mit sehr guten Ergebnissen mit dem GAPS-Ernährungsplan beginnen. Alles hängt von der Schwere des Krankheitsbildes und den individuellen Umständen des Patienten ab.

Glücklicherweise leben wir in einer wunderbaren Welt, in der Informationen frei zugänglich sind! Es ist einfacher als je zuvor, sich zu informieren, dann eine fundierte Wahl zu treffen und selbst zu entscheiden, was richtig für einen selbst und für sein Kind ist.

Teil 2

Behandlung

Die Kunst der Medizin besteht darin,
den Patienten abzulenken, während die Natur ihn heilt.
Voltaire

Der menschliche Körper hat eine unglaubliche Fähigkeit zur Selbstheilung, vorausgesetzt er erhält die richtige Hilfestellung. Bei Kindern trifft dies in ganz besonderem Maße zu. Ich glaube, es gibt kein Kind, wie krank oder behindert es auch sein mag, bei dem sich nicht eine Besserung einstellen kann. Als ich in der Neurochirurgie gearbeitet habe, staunte ich immer wieder, wie bemerkenswert gut sich das Gehirn eines Kindes auch nach schwersten Operationen erholte, wenn etwa große Teile des Hirns entfernt wurden. Es kam vor, dass das Kind das Krankenhaus in einem Rollstuhl verlassen musste und dann nach einem Jahr zur Kontrolluntersuchung zurückkam, bei der kaum noch ein neurologischer Schaden festzustellen waren.

Allerdings arbeitet die Natur nicht schnell. Eine Krankheit kann sich rasch einstellen, die Genesung jedoch nimmt sehr viel mehr Zeit in Anspruch. Ich sage den Eltern von GAPS-Kindern und den Betreuern von GAPS-Erwachsenen immer, sich auf mindestens zwei Jahre harter Arbeit einzustellen. Bei manchen GAPS-Patienten dauert es auch länger. Das Ziel der Behandlung ist es, den Betroffenen zu entgiften, sozusagen den über seinem Gehirn liegenden toxischen Schleier zu lüften, damit dieses sich weiter entwickeln und gut arbeiten kann. Um dies zu erreichen, müssen wir:

Erstens: Den Verdauungstrakt zunächst gründlich reinigen und dann gesunden lassen, damit er für den Körper keine Quelle der Toxizität mehr darstellt, sondern eine Quelle der Nährstoffversorgung, so wie es eigentlich von der Natur vorgesehen ist.

Zweitens: Die Toxizität abbauen, die sich bereits in den verschiedenen Körpergeweben des Patienten eingelagert hat.

Diese beiden Ziele werden mithilfe des GAPS-Ernährungsprogramms erreicht. Entwickelt hat sich dieses Programm im Zuge persönlicher Erfahrungen mit meinem eigenen Kind sowie der klinischen Erfahrung mit Hunderten von GAPS-Kindern und -Erwachsenen weltweit.

Schauen wir uns an, was dieses Programm umfasst.

Das Ernährungsprogramm beim Darm- und Psychologie-Syndrom

1. Ernährung
2. Nahrungsergänzung
3. Entgiftung und Veränderung der Lebensweise.

Auf diese drei Punkte werden wir in den folgenden Kapiteln näher eingehen. Über das Ernährungsprogramm hinaus gibt es jedoch noch einen weiteren, extrem wichtigen Aspekt, den es umzusetzen gilt, insbesondere bei Kindern. Gemeint ist eine angemessene Erziehung. Es würde den Rahmen dieses Buches sprengen, das Thema Erziehung eingehend zu beleuchten. Ein wichtiger Hinweis scheint mir auf jeden Fall, dass sich infolge der allmählichen Entgiftung während der Durchführung des Ernährungsprogramms die Lernfähigkeit des Kindes verbessern wird. Lehrer und Eltern berichten häufig, wie viel schneller das Kind Lernfortschritte macht, wenn der GAPS-Ernährungsplan in die Tat umgesetzt wird.

Ernährung

1 Einige Überlegungen zur Ernährung

Nirgendwo sonst kursieren so viele Missverständnisse und Unsicherheiten wie beim Thema Ernährung. Am einen Ende des Spektrums werden zahllose medizinische Fachkräfte und andere Menschen, die immer wieder mit Patienten zu tun haben, die an Autismus, Schizophrenie, ADHS und anderen GAPS-Krankheitsbildern leiden, mit Nachdruck behaupten, Ernährung spiele bei all dem keine Rolle. Am anderen Ende des Spektrums dagegen findet man einige, meist von Eltern verfasste Bücher, in denen sie darüber berichten, wie wunderbar sich eine Ernährungsumstellung auf den Zustand ihres Kindes ausgewirkt hat. Und dazwischen schließlich gibt es all die Familien, die verschiedene Ernährungsmaßnahmen mit unterschiedlichen Ergebnissen ausprobiert haben: von wirkungslos bis zu einer gewissen Besserung.

Die Menge und Vielfalt der allein schon zu Ernährung bei Autismus verfügbaren Informationen muss für die Eltern völlig verwirrend sein. Die darin am häufigsten empfohlene Diätform ist die gluten- und kaseinfreie Ernährung. Daneben gibt es Diätansätze, in denen Salicylate und Phenole weggelassen werden. Auch die Anti-Candida-Ernährung muss in Betracht gezogen werden, denn Menschen mit GAPS sind zweifellos von diesem Hefepilz betroffen. Nahrungsmittelallergien und -unverträglichkeiten sind bei vielen GAPS-Kindern und -Erwachsenen ein wichtiger Aspekt. Und als wenn dies alles noch nicht genug wäre, haben viele Eltern von GAPS-Kindern auch noch damit zu kämpfen, dass ihr Kind sowieso kaum etwas isst, da die meisten GAPS-Kinder pingelige Esser sind. Folglich überrascht es nicht, dass viele Familien eine Zeit lang verschiedene Ernährungsmaßnahmen ausprobieren. Wenn sich dann kein Ergebnis zeigt, lassen sie die ganze Idee wieder fallen und schließen sich der Reihe der Zyniker an.

Es besteht kein Zweifel daran, dass bei der Behandlung jeder Art von chronischer degenerativer Erkrankung, einschließlich GAPS, eine angemessene Ernährung von allerhöchster Bedeutung ist. Aber wie sollte diese Ernährung aussehen?

Bevor wir darüber sprechen, welche die geeignete Ernährungsform beim GAP-Syndrom ist, müssen wir einige Missverständnisse aus der Welt schaffen.

Die gluten- und kaseinfreie Ernährung

Im vorangegangenen Kapitel haben wir eingehend die von Dohan, Reichelt, Shattock, Cade und anderen durchgeführten Studien betrachtet, bei denen im Urin autistischer Kinder sowie Patienten mit Schizophrenie, Psychosen, Depressionen, ADHS und einigen Immunstörungen Peptide von Gluten und Kasein, genannt Gliadorphine und Kasomorphine, festgestellt wurden. Diese Peptide weisen eine ähnliche chemische Struktur auf wie Opiate und man vermutet, dass sie das Gehirn in ähnlicher Weise beeinflussen. Auf diesen Forschungsergebnissen basiert die gluten- und kaseinfreie Ernährung, auch GFCF-Diät genannt (vom Englischen gluten-free casein-free diet). Dieser Ernährungsansatz wurde immer als besonders empfehlenswert erachtet und gilt inzwischen mehr oder weniger als die offizielle Ernährungsempfehlung bei Autismus. Schauen wir ihn uns einmal genauer an.

Gluten ist ein Protein, das in Getreide, vor allem in Weizen, Roggen, Gerste und Hafer vorkommt. Kasein ist ein Protein, das in Milch und in Milchprodukten zu finden ist. Die GFCF-Diät zielt darauf ab, alle Quellen dieser beiden Eiweißarten auszuschalten. Die Theorie hinter dieser Ernährung ist solide, das Problem ist allerdings die Umsetzung. Aufgrund krankhafter Veränderungen in ihrer Darmflora gieren autistische

Kinder nach industriell verarbeiteten Kohlenhydraten – genau jenen Nahrungsmitteln, die in ihrem Darm den Nährboden für Krankheitserreger bereiten. Zum typischen Muster einer autistischen Entwicklung gehört, dass das Kind irgendwann in den ersten beiden Lebensjahren seine Ernährung auf verarbeitete Kohlenhydrate, Milchprodukte und Zucker einschränkt: Brot, Kekse, Kuchen, Süßigkeiten, Chips, Frühstücksflocken, Nudeln, Milch und gesüßte Joghurts. In den allermeisten Fällen ist es extrem schwer, die Nahrungsvorlieben des Kindes zu verändern: Es wird schlicht und einfach nichts anderes akzeptieren. Um die Ernährung dieses Kindes auf die GFCF-Diät umzustellen, werden industriell hergestellte, glutenhaltige Kohlenhydrate ersetzt durch industriell hergestellte glutenfreie, aber kohlenhydratreiche Nahrungsmittel aus Reis, Zucker, Kartoffelstärke, Tapiokamehl, Soja, Buchweizenmehl usw. Diese Art von Lebensmitteln wird die krankhaft veränderte Flora im Darm des Kindes ebenso gedeihen lassen wie die vorherige Ernährungsart und den gefährlichen Teufelskreis in Gang halten, bei dem toxische Stoffe durch diesen geschädigten, durchlässigen Darm in das Blut und das Gehirn gelangen. Natürlich ist es von Vorteil, dass von all den verschiedenen Giftstoffen, die vom Darm in den Körper fließen, hierbei schon einmal zwei, nämlich Gliadorphin und Kasomorphin, ausgeschaltet wurden. Bei manchen Kindern zeigt dies eine bemerkenswerte Wirkung. In der großen Mehrzahl der Fälle aber zeigt dies nur eine kleine oder gar keine Wirkung, denn die übrigen, durch die nach wie vor gestörte Darmflora gebildeten toxischen Stoffe sind weiterhin vorhanden. So lange *Candida*, *Clostridien* und viele andere pathogene Erreger den Darm besiedeln, wird die Entzündung andauern und der Darm durchlässig bleiben mit der Folge, dass Hunderte verschiedener unverdauter und toxischer Substanzen in den Körper gelangen können.

Es ist sehr bedauerlich, dass diese Art von GFCF-Diät eine solch weltweite Akzeptanz als *die Autismus-Diät* schlechthin erreicht hat, denn sie zielt nur auf einen kleinen Bereich des Gesamtbildes von Autismus ab, nämlich die Gliadorphine und die Kasomorphine. Wie immer sind auch hier viele Unternehmen gleich auf den Zug aufgesprungen und liefern die für die gluten- und kaseinfreie GFCF-Diät passenden

Fertiggerichte, voller Zucker, industriell verarbeiteter Kohlenhydrate, denaturierter und veränderter Fette und Proteine sowie vieler anderer Substanzen, die autistische Kinder eigentlich nicht bekommen dürften. Jede Publikation zu Autismus steckt voller Werbung für diese Nahrungsmittel und wiegt die Eltern in einem falschen Sicherheitsgefühl: Wenn es gluten- und kaseinfrei ist, muss es doch für mein autistisches Kind gut sein. Viele Kochbücher sind voller Rezepte, die auf dieser Art von Kohlenhydraten, auf Zucker, veränderten Fetten und Proteinen basieren. Auf eigens eingerichteten Websites und in Internet-Chatgroups wird dieselbe Art von Rezepten ausgetauscht …

Dies ist nur eines von vielen Beispielen in der Geschichte der Menschheit, bei dem wissenschaftliche Erkenntnisse auf die falsche Weise umgesetzt worden sind. Dass es im Rahmen einer Diät für ein autistisches Kind besser ist, Gluten und Kasein wegzulassen, ist völlig unstrittig. Allerdings handelt es sich bei diesen beiden Stoffen keineswegs um die einzigen entscheidenden Schlüssel zu Autismus, Schizophrenie und weiteren GAPS-Krankheitsbildern. Der zentrale Punkt, mit dem wir uns auseinandersetzen müssen, ist der ungesunde, von abnormalen Mikroorganismen besiedelte Darm. Eine angemessene Ernährung spielt bei der Behandlung eine grundlegende Rolle. Allerdings finden wir diese nicht in der uns bekannten Form der GFCF-Diät.

Phenole und Salicylate

Einer Theorie zufolge reagieren GAPS-Kinder und -Erwachsene auf Phenole und Salicylate (eine Untergruppe von Phenolen), weshalb Nahrungsmittel, in denen diese enthalten sind, vermieden werden sollten. Befürworter dieses Ansatzes raten dazu, so gut wie alle Früchte, Gemüsesorten, Nüsse, Samen und Öle wegzulassen. Mir ist nicht klar, warum die Liste hier aufhört, denn es gibt im Grunde kein Nahrungsmittel auf diesem Planeten, das keine phenolischen Verbindungen enthält. Ob Getreide, Fleisch, Fisch, Eier, Milch, Obst, Gemüse oder pflanzliche Bestandteile, überall finden sich Phenole.

Phenole, aromatische Stoffe mit einem geringen Molekulargewicht, verleihen unseren Speisen Farbe und Geschmack. Sie bewahren den natürlichen Zustand von Lebensmitteln, indem sie diese vor Krankheitserregern schützen. Sie spielen eine aktive Rolle bei der Keimung sowie beim Samenwachstum und locken darüber hinaus Blütenbestäuber an. In unserem Körper haben sie eine stark antioxidative und entgiftende Wirkung. Viele der Nähr- und Wirkstoffe, die wir täglich aufnehmen sollten, sind Phenole. Schauen wir uns einige davon etwas genauer an.

- Vitamin C. Unverzichtbar für das Überleben.
- Vitamin K. Unerlässlich für die Blutgerinnung und andere Körperfunktionen.
- Vitamin E. Unerlässlich für die Entwicklung des Gehirns und Hunderter anderer Körperfunktionen.
- Die Vitamine B1 (Thiamin), B2 (Riboflavin), B3 (Nikotinsäure), B6 (Pyridoxin) und Folsäure sind Phenole. Alle diese Vitamine benötigen wir täglich, um überhaupt überleben zu können.
- Aminosäuren – Cholin, Phenylalanin, Tryptophan und andere.

Ohne diese wären wir nicht in der Lage, Botenstoffe für das Gehirn und das übrige Nervensystem zu bilden.

- Einige Neurotransmitter: Dopamin, Noradrenalin und Histamin sind ebenfalls Phenole.
- Gallussäure. Die Vermeidung dieses Phenols bei der Ernährung liegt der sogenannten Feingold-Diät zugrunde, einer Ernährungsform mit geringem Salicylatgehalt. Gallussäure ist in etwa 70 % aller Lebensmittel enthalten, darunter Lebensmittelfarben. Zwar sollten Lebensmittelfarben, E-Nummern und andere Lebensmittelzusatzstoffe in der Ernährung eines GAPS-Patienten nichts zu suchen haben, aber auf 70 % aller Nahrungsmittel zu verzichten, wäre schon sehr hart.

Die Liste kann fortgeführt werden. Alle natürlichen Eiweiße, Fette und Kohlenhydrate enthalten phenolische Verbindungen. Wollten wir sie alle aus unserer Nahrung verbannen, müssten wir verhungern.

Es besteht jedoch kein Zweifel darüber, dass sowohl autistische Kinder als auch Patienten, die an Hyperaktivität, Legasthenie, Asthma, Diabetes und Schizophrenie leiden, sowie andere von GAPS Betroffene auf Phenole und viele andere Stoffe in der Nahrung reagieren. Einige Menschen reagieren stark auf Gemüse aus der Familie der Nachtschattengewächse (Tomaten, Kartoffeln, Auberginen und alle Sorten von Paprika). Diese Reaktionen unterscheiden sich erheblich von der klassischen Allergie, sodass sie auch nicht als solche beschrieben werden können, weil sie nicht die für eine Allergie typischen Veränderungen im Immunsystem zeigen. Eine eindeutige wissenschaftliche Erklärung für diese Reaktionen steht noch aus. Ich möchte gerne an dieser Stelle ausführen, was meiner persönlichen Ansicht nach dabei vor sich geht. Viele Nahrungsphenole haben stark antioxidative und entgiftende Eigenschaften. Jeder Heilpraktiker, Homöopath oder in Naturheilkunde versierter Arzt wird Ihnen sagen, dass unabhängig von der Entgiftungsmethode zunächst eine Verschlechterung Ihres Befindens eintreten wird, bevor sich Ihr Zustand bessern kann. Der Grund dafür ist, dass jeder Mensch in seinen Körpergeweben verschiedene Giftstoffe eingelagert hat. Nach Beginn einer Entgiftungsmaßnahme werden Toxine gelöst und aus ihrer Lagerstätte zur Konjugation in den Blutkreislauf gespült, zu den ausleitenden Organen geleitet und dann über Urin, Schweiß oder Galle ausgeschieden. Während dieser Zeit, in der die Giftstoffe im Körper unterwegs sind und von ihm verarbeitet werden, rufen sie Symptome hervor. Je nach Art der Toxine und individueller Anfälligkeit können diese Symptome sehr unterschiedlich sein. Sie können reichen von Kopfschmerzen über Hautausschläge und Niesen bis hin zu Verhaltensauffälligkeiten. Was also im Grunde genommen passiert, ist, dass die Phenole aus der Nahrung versuchen, den Körper „aufzuräumen". Dieses Phänomen, genannt „Entgiftungsreaktion" oder „Herxheimer-Reaktion", ist bei jeglichen Entgiftungskuren regelmäßig zu beobachten. Im Körper eingelagerte

Toxine ruhen nicht tatenlos im Körpergewebe, sie rufen Symptome chronischer Krankheiten hervor und legen den Grundstein für die Entstehung von Krebs. Die Entgiftung des Körpers ist also ein sehr wichtiger Prozess, der das ganze Leben hindurch stattfinden sollte. Die Natur liefert uns dazu eine Vielzahl von Möglichkeiten, indem sie all unsere Nahrungsmittel mit Phenolen und anderen wirkungsvollen entgiftenden Stoffen ausgestattet hat.

GAPS-Kinder und -Erwachsene weisen eine hohe Toxizität im Körper auf. Analysen belegen, dass sie oft Schwermetalle, Petrochemikalien und andere Giftstoffe im Körpergewebe eingelagert haben, manchmal in beängstigendem Ausmaß. Wahrscheinlich sind viele dieser Toxine für unterschiedliche physische und mentale Symptome bei GAPS-Patienten verantwortlich. So gibt es beispielsweise große Ähnlichkeiten zwischen dem klinischen Bild von Patienten mit akuter Vergiftung durch Quecksilber, Blei und anderer Giftstoffe und dem klinischen Bild von Autismus und Psychose. Auf der Grundlage dieser Ergebnisse wurde im Zusammenhang mit Autismus und Schwermetallen viel über die Chelat-Therapie gesprochen, deren Ziel die Ausleitung von Schwermetallen aus dem Körper ist. Jeder, der mit der Chelat-Therapie vertraut ist, weiß, dass bei diesem Prozess das Kind immer eine Entgiftungsphase durchmachen wird, in der die autistischen Symptome zunehmen und eine ganze Reihe neuer unangenehmer körperlicher Symptome auftreten können. Warum ist dies so? Weil die dabei eingesetzten Chelatbildner Schwermetalle aus den Geweben in das Blut auswaschen, von wo aus sie dann aus dem Körper ausgeschieden werden. Dieser Prozess des „Aufräumens" ruft Symptome hervor, die nicht selten sehr heftig sind.

Eine Entgiftung, also die Ausscheidung toxischer Substanzen, muss ganz ohne Frage in jedem Fall Bestandteil der Behandlung eines GAPS-Patienten sein. Natürliche, in Lebensmitteln vorkommende Phenole sind die Lösung, die die Natur bietet, um tagtäglich Giftstoffe aus dem Körper auszuleiten. Diese aus unserer Ernährung auszuklammern, wäre somit das Letzte, was wir tun sollten. Natürlich werden sie während des „Aufräumvorgangs" eine „Entgiftungsreaktion" verursachen. Die meisten Phenole in der Nahrung werden allerdings zu keiner sehr heftigen

Reaktion führen (es sei denn, der Patient hat eine echte Allergie gegen ein bestimmtes Lebensmittel). Bei dem Kind oder dem Erwachsenen könnten sich eine Verhaltensverschlechterung oder Schlafschwierigkeiten einstellen oder es könnten vermehrte Selbststimulationen, erhöhte Hyperaktivität und stärkere Stimmungsschwankungen auftreten. Es handelt sich dabei um eine vorübergehende Phase, die von den meisten Patienten gut überstanden wird. Sobald der Körper weniger toxinbelastet ist, lassen die negativen Reaktionen in der Regel nach. Sollte ein GAPS-Kind oder -Erwachsener gegenüber einem bestimmten Lebensmittel besonders empfindlich sein, ist es ratsam, dieses für 4-6 Wochen wegzulassen und dann langsam wieder einzuführen, zunächst mit einer kleinen Menge, die stufenweise erhöht wird. Auf diese Weise lässt sich die Entgiftungsreaktion unter Kontrolle halten. Wichtig ist dabei, darauf zu achten, dass der Betroffene keine echte Allergie gegen dieses spezielle Nahrungsmittel hat, was in den meisten Arztpraxen untersucht werden kann.

Die klinische Erfahrung zeigt, dass, wenn der Patient eine GAPS-taugliche Diät einhält, sich seine oder ihre Anfälligkeit gegenüber Phenolen verändert: Nahrungsmittel, auf die die Person zuvor reagierte, lösen nun keine Reaktionen mehr aus. Die Diät, die wir später genau besprechen werden, kann dazu beitragen, die Darmschleimhaut so gesunden zu lassen, dass die Toxine und unzureichend verdauten Nahrungsreste, die vorher hindurchgelangen konnten, nun dort aufgehalten werden. Auf diese Weise nimmt die Menge der Giftstoffe, mit denen der Körper fertig werden muss, also stark ab. Gleichzeitig verändern sich auch die Reaktionen auf entgiftende Phenole. In der Regel verschwinden im Zuge der Darmheilung die Reaktionen auf viele phenolische Verbindungen und auch viele Nahrungsmittelunverträglichkeiten lassen nach. Durch die Behebung der „Durchlässigkeit" wird es im Körper zu weniger „Aufräumaktionen" kommen und somit zu weniger damit verbundenen Symptomen.

In der Zwischenzeit steht eine erstaunlich effektive Methode zur Verfügung, mit einer Sensibilität gegenüber Phenolen und anderen Verbindungen aus der Nahrung umzugehen, die sich darüber hinaus auch im

Umgang mit echten Nahrungsmittelallergien bewährt hat. Gemeint ist die Neutralisierung. Das Prinzip der Neutralisierung wurde 1979 von Dr. Robert Gardner von der *Brigham Young University* entdeckt. Er war selbst starker Allergiker und hatte in einem Eigenversuch festgestellt, dass schon wenige Tropfen schwach mit Wasser verdünnter, reiner phenolischer Verbindungen die allergischen Reaktionen auf Nahrungsmittel vollständig neutralisierten. Für die Wirkungsweise dieser Methode hat man bislang keine Erklärung gefunden, vorliegende Daten belegen aber, dass sie bemerkenswert gut funktioniert. Für jeden Einzelfall muss eine individuelle neutralisierende Dosis gefunden werden, die dann dem Patienten in Tropfenform unter die Zunge gegeben wird. Inzwischen hat die Neutralisierung als Behandlungsform bei Allergien und Nahrungsmittelempfindlichkeit einen festen Platz eingenommen und es gibt in nahezu allen entwickelten Ländern Fachärzte, die sie durchführen können. Es werden mittlerweile eine ganze Reihe von Neutralisierungs- bzw. Desensibilisierungsmethoden eingesetzt, beispielsweise die Bioresonanztherapie, die EPD (Enzympotenzierte Desensibilisierung), die spezifische Immuntherapie, die NAET (Nambudripad's Allergy Elimination Technique, eine Methode zur Auflösung von Allergien), die Kinesiologie und die Homöopathie. Keine der Methoden wirkt bei jedem Menschen gleich gut, aber jede einzelne kann für sich genommen auf einige Erfolge verweisen. Durch die Neutralisierung bekommt Ihr GAPS-Kind (oder -Erwachsener) möglicherweise die Chance, irgendwann ohne Einschränkung jene Speisen essen zu können, auf die es zuvor reagierte.

Zusammenfassend lässt sich sagen, dass keine Notwendigkeit besteht, Kindern und Erwachsenen, die von Autismus, ADHS, Schizophrenie, Legasthenie, Dyspraxie usw. betroffen sind, den Genuss von Obst, Gemüse, Nüssen und vielen anderen phenolhaltigen Speisen zu verwehren. Sie alle stecken voller Nährstoffe und werden Ihrem GAPS-Patienten zu einer rascheren Entgiftung verhelfen, sodass er oder sie wieder voll leistungsfähig wird.

„Wir haben schlechte Erfahrungen mit Phenolen gemacht. Tom bekam rote Ohren, wurde reizbar, war irgendwie daneben. Als wir mit der Diät

anfingen (sie meint die bei GAPS richtige Diät), probierten wir erneut phenolhaltige Speisen aus. Heute gibt es keine Probleme mehr mit Phenolen. Hurra!“

Toms Mutter (E-Mail-Korrespondenz)

Die Anti-Candida-Diät

Wie wir zuvor an anderer Stelle gesehen haben, brachte die Ära von Antibiotika und Steroiden für Hefe- und Schimmelpilze eine wahre Blütezeit. Diese allgegenwärtigen Mikroorganismen sind seit jeher ständige Bewohner unseres Körpers. In einem gesunden Körper werden sie allerdings streng von den nützlichen Bakterien kontrolliert und fügen uns daher keinen Schaden zu. Je stärker nun aber diese förderlichen Bakterien durch Antibiotika und andere heutige Einflüsse zerstört werden, desto mehr geraten die Hefepilze außer Kontrolle und wandeln sich von einem harmlosen Nachbarn zu einer furchtbaren Bedrohung. Unter ihnen wurde einer bestimmten Familie von Hefepilzen die größte Aufmerksamkeit zuteil, der *Candida*-Familie. Es handelt sich hierbei um eine große Familie von Pilzen, die das gemeinhin als „Soor“ bekannte Problem verursachen. Wenn es dazu kommt, verwandelt sich *Candida* vom harmlosem Einzeller zu einem überaus aktiven Eindringling, der lange, fadenförmige Hyphen ausbildet und „Wurzeln“ im Körpergewebe schlägt. Diese Art von Wachstum kann sowohl im Verdauungssystem als auch in vielen anderen inneren Organen erfolgen und eine ganze Lawine toxischer Substanzen auslösen, für die Alkohol und Azetaldehyd nur zwei Beispiele sind. Bei so gut wie jeder chronischen degenerativen Krankheit besteht ein Zusammenhang mit übermäßigem *Candida*-Wachstum, angefangen von Arthrose und Verdauungsproblemen bis hin zu MS, Chronischem Erschöpfungssyndrom, Fibromyalgie, neurologischen Störungen und Krebs (T. Simoncini, 2000). GAPS-Kinder und -Erwachsene sind, und dies nahezu ausnahmslos, stark betroffen von verschiedenen *Candida*-Arten und möglicherweise auch anderen Pilzen.

Da Candida und andere Hefepilze besonders gut auf Zucker gedeihen, zielt die Anti-Candida-Diät darauf ab, diesen Pathogenen sämtliche

Nahrungsquellen zu entziehen, also Zucker und alles, was Zucker enthält, Fruktose, Maltose, Laktose sowie andere Zuckerarten, darunter auch Ahornsirup und Honig. Ausgenommen davon ist Obst, da Früchte als Quelle von Einfachzucker gesehen werden. Da übermäßiges *Candida*-Wachstum eine Allergie gegen andere Pilze sowie Schimmel hervorrufen kann, werden auch sämtliche gegorenen Nahrungsmittel weggelassen: Hefe und Hefebackwaren (Brot, Gebäck usw.), Sauermilchprodukte, alle Käsesorten, alle vergorenen Getränke, Essig, Malz, Speisepilze, Tee und Kaffee, getrocknete Früchte und Fruchtsäfte. Getreide wird jedoch bei dieser Diät nicht weggelassen, also Mais, Gerste, Weizen, Roggen, Hirse, Hafer, Reis usw. sowie daraus zubereitete Speisen, solange sie keine Hefe enthalten. Auch stärkehaltige Gemüsesorten werden nicht vermieden: Kartoffeln, Süßkartoffeln, Yamswurzel, Topinambur … Und genau hierin liegt das Problem. Schauen wir uns einmal an, wieso.

Candida tritt im Verdauungssystem niemals alleine auf. Sie lebt in Gesellschaft mit 500 oder mehr unterschiedlichen, potenziell krankheitserregenden Mikroorganismen. Und in der Tat, eine Untersuchung der Darmflora eines GAPS-Patienten bringt neben *Candida* auch noch viele andere Pathogene zutage, von denen Vertreter der Familie *Clostridiaceae* am häufigsten vorkommen. Diese Krankheitserreger und deren Toxine schädigen die Darmschleimhaut, sodass die Enterozyten (die für Verdauung und Resorption wichtigsten Zellen des Darms) nicht mehr in der Lage sind, ihre Aufgaben hinreichend zu erfüllen, nämlich Kohlenhydrate in Moleküle aufzuspalten, die klein genug sind, um resorbiert werden zu können. Die Folge ist, dass komplexe Kohlenhydrate wie die in Getreide und stärkehaltigen Gemüsesorten vorkommenden nicht verdaut werden und zu Nahrung für die pathogene Flora werden. Anstatt richtig verdaut zu werden, vergären und verwesen sie im Darm und werden zu einer Quelle von Toxinen, die die Darmwand zusätzlich schädigen und das Immunsystem schwächen. Die Mehrzahl aller Krankheitserreger, darunter verschiedene Bakterien, Pilze, Protozoen und Würmer ernähren sich von unverdauten Kohlenhydraten.

Die Anti-Candida-Diät wird, in Verbindung mit der GFCF-Diät und häufig der phenolfreien Diät, für autistische Kinder empfohlen.

In der praktischen Umsetzung reduziert sich dies dann auf viel Reis und Reisprodukte, Kartoffeln, Kartoffelchips, glutenfreie Brote, Kekse und andere Backwaren, denn autistische Kinder gieren nach verarbeiteten Kohlenhydraten. Unglücklicherweise tragen diese Kohlenhydrate jedoch dazu bei, dass der entzündete und geschädigte Darm dieser Kinder nach wie vor entzündet bleibt und die Toxizität im Körper aufrechterhalten wird. Und genau diese Toxizität lässt die Kinder autistisch werden.

Was genau also sollten Personen, die von GAPS betroffen sind, in ihrer Ernährung wirklich vermeiden?

Um dies zu verstehen, müssen wir uns anschauen, wie die Nahrung im menschlichen Verdauungstrakt resorbiert wird. Die Resorption verdauter Nahrung findet im Dünndarm statt, und zwar vorwiegend in den ersten beiden Abschnitten: dem Zwölffingerdarm und dem Leerdarm. Die Wände dieser Bereiche des Verdauungssystems bilden kleine, fingerförmige Erhebungen aus, die sogenannten Darmzotten, durch die sich die Fläche, die im Darm für die Resorption zur Verfügung steht, beträchtlich vergrößert. Diese Darmzotten sind gesäumt von sogenannten **Saumzellen, auch Enterozyten genannt**. Dies sind die Zellen, die dafür sorgen, die Nährstoffe aus unserer Nahrung aufzunehmen und in das Blut zu leiten, damit der Körper gut versorgt wird. (Abb. 3)

Die Bedeutung der Enterozyten für unsere Gesundheit kann gar nicht hoch genug eingeschätzt werden. Diese Zellen entstehen an der Basis der Darmzotten und wandern im Laufe ihres kurzen Lebens bei zunehmender Reife bis oben auf die Spitze der Darmzotten. Oben angekommen werden sie abgestoßen, weil sie bis dahin schon so viel Arbeit geleistet haben, dass sie alt und abgenutzt sind. Diesen ständigen Erneuerungsprozess der Enterozyten steuern die auf ihnen siedelnden nützlichen Bakterien. Wie schon im Kapitel zur Darmflora erwähnt, stellen förderliche Bakterien sicher, dass die Enterozyten gesund und leistungsfähig sind. Fehlen jedoch die nützlichen Bakterien, und ist die resorptive Oberfläche des Darms stattdessen mit Krankheitserregern

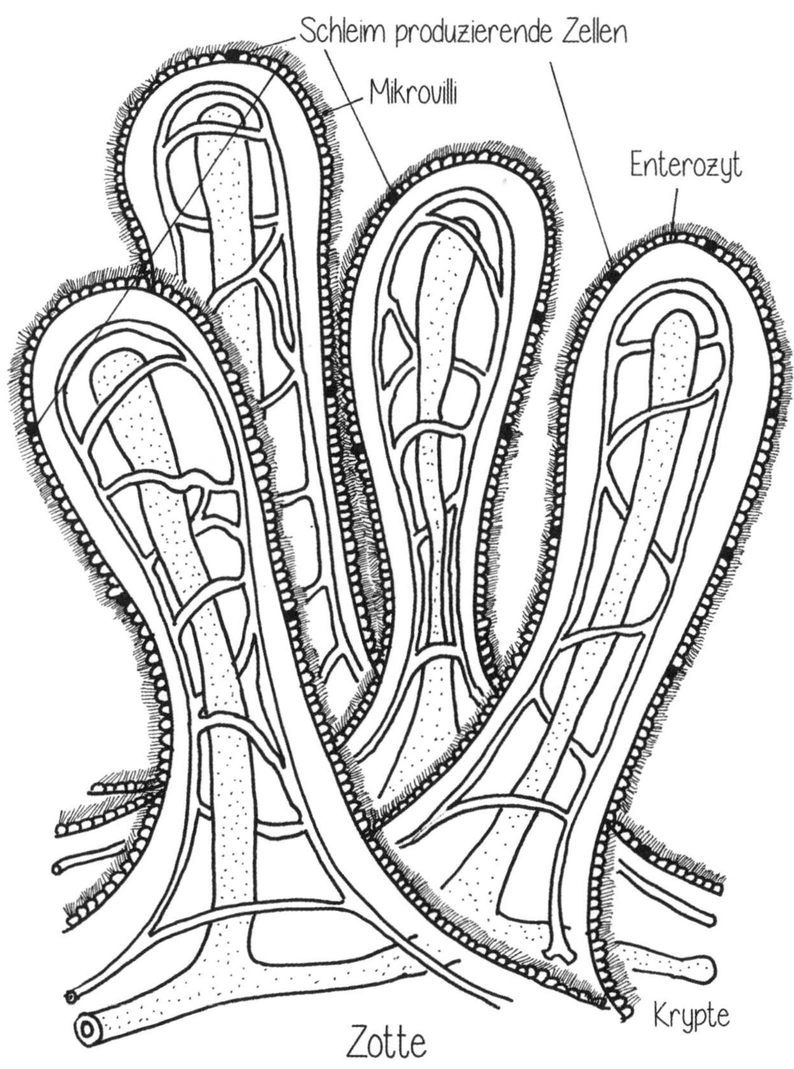

Abb.3 Die resorbierende Oberfläche des Darms

besiedelt, dann können die Enterozyten nicht mehr gesund sein und ihre Aufgaben wie vorgesehen erfüllen. Tierversuche belegen, dass die Enterozyten bei fehlenden nützlichen Bakterien ihre Form verändern und dass der Zeitraum, den sie bis zur Spitze der Darmzotten unterwegs sind, so lang wird, dass sie sogar kanzerogen werden können. Vor allem aber sind sie einfach nicht mehr in der Lage, ihrer eigentlichen Funktion, der Verdauung und Resorption, nachzukommen. Sehen wir uns einmal genauer an, wie Enterozyten die unterschiedlichen Nährstoffgruppen wie Kohlenhydrate, Eiweiße und Fette resorbieren.

Kohlenhydrate

Alle Kohlenhydrate bestehen aus winzigen Molekülen, den sogenannten *Monosacchariden*, die in einer großen Vielfalt auftreten. Die häufigsten sind **Glukose**, **Fruktose** und **Galaktose**. Diese *Monosaccharide*, auch *Einfachzucker* genannt, gelangen sehr leicht durch die Darmschleimhaut; bei Ihnen ist keine Verdauung notwendig. Glukose und Fruktose kommen in Obst und Gemüse reichlich vor. Honig besteht aus Fruktose und Glukose und erfordert somit nicht viel Verdauungstätigkeit. Galaktose ist in gesäuerten Milchprodukten wie beispielsweise Joghurt zu finden. *Einfachzucker* aus Obst und einigen Gemüsesorten sind die für den Menschen am einfachsten zu verdauenden Kohlenhydrate und sollten daher bei jedem, der an einer Verdauungsstörung leidet, den Hauptanteil der Kohlenhydrate ausmachen.

Die nächstgrößere Form der Kohlenhydrate bilden die *Disaccharide* oder *Zweifachzucker*, die aus einer Verbindung zweier Moleküle Monosaccharide bestehen. Die häufigsten davon sind **Saccharose** (gewöhnlicher Tafelzucker), **Laktose** (Milchzucker) und **Maltose** (Malzzucker, ein Abbauprodukt von Stärke). Diese *Zweifachzucker* können nicht ohne einen gewissen Aufwand vonseiten der Enterozyten resorbiert werden. Die feinen Härchen (Mikrovilli) auf der Oberfläche der Enterozyten, auch Bürstensaum genannt, bilden Enzyme, die Disaccharidasen genannt werden. Diese spalten die Zweifachzucker auf in Monosaccharide, die dann wiederum leicht resorbiert werden können. Und genau hier liegt das größte Problem für Menschen mit

Verdauungsstörungen. Kranke Enterozyten sind irgendwann nicht mehr in der Lage, die in den Mikrovilli befindlichen Enzyme zu produzieren. Als Folge davon können Zweifachzucker wie Saccharose, Laktose und durch Stärkeabbau gebildete Substanzen nicht in Einfachzucker aufgespalten und somit auch nicht resorbiert werden. Sie verbleiben im Darm, wo sie zum Nährboden für pathogene Bakterien, Viren, *Candida* und andere Pilze werden und sich in eine Flut toxischer Substanzen umwandeln, die die Darmwand zusätzlich schädigen und den ganzen Körper vergiften. Ein Mangel an Disaccharidasen ist nahezu immer eine Begleiterscheinung von Verdauungsstörungen der unterschiedlichsten Arten. Jüngere Studien, durchgeführt von Dr. K. Horvath an der Maryland University und Dr. T. Buie in Harvard, belegen diese Mangelerscheinungen bei autistischen Kindern. Somit müssen Zweifachzucker oder Disacchariden aus der Ernährung von GAPS-Kindern und -Erwachsenen ausgeklammert werden. So lässt sich verhindern, dass durch sie die gestörte Darmflora genährt wird. Zudem wird erreicht, dass die Darmzotten sich erholen können, indem sie kranke Enterozyten abstoßen und nach und nach wieder eine Schicht gesunder Enterozyten aufbauen können.

Wir haben die Maltose erwähnt – das Abbauprodukt der Verdauung von Stärke. Abgesehen von Zucker (Saccharose) ist **Stärke** die häufigste Form, in der wir Kohlenhydrate verzehren. Jegliches Getreide sowie einige Wurzelgemüse (Kartoffeln, Süßkartoffeln, Yamswurzeln, Maniok) sind betont stärkehaltig. Stärke besteht aus Riesenmolekülen (Makromolekülen) mit Hunderten von miteinander in langen Strängen mit vielen Verzweigungen verbundenen Monosacchariden. Der Abbau verlangt dem Verdauungssystem ein hohes Maß an Arbeit ab, und selbst bei gesunden Menschen bleibt aufgrund ihrer komplexen Struktur von Stärke ein großer Teil unverdaut. Unverdaute Stärke liefert die perfekte Nahrung für eine pathogene Flora im Darm, sodass diese gedeihen und ihre Giftstoffe bilden kann.

Egal, welche Stärke verdaut wird, die dabei anfallenden Abbauprodukte sind immer *Maltose*-Moleküle. Maltose ist ein Zweifachzucker, der ohne vorherige Aufspaltung durch die Enterozyten nicht resorbiert werden kann. Bei einem Menschen mit gestörter Darmflora sind Enterozyten nicht in der Lage, Zweifachzucker aufzuspalten, daher bleibt Maltose unverdaut, unresorbiert und fällt den krankhaften Mikroorganismen anheim. Damit sich die Enterozyten erholen können und die gestörte Darmflora nicht länger ernährt wird, muss Stärke aus dem Speiseplan von GAPS-Kindern und -Erwachsenen gestrichen werden. Das heißt, es gibt kein Getreide, keine Getreideprodukte irgendeiner Art und keine stärkehaltigen Gemüsesorten. Die klinische Erfahrung zeigt, dass für den Darm eine gute Aussicht auf Erholung besteht, wenn man ihm einen ausreichend langen Zeitraum ohne Zweifachzucker und Stärke gewährt. Kommt diese Erholung erst einmal in Gang, dann kann der Betroffene nach und nach auch wieder folgenfrei Getreide und stärkehaltige Gemüsesorten essen.

Nun ist natürlich in der Natur nichts einfach nur schwarz oder weiß. Die meisten Früchte enthalten, insbesondere, wenn sie noch nicht voll ausgereift sind, etwas Saccharose, also einen Zweifachzucker. Aus diesem Grund ist es sehr wichtig, *reife* Früchte zu essen. Die meisten Gemüsesorten und auch einige Früchte enthalten eine gewisse Menge an Stärke. Allerdings ist der Anteil an Saccharose und Stärke in Früchten und nicht-stärkehaltigen Gemüsesorten im Vergleich zu Getreide, stärkehaltigen Gemüsesorten und Tafelzucker sehr gering. Bei der überwiegenden Mehrheit der Menschen mit Verdauungsstörungen wird die Darmschleimhaut mit diesen geringen Mengen Zucker und Stärke aus Obst und nicht-stärkehaltigen Gemüsesorten problemlos fertig.

Proteine

Da Proteine im Magen durch ein Enzym mit der Bezeichnung Pepsin und im Zwölffingerdarm durch Pankreasenzyme aufgespalten werden, erreichen sie die Enterozyten in Form von Peptiden. Peptide sind kleine, aus Aminosäuren gebildete Proteinketten und sollten im Normalfall nicht resorbiert werden, bevor sie nicht in einzelne Aminosäuren aufgespalten wurden, ein Prozess, den die Enterozyten übernehmen. Auf ihrer haarigen Oberfläche (dem Bürstensaum) haben gesunde Enterozyten Enzyme, die Peptide spalten, sogenannte Peptidasen. Jede Peptidase ist charakteristisch für eine bestimmte Peptidbindung und sogar für eine bestimmte chemische Verbindung innerhalb dieser Kette. Diese Enzyme spalten die Peptide in einzelne Aminosäuren auf, die dann resorbiert werden. Bei einem Kind oder Erwachsenen mit einer krankhaft veränderten Darmflora sind die Enterozyten krank. Sie schaffen es nicht, viele verschiedene Peptidasen zu bilden und den letzten Schritt der Proteinaufspaltung und Resorption von Aminosäuren durchzuführen. Gleichzeitig schädigen die krankheitserregenden Bakterien, Pilze und Viren die Darmwand, sodass sie für nicht aufgespaltene Peptide durchlässig wird. Zwei Proteine kennen wir bereits, die nicht korrekt aufgespalten und als Peptide resorbiert werden: Gluten aus Getreide und Kasein aus Milch. Möglicherweise gibt es weitere, bislang noch nicht untersuchte Proteine, die nicht richtig verdaut und als Peptide resorbiert werden. Es bleibt zu hoffen, dass zukünftige Forschungen hier neue Erkenntnisse zutage bringen.

Unterdessen sind Proteine für uns auf jeden Fall lebenswichtig, insbesondere für ein heranwachsendes Kind. Die besten Quellen für leicht verdauliches und sehr nahrhaftes Eiweiß sind Eier, Fleisch und Fisch. Für GAPS-Kinder und -Erwachsene ist es wichtig, leicht verdauliche Proteine zu verzehren, um ihrem Verdauungssystem die Arbeit so leicht wie möglich zu machen. Die Art der Zubereitung von Fleisch und Fisch wirkt sich stark auf die Verdaulichkeit aus: Werden Fleisch oder Fisch gekocht, gedämpft oder gedünstet, sind sie sehr viel besser verdaulich als frittiert, gebraten oder gegrillt. Eier, eine wahre Schatzkammer der Natur, liefern hochwertiges Eiweiß, die meisten B-Vitamine, Zink und viele andere nützliche Nährstoffe. Solange der Patient keine eindeutige Allergie gegen Eier hat, sollten diese einen wesentlichen Bestandteil der Ernährung ausmachen.

Fette

Für die Verdauung von Fetten wird Galle benötigt. Enterozyten haben an der Resorption von Fetten, soweit bekannt ist, keinen allzu großen Anteil. Aus diesem Grund zeigt sich aus der klinischen Erfahrung heraus, dass Menschen mit Verdauungsstörungen Fette relativ gut vertragen. Probleme treten allerdings dann auf, wenn jemand eine gestörte Darmflora hat. Der Darm ist in seinem Inneren mit einer Schleimhaut ausgekleidet. Jede Schleimhaut, die durch Krankheitserreger angegriffen wird, bildet zum eigenen Schutz vermehrt Schleim. Menschen mit Verdauungsstörungen weisen eine ausgeprägte Schleimproduktion auf, wodurch die Verdauung der Nahrung, einschließlich der Fette, beeinträchtigt wird. Der Schleim umschließt Nahrungsbestandteile, was verhindert, dass Galle und Verdauungsenzyme diese erreichen können. Als Folge davon bleibt eine Menge Fett unverdaut und wird oft als blasser, fettiger Stuhl ausgeschieden. Darüber hinaus führt die beeinträchtigte Fettresorption zu Defiziten an fettlöslichen Vitaminen, nämlich A, D, E und K. Die klinische Erfahrung zeigt, dass sich die Schleimbildung normalisiert und sich daraufhin auch die Fettresorption wieder verbessert, wenn bei der Ernährung lange genug auf Stärke und Zweifachzucker verzichtet wird.

Zusammengefasst heißt dies

Was ein GAPS-Patient meiden sollte:

- Alle Getreidesorten und die jeweiligen Erzeugnisse daraus: Weizen, Roggen, Reis, Hafer, Mais, Sorghum, Gerste, Buchweizen, Hirse, Dinkel, Triticale, Bulgur, Tapioka, Quinoa, Couscous (bei einigen dieser Produkte handelt es sich streng genommen nicht um Getreide, da sie jedoch stärkehaltig sind und meist als Getreide wahrgenommen werden, sind sie hier mit aufgeführt). Auf diese Weise reduziert sich die in der Ernährung enthaltene Stärke- und Glutenmenge beträchtlich. Der Verzicht auf jegliches Getreide macht eine Diät vollständig glutenfrei.
- Alle stärkehaltigen Gemüsesorten und daraus hergestellte Produkte: Kartoffel, Yamswurzel, Süßkartoffel, Pastinake, Topinambur, Maniok, Pfeilwurzel und Taro.
- Zucker und alle zuckerhaltigen Produkte.

- Stärkehaltige Hülsenfrüchte: Sojabohnen, Mungbohnen, Bohnensprossen, Kichererbsen, Dicke Bohnen.
- Laktose und alle laktosehaltigen Erzeugnisse: Milch oder Trockenmilch jeder Art, industriell hergestellter Joghurt, Buttermilch und Sauerrahm, Nahrungsmittel mit Laktose als Zusatzstoff.

Eine vollständige Liste der zu vermeidenden Speisen liefert das nächste Kapitel.

Bitte keine industriell verarbeiteten Nahrungsmittel!

„Weißt Du eigentlich woraus Frühstücksflocken gemacht werden? Aus all den gekringelten Holzspänen, die beim Spitzen von Bleistiften übrig bleiben!"

Roald Dahl, 1964,
(Charlie und die Schokoladenfabrik)

Unsere heutige Zeit ist geprägt durch sogenanntes *Convenience Food*, eine schnelle und praktische Ernährung, die meist aus stark industriell verarbeiteten Produkten besteht. Als Mutter Natur uns Menschen schuf, hat sie uns gleichzeitig alle Nahrungsmittel bereitgestellt, die nötig sind, um gesund, aktiv und voller Tatendrang zu bleiben. Allerdings müssen diese Nahrungsmittel so verzehrt werden, wie die Natur sie gemacht hat. In dem Moment, wenn wir anfangen, die natürlichen Lebensmittel zu manipulieren, fangen die Probleme an. Jegliche Verarbeitung, der wir unsere Nahrung aussetzen, verändert ihre chemische und biologische Struktur. Unser Körper ist nicht dafür ausgelegt, derart veränderte Nahrungsmittel zu verarbeiten. Je stärker einzelne Lebensmittel bearbeitet werden, desto ärmer an Nährstoffen und stärker chemisch verändert werden diese sein. Abgesehen vom Wertverlust hinsichtlich der Nährstoffe büßen bearbeitete Nahrungsmittel auch einen Großteil ihrer sonstigen Eigenschaften ein wie Geschmack, Aroma und Farbe. Zum Ausgleich werden die unterschiedlichsten Lebensmittelzusätze mit E-Nummern beigegeben: Geschmacksverstärker, Farbstoffe, Hilfsstoffe und Konservierungsstoffe. Viele dieser chemischen Stoffe tragen nachgewiesenermaßen zu Hyperaktivität, Lernbehinderungen, psychiatrischen Störungen und anderen Gesundheitsproblemen bei. Da natürliche und unbehandelte Lebensmittel sich nicht sehr gut halten, müssen sie behandelt werden, um ihr Leben auf den Supermarktregalen verlängern zu können. Und so kommt es dazu, dass natürliche Lebensmittel extremer Wärme, Druck, Enzymen, Lösungsmitteln und unzähligen sonstigen Stoffen ausgesetzt werden, Fette gehärtet und Proteine denaturiert werden. Aus natürlichen Lebensmitteln werden verschiedene chemische „Zubereitungen", die uns dann, hübsch verpackt, als „Nahrungsmittel" präsentiert werden. „Nahrungsmittel", die an kommerziellen Zielen ausgerichtet sind und bei denen gesundheitliche Betrachtungen niemals in die Rechnung mit einbezogen werden. Die Hersteller sind zwar dazu verpflichtet, auf dem Etikett alle Zutaten anzugeben. Verwendet der Hersteller jedoch eine Zutat, die selbst schon industriell verarbeitet oder aus behandelten Substanzen besteht, ist er nicht verpflichtet, anzugeben, woraus diese Zutat letztlich gemacht wurde. Versucht man also, etwas Spezielles, etwa Zucker oder Gluten, zu vermeiden, ist der Blick auf die Zutatenliste möglicherweise nicht immer aufschlussreich.

Schaut man sich die Supermarktregale an, wird schnell deutlich, dass die Masse der industriell verarbeiteten Nahrungsmittel aus Kohlenhydraten bestehen. Alles, was da steht an Frühstücksflocken, Chips, Keksen, Crackern, Broten, Gebäckstücken, Nudeln, Schokolade, Süßigkeiten, Marmeladen, Würzsoßen, Zucker, Obst- und Gemüsekonserven, tiefgekühlter Fertigkost mit Stärke und Teig enthält stark industriell verarbeitete Kohlenhydrate. Einige davon werden wir eingehender untersuchen. Lassen Sie sie uns aber zunächst einmal als Gruppe betrachten.

Generell gilt, dass Kohlenhydrate in der Nahrung als Glukose verdaut und resorbiert werden. Die Natur beliefert uns reichlich mit Kohlenhydraten in Form von Obst, Gemüse und Getreide. Wenn wir diese in ihrer natürlichen, unveränderten Form verzehren, werden die enthaltenen Kohlenhydrate langsam resorbiert und sorgen für einen allmählichen Anstieg des Blutzuckerspiegels, mit dem der Körper gut umgehen kann, weil er dafür ausgelegt ist. Industriell verarbeitete Kohlenhydrate werden schnell resorbiert und führen zu einem unnatürlich raschen Anstieg des Blutzuckers. Der Blutzucker ist einer jener Faktoren, die unser Körper unter allen Umständen versucht, innerhalb gewisser Grenzen zu halten, denn sowohl ein zu hoher als auch ein zu niedriger Wert ist schädlich. Ein rasanter Blutzuckeranstieg, die sogenannte **Hyperglykämie**, versetzt den Körper in einen Schockzustand und regt ihn dazu an, in sehr kurzer Zeit Unmengen an Insulin auszuschütten, um mit der überschüssigen Glukose fertig zu werden. Als Folge dieser Überproduktion an Insulin weist der Betroffene eine Stunde später einen sehr niedrigen Blutzuckerspiegel auf, genannt **Hypoglykämie**. Haben Sie sich schon einmal gefragt, warum Sie, wenn Sie zum Frühstück süße Cornflakes gegessen haben, schon eine Stunde später erneut Hunger haben? Das ist Hypoglykämie. Und was tun die meisten Leute dann in der Regel, um den kleinen Hunger zu stillen? Sie essen einen Keks, ein Stück Schokolade, trinken einen Kaffee und so weiter und der ganze Teufelskreis von Hyper–Hypoglykämie beginnt von vorne. Dieses an eine Achterbahn erinnernde Auf und Ab des Blutzuckerspiegels ist für jeden Menschen extrem schädlich, ganz zu schweigen von GAPS-Kindern und -Erwachsenen. Es ist erwiesen, dass Hyperaktivität, Konzentrations- und Lernschwierigkeiten, Aggression und andere Verhaltensauffälligkeiten bei Schulkindern sich unmittelbar auf diese Blutzucker-Achterbahn zurückführen lassen. Die hyperglykämische Phase erzeugt bei hyperaktiven Kindern ein gewisses Hochgefühl, bei autistischen Kindern manische Tendenzen und Selbststimulation, wohingegen sie in der hypoglykämischen Phase Unwohlsein verspüren, oft verbunden mit Kopfschmerzen, schlechter Laune, Wutanfällen, Aggression und einer allgemeinen Erschöpfung mit Schweißausbrüchen. (Abb. 4)

Ein weiterer, sehr wichtiger Punkt in Bezug auf industriell verarbeitete Kohlenhydrate ist deren schädigende Wirkung auf die Darmflora. Wir haben detailliert betrachtet, welch entscheidende Rolle die Normalflora im Darm für unsere Gesundheit spielt. Industriell verarbeitete

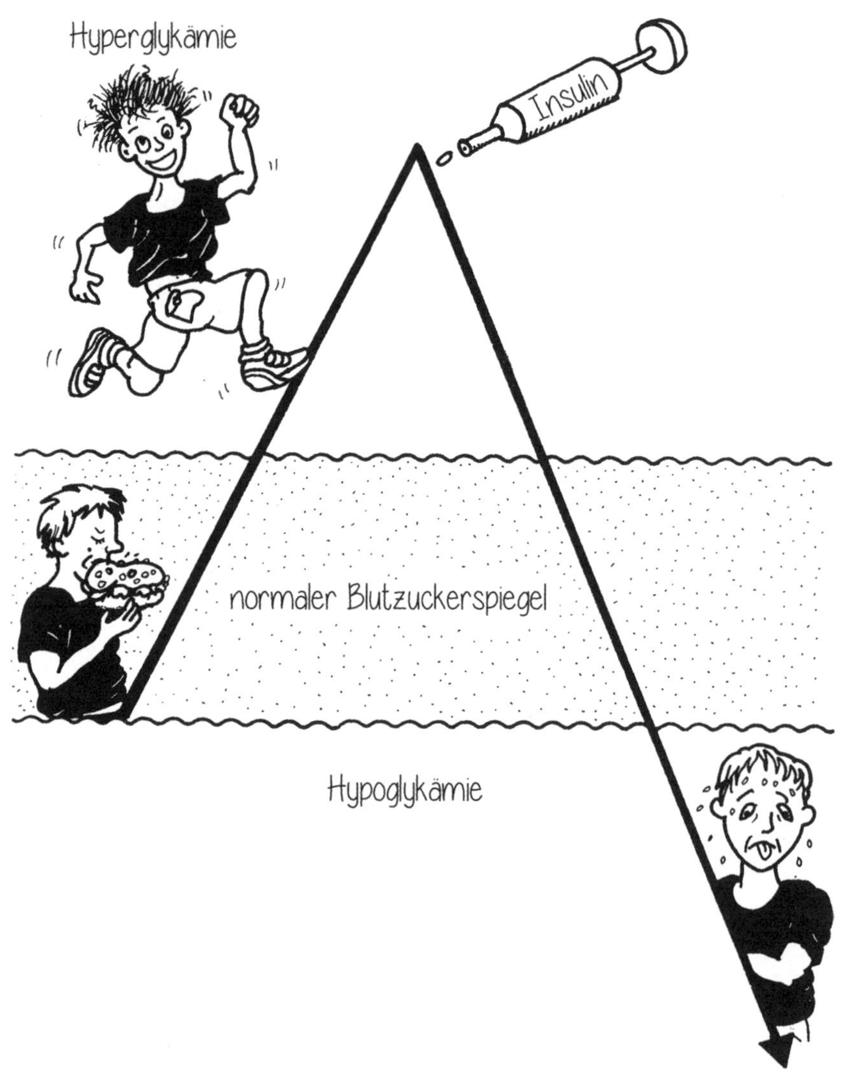

Abb. 4 Blutzucker-Achterbahn

Kohlenhydrate liefern pathogenen Bakterien und Pilzen im Darm einen Nährboden und fördern so deren Wachstum und starke Vermehrung. Davon einmal abgesehen sorgen sie für eine wunderbare, klebrig-zähe Umgebung im Darm, in dem sich Würmer und Parasiten gut einnisten und gedeihen können. All diese Mikrowesen produzieren toxische Substanzen, die in den Blutkreislauf gelangen und den Menschen im wahrsten Sinne des Wortes „vergiften". Je mehr industriell verarbeitete Kohlenhydrate – ob mit oder ohne Gluten – Sie Ihrem Kind geben, desto „toxischer" wird es werden und desto mehr autistische, schizophrene, hyperaktive oder sonstige Symptome werden Sie bei ihm feststellen.

In den vorangegangenen Kapiteln sind wir detailliert auf den Zustand des Immunsystems bei GAPS-Patienten eingegangen. Eine geschwächte Abwehrkraft spielt bei der Entwicklung des GAP-Syndroms eine wichtige Rolle. Da industriell verarbeitete Kohlenhydrate einen negativen Einfluss auf die Darmflora ausüben, sind sie maßgeblich an der nachhaltigen Schädigung des Immunsystems beteiligt. Zu alldem zeigt eine Vielzahl von Belegen auf, dass industriell verarbeitete Nahrungsmittel, insbesondere Kohlenhydrate und Zucker, die Funktion von Makrophagen, den natürlichen Fresszellen, sowie anderen weißen Blutkörperchen schwächen und die systemische Abwehr gegenüber allen Infektionen beeinträchtigen. Wer mit einem geschwächten Immunsystem täglich zuckerhaltige Getränke und Chips und ähnliche Nahrungsmittel zu sich nimmt, wird den Zustand seines Immunsystems zusätzlich verschlechtern.

Schauen wir uns einmal die gängigsten Formen dieser industriell verarbeiteten Kohlenhydrate genauer an.

Frühstückscerealien

Diese sollen doch gesund sein, oder nicht? Das ist zumindest das, was uns unzählige Werbespots weismachen wollen. Leider ist genau das Gegenteil der Fall.

- Frühstücksflocken sind in hohem Maße industriell verarbeitete Kohlenhydrate voller Zucker, Salz und anderer der Gesundheit abträglicher Substanzen. Eine Schüssel mit Frühstücksflocken lässt den Tag Ihres Kindes mit einer ersten Runde auf der Blutzucker-Achterbahn beginnen und wird zu den Ihnen allzu vertrauten Verhaltensmustern führen, mit denen Sie dann wiederum umgehen müssen.
- Als Quelle stark industriell verarbeiteter Kohlenhydrate lassen Frühstücksflocken schädliche Bakterien und Pilze im Darm gedeihen, die dann wiederum neue Toxine hervorbringen und so den Teufelskreis des GAP-Syndroms in Gang halten.
- Wie sieht es mit den Ballaststoffen aus? Die Hersteller behaupten, dass eine Schüssel ihres Produktes alle notwendigen Ballaststoffe liefert. Unglücklicherweise handelt es sich hierbei aber um die für GAPS-Patienten falsche Art von Ballaststoffen. Die Fasern in Frühstückscerealien stecken voller Phytate – Substanzen, die essenzielle Mineralstoffe unlöslich binden und so dem System vorenthalten, was zu einem Mineralstoffmangel des Patienten beiträgt.
- In einem Ernährungsforschungslabor hat man ein interessantes Experiment durchgeführt. Man analysierte den Nährwertgehalt verschiedener Marken von Frühstückscerealien sowie die Pappschachteln, in denen diese Cerealien verpackt waren. Die Analyse brachte zutage, dass die aus Holzbrei hergestellte Schachtel mehr nützliche Nährstoffe enthielt als die darin befindlichen Cerealien. Frühstückscerealien weisen in der Tat einen sehr geringen Nährwertgehalt auf. Um das wieder auszugleichen setzen die Hersteller den Erzeugnissen synthetische Vitamine zu und behaupten dann, eine Portion der Cerealien decke den täglichen Bedarf an diesen Vitaminen. Ganz so einfach funktioniert der menschliche Körper aber nicht. Er ist darauf ausgelegt, natürliche Vitamine zu erkennen und zu verwerten, die ihm in Form natürlicher Nahrungsmittel zugeführt werden. Aus diesem Grund haben synthetische Vitamine eine sehr niedrige Resorptionsrate. Das heißt, die meisten davon passieren einfach ohne größeren Nutzen den Verdauungstrakt und werden wieder ausgeschieden. Hinzu kommt, dass das, was von

jenen Vitaminen resorbiert würde, unabhängig von der Menge, vom Körper oft gar nicht als Nahrung erkannt wird und daher geradewegs zu den Nieren weitergeleitet und über den Urin ausgeschieden wird. In unserer modernen, pillengläubigen Gesellschaft haben wir ein neuartiges Syndrom zu verzeichnen – ein Syndrom teuren Urins.

Kurzum, was auch immer in der Werbung behauptet wird, in Frühstückscerealien ist für das GAPS-Kind oder den GAPS-Erwachsenen nichts Gesundes enthalten.

Kartoffelchips, Pommes frites und andere stärkehaltige Snacks

Kartoffelchips, Pommes frites und Popcorn, unter Kindern heutzutage ein Grundpfeiler der Ernährung, sind in hohem Maße industriell verarbeitete Kohlenhydrate mit großer Schadwirkung auf die Darmflora. Aber das ist noch nicht alles: Sie sind mit sehr stark erhitztem Pflanzenöl gesättigt. Jedes Pflanzenöl, das erhitzt wurde, enthält sogenannte Transfettsäuren, das sind ungesättigte Fettsäuren mit einer veränderten chemischen Struktur. Diese nehmen im Körper den Platz der lebenswichtigen Omega-3- und Omega-6-Fettsäuren in der Zellstruktur ein und bewirken, dass diese Zellen dysfunktional werden. Der Verzehr von Transfettsäuren wirkt sich unmittelbar schädigend auf das Immunsystem aus. Man weiß, dass sie die Aktivität von TH2-Zellen erhöhen und die TH1-Immunantwort schwächen. Sie erinnern sich vielleicht, dass die TH1-Immunantwort bei vielen GAPS-Patienten unterdrückt und die der TH2-Zellen überaktiv ist. Krebs, Herzerkrankungen, Ekzeme, Asthma und viele neurologische und psychiatrische Krankheitsbilder wurden mit Transfettsäuren in der Ernährung assoziiert. Näheres zur Verwertung von Fetten finden Sie im Kapitel *2 Fette: Die Guten und die Bösen,* Seite 330.

Vor nicht allzu langer Zeit tauchte ein weiteres starkes Argument gegen den Verzehr von Kartoffelchips und Pommes frites auf:

Der Acrylamid-Skandal

Im Frühling des Jahres 2002 berichteten die schwedische Nahrungsmittelbehörde sowie die Universität von Stockholm, dass sie in Kartoffelchips, Pommes frites, Brot und anderen gebackenen und frittierten stärkehaltigen Lebensmitteln hoch neurotoxische und karzinogene Substanzen gefunden hatten. Es handelt sich dabei um Acrylamide. Wissenschaftler aus Norwegen, dem Vereinigten Königreich und der Schweiz haben diese Ergebnisse bestätigt. Besonders hohe Mengen von Acrylamid fanden sie in stärkehaltigen Speisen, die bei hohen Temperaturen frittiert, gebraten oder gebacken worden waren. Erst kürzlich wurde auch Instantkaffee auf die Liste von Nahrungsmitteln gesetzt, die diese hochgefährlichen Substanzen enthalten. Die Weltgesundheitsorganisation WHO, die Ernährungs- und Landwirtschaftsorganisation der Vereinten Nationen FAO und die US-Arzneimittelbehörde FDA haben einen Plan ausgearbeitet, um genau festzustellen, wie sich Acrylamide in der Nahrung bilden und wie man sie vermeiden kann, da sie Krebs, neurologische Schäden und Unfruchtbarkeit verursachen können. Acrylamide sind so gesundheitsschädigend, dass sogar für Verpackungsmaterial von Lebensmitteln bestimmte Höchstgrenzen für diese Substanzen festgelegt wurden. Jahrelang legten Regierungsbehörden gesteigerten Wert auf die Überwachung des Acrylamidgehalts in der Plastikverpackung von Lebensmitteln, auf die darin enthaltenen Lebensmittel aber achtete niemand. Inzwischen hat sich herausgestellt, dass manche Lebensmittel in diesen Kunststoffverpackungen unglaublich hohe und weit über das zulässige Maß hinausgehende Mengen an Acrylamid aufweisen. Der Acrylamid-Skandal ist für GAPS-Kinder und -Erwachsene ein weiterer Grund, auf Kartoffelchips, Pommes frites und andere stärkehaltige Knabbereien zu verzichten.

Weizen

Gluten aus dem Speiseplan zu streichen wird empfohlen bei Autismus, Schizophrenie und Zöliakie, sodass glutenfreie Weizenprodukte einen wichtigen Teil der Ernährung der Betroffenen ausmachen. Aber schauen wir uns Weizen einmal genauer an – mit oder ohne Gluten.

Nahezu niemand kauft Weizenkörner und verarbeitet diese dann zu Hause weiter, wir kaufen meist aus Weizenmehl hergestellte Nahrungsmittel. Das Mehl kommt als Fertigmischungen für verschiedene Arten von Brot, Gebäck und Keksen in die Bäckerei. Diese Mischungen sind vorgefertigt und haben die besten Nährstoffe bereits verloren. Dann werden sie „angereichert" mit Konservierungsstoffen, Pestiziden, um Insekten fernzuhalten, bestimmten Stoffen, die das Mehl vor der Aufnahme von Feuchtigkeit bewahren, Farb- und Geschmacksverbesserern und Weichmachern – um nur einige zu nennen. Aus diesen chemischen Cocktails bereitet die Bäckerei dann Brote, Gebäck, Kuchen usw. zu, die wir verzehren. Der Hersteller hat seine wahre Freude daran, wenn er aus diesen Mischungen das Gluten herausnehmen kann und somit glutenfreie Produkte herstellen kann. Auf diese Weise bekommt der Kunde alle industriell verarbeiteten Kohlenhydrate mit allen darin enthaltenen chemischen Zusatzstoffen, nur dieses Mal ohne Gluten. Einmal heruntergeschluckt, verwandelt sich ein Stück Weißbrot in eine kleberähnliche Masse, von der sich im Darm Parasiten und krankheitserregende Bakterien und Pilze ernähren, was die allgemeine toxische Überlastung, unter der der GAPS-Patient sowieso schon leidet, noch zuspitzt. Als Hauptnahrungsmittel in den westlichen Industrieländern ist Weizen gleichzeitig auch eine der wichtigsten Ursachen für Nahrungsmittelallergien und -unverträglichkeiten.

Zucker und alle zuckerhaltigen Produkte

Zucker wurde schon vor langer Zeit als der „weiße Tod" bezeichnet. Und diesen Titel verdient Zucker auch zu 100 %. Der weltweite Zuckerkonsum hat im letzten Jahrhundert enorme Ausmaße angenommen. Man schätzt, dass in den Industrieländern der Konsum dieses in hohem Maße industriell verarbeiteten Produktes im Durchschnitt bei etwa 36-48 kg pro Kopf liegt. Zucker ist allgegenwärtig und es ist schwierig, überhaupt ein verarbeitetes Nahrungsmittel ohne Zucker zu finden. Abgesehen davon, dass Zucker den Blutzuckerspiegel Achterbahn fahren lässt und sich schädigend auf die Darmflora auswirkt, hat er nachgewiesenermaßen eine unmittelbare Schadwirkung auf das Immunsystem, das bei GAPS-Patienten ohnehin schon beeinträchtigt ist. Darüber hinaus muss der Körper in alarmierenden Ausmaßen verfügbare Mineralstoffe, Vitamine und Enzyme einsetzen, um mit der Zuckerattacke fertig zu werden, sodass diese Vitalstoffe ihm am Ende fehlen. Um zum Beispiel nur ein einziges Zuckermolekül abzubauen, benötigt der Körper rund 56 Moleküle Magnesium. Zuckerkonsum ist die Hauptursache für den in unserer heutigen Gesellschaft so weit verbreiteten Magnesiummangel, der zu Bluthochdruck, Abwehrschwäche, neurologischen Störungen und anderen Problemen führt. Ein GAPS-Patient leidet ohnehin an einem Defizit an Magnesium und vielen anderen lebenswichtigen Nährstoffen und sollte keinerlei Zucker zu sich nehmen, egal in welcher Form. Die wesentlichen Zutaten von Kuchen, Süßigkeiten und allen sonstigen Süßspeisen sind Zucker und Weizen, plus eine Menge chemischer Zutaten wie Farb-, Konservierungs- und Geschmacksstoffe usw. Es versteht sich von selbst, dass sie in der GAPS-Diät nichts verloren haben (ob mit oder ohne Gluten).

Softdrinks sind eine der größten Zuckerquellen unserer heutigen Ernährungsformen, von den verschiedenen chemischen Zusatzstoffen ganz zu schweigen. Eine einzelne Dose eines Softdrinks kann 5 bis 10 Teelöffel Zucker enthalten. Fruchtsaftgetränke enthalten Unmengen industriell verarbeiteten Fruchtzuckers und weisen oft Schimmel auf. Abgesehen von wirklich frisch gepresstem Saft haben derlei Getränke in der Diät nichts zu suchen. Der Süßstoff Aspartam, ein Zuckeraustauschstoff in den sogenannten „light"-Getränken, wirkt karzinogen und neurotoxisch und sollte von GAPS-Kindern und -Erwachsenen definitiv vermieden werden. Die Industrie kommt mit immer wieder neuen industriell gefertigten, künstlichen Süßungsmitteln auf den Markt (Xylitol, Maissirup, Agavendicksaft usw.). Keinem dieser Produkte kann man vertrauen und GAPS-Patienten sollten sie unbedingt allesamt vermeiden.

Zucker und Weizen sind so heimtückisch, dass es sich als sehr schwierig erweisen kann, im Supermarkt überhaupt irgendein industriell hergestelltes Nahrungsmittel zu finden, in dem sie nicht enthalten sind.

Zusammengefasst lässt sich sagen, dass die Ernährung eines GAPS-Patienten, egal ob er oder sie an Autismus, Schizophrenie, Hyperaktivität, Legasthenie oder Asthma usw. leidet, keinerlei industriell hergestellte Nahrungsmittel enthalten sollte. Alle Lebensmittel sollten frisch und so naturbelassen wie irgend möglich gekauft und selbst verarbeitet und zubereitet werden. Der Verdauungstrakt ist im Grunde ein langer Schlauch. Was man in den Schlauch hineingibt, wirkt sich unmittelbar auf sein Wohlbefinden aus. Ein GAPS-Verdauungssystem ist geschädigt und sehr empfindlich. Sie sollten misstrauisch sein und es keinem einzigen Nahrungsmittelhersteller überlassen, ihn zu füllen. Sie sollten das Verdauungssystem Ihres GAPS-Kindes (oder des von Ihnen versorgten GAPS-Erwachsenen) in Eigenregie füllen mit frisch zubereiteten, nahrhaften Speisen, bei denen sie immer genau wissen, was sie enthalten und wie sie verarbeitet sind.

Kein Soja bitte!

Soja ist ein enormer Wirtschaftszweig, insbesondere in den USA. Ein großer Teil der Soja-Industrie verwendet genetisch verändertes Soja. Soja ist billig in der Produktion und als Folge einiger Studien, die auf positive Auswirkungen auf Frauen in den Wechseljahren schließen lassen, ist der gesamte Markt von Sojaprodukten geradezu explodiert. Man findet Soja in vielen industriell verarbeiteten Nahrungsmitteln, Margarine, Salatdressings und Soßen, Broten, Keksen, Pizza, Babynahrung, Kinderknabbereien, Süßigkeiten, Kuchen, vegetarischen Erzeugnissen, Milchersatznahrung, Säuglingsnahrung usw. Gibt es dabei ein Problem? Werfen wir einen Blick auf einige Fakten.

1. Der vermeintliche Nutzen für Frauen in den Wechseljahren, den man in Japan und anderen östlichen Kulturen festgestellt hat, ist bedingt durch die Art und Weise, in der Soja üblicherweise verwendet wird: Als ganze Bohne nämlich oder fermentiert als Sojasauce, Nattō, Miso und Tempeh. Die im Westen gebräuchlichere Form von Soja wird *Soja-Protein-Isolat* genannt. Wie wird dieses hergestellt?

Die Sojabohnen werden, nachdem die Fasern mit einer alkalischen Lösung entfernt wurden, in ein Säurebad in großen Aluminiumtanks gegeben. Die Säure bewirkt, dass die Sojabohnen Aluminium aufnehmen, das auch im Endprodukt verbleiben wird. Aluminium wurde inzwischen mit Demenz und Alzheimer in Zusammenhang gebracht und in der Tat wurde in letzter Zeit viel über einen möglichen Zusammenhang zwischen dem Verzehr von Soja und psychischen Störungen berichtet. Nach der Aluminium-Säure-Spülung werden die Bohnen mit einer ganzen Reihe weiterer Chemikalien behandelt, darunter auch Nitrate, die mit der Entstehung von Krebs in Verbindung gebracht werden. Das Endprodukt ist ein nahezu geschmacksneutrales Pulver, das einfach genutzt und unterschiedlichen Nahrungsmitteln beigefügt werden kann. Bis zu 60 % aller industriell verarbeiteten Nahrungsmittel, darunter auch Sojamilch und Soja-Säuglingsnahrung, enthalten dieses Pulver.

2. Soja ist eine natürliche, strumigene Substanz, ein natürliches sogenanntes Goitrogen. Was kann man sich unter diesen Begriffen vorstellen? Sie sagen aus, dass Soja die Jodaufnahme hemmen und die Schilddrüsenfunktion reduzieren kann. Aufgrund verschiedener Toxine, die man bei GAPS-Patienten gefunden hat, ist fast bei allen eine Unterfunktion der Schilddrüse (Hypothyreose) festzustellen. Eine eingeschränkte Schilddrüsenfunktion hat für ein heranwachsendes Kind schwere Folgen, einschließlich Anomalien bei der Entwicklung und Reifung des Gehirns. Der Einsatz von Soja in der Ernährung wird die Schilddrüsenfunktion des Kindes zusätzlich beeinträchtigen.
3. Soja enthält eine sehr hohe Konzentration an Phytaten, eine Substanz, die auch in allen Getreidearten zu finden ist, insbesondere in der Kleie. Phytate haben die Eigenschaft, Mineralstoffe zu binden und deren Resorption zu verhindern. Dies trifft insbesondere auf Kalzium, Magnesium, Eisen und Zink zu. Wie wir bereits wissen, weisen GAPS-Kinder und -Erwachsene just an diesen Mineralstoffen einen Mangel auf. Eine Ernährung mit Soja würde diese Mangelerscheinungen zusätzlich verschärfen.

4. Am *Great Plains Laboratory* in den USA, das mit einer großen Zahl autistischer Kinder Allergietests durchgeführt hat, stellte man fest, dass nahezu jedes Kind eine extrem starke Sojaallergie hatte. Aufgrund der gewonnenen Erkenntnisse rät der Leiter des Labors, Dr. W. Shaw, eindringlich von der Nutzung von Soja bei autistischen Kindern ab.
5. Soja hat als Mittel bei Wechseljahresbeschwerden solche Beliebtheit erlangt, weil es natürliche Östrogene und Phytoöstrogene enthält. Diese Substanzen mögen für Frauen in der Menopause ja hilfreich sein, nicht aber für kleine Kinder. Bei vielen in den Gesundheitsberufen Tätigen wächst die Sorge über die Mengen an Phytoöstrogenen, die Kinder und Kleinkinder durch den Verzehr von Sojamilch und -Säuglingsnahrung aufnehmen. Wie gesagt, ist bei GAPS-Kindern das hormonelle Gleichgewicht aufgrund der Toxizität in ihrem Körper ohnehin schon gestört. Daher scheint eine weitere Störung in Form von Phytoöstrogenen kaum eine gute Idee zu sein.

Mehr als 90 % der weltweiten Sojaproduktion ist genetisch verändert, was allerdings selten in der Kennzeichnung der Produkte zum Ausdruck kommt. Unter welchem Blickwinkel man es also auch betrachtet, GAPS-Patienten sollten am besten auf Soja verzichten. Wenn das GAPS-Ernährungsprogramm abgeschlossen ist, können fermentierte Sojaerzeugnisse wie Nattō, Miso und Sojasauce wieder verwendet werden. Achten Sie einfach darauf, dass die Sojabohnen aus biologischem Anbau stammen und nicht genetisch verändert sind.

Brief einer Mutter (23. November 2003)

Walker war dreieinhalb Jahre alt, [als bei ihm] Autismus und Dyspraxie in mäßigem bis starkem Ausmaß diagnostiziert wurden. Er sprach nicht und die Fachärzte sagten uns, dass er möglicherweise niemals sprechen würde.

Wir folgten dem Rat von Fachleuten und setzten ihn auf eine strenge gluten- und kaseinfreie Diät. Diese brachten zwar gewisse Fortschritte, aber wir hatten das Gefühl, es müsste noch mehr geben, was man tun kann. Erst als ich mit Ihnen über einen Ernährungsplan für Walker sprach, wurde mir bewusst, dass wir einen langen Weg vor uns hatten, wenn Walker gesund ernährt und sein Darm geheilt werden sollte! Das Paradoxe daran ist, dass wir uns eigentlich immer für eine relativ gesundheitsbewusste Familie gehalten hatten. Bei genauerer Betrachtung unserer Ernährungsgewohnheiten wurde mir aber rasch klar, dass wir in die Falle geraten waren, immer nur industriell hergestellte, chemisch behandelte Nahrungsmittel zu verzehren. Wir sind dann Ihren Ratschlägen gefolgt, Lebensmittel in ihrer natürlichen, unbehandelten Form zu essen und konnten nahezu unmittelbar darauf Veränderungen bei Walter feststellen. Innerhalb weniger Wochen sprach Walker seinen ersten Satz und der Rest ist Geschichte!

Ihre Ernährungsempfehlungen waren für Walkers Genesung von unschätzbarem Wert.

Ich benutze das Wort „Genesung" hier bewusst, denn heute besucht mein Sohn (der inzwischen fünf Jahre alt ist) eine normale Schule und hat viele Freunde. Inzwischen ist er anderen gegenüber sehr aufgeschlossen und gesellig. Er kommt gut mit in der Schule und sowohl sein Autismus als auch seine Dyspraxie sind kaum noch wahrzunehmen!! Jeder, der Walker vor zwei Jahren kannte, kann nicht glauben, welche „Wandlung" da vor sich gegangen ist. Wie könnte ein Junge, der komplett emotionslos und in seiner eigenen Welt gefangen war, derselbe sein, der er heute ist? Es ist einfach unglaublich. Wenn ich heute mit anderen Leuten über „Ernährung und Diät" spreche, begreifen viele nicht wirklich, wie die Nahrung einen Menschen derart beeinflussen kann. Wenn man das, was wir erlebt haben, nicht selbst erlebt hat, ist es letzten Endes schwierig, dieses Wunder in seiner Gesamtheit zu erfassen!

Es gibt zwar viele Bücher über spezielle Ernährungsformen für Kinder mit Autismus, ADS, ADHS usw. (und ich habe sie alle gelesen), aber keines war dabei, das an die Ernährungsempfehlungen herankommt, die Sie uns für Walker gegeben haben. Im Grunde war es so, dass in vielen dieser Bücher Nahrungsmittel empfohlen wurden, von denen ich wusste, dass sie Walker sogar schaden würden. Dabei sind ältere Forschungserkenntnisse, die ausdrücklich von einer strengen gluten- und kaseinfreien Diät sprechen, nur die Spitze des Eisbergs … da gibt es noch viele Ungereimtheiten! Es frustriert mich immer zu sehen, dass viele Familien diesem Rat folgen und industriell gefertigte GFCF-Produkte kaufen, die viele andere schädliche Zutaten enthalten. Nicht selten sind es dieselben Eltern, die erfreut feststellen, dass Diät-Cola und Kartoffelchips gluten- und kaseinfrei sind und gleich Mengen davon kaufen!! Igitt!

Holly Branch, Mutter von Walker
Surrey, GB

2 Die geeignete Diät für das GAP-Syndrom

Im vorigen Kapitel haben wir einige grundlegende ernährungsphysiologische Aspekte von Diäten beleuchtet. Jetzt wollen wir uns damit beschäftigen, wie eine Diät für GAPS-Betroffene aussehen sollte.

Das GAP-Syndrom ist im Wesentlichen eine Verdauungsstörung und sollte auch als solche behandelt werden. Das Rad muss nicht neu erfunden werden, wenn es um Diäten für Verdauungsstörungen geht. Es gibt bereits eine Diät und zwar eine sehr wirkungsvolle, die Menschen mit allen Arten von Verdauungsstörungen, darunter auch so bedrohlichen wie Morbus Crohn und Colitis ulcerosa, hilft und seit mehr als 60 Jahren hervorragende Ergebnisse aufweist. Gemeint ist die Spezielle Kohlenhydratdiät, kurz SCD (Specific Carbohydrate Diet) genannt, die in der ersten Hälfte des 20. Jahrhunderts von dem angesehenen amerikanischen Kinderarzt Dr. Sidney Valentine Haas entwickelt wurde. Das war noch die gute alte Zeit, in der Ärzte ihre Patienten häufig auch mit einer Diät und natürlichen Heilmethoden behandelten. Aufbauend auf der Arbeit seiner Kollegen Dr. L. Emmett Holt, Dr. Christian Herter und Dr. John Howland erforschte Dr. Haas viele Jahre lang die Auswirkungen diätetischer Ernährung auf die Zöliakie und andere Verdauungsstörungen. Wie bereits seine Kollegen stellte auch er fest, dass Patienten mit Verdauungsstörungen diätetische Proteine und Fette verhältnismäßig gut vertragen konnten. Komplexe Kohlenhydrate aus Getreide und stärkehaltige Gemüsesorten hingegen verschlimmerten das Problem. Zucker, Laktose und andere Disaccharide (Zweifachzucker) mussten ebenfalls aus dem Speiseplan gestrichen werden. Bestimmte Obst- und Gemüsesorten wurden jedoch von seinen Patienten nicht nur gut vertragen, sondern verbesserten sogar ihren Gesundheitszustand. Dr. Haas behandelte mehr als 600 Patienten und erzielte hervorragende Ergebnisse – nachdem sein Diätplan über einen Zeitraum von mindestens einem Jahr eingehalten wurde, war eine „vollständige Heilung zu verzeichnen, ohne Rückfälle, Todesfälle, Beteiligung der Lunge oder Wachstumshemmung". Die Ergebnisse dieser Forschungsarbeit wurden 1951 von Dr. Sidney V. Haas und Merrill P. Haas in einem umfassenden medizinischen Fachbuch mit dem Titel *The Management of Celiac Disease* veröffentlicht. Die in diesem Buch beschriebene Diät wurde von Medizinern weltweit als Behandlungsmethode bei Zöliakie anerkannt, und Dr. Sidney V. Hass wurde für seine Pionierarbeit auf dem Gebiet der Kinderheilkunde geehrt.

Unglücklicherweise kommt es in der Geschichte der Menschheit nicht allzu oft zu einem „Happy End". Damals war Zöliakie als Krankheit noch nicht klar umrissen. Eine Vielzahl entzündlicher Darmerkrankungen wurde unter der Diagnose Zöliakie zusammengefasst und all diese Krankheitsbilder wurden mit der Speziellen Kohlenhydratdiät sehr wirksam behandelt. In den darauffolgenden Jahrzehnten passierte etwas Schreckliches. Die Zöliakie wurde schließlich als Glutenunverträglichkeit oder Glutenenteropathie definiert, was zur Folge hatte, dass eine Vielzahl anderer Darmprobleme aus dieser Diagnose ausgeschlossen wurde. Da man jetzt die „glutenfreie Diät" zur effektiven Behandlungsmethode für Zöliakie erklärte, geriet die SCD als veraltet in Vergessenheit. Und all die anderen entzündlichen Darmerkrankungen, die durch das Raster der echten Zöliakie fielen, gerieten ebenfalls in Vergessenheit. Da die echte Zöliakie ziemlich selten ist, bildeten die Patienten mit den „in Vergessenheit geratenen" Darmerkrankungen eine große Gruppe, die zuvor ebenfalls die Diagnose Zöliakie erhalten hatte, aber auf eine glutenfreie Diät keine Reaktion zeigte. Im Übrigen tritt auch bei vielen „echten" Zöliakiepatienten mit der glutenfreien Diät keine Besserung ein. All diese Krankheitsbilder sprechen sehr gut auf die von Dr. Haas entwickelte Spezielle Kohlenhydratdiät an. Auch das GAP-Syndrom gehört zu dieser Gruppe.

Nach der gesamten Kontroverse um die Zöliakie wäre die Spezielle Kohlenhydratdiät vollständig in Vergessenheit geraten, hätte es da nicht, Sie haben es erraten, eine hartnäckige Mutter gegeben!

Elaine Gottschall wandte sich 1958 an Dr. Haas in einem verzweifelten Versuch, ihrer kleinen Tochter zu helfen, die an einer schweren Colitis ulcerosa und neurologischen Problemen litt. Nachdem ihre Tochter zwei Jahre lang die SCD eingehalten hatte, war sie vollständig symptomfrei und ein energiegeladenes, gut gedeihendes kleines Mädchen. Seit dem Erfolg, den Elaine Gottschall mit der Speziellen Kohlenhydratdiät bei ihrer Tochter erzielte, hat sie im Laufe der Jahre Tausenden von Menschen geholfen, die an Morbus Crohn, Colitis ulcerosa, Zöliakie, Divertikulitis und verschiedenen Arten chronischer Durchfälle litten. Die drastischsten und schnellsten Genesungen, von denen sie berichtete, betrafen Kleinkinder, die, abgesehen von Verdauungsproblemen, Verhaltensauffälligkeiten wie Autismus, Hyperaktivität und Nachtangst aufwiesen. Sie hat sich jahrelang der Erforschung der biochemischen und biologischen Grundlagen der Diät gewidmet und ein Buch veröffentlicht mit dem Titel *Diät bei Morbus Crohn und Colitis ulcerosa: Chancen durch reizarme Ernährung. So hilft die „Spezielle Kohlenhydrat-Diät"*. Dieses Buch ist für Tausende Kinder und Erwachsene weltweit zu einem echten Rettungsanker geworden und wurde viele Male neu aufgelegt. Zahlreiche Websites und Web-Gruppen bieten Interessierten mittlerweile die Möglichkeit, Erfahrungen und Rezepte rund um das Thema SCD auszutauschen.

Die für GAPS-Patienten geeignete Diät basiert zum Großteil auf der Speziellen Kohlenhydratdiät. Ich musste sie im Laufe der Jahre verändern, damit sie den Bedürfnissen meiner Patienten entsprach. Mit der Zeit wurde sie von meinen Patienten dann GAPS-Diät genannt.

Wie sieht es mit Milchprodukten aus?

Bei der Speziellen Kohlenhydratdiät sind laktosefreie Milchprodukte erlaubt. Laktose, der aus einem Doppelmolekül bestehende Milchzucker, ist in Frischmilch und vielen im Handel erhältlichen Milchprodukten vorhanden. Zahlreichen Quellen zufolge können 25 bis 90 % der Weltbevölkerung Laktose nicht verdauen, weil ihnen das für die Verdauung von Laktose zuständige Enzym, die Laktase, fehlt. Kinder und

Erwachsene mit GAPS sowie Menschen mit Darmproblemen können sie ganz bestimmt nicht verdauen und sollten vollständig darauf verzichten. Sorgfältig fermentierte Milchprodukte wie Joghurt, Sauerrahm und naturbelassener Käse sind weitgehend laktosefrei, weil Laktose den fermentierenden Bakterien während des Fermentierungsvorgangs als Nahrung dient.

Milch enthält jedoch, neben Laktose, noch viele andere Substanzen, die GAPS-Betroffene vermeiden sollten. Die am besten erforschte Substanz ist das Milchprotein Kasein. In den vorhergehenden Kapiteln haben wir uns mit Kasomorphinen befasst, jenen Peptiden mit opiatartiger Struktur, die im Urin von Patienten mit Autismus, Schizophrenie, Depressionen und anderen Erkrankungen gefunden werden. Kasomorphine entstehen durch die mangelhafte Verdauung des Milchproteins Kasein. Sie werden durch die geschädigte Darmschleimhaut in den Blutkreislauf des GAPS-Betroffenen resorbiert, überwinden die Blut-Hirn-Schranke und beeinträchtigen das Gehirn in seiner Funktionsfähigkeit. Und in der Tat ist, wenn Milchprodukte vollständig vom Speiseplan einiger (nicht aller) autistischer Kinder oder Schizophreniepatienten gestrichen werden, eine Verbesserung des klinischen Krankheitsbildes zu erkennen, die bisweilen ziemlich spektakulär sein kann. Es ist umstritten, welche spezielle Form von Kasein die Ursache des Problems ist. Die Betakaseine genannte Gruppe von Proteinen steht dabei im Mittelpunkt des Interesses. So haben zum Beispiel Cade und andere Wissenschaftler nachgewiesen, dass diese sich in einem gestörten Verdauungssystem in Beta-Casomorphin-7 verwandeln, das von 32 verschiedenen Bereichen des Gehirns aufgenommen wird, von denen viele für das Sehen, das Hören und die Kommunikation verantwortlich sind.

Ein weiteres Problem im Zusammenhang mit Milchprodukten ist die Tatsache, dass sie Allergien und Unverträglichkeiten verursachen können. Die echte Milchallergie zählt zu den am weitesten verbreiteten Allergien, weil Milchprodukte über ein breites Spektrum von Antigenen verfügen (diverse Immunglobuline). Mehreren wissenschaftlichen Veröffentlichungen zufolge liegt darin die Hauptursache für Dreimonatskoliken. Sogar gestillte Säuglinge können, wenn die Mutter Milchprodukte zu sich nimmt, aufgrund der Empfindlichkeit gegenüber Milchantigenen, die über die Muttermilch weitergegeben werden, Koliken bekommen. In vielen Fällen lassen die Koliken bei den Säuglingen nach, wenn die Mutter auf den Konsum von Milchprodukten verzichtet.

All diese Informationen treffen zu, wenn man den wunderbaren natürlichen Vorgang der Fermentation außer Acht lässt. Wird Milch zu Hause richtig fermentiert, wird ein hoher Prozentsatz von Proteinen vorverdaut, Immunglobuline werden aufgespalten und Laktose wird von den fermentierenden Bakterien aufgezehrt. Durch die Fermentation kann der menschliche Darm Milch sehr viel besser verarbeiten. Darüber hinaus bilden die fermentierenden Bakterien Milchsäure, die sich heilend und beruhigend auf die Darmschleimhaut auswirken, sowie viele Vitamine (B-Vitamine, Biotin, Vitamin K2 und andere) und aktive Enzyme. Unglücklicherweise werden im Handel erhältliche fermentierte Milchprodukte nicht lange genug fermentiert, um für GAPS-Patienten geeignet zu sein. Zudem werden sie nach der Fermentation häufig pasteurisiert, wodurch die probiotischen Mikroorganismen abgetötet, Enzyme und viele Vitamine zerstört und die Struktur von Proteinen, Fetten und anderen Nährstoffen in dem betreffenden Produkt zerstört werden. Aus diesem Grund ist es für GAPS-Betroffene empfehlenswert, nur selbst fermentierte Milchprodukte zu konsumieren (siehe Rezeptteil). Nach meiner Erfahrung vertragen GAPS-Kinder und -Erwachsene hausgemachten Joghurt, Sauerrahm und Kefir hervorragend im Rahmen ihrer GAPS-Einführungsdiät. Egal wie sicher Sie sich sind, ob Sie zu dieser Gruppe gehören, sollten Sie zuerst den **Verträglichkeitstest** durchführen, um festzustellen, ob Sie an einer echten Allergie gegen Milchprodukte leiden. Geben Sie kurze Zeit vor dem Schlafengehen einen Tropfen Ihres selbst gemachten Joghurts, Sauerrahms oder Kefirs auf die Innenseite des Handgelenks des Betroffenen. Lassen Sie den Tropfen auf der Haut trocknen und den Patienten zu Bett gehen. Am nächsten Morgen prüfen Sie dann die Stelle: Ist keine Reaktion festzustellen, können Milchprodukte ohne Weiteres in die GAPS-Einführungsdiät aufgenommen werden. Ist die Stelle stark gerötet, besteht eine Allergie. In diesem Fall müssen Sie die Einführungsdiät ohne Milchprodukte durchführen und können dann in einer späteren Phase der Diät versuchen, den *Fahrplan zur Einführung von Milchprodukten* umzusetzen, sollten dabei aber auf jeder Stufe den Verträglichkeitstest wiederholen.

Die gute Nachricht in Bezug auf Milchprodukte ist, dass viele empfindliche Patienten nicht für immer auf sie verzichten müssen. Während die Darmschleimhaut allmählich heilt, sind viele GAPS-Patienten, die vorher allergisch auf Milchprodukte reagierten, in der Lage, diese Produkte allmählich in ihren Speiseplan einzuführen.

Fahrplan zur Einführung von Milchprodukten

Dieser Fahrplan ist für alle, die

1. beim Verträglichkeitstest allergisch auf Milchprodukte reagiert haben und
2. beschlossen haben, die GAPS-Einführungsdiät zu überspringen und sofort mit der GAPS-Volldiät zu beginnen. Mithilfe der Einführungsdiät kann der Darm schneller heilen und sich erholen, deshalb können fermentierte Milchprodukte von Anfang an als Teil der Einführungsdiät einbezogen werden. Einige Menschen, insbesondere jene ohne schwere Verdauungsproblemen, entscheiden sich dafür, sofort mit der GAPS-Volldiät zu beginnen. In diesem Fall ist es ratsam, sich an den hier aufgezeigten Fahrplan zur Einführung von Milchprodukten zu halten.

Milchfett, das nahezu keine Milchproteine oder Laktose enthält, wird von den meisten Menschen im Allgemeinen gut vertragen, sogar von jenen, die auf andere Milchprodukte allergisch reagieren. Reines Milchfett wird als Ghee, beziehungsweise als geklärte Butter bezeichnet. Es lässt sich problemlos zu Hause aus Bio-Butter herstellen (siehe Rezeptteil). Leider enthält im Handel erhältliches Ghee häufig Konservierungs- und andere Zusatzstoffe. Um sicherzugehen, unverfälschtes Ghee zu verwenden, sollte man es selbst herstellen. Ghee enthält sehr viele wertvolle Nährstoffe und ist hervorragend zum Kochen und Backen geeignet. Einige Menschen mit schwerer Milchallergie können nicht einmal Ghee vertragen und müssen auch darauf verzichten. Nach meiner Erfahrung reagiert die Mehrheit der GAPS-Kinder und -Erwachsenen jedoch nicht allergisch auf Ghee und es kann von Anfang an in den Speiseplan aufgenommen werden. Hat Ihr Patient beim Verträglichkeitstest allergisch auf Joghurt, Kefir und Sauerrahm reagiert, könnte Ghee eventuell während der zweiten Stufe der Einführungsdiät einbezogen werden. Führen Sie zuerst den Verträglichkeitstest durch, bevor Sie Ihr selbst gemachtes Ghee in den Diätplan integrieren.

Das erste Milchprodukt, das nach Ghee in die Diät aufgenommen werden kann, ist Butter. Sie ist gewissermaßen reines Milchfett und enthält nur sehr geringe Mengen Molke, die von den Patienten ab einem bestimmten Zeitpunkt in der Diät meistens gut vertragen wird. Man sollte darauf achten, Bio-Butter zu kaufen, weil konventionell hergestellte Butter sehr viele Pestizide, Hormone und Antibiotika aus dem Futter der Kühe enthält. Empfindlichen Menschen rate ich im Allgemeinen, Butter in den Speiseplan aufzunehmen, nachdem sie die Diät sechs Wochen eingehalten haben. Der Verträglichkeitstest wird zeigen, ob der Betroffene für diesen Schritt bereit ist. Ungesalzene Butter ist gesalzener vorzuziehen, weil viele Salzprodukte, die zur Konservierung von Butter verwendet werden, Rieselhilfen und andere Zusatzstoffe enthalten. Ich möchte an dieser Stelle noch einmal betonen, dass Butter und Ghee sehr viele wertvolle Nährstoffe für Kinder wie für Erwachsene enthalten. Liegt keine echte Allergie vor, sollte nicht darauf verzichtet werden. Butter und Ghee liefern zahlreiche Fettsäuren mit wichtigen gesundheitsfördernden Eigenschaften, die Vitamine A, D, E, K2, Betacarotin und andere nahrhafte Substanzen in leicht verdaulicher Form.

Nachdem Ghee und Butter erfolgreich in die Diät integriert wurden, ist über einen Zeitraum von 6-12 Wochen auch die schrittweise Einführung eiweißhaltiger, laktosefreier Milchprodukte möglich: Joghurt, Sauerrahm, Kefir und Käse. Wenn die Darmflora nach und nach aufgebaut wird und das Verdauungssystem heilt, sind viele GAPS-Patienten wieder in der Lage, Milchproteine zu verdauen, ohne diese in der opiatartigen Form von Kasomorphin zu resorbieren. Jeder Patient ist jedoch anders. Einige sind nach einigen Monaten für diesen Schritt bereit, bei anderen dauert es sehr viel länger. Entscheidend ist dabei, sehr behutsam und langsam vorzugehen, das heißt, Milcheiweiß enthaltende Nahrungsmittel nur einzeln und nacheinander einzuführen, mit kleinen Mengen zu beginnen und auf jede Reaktion zu achten. Alle Anzeichen für einen Rückschritt bei einem Kind oder einem Erwachsenen mit GAPS weisen darauf hin, dass die betreffende Person vermutlich noch nicht bereit dafür ist. Das kann sich in vermehrter Selbststimulation und nachlassendem Blickkontakt äußern, in Schlafstörungen, Stimmungsschwankungen und Hyperaktivität, Bettnässen bei Kindern, die schon aufs Töpfchen gehen, einem Aufflammen von Ekzemen oder einer Verschlimmerung von Allergien. Jeder Patient weist dann für ihn typische Symptome auf. Im Allgemeinen kann ich aus meiner klinischen Erfahrung sagen, dass Patienten, je jünger sie sind, desto schneller für diesen Schritt bereit sind. Bei Erwachsenen dauert es im Durchschnitt länger. In einigen Fällen müssen Milchproteine auf unbestimmte Zeit vermieden werden, vor allem bei langjähriger Schizophrenie und in Fällen, die sich durch Epilepsie, schweres Asthma und schwere Ekzeme schwierig gestalten. Als erste eiweißhaltige Milchprodukte können hausgemachter Joghurt und Sauerrahm hinzugefügt werden.

Es ist nicht eindeutig geklärt, ob eher Kuh- oder Ziegenmilch für die Herstellung von Joghurt verwendet werden sollte. Es gibt noch einige weitere Milchsorten, zum Beispiel Schafsmilch und Milch von Wildtieren, die aber bisher noch nicht genügend erforscht sind und auf die hier nicht näher eingegangen wird. Ziegenmilch gilt als besser verdaulich, da sie weniger Kasein und andersartige Fette und Proteine enthält. Im Hinblick auf Beta-Kasein jedoch, das angeblich das eigentliche Problem autistischer und schizophrener Patienten darstellt, ist in Ziegenmilch ein höherer Anteil vorhanden als in Kuhmilch. Unglücklicherweise gibt es zu diesem Thema nur wenige wissenschaftliche Daten, auf die man sich stützen könnte. Im klinischen Alltag berichten allerdings einige Patienten (nicht alle), dass sie Ziegenmilch sehr viel besser vertragen als Kuhmilch. Also bietet es sich möglicherweise an, Kefir oder Joghurt anfangs eher aus Ziegen- als aus Kuhmilch herstellen. Falls Sie in Ihrer

Umgebung keine Ziegenmilch finden können, versuchen Sie Joghurt aus Kuhmilch herzustellen. Auf genau diese Weise hat Elaine Gottschall ihr eigenes Kind und Tausende anderer Patienten erfolgreich behandelt. Hier ist es sehr wichtig, nur Milch aus biologischer Herstellung zu verwenden, da in den klinischen Beobachtungen ein beachtlicher Unterschied zwischen den Auswirkungen biologisch und konventionell erzeugter Milch deutlich wird. Menschen, die auf konventionellen Joghurt empfindlich reagieren, vertragen Bio-Joghurt oft ausgesprochen gut, weil nicht artgerecht aufgezogenen Tiere ein breites Spektrum chemischer Substanzen, von Antibiotika bis hin zu Pestiziden, verabreicht wird, von denen die meisten in der Milch enden.

Wichtig ist, dass die Einführung selbst gemachten Joghurts schrittweise erfolgt. Man beginnt mit einem Teelöffel pro Tag und erhöht die tägliche Menge allmählich auf 200-400 g. Der Grund hierfür liegt darin, dass Joghurt lebende probiotische Bakterien enthält, die eine Entgiftungsreaktion (Herxheimer-Reaktion) auslösen können. Was ist eine Entgiftungsreaktion? Da die probiotischen Bakterien Krankheitserreger im Darm angreifen und abtöten, setzen diese ihrerseits Toxine frei. Dabei handelt es sich um genau die Toxine, die den Menschen autistisch, hyperaktiv, asthmatisch usw. werden lassen. Die Symptome der Entgiftungsreaktion sind individuell sehr unterschiedlich. Die allmähliche Einführung probiotischer Nahrungsmittel ermöglicht es, die Entgiftungssymptome zu kontrollieren (mehr über dieses Thema erfahren Sie im Kapitel über probiotische Nahrungsmittel, Seite 318). Während der Einführungsphase können selbst gemachte Suppen und Eintöpfe mit Joghurt verfeinert werden, man kann ihn als Dessert mit Obst und Honig reichen oder mit Obst-Smoothies vermischt genießen. Lässt man Joghurt durch ein Seihtuch abtropfen, erhält man einen dickflüssigeren Joghurt oder körnigen Frischkäse. Zur selben Zeit wie Joghurt kann auch Sauerrahm (mit Joghurtkulturen fermentierte Sahne) allmählich der Diät hinzugefügt werden. Er liefert hervorragende Nährstoffe für die Immunabwehr und das Nervensystem von GAPS-Patienten. Genau wie Joghurt muss auch Sauerrahm schrittweise, mit einem Teelöffel pro Tag beginnend, in die Diät eingeführt werden. Joghurt und Sauerrahm sorgen bei der Ernährung für eine angenehme Abwechslung und Variationsmöglichkeiten. Ich möchte aber nochmals betonen, dass das Verdauungssystem des Patienten für diesen Schritt bereit sein muss! Überstürzen Sie also nichts!

Verträgt der GAPS-Patient selbst gemachten Joghurt und Sauerrahm ohne jegliche Probleme, kann Kefir in den Speiseplan integriert werden. Kefir ist ein ähnliches Produkt wie Joghurt, wird aber auf der Grundlage einer anderen Kombination aus Milchsäurebakterien sowie Hefen hergestellt. Für die Herstellung von Kefir können im Handel erhältliche Starterkulturen oder Kefirknollen, auch Kefirpilze genannt, verwendet werden. Kefir erzeugt in der Regel eine stärkere Entgiftungsreaktion als Joghurt, deshalb empfehle ich zuerst Joghurt in die Diät aufzunehmen, bevor man es mit Kefir versucht. Der Darm von GAPS-Patienten ist von krankheitserregenden Hefepilzen befallen, allen voran Candida. Die nützlichen Hefen im Kefir tragen dazu bei, die krankheitserregenden Hefepilze unter Kontrolle zu halten. Auch Sahne kann mit Kefirkulturen fermentiert werden und zur selben Zeit wie aus Milch hergestellter Kefir in die Diät eingeführt werden. Genau wie beim Joghurt beginnt man mit einem Teelöffel pro Tag und erhöht die tägliche Kefirmenge dann Schritt für Schritt. Der Verzehr von reichlich Joghurt und Sauerrahm (fermentiert mit Joghurt) sollte während der Einführungsphase von Kefir fortgesetzt werden.

Sind Joghurt, Sauerrahm und Kefir erfolgreich in die Diät integriert, kann naturbelassener Bio-Käse ausprobiert werden. An dieser Stelle muss erwähnt werden, dass Käse in Bezug auf die Einführung zu den schwierigeren Milchprodukten gehört, weil er ein sehr konzentriertes Milchprotein liefert. Käse ist zudem ein hervorragender Nährboden für Hefe- und Schimmelpilze, die von vielen Menschen mit GAPS nicht vertragen werden. Einige GAPS-Patienten stellen fest, dass sie keinerlei Probleme mit selbst gemachtem Joghurt haben, Käse aber einfach nicht vertragen können. Vorausgesetzt ihrem Verdauungssystem wurde die Möglichkeit gegeben zu heilen, kann die Mehrheit der GAPS-Kinder und -Erwachsenen eine gute Auswahl naturbelassener Käse wie Cheddar und Parmesan verzehren (eine vollständige Liste finden Sie am

Ende dieses Kapitels). Wie Kefir und Joghurt sollten auch verschiedene Käsesorten einzeln und nacheinander eingeführt werden. Auch hier wird mit einer sehr kleinen Menge begonnen (nicht mehr als ein Bissen) und die Reaktion des Patienten beobachtet.

Einige Monate nach der sicheren Einführung von Käse stellen viele Patienten fest, dass ihr Verdauungssystem jetzt bereit ist für konventionell hergestellten Joghurt mit Lebendkulturen (ohne Zusatzstoffe), Sauerrahm und Crème fraîche. Am Ende des zweiten Jahres der Diät kann frische Sahne in die Liste aufgenommen werden.

Fahrplan zur Einführung von Milchprodukten – Überblick

Phase 1. Nur selbst gemachtes Ghee ist erlaubt. Diese Phase dauert durchschnittlich sechs Wochen. Verträgt ein GAPS-Patient kein Ghee, kann es sein, dass er nie irgendein Milchprodukt vertragen wird. Es lohnt sich jedoch, nach einigen Monaten einen erneuten Versuch zu starten. Führen Sie vorher immer den Verträglichkeitstest durch.

Phase 2. Bio-Butter kann nach und nach eingeführt werden, wenn der Verträglichkeitstest negativ ist. Achten Sie auf jede Art von Reaktion. Die meisten Menschen sind nach etwa 6 Wochen für diese Phase bereit.

Phase 3. Joghurt und Sauerrahm aus eigener Herstellung (fermentiert mit Joghurtkulturen) können nun eingeführt werden. Man beginnt mit einem Teelöffel pro Tag und steigert allmählich die tägliche Menge. Zeigt sich irgendeine negative Reaktion, sollte man einen Monat warten und es dann erneut ausprobieren. Die meisten GAPS-Patienten sind 6-12 Wochen nach der Einführung von Butter für diese Phase bereit.

Phase 4. Kefir und mit Kefir fermentierter Sauerrahm aus eigener Herstellung werden der Diät hinzugefügt. Man beginnt mit einem Teelöffel täglich und steigert die tägliche Menge Schritt für Schritt. Führen Sie den Verträglichkeitstest durch, bevor Sie mit dieser Phase beginnen.

Fahren Sie mit bereits eingeführten Milchprodukten fort: Ghee, Butter, Joghurt und mit Joghurtkulturen fermentierter Sauerrahm.

Phase 5. Probieren Sie aus, wie sich eine kleine Menge Bio-Cheddarkäse im Rahmen einer Mahlzeit auswirkt. Beobachten Sie, ob irgendeine negative Reaktion eintritt, und zwar drei bis fünf Tage lang, da die Reaktion verzögert eintreten kann. Kommt es zu keiner negativen Reaktion, kann die Menge allmählich gesteigert werden. Wird Cheddarkäse gut vertragen, probieren Sie es mit einem anderen naturbelassenen Käse (die vollständige Liste der zugelassenen Käse finden Sie am Ende des Kapitels). Beginnen Sie mit dieser Phase erst, wenn selbst gemachter Joghurt gut vertragen wird.

Phase 6. Versuchen Sie im Handel erhältlichen Naturjoghurt, Sauerrahm, Crème fraîche mit *Lebendkulturen*. Überstürzen Sie nichts. Die meisten Menschen mit GAPS sind nach zweijähriger Einhaltung der Diät für diesen Schritt bereit.

Nachdem sie zwei Jahre lang die Diät eingehalten haben, stellen viele GAPS-Betroffene fest, ohne offenkundige Schwierigkeiten *gelegentlich* ein naturbelassenes Milchprodukt, einschließlich Sahne und Käsesorten, die nicht auf der Liste stehen, essen zu können. Ich empfehle jedoch, diese Produkte nur gelegentlich zu verzehren und mit den Milchprodukten, die während der Diät zugelassen sind, auf der sicheren Seite zu bleiben. Eine Ausnahme würde ich nur bei Rohmilch machen.

Was ist Rohmilch? Es handelt sich hierbei um frische Kuh- oder Ziegenmilch, die nicht pasteurisiert, homogenisiert oder sonst wie bearbeitet wurde. Man kann hier von „lebender" Milch sprechen, weil sie lebende Enzyme enthält, die diese Milch für Sie vorverdauen und Ihrem Verdauungssystem nur wenig Arbeit übrig lassen. So vertragen zum Beispiel viele Menschen, die Laktose nicht verdauen können, Rohmilch ohne Schwierigkeiten. Rohmilch ist voller „lebender" Vitamine, Aminosäuren, Proteine, essenzieller Fette und vieler anderer Nährstoffe in der biochemischen Form, die unser Körper benötigt. Beim Pasteurisieren von Milch gehen nicht nur viele dieser Nährstoffe verloren, sondern es wird auch deren biochemische Struktur verändert, wodurch sie schwer zu verdauen und zu assimilieren sind und infolgedessen Allergien und andere Probleme verursachen. Jahrtausende lang haben die Menschen ihre Kinder mit Rohmilch direkt von der Kuh ernährt und das ohne Probleme und mit vielen Vorteilen. Problematisch wurde es erst als begonnen wurde, Babys industriell verarbeitete „abgestorbene" Milch zu geben. In vielen Ländern weltweit werden Babys immer noch problemlos mit Rohmilch ernährt. Man weiß dort, dass Kinder keine Milch bekommen sollten, die pasteurisiert, erhitzt, homogenisiert oder in irgendeiner Weise behandelt wurde, weil sie von dieser Milch krank werden würden. Tierärzte in westlichen Ländern sind sich der schädlichen Auswirkungen pasteurisierter Milch sehr wohl bewusst und raten davon ab, Katzen, Hunde oder andere Tiere damit zu füttern. Nebenbei bemerkt gedeihen all diese Tiere hervorragend mit Rohmilch. Aus irgendeinem Grund wurde der Gesundheit des Menschen nicht diese besondere Aufmerksamkeit zuteil – uns sagt niemand, welchen Schaden pasteurisierte Milch unserer Gesundheit zufügen kann.

Warum pasteurisieren wir die Milch? Weil ein gewisses Risiko besteht, durch Rohmilch an einigen ernsthaften Infektionen zu erkranken. Diese Infektionen werden jedoch nur durch infizierte Kühe und Ziegen übertragen. Ist das Tier gesund und wird es regelmäßig von einem Tierarzt untersucht, besteht kein Risiko, durch die Milch an einer Infektion zu erkranken. So können Salmonellen, E. coli und viele andere schädliche Mikroorganismen in Rohmilch nicht überleben. Sie werden von den nützlichen Bakterien, Enzymen und Immunkomplexen zerstört, die natürlicherweise in der Milch vorkommen. Gelangen diese Krankheitserreger allerdings in pasteurisierte Milch, gedeihen sie darin, weil die Enzyme und die nützlichen Bakterien durch die Pasteurisierung zerstört wurden. Aus diesem Grund kommt es durch den Konsum pasteurisierter Milch immer noch zu schwerwiegenden Ausbrüchen dieser Infektionen. Da die meiste Milch in westlichen Ländern pasteurisiert wird, sind die Milchbauern nicht gezwungen, sich wirklich gut um die Gesundheit ihrer Tiere zu kümmern: Sollte die Kuh krank sein und sollten sich daher irgendwelche Krankheitserreger auf ihre Milch übertragen, werden diese durch die Pasteurisierung zerstört. Glücklicherweise gibt es Milchbauern, die bewusster mit diesem Thema umgehen: Sie kümmern sich um die Gesundheit ihrer Tiere und sind infolgedessen in der Lage, ihren Verbrauchern ohne jegliches Gesundheitsrisiko naturbelassene Rohmilch zu liefern. Eine aktualisierte Liste dieser Milchbauern finden sie unter http://www.milch-und-mehr.de/de/12570-Erzeugerbetriebe-Ueberblick. In Deutschland darf Rohmilch nur mit der Bezeichnung Vorzugsmilch oder Rohmilch und direkt vom Tierhalter an den Endverbraucher oder an Einzelhandelsunternehmen verkauft werden. Mit etwas Glück findet man in seiner näheren Umgebung einen Hof, der Bio-Rohmilch von gesunden Kühen oder Ziegen verkauft. In diesem Fall sollte man seinen gesamten Joghurt, Kefir und Sauerrahm aus Rohmilch und -sahne herstellen und Rohmilchbutter kaufen. Nach meiner klinischen Erfahrung wird Rohmilch von den meisten Menschen gut vertragen. GAPS-Patienten müssen jedoch die *Fahrplan zur Einführung von Milchprodukten* durchlaufen haben, bevor sie Rohmilch probieren: Werden alle selbst gemachten fermentierten Rohmilchprodukte gut vertragen und wurde Käse eingeführt, können viele GAPS-Betroffene anfangen, Bio-Rohmilch zu trinken. Wie bei allen Milchprodukten muss mit einer sehr kleinen Menge begonnen werden. Es versteht sich von selbst, dass die Milch, die wir im Geschäft kaufen können, „leblos“ ist und auf keinen Fall von GAPS-Betroffenen konsumiert werden sollte. Damit sie für uns von Nutzen ist, müssen wir sie mit nützlichen Bakterien fermentieren und auf diese Weise wieder lebendig machen. Sollten Sie in Ihrer näheren Umgebung keine Rohmilch finden, können Sie pasteurisierte Bio-Milch kaufen und dann fermentieren.

Eine weitere wichtige Information zu Milchprodukten: Der Verzehr von Molke, Joghurt und Kefir bewirkt bei erhöhter Anfälligkeit für Durchfallerkrankungen wahre Wunder. Verschiedene Substanzen in Sauermilchprodukten, insbesondere die Milchsäure, beruhigen und stärken die Darmschleimhaut, verlangsamen die Nahrungspassage durch den Dünn- und Dickdarm und festigen den Stuhl ziemlich rasch.

Ist der Betroffenen also anfällig für Durchfall, sollten im Rahmen der GAPS-Einführungsdiät fermentierte Milchprodukte von Anfang an einbezogen werden. Verstopfung steht allerdings auf einem anderen Blatt. Leidet der Betroffene an chronischer Verstopfung, sollten von Anfang an Sauerkrautsaft und Saft von fermentierten Gemüsesorten eingeführt werden, Milchprodukte aber mit Vorsicht genossen werden. Meiner Erfahrung nach vertragen Menschen mit Verstopfung Milchprodukte mit hohem Fettgehalt wie Ghee, Butter und Sauerrahm gut, nicht aber die mit hohem Proteingehalt wie beispielsweise Joghurt, Molke, Kefir und Käse: Milchprodukte mit hohem Proteingehalt können Verstopfung verschlimmern. Das muss nicht bei jedem Menschen mit Verstopfung der Fall sein, da wir alle eine individuell unterschiedliche Darmflora haben, meiner Erfahrung nach tritt dies aber in mehr als der Hälfte der Fälle ein.

Was also gibt es zu essen?

Im vorhergehenden Kapitel haben wird uns eingehend mit den erlaubten Kohlenhydrat- oder Zuckerarten beschäftigt, den Einfachzuckern, die in Obst und stärkefreien Gemüsesorten vorkommen. Alle komplexen Kohlenhydrate, wie sie in Getreide und stärkehaltigen Gemüsesorten enthalten sind, müssen strikt ausgeklammert werden. Ich kann nicht genug betonen wie wichtig es ist, darauf zu achten, dass noch nicht einmal eine Spur von Zucker, Getreide oder stärkehaltigem Gemüse in einer Mahlzeit zu finden sein darf. An dieser Stelle sehe ich in der Regel die Panik im Gesicht der Eltern, vor allem der Eltern, die schon den ganzen Stress bei der Umsetzung der gluten- und kaseinfreien Diät (GFCF) ausgehalten haben. Kein Reis! Keine Kekse! Kein Kuchen! Keine Nudeln! Kein Brot! Nicht einmal glutenfreies! Keine Pommes frites! Keine Chips! Kein Popcorn! Kein Eis! Keine Süßigkeiten! Aber mein Kind isst doch nichts anderes! Mein Kind wird verhungern!

Tatsächlich beschränken GAPS-Kinder und -Erwachsene ihre Ernährung in der Regel auf verarbeitete Kohlenhydrate, nach denen sie aufgrund ihrer gestörten Darmflora geradezu lechzen. Wichtig ist also, für all diese Nahrungsmittel einen Ersatz zu finden, der mit der Diät vereinbar ist. Die Tatsache, dass Menschen mit GAPS kein Getreide und keinen Zucker essen dürfen, bedeutet nicht, dass sie auf Brot, Kuchen, Gebäck, Cracker, Pfannkuchen, Waffeln und Muffins verzichten müssen. Das Diätprogramm bietet Rezepte für leckere und sehr nahrhafte Speisen, bei denen Weizenmehl durch fein gemahlene Nüsse ersetzt wird und statt Zucker naturbelassener Honig und Trockenobst verwendet werden. Im Rezeptteil finden Sie eine ganze Reihe unterschiedlicher leckerer Rezepte. Elaine Gottschall stellt eine Menge weiterer wunderbarer Rezepte vor und darüber hinaus findet man im Internet eine große Auswahl auf den folgenden Seiten:

www.gaps-forum.de
http://praxispraevention.de/gaps-was-ist-das/
www.gaps.me
www.scdiet.de
www.breakingtheviciouscycle.info (nur auf Englisch)

Weit entfernt davon zu verhungern, wird Ihr Kind ausgesprochen nahrhafte Mahlzeiten bekommen. Jetzt wollen wir uns damit beschäftigen, was unser GAPS-Patient essen wird.

Empfohlene Nahrungsmittel

Eine umfassende alphabetische Liste der empfohlenen und der zu vermeidenden Nahrungsmittel finden Sie am Ende dieses Kapitels.

Fleisch und Fisch

Alle Sorten von frischem und tiefgekühltem Fleisch, Wild, Innereien, Geflügel, Fisch und Meeresfrüchten.

Fleisch und Fisch sind hervorragende Nährstofflieferanten. Entgegen landläufiger Meinung sind es Fleisch, Fisch und andere tierische Produkte, die den höchsten Gehalt an Vitaminen, Aminosäuren, nahrhaften Fetten, vielen Mineralstoffen und anderen Nährstoffen enthalten, die der Mensch täglich benötigt. Außerdem stehen uns all diese Nährstoffe in Fleisch und Fisch in der für den Menschen am leichtesten verdaulichen Form zur Verfügung. Ich halte es für irreführend, dass in manchen Ernährungsbüchern Vitamintabellen abgedruckt sind, die darlegen, dass Getreide uns mit allen Vitaminen versorgen. Zunächst muss gesagt werden, dass die Form der Vitamine in Getreide für den Menschen schwer verdaulich ist. Zweitens, vergleicht man den Vitamingehalt in Fleisch, Fisch oder anderen tierischen Produkten mit dem in Getreide, stehen die tierischen Produkte ganz oben auf der Liste. Schauen wir uns einige von ihnen näher an.

Vitamin B1 (Thiamin): Die Hauptquellen sind Schweinefleisch, Leber, Herz und Nieren.

Vitamin B2 (Riboflavin): Die Hauptquellen sind Eier, Fleisch, Milch, Geflügel und Fisch.

Vitamin B3 (Nikotinsäure): Die Hauptquellen sind Fleisch und Geflügel.

Vitamin B5 (Pantothensäure): Die Hauptquellen sind Fleisch und Leber.

Vitamin B6 (Pyridoxin): Die Hauptquellen sind Fleisch, Geflügel, Fisch und Eier.

Vitamin B12 (Cyanocobalamin): Die Hauptquellen sind Fleisch, Geflügel, Fisch, Eier und Milch.

Biotin: Die Hauptquellen sind Leber und Eigelb.

Vitamin A: Die Hauptquellen sind Leber, Fisch, Eigelb und Butter. Die Rede ist vom echten Vitamin A, das der Körper direkt verwerten kann. Man liest in vielen Artikeln und Büchern, dass Obst und Gemüse Vitamin A in Form von Carotinoiden liefern. Das Problem dabei ist, dass Carotinoide im Körper in echtes Vitamin A umgewandelt werden müssen, viele von uns dazu aber nicht in der Lage sind, weil sie mit zu vielen Toxinen belastet sind oder eine chronische Entzündung in sich tragen. Es kann also vorkommen, dass man trotz vieler Möhren auf dem Speiseplan einen Mangel an diesem lebenswichtigen Vitamin entwickelt, wenn man keine tierischen Produkte mit dem echten Vitamin A konsumiert.

Vitamin-A-Mangel führt zu einer gestörten Immunabwehr, Augenproblemen sowie Lern- und Entwicklungsstörungen. GAPS-Betroffene können Carotinoide nicht in echtes Vitamin A umwandeln und müssen es deshalb in einer direkt verwertbaren Form aus tierischen Produkten zu sich nehmen.

Vitamin D: Die Hauptquellen sind Fischleberöle, Eier, Fisch.

Folsäure: Die bei weitem beste Quelle ist Leber. Grüne Blattgemüsesorten gelten als zuverlässige Quelle, obwohl sie viel weniger Folsäure enthalten und schwerer zu verdauen sind. Dem menschlichen Verdauungssystem fällt es leichter, Nährstoffe aus tierischen Nahrungsmitteln zu gewinnen. Folsäure ist vor allem während der Schwangerschaft von großer Bedeutung, um Neuralrohrdefekte beim Säugling zu verhindern. Darum wurde in jeder traditionellen Kultur sichergestellt, dass Schwangere regelmäßig Leber aßen, damit sie nicht nur mit ausreichend Folsäure versorgt wurden, sondern auch mit vielen anderen Nährstoffen in einer biochemischen Form, die leicht zu verdauen und für den Stoffwechsel leicht zu verwerten ist.

Vitamin K2 (Menachinon): Die reichhaltigsten Quellen sind Innereien, Vollfettkäse, hochwertige Butter und Sahne (goldgelb von Weidetieren), tierische Fette und Eigelb. Dieses Vitamin ist unerlässlich für den regulären Kalziumstoffwechsel. Ein Mangel an diesem Vitamin führt zu Ablagerungen von Kalzium im Weichgewebe und löst Entzündungen aus, während gleichzeitig die Knochen und Zähne nicht mit ausreichend Kalzium versorgt werden. Unsere eigene Darmflora ist, abgesehen von fettreichen Nahrungsmitteln, eine wichtige Quelle dieses Vitamins: die probiotischen Bakterien im Darm bilden Vitamin K2 und setzen es frei.

Fermentierte Nahrungsmittel sind reich an Vitamin K2, da es während des Fermentierungsvorgangs von den Bakterien gebildet wird. Nattō (fermentierte Sojabohnen) gehört zu den reichhaltigsten pflanzlichen Quellen.

Die beiden intensiv erforschten Vitamine, mit denen Fleisch und Fisch uns nicht versorgen, sind, soweit uns bekannt, die Vitamine C und K1 (Phyllochinon). Sie müssen durch Gemüse und Obst zugeführt werden.

Obst, abgesehen von Avocados, beeinträchtigt im Allgemeinen die Verdauung von Fleisch und sollte zwischen den Mahlzeiten verzehrt werden. Gemüse hingegen lässt sich sehr gut mit Fleisch und Fisch kombinieren und versorgt uns mit den fehlenden Nährstoffen. Ein weiterer wichtiger Grund für den Verzehr von Fleisch und Fisch in Kombination mit Gemüse liegt in der Art und Weise, wie wir Nahrungsmittel verstoffwechseln. Die Verdauung und Verwertung von Fleisch und Fisch wirkt im Körper säurebildend, wohingegen die Verdauung der meisten Gemüsesorten basenbildend wirkt. Durch die Kombination von Fleisch und Gemüse in einer Mahlzeit gleichen wir den Säuregehalt im Körper aus, was ausgesprochen wichtig ist, weil weder ein zu saurer noch ein zu basischer Zustand sehr gesund ist. Rohes Gemüse wirkt stärker alkalisierend als gegartes. Achten Sie jedoch vor der Einführung von rohem Gemüse darauf, dass das Verdauungssystem des Betroffenen auch bereit dafür ist.

Da die meisten GAPS-Patienten an Anämie leiden, ist es für sie besonders wichtig, regelmäßig rotes Fleisch (Lamm, Rind, Wild und Innereien) zu verzehren, weil diese Nahrungsmittel das beste Heilmittel für Anämie sind. Sie liefern nicht nur Eisen in Häm-Form, der Form, die vom Körper am besten resorbiert wird, sondern auch B-Vitamine und andere für die Behandlung von Anämie wesentliche Nährstoffe. Fleisch fördert außerdem die Resorption von Nicht-Häm-Eisen aus Gemüse und Obst, während Vitamin C aus Gemüse und grünem Blattgemüse die Resorption von Eisen aus Fleisch unterstützt. Umfassende epidemiologische Studien zeigen, dass der Verzehr von rotem Fleisch in verschiedenen Ländern weltweit mit einem sehr viel geringeren Vorkommen von Eisenmangel einhergeht.

Der Verzehr von Leber wirkt auf anämische Menschen unglaublich belebend. Leber ist ein wahres Nährstoffkraftwerk. Egal welchen Nährstoff man betrachtet, in Leber ist er in hohen Mengen enthalten, und so natürlich auch all jene Nährstoffe, an denen es bei GAPS mangelt. Der regelmäßige Verzehr einer kleinen Menge Leber wird bei einem GAPS-Patienten im Hinblick auf dessen Ernährungsstatus unendlich viel mehr bewirken als die besten und teuersten Ergänzungsmittel der Welt. Eine anämische Person sollte mindestens einmal pro Woche Leber und andere Innereien verzehren. Ein Kind benötigt nur kleine Mengen: Jeden zweiten Tag ein oder zwei Esslöffel gekochte pürierte Leber, die mit jedem anderen Fleischgericht vermischt werden kann, oder eine vollständige Mahlzeit mit Leber einmal in der Woche. Einige Ideen für die Zubereitung von Leber finden Sie im Rezeptteil.

Achten Sie beim Kauf von frischem oder tiefgekühltem Fleisch oder Fisch darauf, dass diese keine Konservierungsmittel enthalten, weil die Konservierung eine Menge Zusatzstoffe mit sich bringt (E-Nummern, Konservierungsstoffe, Stärken, Zucker, zu viel Salz, Laktose und andere Inhaltsstoffe), die verhindern, dass das Verdauungssystem heilen kann. Schinken, Speck, Aufschnitt, sowie alle im Handel erhältlichen Wurstwaren, enthalten Konservierungsmittel und sollten vermieden werden. Würstchen sind natürlich weithin sehr beliebt, vor allem bei Kindern. Ich empfehle, vor Ort auf die Suche nach einem Fleischer zu gehen, der seine Wurstwaren selbst produziert, und ihn zu bitten, Wurst ohne jegliche Zusatzstoffe herzustellen. Diese Wurstwaren sollten nur aus fettreichem zerkleinertem Fleisch, Salz und Pfeffer bestehen. Etwas frischer Knoblauch, Zwiebeln oder frische Kräuter können problemlos hinzugefügt werden. Es ist wichtig ausdrücklich zu betonen, dass keine handelsüblichen Gewürze oder Wurstmasse zugefügt werden dürfen. Die meisten handelsüblichen Gewürze für Wurstwaren enthalten den Geschmacksverstärker Mononatriumglutamat (MNG), den GAPS-Betroffene nicht konsumieren sollten.

Fleisch-, Knochen- und Fischbrühe sind wunderbar nährstoffreiche und gut verdauliche Heilmittel. Beim Garen in Wasser geben Fleisch, Knochen und Fisch sehr viele Nährstoffe an das Wasser ab.

Verwenden Sie diese Brühe für die Zubereitung von Suppen und Eintöpfen oder einfach als wärmendes heilsames Getränk zu und zwischen den Mahlzeiten. Im Rezeptteil finden Sie detaillierte Rezepte für die Zubereitung von Fleisch-, Knochen- und Fischbrühe. Es versteht sich von selbst, dass jede Art im Handel erhältlicher gekörnter Brühe oder Brühwürfel vermieden werden müssen. Sie besitzen keine einzige der heilenden Eigenschaften einer hausgemachten Fleischbrühe und enthalten viele schädliche Inhaltsstoffe. Gekochtes Fleisch ist für Menschen mit empfindlichem Verdauungssystem leichter verdaulich. Vermeiden Sie mageres Fleisch. Unser Organismus kann Fleischfasern nur verwerten, wenn sie Fett, Kollagen und alle anderen Substanzen enthalten, die ein Stück Fleisch in seiner Gesamtheit zu bieten hat. GAPS-Betroffene benötigen reichlich tierische Fette, verwenden Sie also Fleischstücke, die mit einer ausreichenden Fettschicht überzogen sind. Beim Verzehr von Geflügel ist es wichtig darauf zu achten, nicht nur das Fleisch zu essen, sondern auch die Haut und das Fett. Auch bei einem Fisch sollte das Fleisch mit der Haut verzehrt werden. Aus diesem Grund sollten bei Fisch vor dem Garen immer die Schuppen entfernt werden.

Eier

Eier gehören zu den nahrhaftesten und am leichtesten zu verdauenden Nahrungsmitteln auf unserem Planeten. Rohes Eigelb wurde auch schon mit Muttermilch verglichen, weil es, ohne verdaut werden zu müssen, zu fast 100 % resorbiert werden kann. Eigelb versorgt den Körper mit den wichtigsten Aminosäuren, vielen Vitaminen (B1, B2, B6, B12, A, D, Biotin), essenziellen Fettsäuren, reichlich Zink, Magnesium und vielen anderen Nährstoffen, an denen es GAPS-Kindern und -Erwachsenen mangelt. Eier sind besonders reich an Vitamin B12, das für eine normale Entwicklung des Nervensystems und der Immunabwehr unerlässlich ist. Die große Mehrheit der GAPS-Patienten leidet an Vitamin-B12-Mangel und ist infolgedessen anämisch.

Eigelb enthält sehr viel Cholin – eine vitaminähnliche Substanz, die für das reibungslose Funktionieren des Nervensystems und der Leber unerlässlich ist. Cholin fungiert als Baustein eines Neurotransmitters namens Acethylcholin, den das Gehirn neben seinen vielfältigen Funktionen für kognitive Prozesse, Lernprozesse und das Gedächtnis verwendet. Die Ergänzung von Cholin wird empfohlen für Menschen mit neurologischen Beeinträchtigungen, Gedächtnisverlust und schwachem Lernvermögen. Cholin wird auch im Zusammenhang mit Leberproblemen verschrieben. GAPS-Patienten haben fast ausnahmslos kognitive Schwierigkeiten sowie eine überforderte Leber und profitieren von zusätzlichem Cholin in ihrer Ernährung. Eigelb, insbesondere in rohem Zustand, ist die beste Nahrungsquelle für Cholin.

Leider sind Eier aufgrund fehlerhafter „wissenschaftlicher“ Berichte und kommerzieller Werbung trotz ihres großartigen Nährwertes in Misskredit geraten, weil sie Cholesterin enthalten. Im Laufe der letzten zehn Jahre hat eine ganze Reihe klinischer Studien bestätigt, dass der Konsum von Eiern nichts mit Herzerkrankungen oder Arteriosklerose zu tun hat. In Wirklichkeit besteht bei Menschen, die Eier konsumieren, ein geringeres Risiko, an diesen Leiden zu erkranken. Die meisten Menschen wissen nicht, dass 85 % des Cholesterinspiegels im Blut nicht durch Nahrungsmittel verursacht werden, sondern durch die Reaktion der Leber auf den Konsum industriell verarbeiteter Kohlenhydrate und Zucker. Folglich sind es diese Nahrungsmittel und nicht die Eier, die es zu vermeiden gilt, wenn man das Herz schützen will. Weitere Informationen zu diesem Thema finden Sie in meinem Buch *Put your heart in your mouth*.

Eier sollte man bei einem vertrauenswürdigen Anbieter kaufen. Am besten sind Bio-Eier aus Freilandhaltung, weil die Hühner viel besseres Futter ohne Antibiotika und chemische Futtermittelzusatzstoffe bekommen und sie Sonnenlicht und frischer Luft ausgesetzt sind. Bio-Eier aus Freilandhaltung sind außerdem unter einem anderen wichtigen Gesichtspunkt besser – das Problem der *Salmonellen*. Dem *National Egg Marketing Board* zufolge kann es in einem von 7000 Eiern zum Auftreten von *Salmonellen* kommen. Diese Zahlen beziehen sich auf Eier aus Legebatterien von Hühnern in Käfighaltung. Mit Salmonellen infizierte Eier stammen von infizierten Hühnern. Bei

Hühnern aus biologischer Freilandhaltung ist das *Salmonellenrisiko* sehr viel geringer, da ihr Immunsystem viel gesünder ist. Rohes Eigelb ist nahrhafter als gekochtes. Sollten Sie jedoch in Bezug auf rohes Eigelb unsicher sein, bereiten Sie die Eier ganz nach persönlichem Geschmack zu. *Salmonellen* sterben ab, wenn Eier lange genug gekocht oder gebraten werden.

Das Eiweiß wird in der Regel einfach deshalb gut durchgegart, weil die meisten von uns den Geschmack des rohen Eiweißes nicht mögen. Zwar wird in der Literatur ein Fall beschrieben, wo jemand eine selbst entworfene Diät auf der Basis von rohem Eiweiß befolgte und an einem Biotinmangel litt, es gibt aber keinen schlüssigen Beweis, warum wir Eiweiß nicht auch roh verzehren sollten. Wenn es jedoch um eine Allergie gegen Eier geht, ist das Eiweiß gewöhnlich der Teil des Eis, den die meisten Menschen nicht vertragen, weil es sehr komplexe Proteine und Antigene enthält. In Eigelb kommen einzelne Aminosäuren vor, die praktisch nicht verdaut werden müssen. Deshalb können viele Menschen mit einer Hühnerei-Allergie Eigelb vertragen, wenn es zuvor sorgfältig vom Eiweiß getrennt wurde.

Wird eine echte Hühnerei-Allergie vermutet, die sehr gefährlich sein kann, muss vor der Einführung von Eiern in die Diät der **Verträglichkeitstest** durchgeführt werden. Eigelb und Eiweiß müssen getrennt voneinander getestet werden. Geben Sie kurz vor dem Schlafengehen einen Tropfen rohes Eigelb (sorgfältig vom Eiweiß getrennt, damit es nicht mit Eiweiß vermischt ist) auf die Innenseite des Handgelenks des Patienten. Lassen Sie den Tropfen auf der Haut trocknen und den Patienten zu Bett gehen. Überprüfen Sie die Stelle am nächsten Morgen: Zeigt sich eine heftige, juckende Rötung, sollten Sie einige Wochen lang auf Eigelb verzichten und den Test dann erneut durchführen. Erfolgt keine Reaktion, kann Eigelb, beginnend mit einer kleinen Menge, Schritt für Schritt eingeführt werden. Führen Sie den Verträglichkeitstest mit rohem Eiweiß in der gleichen Weise an einem anderen Abend durch.

Hat ein GAPS-Kind oder -Erwachsener eine echte Allergie gegen Eier und muss diese vermeiden, finden Sie im Rezeptteil dieses Buches viele leckere Rezepte ohne Eier. Besteht keine Allergie, sollten Eier ein regelmäßiger Bestandteil der Ernährung eines GAPS-Patienten sein. Meine Empfehlung für ein GAPS-Kind lautet im Allgemeinen, 2-6 rohe oder kurz gekochte Eigelbe pro Tag (mit oder ohne das Eiweiß) zu konsumieren und für einen Erwachsenen 4-8 Eigelbe pro Tag mit oder ohne Eiweiß.

Stärkefreies, frisches Gemüse

Artischocke, Rote Bete, Spargel, Brokkoli, Rosenkohl, Kohl, Blumenkohl, Möhren, Gurke, Staudensellerie, grüne Bohnen, Gartenkürbis, Zucchini, Aubergine, Knoblauch, Zwiebeln, Grünkohl, Kopfsalat, Pilze, Petersilie, grüne Erbsen, Paprikaschoten in allen Farben, Kürbis, Stangenbohnen, Spinat, Tomaten, Steckrüben, Brunnenkresse.

Tiefgekühltes Gemüse kann verwendet werden, solange es nicht mit Stärke, Zucker oder einer anderen Zutat überzogen ist. Jedes Gemüse sollte geschält, entkernt und gegart werden, bis der Durchfall vollständig verschwunden ist. Danach kann rohes Gemüse allmählich und schrittweise als Teil einer Mahlzeit oder als kleiner Imbiss eingeführt werden.

Da es eine Fülle von Veröffentlichungen zu den vielfältigen Vorzügen des Verzehrs von Gemüse gibt, werden wir uns hier nicht näher mit diesem Thema beschäftigen. Ein Punkt ist allerdings wichtig: Biologisch erzeugtes Gemüse ist besser als konventionelles. Ich hatte Patienten, die vom Verzehr bestimmter Gemüsesorten anhaltenden Durchfall bekamen, bis sie zu biologisch erzeugten Produkten wechselten. Das empfindliche Verdauungssystem eines GAPS-Patienten reagiert ohne Zweifel auf Pestizide und andere chemische Substanzen in nicht biologisch erzeugtem Gemüse.

Wer empfindlich auf Nachtschattengewächse (Tomaten, Auberginen und Paprikaschoten) reagiert, sollte von Anfang an darauf verzichten. Nach Beendigung der Einführungsdiät werden Sie vermutlich feststellen, dass Sie diese jetzt besser vertragen können. Führen Sie sie dann allmählich und nacheinander in Ihre Diät ein.

Jede Art von Obst, einschließlich Beeren

Obst kann frisch, gekocht oder roh sein, getrocknet (keine Sorbate, Sulfite, Zucker, Stärke oder irgendein anderer Zusatzstoff) und tiefgekühlt (vorausgesetzt, es ist ohne Zusatzstoffe). Leidet der Patient an Durchfall, sollte Obst anfangs vermieden werden. Wenn der Durchfall nachlässt, sollte gekochtes Obst (vor dem Kochen geschält und entkernt) eingeführt werden. Wird der Stuhlgang gleichbleibend normal, kann langsam rohes Obst als Zwischenmahlzeit eingeführt werden. Es ist ungünstig, ungekochtes Obst zu den Mahlzeiten zu verzehren, da Obst die Verdauung von Fleisch beeinträchtigen kann. Relativ gut mit Mahlzeiten kombiniert werden können Zitronen, frischer Zitronensaft, Avocados und säuerlich schmeckende Apfelsorten.

Obst sollte reif sein, da unreifes Obst zu viel Stärke enthält. So sollten beispielsweise Bananen bräunliche Stellen auf der Schale haben.

Avocados sind herrlich nährstoffreich und lassen sich gut mit Fleisch kombinieren. Sie sind leicht verdaulich und ausgesprochen reich an nahrhaften Ölen. Achten Sie darauf, dass die Avocados reif sind und reichen Sie sie zu Fleisch, Fisch, Meeresfrüchten und Salat. Für Kinder können leckere Smoothies mit Avocados zubereitet werden (siehe Rezeptteil).

Beeren sind eine hervorragende Nährstoffquelle, weil sie ausgesprochen reich an Vitaminen, Mineralstoffen und krebsbekämpfenden sowie entgiftenden Substanzen sind. In der GAPS-Diät sind alle essbaren Beerensorten erlaubt: Erdbeeren, Heidelbeeren, Himbeeren, schwarze Johannisbeeren, rote Johannisbeeren, weiße Johannisbeeren, Brombeeren, Holunderbeeren usw. Menschen mit Durchfall sollten allerdings auf Beeren verzichten. Tritt kein Durchfall mehr auf, können Beeren Schritt für Schritt eingeführt werden, anfangs in gekochter Form oder gebacken, als Zutat von Kuchen und Muffins. Werden gekochte Beeren gut vertragen, können rohe Beeren eingeführt werden. In einigen Fällen, wenn der Verdauungstrakt zu empfindlich ist, müssen die gekochten Beeren durch ein Sieb passiert werden, um die Kerne oder Samen zu entfernen.

Nüsse, Kerne und Samen

Walnusskerne, Mandelkerne, Paranusskerne, Pekannusskerne, Haselnusskerne, Cashewkerne, Erdnüsse, Sonnenblumenkerne, Kürbiskerne und Sesamsamen. Nüsse, Samen und Kerne sollten in der Schale gekauft und frisch geknackt oder geschält werden. Sie sollten nicht geröstet, gesalzen, überzogen oder in irgendeiner Form verarbeitet sein. Erdnussbutter, die ausschließlich aus Erdnüssen und Salz zubereitet wurde, ist erlaubt, vorausgesetzt, der Betroffene leidet nicht an einer Erdnussallergie, die größtenteils auf eine Verunreinigung mit Schimmelpilzen und deren Toxinen zurückzuführen ist. Achten Sie also beim Kauf auf die Qualität. Blanchierte gemahlene Mandeln (Mandelmehl) zum Backen sind in Bio-Läden erhältlich.

Nüsse, Kerne und Samen sind extrem nährstoffreich und enthalten viele lebenswichtige Mineralstoffe, Aminosäuren und Fette: Magnesium, Selen, Zink, Omega-6- und Omega-3-Fettsäuren. Epidemiologische Studien zeigen, dass Menschen, die regelmäßig Nüsse, Kerne und Samen verzehren, weniger häufig an Herzerkrankungen, Krebs und vielen anderen degenerativen Erkrankungen leiden.

Bei dieser Diät werden Nüsse, Kerne und Samen in hohem Maße verwendet. Sie sind jedoch auch ballaststoffreich und sollten erst eingeführt werden, wenn kein Durchfall mehr besteht. Dann können Backwaren mit fein gemahlenen Nüssen in die Diät aufgenommen werden. Werden Backwaren mit gemahlenen Nüssen gut vertragen, können allmählich und nach und nach auch rohe Nüsse als Imbiss zwischen den Mahlzeiten eingeführt werden. Falls aus irgendeinem Grund gemahlene Mandeln nicht gut vertragen werden, kann man versuchen, sie beim Backen durch Pekannusskerne, Cashewkerne oder Walnusskerne, die man selbst mahlen muss, zu ersetzen.

Auch Kerne und Samen sollten erst verwendet werden, wenn der Durchfall vorüber ist. Sonnenblumenkerne, Kürbiskerne und Sesamsamen werden am besten 12 Stunden in Wasser eingeweicht oder leicht gekeimt verwendet. Auf diese Weise sind sie sehr viel leichter verdaulich und nahrhafter. Streuen Sie die eingeweichten oder gekeimten Samen oder Kerne auf Salate und fertige Gerichte. Man kann sie Backmischungen zufügen und gemahlen als Mehl verwenden. Auch Tahini (Paste aus gemahlenen Sesamsamen), Mandelmus, Haselnussmus, Erdnussbutter und Kürbiskernmus können zum Backen verwendet werden, vorausgesetzt, sie enthalten keine Zusatzstoffe.

Einige Menschen haben Probleme, Nüsse und Samen zu verdauen, da diese Enzymhemmer, Phytinsäure und andere Substanzen enthalten, die ihre Verdauung behindern. Das trifft nicht auf jeden zu, aber falls Sie das Gefühl haben, es könnte ein Problem für den Betroffenen sein, empfehle ich, die Nüsse direkt nach dem Kauf durch die folgende Behandlung besser verdaulich zu machen: Die Nusskerne (ohne Schalen) 24 Stunden in Salzwasser (1 Esslöffel Meersalz pro Liter Wasser) einweichen, abgießen, das Salz abspülen und im Backofen bei 50 °C 3-24 Stunden trocknen lassen (die Nüsse zwischendurch prüfen, da unterschiedliche Nüsse unterschiedlich lange brauchen, um zu trocknen). Man kann Nüsse und Samen auch direkt nach dem Einweichen verzehren, ohne sie zu trocknen, oder sie in feuchtem Zustand mahlen und dann beim Backen verwenden. Die getrockneten Nüsse in einer Frischhaltebox oder einem gut verschlossenen Gefrier- oder Plastikbeutel aufbewahren. So bleiben sie schön knackig und geben zusammen mit Trockenobst einen hervorragenden Snack für zwischendurch ab. Das Fermentieren von Nüssen, Kernen und Samen mit etwas Molke im Wasser trägt ebenfalls zu ihrer besseren Verdaulichkeit bei: Die Nüsse mit Wasser bedecken und 125 ml Molke dazugießen, 24 Stunden an einem warmen Ort einweichen lassen, dann abgießen und abspülen und entweder noch nass zum Backen verwenden oder im Backofen trocknen.

Hülsenfrüchte

Getrocknete Gartenbohnen wie weiße Bohnen, Limabohnen (getrocknet und frisch), Strauchbohnen ebenso wie Linsen und Schälerbsen. Abgesehen von den aufgelisteten sind alle anderen Bohnensorten für GAPS-Patienten zu stärkehaltig und sollten vermieden werden. Getrocknete Bohnen, Linsen und Erbsen müssen vor dem Kochen unbedingt mindestens 12 Stunden in Wasser eingeweicht, dann abgegossen und sorgfältig unter fließendem Wasser abgespült werden, um schädliche Stoffe (Lektin und einige Stärkearten) zu entfernen. Im Handel erhältliche Bohnenmehlsorten sollten nicht verwendet werden, da die Bohnen in der Regel nicht eingeweicht werden, bevor sie zu Mehl verarbeitet werden. Liegt eine Nussallergie vor, können beim Backen gekochte und zerdrückte weiße Bohnen als Ersatz verwendet werden. Bohnen, Linsen und Erbsen sollten vermieden werden, bis der Durchfall und andere Verdauungsprobleme vollständig verschwunden sind.

Bohnen, Linsen und andere Hülsenfrüchte sind im Allgemeinen sehr schwer verdaulich, da sie viele Anti-Nährstoffe enthalten wie beispielsweise Phytinsäure, Lektine, Enzymhemmer und Stärkearten. Deshalb ist es so wichtig, bei der Einführung dieser Gruppe von Nahrungsmitteln in die Diät des Patienten nichts zu überstürzen. Sobald Sie den Eindruck haben, sie werden gut vertragen, führen Sie die Bohnen anfangs in fermentierter Form ein: Dazu die Bohnen mindestens 12 Stunden einweichen, abspülen und dann mit Wasser und Molke bedeckt (125 ml Molke pro ein Liter Wasser) bei Zimmertemperatur 4-5 Tage fermentieren lassen. Nach dem Abspülen unter fließendem Wasser können die Bohnen gekocht werden (siehe das Rezept für *Baked Beans* im Rezeptteil).

Honig

Jeder natürlich gewonnene Honig ist erlaubt. Man sollte bei der Auswahl auf einen qualitativ hochwertigen Honig achten, der keinesfalls erhitzt worden sein sollte. Viele Erzeuger erhitzen den Honig, um den Prozess der Gewinnung zu beschleunigen, wodurch einige Spurenelemente im Honig beschädigt werden. Man sollte versuchen, Honig so naturbelassen wie möglich zu kaufen. Honig ist süßer als Tafelzucker und enthält zwei Monosaccharide: Fruktose und Glukose, die beide vom Verdauungssystem eines GAPS-Patienten gut vertragen werden. Verwenden Sie Honig als Süßungsmittel. Man sollte in den Anfangsphasen der Diät versuchen, alles Süße, einschließlich Honig, zu vermeiden, weil dadurch das Wachstum des *Candida albicans* im Darm gefördert werden kann.

Vor der Einführung von Zucker im 17. Jahrhundert süßten die Menschen ihre Speisen ausschließlich mit Honig. Gegen Ende des 17. Jahrhunderts dann ersetzte der preiswertere und leichter verfügbare Zucker den Honig und die durch den Verzehr von Zucker verursachten Gesundheitsprobleme nahmen ihren Lauf.

Honig ist weitaus schonender für den Körper und besitzt, weit davon entfernt, unserer Gesundheit zu schaden, eine Menge gesundheitsfördernder Eigenschaften. Er wird seit Tausenden von Jahren nicht nur als Nahrungsmittel, sondern auch als Medizin genutzt. In der griechischen Mythologie galt Honig als „Speise der Götter". Dutzende von Büchern wurden über die gesundheitsfördernden Eigenschaften naturbelassenen Honigs geschrieben. Er wirkt antiseptisch und enthält in reichem Maße Vitamine, Mineralstoffe, Aminosäuren und viele andere bioaktive Substanzen. Abhängig von der Vielfalt der Blüten, aus denen ein bestimmter Honig gesammelt wurde, finden sich im Honig unterschiedliche Aromen und Zusammensetzungen von Nährstoffen und bioaktiven Substanzen wieder. Schon seit jeher wird er verwendet zur Behandlung von Verdauungsstörungen, Infektionen im Brustraum und Halsentzündungen, Arthrose, Anämie, Schlaflosigkeit, Kopfschmerzen, Schwächezuständen und Krebs. Er kann zu therapeutischen Zwecken auf offene Wunden, Ekzeme, Hautausschläge, Haut- und Mundgeschwüre sowie Hauterosionen aufgetragen werden.

Getränke

Ein GAPS-Kind oder -Erwachsener sollte Wasser, frisch gepresste Säfte und Fleisch- sowie Fischbrühe zu sich nehmen.

Erwachsene dürfen außerdem schwach gebrühten Tee und Kaffee ohne Milch trinken. Tee und Kaffee müssen frisch gebrüht werden. Es sollten keine Instant-Produkte verwendet werden. Eine Scheibe Zitrone im Tee macht ihn bekömmlicher. Kräutertees sind erlaubt, solange sie aus einer einzigen frischen Kräutersorte zubereitet werden und nicht aus handelsüblichen Kräuterteebeuteln. Frisch zubereiteter Ingwertee fördert die Verdauung.

Als Milchersatzprodukte sind selbst gemachte Mandel- und Kokosmilch erlaubt. Im Rezeptteil ist beschrieben, wie diese hergestellt werden.

Täglich Wasser zu trinken, ist eine sehr gesunde Gewohnheit. Kinder sollten ermuntert werden, sich diese Gewohnheit anzueignen. Ein Erwachsener sollte am Tag durchschnittlich 1,5 Liter Wasser trinken. Es ist nicht ratsam, Leitungswasser zu trinken, es sei denn, es wird vorher gefiltert. Leitungswasser ist mit Chlor versetzt und beeinträchtigt das Gleichgewicht der Darmflora. Mineralwasser aus der Flasche oder gefiltertes Wasser sind am besten geeignet. Ein GAPS-Patient sollte seinen Tag immer mit einem Glas stillem Mineralwasser oder gefiltertem Wasser beginnen, kalt oder warm, je nach Geschmack. Eine Scheibe Zitrone oder ein Teelöffel Apfelessig im Wasser sind der Gesundheit zuträglich. Zwischen den Mahlzeiten sollte man es genauso halten. Zu den Mahlzeiten sollte nicht zu viel Wasser getrunken werden, da dadurch die Verdauung beeinträchtigt werden kann. Besser geeignet ist warme, selbst gemachte Fleischbrühe, weil sie die Bildung von Verdauungssäften im Magen ankurbelt.

Frisch gepresste Obst- und Gemüsesäfte sind sehr zu empfehlen. Sie beschleunigen den Entgiftungsprozess im Körper und unterstützen die Lebertätigkeit. Sie werden zu Hause einen guten Entsafter benötigen, um diese Säfte herzustellen. Ein guter Entsafter wird oft mit einem Rezeptbuch verkauft, Sie können aber auch mit Ihren eigenen Mischungen und Kombinationen experimentieren (siehe Rezeptteil). Weitere Informationen zur Herstellung von Säften finden Sie im Kapitel *Entgiftung für Menschen mit GAP-Syndrom,* Seite 382.

Wenn es sich nicht um wirklich frisch gepresste Säfte handelt, rate ich aus mehreren Gründen von handelsüblichen Säften ab. Durch die Pasteurisierung der im Handel erhältlichen Säfte werden sehr viele Nährstoffe zerstört und der Saft verwandelt sich in eine Zuckerquelle. Zudem können diese Säfte fehlerhaft gekennzeichnet sein, weil nicht erwähnt wird, dass sie Konservierungsmittel, Süßstoffe und andere Substanzen enthalten. Die meisten fertigen Säfte sind anfällig für Schimmel und Pilze, auf die GAPS-Betroffene häufig reagieren. Es versteht sich von selbst, dass während der Diät auf alle Arten von Sirup und andere Softdrinks verzichtet werden muss.

Alkoholische Getränke sollten von Menschen mit GAP-Syndrom gemieden werden, weil sie zusätzliche Toxizität erzeugen, die die Leber belastet. In Ausnahmefällen ist jedoch eine kleine Menge trockener Wein, Gin, Scotch, Bourbon und Wodka erlaubt. Auf Bier muss wegen seines hohen Stärkegehalts vollständig verzichtet werden.

Fette und Öle

Alle natürlichen Fleischfette – in und an Lamm-, Schweine-, Rind- und Geflügelfleisch – sind die besten Fette für GAPS-Betroffene. Sie liefern sämtliche Nährstoffe, die für die Wiederherstellung der Immunabwehr des Darms und des Nervensystems benötigt werden. Menschen mit GAPS sollten solche Fette in hohen Mengen verzehren. In der Tat genesen Betroffene umso schneller, je mehr frische tierische Fette sie zu sich nehmen.

Tierische Fette eignen sich zum Kochen am besten, weil sie ihre chemische Struktur nicht verändern, wenn sie erhitzt werden. Alle Speise- oder Pflanzenöle enthalten viele schädliche Transfettsäuren und sollten vermieden werden. Gekocht oder gebraten werden sollte mit Butter, Ghee, Schweineschmalz, Rinderfett, Lammfett, Gänsefett, Enten- oder Hühnerfett. Das Fett, das sich beim Rösten einer Ente im Backofen auf dem Backblech ansammelt, eignet sich, durch ein Sieb oder Seihtuch passiert, hervorragend als Kochfett. Das Rösten einer Gans ergibt ausreichend Fett für ein halbes Jahr. Man kann mit diesen Fetten auch backen, falls man Bedenken hat, Butter und Ghee zu verwenden. Ein weiteres, gut zum Kochen und Backen geeignetes Öl ist naturbelassenes, ungehärtetes Kokosöl. Leider sind viele der in westlichen Ländern erhältlichen Kokosöle gehärtet und sollten am besten vermieden werden.

Bis auf hochwertiges natives Olivenöl sollte auf alle handelsüblichen Öle verzichtet werden. Olivenöl sollte nicht zum Kochen verwendet werden, da durch das Erhitzen viele Nährstoffe zerstört und ungesättigte Fettsäuren in Transfette umgewandelt werden. Verwenden Sie es großzügig als Dressing kurz vor dem Servieren der fertigen Gerichte, Salate und Gemüse. Andere kaltgepresste Öle wie Leinsamenöl, Nachtkerzenöl, Avocadoöl usw. sind sehr gut für die Gesundheit, aber auch sie sollten niemals erhitzt werden.

Vermeiden Sie alle künstlich erzeugten Fette wie Margarine und Buttererersatz. Vermeiden Sie alle Speisen, die mit diesen Fetten gekocht wurden.

Detailliertere Erläuterungen zu Fetten und Ölen finden Sie im Kapitel *2 Fette: Die Guten und die Bösen*, Seite 330.

Salz

Nur ein kleiner Prozentsatz der gesamten Salzproduktion ist für den Verzehr gedacht, Mehr als 90 % aller Salzprodukte sind für industrielle Zwecke bestimmt: Die Herstellung von Seifen, Waschmitteln, Plastik, landwirtschaftlichen Chemikalien, PVC usw. Diese industrielle Verwertung macht reines Natriumchlorid erforderlich. In der Natur vorkommendes Salz enthält jedoch viele weitere Bestandteile. So kommen in natürlichem Kristallsalz und in naturbelassenem Meersalz all die Mineralstoffe und Spurenelemente vor, aus denen der menschliche Körper besteht. Naturbelassenes Salz ist nicht nur gut für uns, sondern sogar lebenswichtig. Da die Industrie reines Natriumchlorid benötigt, werden alle anderen Bestandteile und Mineralstoffe aus dem natürlichen Salz entfernt. Auch wir konsumieren es dann als „Tafelsalz" und natürlich enthalten all unsere verarbeiteten Nahrungsmittel jede Menge davon.

Wie ein Schurke schleicht sich diese Art von Salz in unseren Körper und bringt unsere Homöostase auf der elementarsten Ebene durcheinander. Unser Körper ist dafür konzipiert, Natriumchlorid in Kombination mit all den anderen Mineralstoffen und Spurenelementen, die in natürlichem Salz enthalten sind, zu bekommen. Reines Natriumchlorid bindet Wasser und führt dazu, dass Wasser im Körper gespeichert wird, was Bluthochdruck, Gewebeödeme und Kreislaufstörungen nach sich zieht. Während der Körper versucht, mit diesem Überschuss an Natriumchlorid umzugehen, bilden sich zahlreiche schädliche Säuren und Gallen- sowie Nierensteine. Da Natrium im Körper mit vielen anderen

Mineralstoffen und Spurenelementen (Kalium, Kalzium, Magnesium, Kupfer, Zink, Mangan usw.) zusammenwirkt, geraten die Werte dieser Substanzen aus dem Gleichgewicht. Die schädlichen Folgen des Konsums von Tafelsalz können zahlreich und sehr schwerwiegend sein. Aus diesem Grund raten die meisten Ärzte, auch Schulmediziner, vom Konsum von Tafelsalz ab.

Unsere Erde bietet uns eine breite Palette natürlicher Salze, die wir konsumieren können. Im Laufe der gesamten Menschheitsgeschichte war Salz sehr wertvoll: Es wurde „das weiße Gold“ genannt und im Römischen Reich bestand ein Teil des Soldes der Legionäre aus einer Salzration (daher stammt auch das Wort „Salär“). Naturbelassenes Salz ist für unsere Gesundheit genauso wichtig wie Wasser. Wir müssen Salz in naturbelassenem Zustand konsumieren, beispielsweise als Kristallsalz (z. B. Himalaja-Kristallsalz) oder als naturbelassenes Meersalz (z. B. Sel gris aus der Bretagne). Es gibt eine ganze Reihe von Firmen weltweit, die hochwertiges naturbelassenes Salz liefern.

Die Umsetzung der Diät

Die GAPS-Diät ist in drei Hauptteile gegliedert:

1. GAPS-Einführungsdiät
2. GAPS-Volldiät
3. GAPS-Übergangsdiät

Teil 1
Die GAPS-Einführungsdiät

Die Einführungsdiät dient dazu, die Darmschleimhaut in kurzer Zeit zu heilen und sozusagen zu versiegeln. Erreicht wird dieses Ziel durch drei entscheidende Faktoren:

1. Viele nahrhafte Substanzen für die Darmschleimhaut: Aminosäuren, Gelatine, Glukosamine, Fette, Vitamine, Mineralstoffe usw. – all jene Substanzen, aus denen die Auskleidung des Darms besteht. Wie

schon in den vorherigen Kapiteln erläutert, ist die Darmschleimhaut durch das Abstoßen alter, abgenutzter sowie die Bildung neuer Enterozyten einem ständigen Erneuerungsprozess unterworfen. Damit immer wieder neue, gesunde Enterozyten gebildet werden können, ist die Darmschleimhaut auf eine sehr spezielle Nahrung angewiesen.

2. Bei den meisten von GAPS betroffenen Menschen lassen sich in der Darmschleimhaut Entzündungen und Geschwürbildungen feststellen, derer sie sich möglicherweise nicht einmal bewusst sind, weil diese nicht immer an bestimmten Symptomen zu erkennen sind. Es ist möglich, dass die Darmschleimhaut Ihres Patienten wund und sehr empfindlich ist. Die GAPS-Einführungsdiät sorgt dafür, den Darm von Fasern sowie allen anderen Substanzen, die ihn reizen und den Heilungsprozess beeinträchtigen könnten, zu befreien.
3. Verantwortlich für die Steuerung der Zellregeneration in der Darmschleimhaut sind die nützlichen Bakterien, die im Normalfall ihre Oberfläche besiedeln. Fehlen diese, kann es einfach zu keiner Heilung kommen! Die GAPS-Einführungsdiät liefert von Anfang an probiotische Bakterien über die Nahrung.

In meinen Augen ist es für die meisten GAPS-Patienten empfehlenswert, mit der Einführungsdiät zu beginnen und anschließend zur GAPS-Volldiät überzugehen. Je nachdem wie ausgeprägt das Krankheitsbild Ihres Patienten ist, kann die Einführungsdiät schneller oder langsamer durchgeführt werden, so wie es die Symptome erlauben. Beispielsweise können Sie die erste Phase in ein oder zwei Tagen durchlaufen und dann die zweite Phase länger auszudehnen.

Eine strenge Einhaltung der Einführungsdiät ist unerlässlich für Menschen, die mit schweren Verdauungssymptomen zu kämpfen haben: Reflux, Durchfall, Unterleibsschmerzen, Völlegefühl, schwere Verstopfung usw. Dank dieser Diät werden die Symptome rasch zum Abklingen gebracht und der Heilungsprozess im Verdauungssystem in Gang gesetzt. Aber auch gesunden Menschen hilft die hier vorgestellte Einführungsdiät. Bekommen z. B. Sie oder Ihr Kind Magen- und

Darmbeschwerden oder irgendeine Form von Durchfall, dann werden einige Tage mit der Einführungsdiät die Symptome rasch und dauerhaft beseitigen, und zwar in der Regel ohne irgendwelche Medikamente.

Wer unter **Nahrungsmittelallergien und -unverträglichkeiten** leidet, dem hilft die Einführungsdiät dabei, seine Darmschleimhaut zu heilen und zu „versiegeln". Die Ursache für Allergien und Nahrungsmittelunverträglichkeiten ist ein sogenannter „leaky gut", ein durchlässiger Darm. Dies ist der Fall, wenn die Darmschleimhaut durch eine krankhaft veränderte Mikroflora geschädigt ist. Dadurch werden Nahrungsbestandteile nicht vollständig verdaut, bevor sie durch diese geschädigte Darmwand resorbiert werden, und lösen infolgedessen eine Reaktion des Immunsystems aus. Meist versucht man dann herauszubekommen, auf welche Speisen man reagiert. Bei einer geschädigten Darmwand wird jedoch das meiste der aufgenommenen Nahrung in unvollständig verdautem Zustand resorbiert, was zwar zu einer unmittelbaren Reaktion führen kann, aber auch zu einer verzögerten (einen Tag, einige Tage oder sogar einige Wochen später). Da sich diese Reaktionen überschneiden, kann man nie ganz sicher sein, worauf man nun genau an einem bestimmten Tag reagiert hat. Die Allergietests bei Nahrungsmitteln sind bekanntlich unzuverlässig: Hätte man genügend Ressourcen, um zwei Wochen lang zweimal am Tag den Test durchzuführen, würde man vermutlich herausfinden, dass der Patient auf alles, was er isst, „allergisch" reagiert. Solange die Darmwand geschädigt ist und auch bleibt, können Sie bis in alle Ewigkeit an Ihrer Ernährung herumexperimentieren und Nahrungsmittel weglassen, ohne jemals einen Schritt weiterzukommen. Aus meiner klinischen Erfahrung heraus kann ich sagen, dass es am besten ist, sich zunächst mithilfe der Einführungsdiät auf die Gesundung der Darmwand zu konzentrieren. Ist die Darmwand erst geheilt, werden die Speisen richtig verdaut, bevor sie resorbiert werden. Viele Nahrungsmittelunverträglichkeiten und Allergien werden sich auf diese Weise in Luft auflösen.

Falls Sie eine echte Allergie auf ein bestimmtes Nahrungsmittel vermuten (die gefährlich sein kann), dann sollten Sie den **Verträglichkeitstest** durchführen, bevor Sie es in Ihren Speiseplan integrieren.

Nehmen Sie dazu einen Tropfen der fraglichen Speise (handelt es sich um eine feste Speise, kann diese mit etwas Wasser verknetet werden) und geben Sie diesen Ihrem Patienten auf die Innenseite des Handgelenks. Anschließend trocknen lassen. Am besten macht man dies am Abend kurz vor dem Schlafengehen. Prüfen Sie am nächsten Morgen die betroffene Stelle: Zeigt sich irgendeine feuerrote oder juckende Reaktion, sollte einige Wochen auf diese Speise verzichtet und erst dann ein neuer Versuch gestartet werden. Kommt es zu keiner Reaktion mehr, dann kann, angefangen mit einer kleinen Menge, dieses Nahrungsmittel stufenweise eingeführt werden. Testen Sie das jeweilige Nahrungsmittel immer in dem Zustand, in dem Sie es einführen möchten. Soll also rohes Eigelb eingeführt werden, dann machen Sie den Test mit rohem Eigelb und nicht mit dem ganzen oder einem gekochten Ei.

Wer keine schwerwiegenden Verdauungsprobleme und Nahrungsmittelunverträglichkeiten hat, kann die Einführungsdiät relativ rasch durchlaufen. Man sollte allerdings nicht der Versuchung erliegen, die Einführungsdiät zu überspringen und gleich mit der GAPS-Volldiät zu beginnen, denn die Einführungsdiät bietet die einmalige Chance, den Heilungsprozess im Darm und im ganzen Körper optimal zu unterstützen. Ich erlebe immer wieder, dass das Überspringen der Einführungsdiät langfristige und problematische Folgen nach sich zieht, die nicht einfach zu beheben waren.

Sollten Sie sich doch dafür entschieden haben, gleich mit der GAPS-Volldiät zu beginnen, halten Sie sich vor Augen, dass etwa 85 % dessen, was Ihr Patient täglich zu sich nimmt, bestehen sollte aus Fleisch, Fisch, Eiern, fermentierten Milchprodukten und Gemüse (einige weich gegart, einige fermentiert und einige roh). Backwaren und Obst sollten einige Wochen lang nicht auf dem Speiseplan stehen. Anschließend sollten sie lediglich als kleine Zwischenmahlzeiten verzehrt werden und keinesfalls eine Hauptmahlzeit ersetzen. Selbst gemachte Fleischbrühe, Suppen, Eintöpfe und natürliche Fette stellen keine fakultativen Speisen dar, sondern sollten die Grundnahrungsmittel des Patienten ausmachen. Im Hinblick auf Milchprodukte informieren Sie sich bitte im entsprechenden Kapitel, Seite 156, wie diese risikolos nach und nach in den

Speiseplan aufgenommen werden können. Trotz der Entscheidung, die Einführungsdiät auszulassen, sollten Sie sich sehr gründlich damit befassen und sicherstellen, dass Sie stufenweise fermentierte Speisen einbeziehen.

Der Tag sollte jeweils mit einem Glas Mineralwasser oder gefiltertem Leitungswasser beginnen. Geben Sie Ihrem Patienten das Probiotikum (siehe Kapitel *1 Probiotika,* Seite 318) und vergewissern Sie sich, dass das Wasser warm ist oder zumindest Zimmertemperatur hat und nicht kalt ist, denn Kälte löst im Verdauungstrakt eine Kontraktionswelle aus und könnte das Befinden des Patienten beeinträchtigen. Erlaubt sind nur die aufgelisteten Nahrungsmittel, auf keinen Fall dürfen Sie Ihrem Patienten etwas anderes zu essen geben. In der ersten Phase werden die schlimmsten Symptome von Unterleibsschmerzen und Durchfall rasch nachlassen. Sollte Ihr Patient bei Einführung eines neuen Nahrungsmittels erneut Durchfall, Schmerzen oder andere Symptome bekommen, die in der vorangegangenen Phase bereits nachgelassen hatten, dann ist er oder sie noch nicht bereit für diese Speise. Warten Sie eine Woche und versuchen Sie es dann erneut.

Erste Phase

- Selbst gemachte Fleisch- oder Fischbrühe. Fleisch- und Fischbrühe liefern Bausteine für die rasch wachsenden Zellen der Darmschleimhaut und wirken beruhigend auf entzündete Bereiche des Darms. Dies ist auch der Grund, warum sie die Verdauung unterstützen und seit Jahrhunderten als bewährtes Hausmittel gelten. Handelsübliche Produkte wie gekörnte Brühe oder Brühwürfel sollten Sie nicht verwenden, sie tragen nicht zur Heilung des Darms bei, sind in hohem Maße industriell verarbeitet und enthalten Unmengen schädlicher Inhaltsstoffe. Geflügelbrühe ist besonders sanft zum Magen und eignet sich daher am Anfang besonders gut. Für eine gute Brühe benötigt man Knochen, Gelenke, ein Stück Fleisch am Knochen, ein ganzes Huhn, Innereien von Huhn, Gans oder Ente, ganze Tauben, Fasane oder andere preiswerte Fleischsorten. Es ist ganz wichtig, dass auch Knochen und Gelenke mitgekocht werden, denn vor allem diese liefern noch weit mehr heilende Substanzen als das Muskelfleisch selbst. Bitten Sie den Metzger, die großen Röhrenknochen zu halbieren, damit sich nach dem Kochen das Knochenmark leichter herausnehmen lässt. Die Knochen, Gelenke und Fleischstücke in einen großen Topf mit Wasser geben, nach Geschmack naturbelassenes Salz und etwa 1 TL grob zerdrückte, schwarze Pfefferkörner dazugeben. Alles aufkochen lassen, den Deckel auflegen und bei schacher Hitze 2½–3½ Stunden kochen lassen (mit einem Schongarer über Nacht zubereiten). Eine Fischbrühe lässt sich mit einem ganzen Fisch, Fischflossen, Fischgräten und Fischköpfen auf dieselbe Weise zubereiten. Die Kochzeit beträgt hier 1–½ Stunden. Am Ende der Garzeit die Knochen und das Fleisch herausnehmen und die Brühe abseihen, um sie von kleinen Knochenstücken und Pfefferkörnern zu befreien. Jegliches Weichteilgewebe, also Fett, Sehnen, Knorpel etc. sollte so sorgfältig wie möglich vom Knochen gelöst werden, um es später bei der Zubereitung von Suppen verwenden zu können. Es ist wichtig, dass das gesamte an den Knochen sitzende weiche Gewebe mitgegessen wird. Entnehmen Sie das Knochenmark aus den großen Röhrenknochen, solange diese noch warm sind. Dazu am besten den Knochen kräftig auf ein dickes Schneidebrett schlagen. Die um den Knochen liegenden gallertartigen Weichgewebe und das Knochenmark versorgen den Patienten mit einigen der kostbarsten Heilmittel für Darmschleimhaut und Immunsystem und sollten Bestandteil jeder Mahlzeit sein. Auch von den Fischgräten sollte das Weichgewebe gelöst und für die spätere Verwendung in Suppen aufbewahrt werden. Die Fleisch- oder Fischbrühe hält sich im Kühlschrank mindestens 7 Tage, kann aber auch eingefroren werden. Ihr Patient sollte über den Tag verteilt zu den Mahlzeiten und auch zwischendurch immer wieder etwas warme Fleischbrühe trinken. Die Brühe sollte nicht in einem Mikrowellengerät, sondern einfach auf dem Herd aufgewärmt werden (elektromagnetische Wellen schaden den Nährstoffen). Es ist sehr wichtig, dass das gesamte Fett in der Brühe und von den Knochen mitgegessen wird, da diese Fette wesentlich zum Heilungsprozess beitragen. Geben Sie in jede

Tasse Brühe etwas von einem probiotischen Nahrungsmittel (Details zur Einbeziehung probiotischer Lebensmittel folgen).

- Selbst gemachte Suppe mit Ihrer hausgemachten Fleisch- oder Fischbrühe.

Genauere Rezeptideen finden Sie im Rezeptteil. Hier geht es vorerst um einige Details, die sich speziell auf die Einführungsdiät beziehen. Etwas von der Fleischbrühe zum Kochen bringen und gewürfeltes oder in Scheiben geschnittenes Gemüse dazugeben: Zwiebeln, Möhren, Brokkoli, Lauch, Blumenkohl, Zucchini, Kürbis usw. Alles 25-30 Minuten köcheln lassen. Es können alle saisonal verfügbaren Gemüse kombiniert werden, vermieden werden sollten allerdings sehr faserhaltige Sorten wie alle Kohlarten und Staudensellerie. Alle besonders faserigen Teile müssen zuvor vom Gemüse entfernt werden, vor allem Haut und Samen von Kürbissen und Zucchini, Stiele von Brokkoli und Blumenkohl und alle anderen Teile, die besonders faserhaltig aussehen. Das Gemüse so lange garen, bis alles wirklich weich ist. Dann 1-2 EL gehackten Knoblauch dazugeben, erneut kurz aufkochen lassen und den Topf von der Kochstelle nehmen. Geben Sie Ihrem Patienten diese Suppe mit dem Knochenmark, dem Fleisch und dem anderen vom Knochen gelösten Bindegewebe. Die Suppe kann so gegessen oder im Mixer püriert werden. Geben Sie in jede Portion Suppe etwas von einem probiotischen Nahrungsmittel (Details zur Einbeziehung probiotischer Nahrungsmittel folgen). Ihr Patient sollte diese Suppen mit gekochtem Fleisch und dem vom Knochen gelösten Gewebe über den Tag verteilt essen, so oft er oder sie mag. Die einmal zubereitete Suppe hält sich im Kühlschrank gut 5-8 Tage, man kann also jederzeit etwas davon aufwärmen.

- **Probiotische Nahrungsmittel** sollten gleich von Anfang an mit in den Speiseplan integriert werden, ob sie aus der Grundlage von Milch oder von Gemüse bestehen, spielt dabei keine Rolle. Um mögliche Reaktionen zu vermeiden, sollten probiotische Nahrungsmittel stufenweise eingeführt werden, und zwar 1-5 Tage lang jeweils 1-2 TL, dann 1-5 Tage lang 3-4 TL und so weiter, bis zu jeder Tasse

Brühe und jedem Teller Suppe einige Teelöffel des probiotischen Lebensmittels zugegeben werden können. Geben Sie am Anfang etwas von dem Saft Ihres hausgemachten Sauerkrauts, des fermentierten Gemüses oder des Gemüse-Medleys zur Brühe oder Suppe. Die Gemüse selbst sollten zu diesem Zeitpunkt noch nicht dazugegeben werden, da sie zu viele Fasern enthalten. Die Anleitung für die Zubereitung fermentierten Gemüses finden Sie im Rezeptteil. Abgesehen davon, dass diese Gemüsesäfte dem Körper probiotische Bakterien zuführen, helfen sie auch bei der Wiederherstellung einer normalen Magensäureproduktion. Achten Sie darauf, dass die Speisen nicht zu heiß sind, wenn Sie die probiotischen Nahrungsmittel zugeben, da durch die Hitze die förderlichen probiotischen Bakterien zerstört würden. Von sehr seltenen Ausnahmen abgesehen vertragen GAPS-Patienten den Saft von fermentiertem Gemüse gut. Bei fermentierten Milchprodukten sieht dies allerdings anders aus. Meiner Erfahrung nach verträgt ein großer Prozentsatz von GAPS-Kindern und -Erwachsenen gut fermentierte, hausgemachte Milchprodukte wie Molke, Joghurt oder Sauerrahm von Anfang an. Manche jedoch vertragen selbst diese nicht, weshalb vor der Einführung von Milchprodukten ein Verträglichkeitstest durchgeführt werden sollte. Wer dabei eindeutig auf Milchprodukte reagiert, sollte das entsprechende Kapitel hierzu beachten (Seite 159).

Besteht eine Neigung zu Durchfall, kann die Zugabe von Molke, Sauerrahm, Joghurt oder Kefir wahre Wunder bewirken. Unterschiedliche, in Sauermilchprodukten enthaltene Substanzen, allen voran Milchsäurebakterien, beruhigen und stärken die Darmschleimhaut, verlangsamen die Nahrungspassage durch den Darm und sorgen dafür, dass der Stuhl sich recht schnell verfestigt. Bei einem zu Durchfall neigenden Patienten sollten gleich von Anfang an (parallel zum Saft von Sauerkraut und anderem fermentiertem Gemüse) gesäuerte Milchprodukte eingeführt werden, und zwar zunächst Molke und Sauerrahm. Ganz anders sieht es jedoch bei Verstopfung aus. Neigt der Patient zu chronischer, schwerer Verstopfung, können Sie ihm von Anfang an Sauerkrautsaft und den

Sud von fermentiertem Gemüse geben, sollten jedoch bei Milchprodukten vorsichtig sein. Menschen mit Verstopfung vertragen meiner Erfahrung nach fettreiche Milchprodukte wie Sauerrahm, Ghee und Butter sehr gut, nicht aber eiweißreiche Milchprodukte wie Joghurt, Molke, Kefir und Käse – diese können sogar zu einer Verschlimmerung führen. Dies ist möglicherweise nicht bei jedem Betroffenen in gleichem Maße der Fall, da jeder Mensch eine ganz individuelle Darmflora besitzt, erfahrungsgemäß trifft es aber bei mehr als der Hälfte aller Fälle zu.

Führen Sie daher bei Patienten, *die in besonderem Maße zu Durchfall neigen*, parallel zum Saft von Sauerkraut und anderem fermentiertem Gemüse gleichzeitig die Molke ein, die beim Abtropfen Ihres hausgemachten Joghurts übrig bleibt (durch das Abtropfen bleiben viele Proteine zurück). Führen Sie zunächst mit Molke den Verträglichkeitstest durch. Ergibt sich dabei keine Reaktion, dann beginnen Sie damit, einen Teelöffel Molke zur Suppe oder Brühe zu geben. Nach 1-5 Tagen mit einem Teelöffel Molke täglich, erhöhen Sie die Gabe auf zwei Teelöffel und so weiter, bis Ihr Patient etwa eine halbe Tasse Molke täglich zu den Mahlzeiten verzehrt. Parallel zur Molke können Sie auch versuchen, selbst gemachten Sauerrahm (mit Joghurtkulturen fermentiert) einzuführen. Sauerrahm bietet dem Immunsystem und der Darmschleimhaut des Patienten ein wunderbar ausgewogenes Fettsäureprofil. Wenn Sie den Eindruck haben, Molke und Sauerrahm wird gut vertragen, dann geben Sie täglich einen Teelöffel hausgemachten Joghurt dazu (ohne ihn abtropfen zu lassen) und erhöhen dann stufenweise die tägliche Menge. Im Anschluss an Joghurt wird noch hausgemachter Kefir in den Speiseplan integriert. Kefir ist aggressiver als Joghurt und führt in der Regel zu einer deutlicheren Entgiftungsreaktion (Herxheimer-Reaktion). Aus diesem Grund empfehle ich die Einführung von Joghurt, bevor man mit Kefir beginnt. Parallel zum Kefir können Sie auch mit Kefirkulturen hergestellten Sauerrahm einführen.

Bei chronischer schwerer Verstopfung beginnen Sie mit den Sauerkraut- und Gemüsesäften und erhöhen nach und nach die tägliche Menge dieser Säfte. Wenn der Stuhlgang sich dann mehr oder weniger normalisiert hat und mehr oder weniger täglich erfolgt, führen Sie versuchsweise Sauerrahm (fermentiert mit Joghurtkultur) ein, zunächst einen Teelöffel täglich, dann langsam mehr. Sobald Ihr Patient etwa eine Tasse mit Joghurtkultur gesäuertem Sauerrahm verzehrt, können Sie versuchen, mit Kefirkulturen gesäuerten Sauerrahm einzuführen.

- Ingwertee, Minz- oder Kamillentee mit etwas Honig zwischen den Mahlzeiten. Für die Zubereitung des Ingwertees ein Stück frische oder gefrorene Ingwerwurzel in eine Teekanne reiben (etwa 1 TL), mit kochendem Wasser aufgießen, den Deckel auflegen und 3-5 Minuten ziehen lassen. Durch ein feines Sieb abseihen.

In extremen Fällen heftigen wässrigen Durchfalls *müssen Gemüse ausgeklammert werden. Geben Sie ihrem Patienten stündlich warme Fleischbrühe mit probiotischen Nahrungsmitteln (bevorzugt Molke, Sauerrahm oder Joghurt; werden Milchprodukte noch nicht vertragen, ersatzweise Saft von fermentiertem Gemüse) zu trinken, lange gegartes, gelatinereiches Fleisch und Fisch zu essen (aus dem Sie zuvor die Brühe zubereitet haben), und erwägen Sie eine stufenweise Einführung von rohem Eigelb. Gemüse sollte erst eingeführt werden, wenn die Durchfälle deutlich nachlassen. Bei einer schweren Entzündung der Darmwand verträgt der Patient überhaupt keine faserige Kost. Aus diesem Grund sollte man nicht voreilig Gemüse einführen (selbst wenn es sehr weich gekocht ist).*

Zweite Phase

- Geben Sie Ihrem Patienten weiterhin Suppen mit Knochenmark, gekochtem Fleisch oder Fisch und anderem von den Knochen stammendem weiche Gewebe. Er oder sie sollte weiter häufig Fleischbrühe und Ingwertee trinken. Geben Sie wie zuvor in jede Tasse Brühe und in jeden Teller Suppe eine kleine Menge eines probiotischen Nahrungsmittels wie Saft von Sauerkraut, fermentiertem Gemüse oder Gemüse-Medley oder hausgemachte Milchprodukte.
- Hinzu kommt nun Eigelb von Bio-Eiern, das sorgfältig vom Eiklar getrennt wird. Von dem rohen Eigelb gibt man am Anfang zu jeder Portion Suppe oder Brühe etwas hinzu. Beginnen Sie mit einem

Eigelb pro Tag und steigern Sie die Menge, bis Ihr Patient zu jedem Teller Suppe ein Eigelb verzehrt. Wird das Eigelb gut vertragen, kann man der Suppe ganze, weich gekochte Eier zufügen (Eiklar fest, Eigelb flüssig). Bestehen Bedenken hinsichtlich einer Eierallergie, dann sollte zuvor ein Verträglichkeitstest durchgeführt werden. Es ist nicht notwendig, die Zahl der täglich verzehrten Eier zu begrenzen, denn sie sind sehr leicht verdaulich und versorgen Ihren Patienten mit hochwertigen und dringend benötigten Nährstoffen. Die Eier sollten von einer vertrauenswürdigen Quelle mit biologischer Bodenhaltung stammen und natürlich frisch sein.

- Ergänzen Sie den Speiseplan mit Eintöpfen und Schmorpfannen mit Fleisch und Gemüse. Gewürze sollten in dieser Phase vermieden werden. Verwenden Sie einfach nur Salz und frische Kräuter (im Rezeptteil finden Sie ein Rezept für Italienische Schmorpfanne). Der Fettgehalt dieser Mahlzeiten sollte relativ hoch sein: Je mehr frisches tierisches Fett Ihr Patient verzehrt, desto schneller wird er sich erholen. Ergänzen Sie jede Portion durch ein probiotisches Nahrungsmittel.
- Steigern Sie weiter die tägliche Zufuhr hausgemachter Molke, Sauerrahm, Joghurt oder Kefir, wenn diese schon eingeführt wurden. Auch die Menge an Saft von Sauerkraut, fermentiertem Gemüse oder Gemüse-Medley sollte kontinuierlich gesteigert werden.
- Führen Sie fermentierten Fisch oder Graved Lachs ein, indem Sie mit einem kleinen Stück beginnen und die Menge stufenweise erhöhen. Im Rezeptteil finden Sie Rezepte hierzu.
- Führen Sie hausgemachtes Ghee ein, zunächst einen Teelöffel pro Tag und dann allmählich mehr. Ghee wird in der Regel von Menschen mit GAP-Syndrom gut vertragen, unabhängig davon, ob Durchfall, Verstopfung oder Reaktionen auf andere Milchprodukte vorliegen. Meine Empfehlung lautet daher auch, dass jeder GAPS-Patient unbedingt Ghee ausprobieren sollte, selbst wenn andere Milchprodukte noch nicht in den Speiseplan integriert worden sind.

Dritte Phase

- Fahren Sie mit den vorherigen Speisen fort.
- Geben Sie zerdrückte, reife Avocado zur Suppe, anfangs 1-3 Teelöffel pro Tag, dann nach und nach etwas mehr.
- Nehmen sie Pfannkuchen in den Speiseplan auf, zunächst einen pro Tag, dann nach und nach auch mehr. Der Pfannkuchen wird aus drei Zutaten zubereitet: 1. Bio-Nussmus (Mandel, Walnuss, Erdnuss usw.), 2. Eier, 3. ein Stück frischer Kürbis oder Zucchini (geschält, entkernt und in der Küchenmaschine fein püriert). Backen Sie die Pfannkuchen in Ghee, Gänsefett oder Entenfett und achten Sie darauf, dass sie nicht anbrennen.
- Rührei mit viel Ghee, Gänsefett, Schweinefett oder Entenfett. Geben Sie als Beilage Avocado dazu (wenn diese gut vertragen wird) und gekochtes Gemüse. Besonders wohltuend für das Verdauungs- und das Immunsystem sind gedünstete Zwiebeln: Dazu 4-5 Esslöffel eines beliebigen tierischen Fettes (Gans, Ente, Schwein usw.) oder Ghee in der Pfanne zerlassen und darin eine in feine Ringe geschnittene große weiße Zwiebel andünsten. Dann den Deckel auflegen und bei schwacher Hitze 20-30 Minuten garen, bis die Zwiebel weich und glasig ist und süßlich schmeckt.
- Führen Sie nun das Sauerkraut und die fermentierten Gemüse ein (von denen Ihr Patient inzwischen schon eine Weile jeweils den Saft verzehrt hat). Beginnen Sie mit einer kleinen Menge und erhöhen Sie dann die Menge auf 1-4 Teelöffel Sauerkraut oder fermentiertes Gemüse zu jeder Mahlzeit.

Vierte Phase

- Fahren Sie mit den vorherigen Speisen fort.
- Nach und nach wird nun Fleisch eingeführt, das im Backofen gegart oder gegrillt wird (noch nicht geeignet ist jedoch gebratenes oder auf dem Holzkohlengrill gegartes Fleisch). Grundsätzlich sollten verbrannte oder zu stark gebräunte Stellen vermieden werden. Das Fleisch sollte der Patient mit gekochtem Gemüse und Sauerkraut (oder anderem fermentierten Gemüse) verzehren.

- Geben Sie nun natives Olivenöl zu jeder Mahlzeit, zunächst nur wenige Tropfen, dann die Menge langsam auf 1-2 Esslöffel pro Mahlzeit steigern.
- Auf den Speiseplan kommen jetzt frisch gepresste Säfte, anfangs in Form von ein paar Löffeln Möhrensaft. Wichtig ist, dass der Saft klar ist, daher sorgfältig abseihen. Der Saft sollte pur getrunken werden, verdünnt mit etwas warmem Wasser oder mit etwas hausgemachtem Joghurt oder Molke gemischt. Die Säfte sollten langsam getrunken und dabei jeder Schluck sorgfältig „gekaut" werden. Wird dies gut vertragen, kann die Menge auf eine ganze Tasse pro Tag gesteigert werden. Sobald eine ganze Tasse Möhrensaft gut vertragen wird, kann man auch Saft aus Staudensellerie, Kohl, Kopfsalat und frischen Minzeblättern anbieten. Da der Saft auf leeren Magen getrunken werden sollte, ist die beste Zeit der frühe Morgen oder der Nachmittag.
- Backen Sie Brot aus gemahlenen Mandeln oder beliebigen anderen fein gemahlenen Nusskernen und Samen. Für die Zubereitung des Brotes (siehe Rezeptteil) sind lediglich vier Zutaten erforderlich: 1. gemahlene Nüsse, z. B. Mandeln, 2. Eier, 3. ein Stück Kürbis oder Zucchini (geschält, ohne Samen und in feine Scheiben geschnitten oder geraspelt), 4. etwas natürliches Fett (Ghee, Butter, Kokosöl, Gänse- oder Entenfett) und etwas Salz. Ihr Patient sollte mit einem kleinen Stück Brot täglich beginnen und die Menge dann allmählich steigern.

Fünfte Phase

- Wenn alle bisherigen Lebensmittel gut vertragen werden, kommt Apfelmus auf den Speiseplan: Dazu Kochäpfel schälen, das Kerngehäuse entfernen und mit etwas Wasser weich kochen. Nach dem Kochen eine großzügige Menge Ghee zugeben und die Äpfel mit dem Kartoffelstampfer zu Mus zerkleinern. Falls Ghee zu diesem Zeitpunkt noch nicht eingeführt wurde, ersatzweise ein beliebiges tierisches Fett zugeben (von Ente, Schwein, Rind, Lamm oder Gans). Bei sehr sauren Äpfeln kann nach Geschmack etwas Honig zugegeben werden. Beginnen Sie mit wenigen Löffeln Apfelmus pro Tag und achten Sie auf eventuelle Reaktionen. Bleiben diese aus, kann die Menge allmählich gesteigert werden.

- Nehmen Sie rohes Gemüse in den Speiseplan auf, anfangs in Form zarter Salatblätter und geschälter Gurke. Wie immer mit einer kleinen Menge beginnen, die dann allmählich gesteigert werden kann. Werden diese beiden Gemüsesorten gut vertragen, können andere rohe Gemüse hinzukommen: Möhren, Tomaten (wenn keine Unverträglichkeit gegenüber Nachtschattengewächsen besteht), Zwiebeln, Kohl usw. Achten Sie unbedingt darauf, dass Ihr Patient das Gemüse gründlich kaut, und beobachten Sie den Stuhlgang: Kommt es zu Durchfall, war es noch zu früh für diesen Schritt.
- Wenn der Saft aus Möhren, Staudensellerie, Kohl, Kopfsalat und Minze gut vertragen wird, kann langsam auch Obst zugegeben werden: Apfel, Ananas und Mango. Zitrusfrüchte sollten in dieser Phase noch vermieden werden.

Sechste Phase

- Falls alle bisher eingeführten Nahrungsmittel gut vertragen werden, kann man nun versuchen, ein Stück geschälten rohen Apfel zu geben, der allerdings sehr gut gereift sein sollte. Anschließend stufenweise rohes Obst und mehr Honig einführen.
- Beziehen Sie nach und nach gebackene Kuchen und andere süße Dinge ein, die in der Diät erlaubt sind. Zum Süßen der Backwaren sollten Trockenfrüchte verwendet werden.

Je nach den individuellen Symptomen kann Ihr Patient die Einführungsdiät schneller oder langsamer durchlaufen. Bei manchen ist die gesamte Einführungsdiät schon nach wenigen Wochen abgeschlossen, bei anderen kann es auch ein Jahr dauern, bis sie nach und nach langsam alle Phasen durchlaufen haben. Die deutlichsten Kennzeichen sind Unterleibsschmerzen und Stuhlveränderungen: Warten Sie vor dem Übergang in die nächste Phase ab, bis Schmerzen und Durchfall nachgelassen haben. Möglicherweise müssen Sie einige Speisen später als in diesem Programm vorgesehen mit einbeziehen, das hängt ganz von der individuellen Empfindlichkeit Ihres Patienten ab. Achten Sie darauf, dass Ihr Patient auch nach abgeschlossener Einführungsdiät weiter mindestens einmal täglich Suppen und Fleischbrühe zu sich nimmt.

Werden Ballaststoffe aus der Ernährung ausgeklammert, kommt es bei manchen Menschen zu einer Phase von Verstopfung. Normale Einläufe oder die Colon-Hydro-Therapie schaffen nicht nur hierbei Abhilfe, sondern sorgen zudem dafür, dass der Körper Ihres Patienten schneller entgiftet wird, indem alte Ablagerungen ausgeschieden werden. Beachten Sie hierzu bitte das Kapitel zu Verstopfung, Seite 412.

Wenn die Einführungsdiät abgeschlossen ist und die vorrangigen Verdauungsprobleme abgeklungen sind, können Sie zur GAPS-Volldiät übergehen.

Teil 2
Die GAPS-Volldiät

Nachdem Sie die GAPS-Einführungsdiät abgeschlossen haben, werden Sie mit dem Konzept des GAPS-Kochens und -Essens recht vertraut sein. Außerdem werden Sie mittlerweile ein Experte darin sein zu erkennen, wie der Körper Ihres Patienten auf seine individuelle Art und Weise auf Nahrung reagiert. Dies sind einzigartige und sehr wertvolle Kenntnisse, die Ihrem Patienten für den Rest seines Lebens von sehr großem Nutzen sein können. Aus diesem Grund ist es ein sehr guter Ansatz, während der gesamten Einführungsdiät und auch danach ein Tagebuch zu führen, in dem Sie den gesamten Prozess der Einführung einzelner Nahrungsmittel sowie die individuellen Symptome und Reaktionen Ihres Patienten festhalten.

Die GAPS-Volldiät muss etwa zwei Jahre lang eingehalten werden. Einige Patienten mit weniger stark ausgeprägten Krankheitsbildern können nach etwa einem Jahr nicht-zugelassene Nahrungsmittel in den Speiseplan aufnehmen, wohingegen andere sich viele Jahre lang streng an die Diät werden halten müssen.

Ein typischer Speiseplan

Beginnen Sie den Tag mit einem Glas stillem Mineralwasser oder gefiltertem Wasser mit einer Scheibe Zitrone oder einem Teelöffel Apfelessig. Das Wasser kann nach Belieben kalt oder warm getrunken werden. Steht ein Entsafter zur Verfügung, kann gleich morgens ein Glas frisch gepresster Obst- oder Gemüsesaft zubereitet werden.

Ein guter Start in den Tag ist ein Saft aus 40 % Apfel + 55 % Möhre + 5 % Rote Bete (natürlich alles roh). Sie können die unterschiedlichsten Saftmischungen kreieren, sollten dabei aber einen Anteil von 50 % an therapeutischen Zutaten anstreben: Möhre, etwas Rote Bete (nicht mehr als 5 % der Mischung), Staudensellerie, Kohl, Kopfsalat, Grüngemüse und Kräuter (Spinat, Petersilie, Dill, Basilikum, frische Nesselblätter, Rübstiel, Möhrengrün), weißer und roter Kohl. Die anderen 50 % können aromatische Zutaten sein, die den Geschmack der therapeutischen Zutaten abmildern: Ananas, Apfel, Orange, Grapefruit, Weintrauben, Mango usw. Diese Säfte können pur oder mit Wasser verdünnt getrunken werden.

Tagtäglich durchläuft unser Körper einen 24-stündigen Zyklus von Aktivität und Ruhe, Nahrungsaufnahme und Entgiftung. Von etwa 4 Uhr bis 10 Uhr morgens befindet sich der Körper im Entgiftungsmodus. Um ihn in diesem Prozess zu unterstützten tut man gut daran, morgens frisches Obst und probiotische Lebensmittel zu verzehren und Wasser sowie frisch gepresste Säfte zu trinken. Dem Körper um diese Zeit zu viel Nahrung zuzumuten, wirkt der Entgiftung entgegen. Das ist der Grund, warum viele Menschen früh morgens keinen Appetit haben. Besser ist es, etwa um 10 Uhr zu frühstücken, wenn der Körper die Entgiftungsphase abgeschlossen hat und bereit ist zur Nahrungsaufnahme. In dieser Phase verspürt man in der Regel Hunger. Kinder sind möglicherweise früher bereit zu frühstücken als Erwachsene.

Frühstücksvarianten

- Nach Belieben härter oder weicher gekochte Eier mit Wurstwaren und Gemüse, teils gegart, teils als Salat (Tomate, Gurke, Zwiebel, Staudensellerie und grüner Salat usw.) und/oder Avocado und/oder

Fleisch. Am besten ist es, wenn das Eigelb noch weich ist und das Eiklar fest. Das Dressing zum Salat und zu den Eiern besteht aus reichlich nativem Olivenöl. Unter den Salat mischen Sie einen Esslöffel eingeweichte oder gesprossene Sonnenblumenkerne und/oder Sesamsamen und/oder Kürbiskerne. Die Wurstwaren (mit vollem Fettgehalt) sollten ausschließlich aus fein zerkleinertem Fleisch bestehen und nur mit Salz und Pfeffer gewürzt sein (gehackte Zwiebel, Knoblauch oder frische Kräuter sind allerdings als Würze möglich). Achten Sie darauf, dass sie keine handelsüblichen Gewürze oder Natriumglutamat enthalten. Am besten ist es, wenn Sie sich vor Ort einen Metzger suchen, der Ihnen Wurst nach Ihren Vorgaben zubereitet. Bei bestehendem Durchfall sollten die Gemüse sehr weich gekocht sein und die Kerne und Samen weggelassen werden. Reichen Sie als Getränk eine Tasse hausgemachte Fleischbrühe.

- Avocado mit Fleisch, Fisch oder Meeresfrüchten, dazu rohes und gekochtes Gemüse, Zitrone und natives Olivenöl. Reichen Sie außerdem eine Tasse hausgemachte Fleischbrühe dazu.
- Hausgemachte Suppe mit Sauerrahm und Fleisch.
- Pfannkuchen aus gemahlenen Nusskernen. Diese Pfannkuchen schmecken köstlich mit etwas Butter und Honig, aber auch als herzhafter Imbiss. Wenn sie einige frische oder aufgetaute Beeren mit Honig pürieren, ergibt dies eine wunderbare Konfitüre zu den Pfannkuchen. Schwach gebrühter Tee mit Zitrone, Ingwertee oder Pfefferminztee.
- Ein beliebiges hausgemachtes Gebäck: Muffins, Obstkuchen oder Brot.

Mittagessen

Hausgemachte Suppe oder Eintopf mit Sauerrahm und Fleisch oder Fisch.

Avocado mit Fleisch, Fisch, Meeresfrüchten und dazu rohes oder gekochtes Gemüse. Geben Sie als Dressing Olivenöl mit etwas frisch gepresster Zitrone darüber und zum Trinken reichen Sie eine Tasse hausgemachte Fleischbrühe.

Jedes Fleisch- oder Fischgericht mit Gemüse und probiotischen Lebensmitteln.

Abendessen

Ein beliebiges Gericht aus den Abschnitten Mittagessen oder Frühstück.

Als Zwischenmahlzeit eignen sich Obst, Nüsse und hausgemachte Backwaren. Wenn Ihr Patient vor dem Schlafengehen gerne noch etwas essen möchte, können Sie eine Tasse hausgemachten Joghurt, Kefir oder Sauerrahm mit etwas Honig oder Russische Creme (siehe Rezeptteil) geben.

Teil 3
Die GAPS-Übergangsdiät

Die strenge GAPS-Diät sollte mindestens 1½–2 Jahre eingehalten werden. Je nach Ausprägung des Krankheitsbildes erholen sich manche Leute schneller, andere langsamer. Ihr Patient sollte mindestens 6 Monate lang eine normale Verdauung aufweisen, bevor Sie beginnen, Nahrungsmittel einzuführen, die während der GAPS-Diät nicht zugelassen sind. Dieser Schritt sollte nicht überstürzt unternommen werden.

Die ersten Nahrungsmittel, die man dann einführen können wird, sind neue Kartoffeln und fermentierte glutenfreie Pseudogetreide (Buchweizen, Hirse und Quinoa). Im Rezeptteil finden Sie die Anleitung zum Fermentieren von Körnern. Bedenken Sie, dass es sich bei Kartoffeln um Nachtschattengewächse handelt. Falls diesbezüglich eine Sensibilität besteht, sollte man vor der Kartoffel zunächst versuchen, Tomaten, Auberginen und Paprikaschoten einzuführen.

Führen Sie immer nur jeweils ein einzelnes Lebensmittel auf einmal ein und beginnen Sie immer mit einer kleinen Portion. Anschließend sollten Sie 2-3 Tage lange beobachten, ob sich irgendeine Reaktion zeigt. Falls daraufhin erneute Verdauungsprobleme oder andere für Ihren Patienten typische Probleme ausbleiben, können Sie es wenige Tage später mit einer zweiten Portion versuchen. Bleibt auch jetzt eine Reaktion aus, kann die Menge nach und nach gesteigert werden. Da es sich hier um stärkehaltige Lebensmittel handelt, sollte nicht vergessen werden, zu jeder Portion reichlich Fett (Butter, Ghee, Olivenöl, jede Art von tierischem Fett, Kokosöl usw.) zuzugeben, um so die Stärkeverdauung zu verlangsamen. Die Einführung dieser neuen Nahrungsmittel darf nicht übereilt erfolgen. Diese Phase kann sich über Monate hinziehen, wenn man es richtig macht.

Wenn neue Kartoffeln und fermentiertes Getreide eingeführt sind, können Sie versuchen, mit hochwertigem Weizen- oder Roggenmehl Sauerteig anzusetzen. Mit dem Sauerteig können Sie sowohl Pfannkuchen als auch Brot zubereiten. In diesem Zusammenhang empfehle ich ein wunderbares Buch von Sally Fallon, *Nourishing Traditions*, das eine ganze Fülle von Rezepten bietet. Wird Sauerteig gut vertragen, können Sie möglicherweise auch zu einem im Handel erhältlichen, hochwertigen Sauerteigbrot greifen.

An diesem Punkt stellen Sie vielleicht fest, dass Ihr Patient Buchweizen, Hirse und Quinoa auch ohne Fermentation vor dem Garvorgang verträgt. Nach und nach werden Sie jetzt auch stärkehaltige Gemüse, Getreide und Bohnen einführen können.

IHR PATIENT WIRD NIE WIEDER ZU DER HEUTZUTAGE TYPISCHEN ERNÄHRUNGSFORM ZURÜCKKEHREN KÖNNEN, DIE GEPRÄGT IST VON ZUCKER, KÜNSTLICHEN UND MANIPULIERTEN ZUTATEN UND SONSTIGEN SCHÄDLICHEN SOGENANNTEN „LEBENSMITTELN“. NUTZEN SIE DIE JAHRE IM ANSCHLUSS AN DEN GAPS-ERNÄHRUNGSPLAN, UM GESUNDE ESSGEWOHNHEITEN FÜR DAS GANZE LEBEN ZU ENTWICKELN!

Wir fassen zusammen: Auf den ersten Blick scheint die GAPS-Diät ein hartes Stück Arbeit zu sein. Es handelt sich jedoch um eine vollwertige und gesunde Ernährungsform, die der Darmschleimhaut Ihres Patienten zur Heilung verhelfen und eine gute Grundlage für lebenslange Gesundheit legen wird. Das heißt, dass die Mehrheit der GAPS-Patienten sich nicht für den Rest Ihres Lebens an eine spezielle Ernährungsform halten muss: Sobald sich die Funktionen ihres Verdauungssystems normalisiert haben, können Sie nach und nach die meisten, rings um den Globus verzehrten vollwertigen Nahrungsmittel einführen. Einige Menschen erreichen dieses Ziel in zwei Jahren, bei anderen dauert es länger – dies hängt ab von der Schwere des Krankheitsbildes und vom Alter des Betroffenen, wobei Kinder in der Regel rascher genesen.

Hat man die GAPS-Diät einmal eingeführt, ist sie nicht schwieriger umzusetzen als ganz normale Familienkost. Und der Einkauf gestaltet sich sowieso sehr unkompliziert: Kaufen Sie einfach alles frisch und unverarbeitet.

Ein paar Worte zu Vegetarismus

Bei einigen Familien, die ich in meiner Praxis hatte, waren die Eltern strenge Vegetarier und wollten demzufolge, dass auch ihre Kinder vegetarisch leben. Diese Fälle sind besonders kompliziert, denn lässt man alle Getreidesorten, Zucker und stärkehaltigen Gemüsesorten aus der Ernährung weg, bleibt nicht mehr viel übrig. Diese Eltern sollten sich jedoch mit einigen statistisch erwiesenen Dingen vertraut machen:

1. Vegetarische Kinder sind anfälliger für Gesundheitsprobleme als Kinder, die Fleisch essen, insbesondere in Bezug auf psychomotorische Beeinträchtigungen und Blutkrankheiten.
2. Vegetarier sind anfällig für Muskelschwund und Knochenschäden und haben im Durchschnitt geringere Muskelkraft.
3. Aus Volkszählungsdaten geht hervor, dass Vegetarier jünger sterben als Fleischesser.

Aus meiner eigenen klinischen Beobachtung heraus kann ich nur sagen, dass ich einen gesunden Vegetarier erst noch kennenlernen muss. Im Laufe der Evolution haben sich die Menschen zu Allesfressern entwickelt, die alles essen, was sie in ihrer Umgebung finden, ob Pflanzen, Eier oder Fleisch. Unsere Physiologie ist darauf ausgerichtet, diese Nahrungsmittel zu verarbeiten. Um gesund und energiegeladen zu sein, benötigt man tagtäglich eine beträchtliche Menge an Eiweiß. Für GAPS-

Menschen sind hochwertige Proteine aus Fleisch, Fisch und Eiern ganz besonders wichtig, da der Zustand ihres Verdauungssystems nicht gut genug ist, um die schwerer verdaulichen pflanzlichen Eiweiße zu verarbeiten. Wird einem GAPS-Kind eine vegetarische Ernährungsweise aufgezwungen, schmälert dies seine Chancen auf Genesung.

Vegetarier haben ein gutes Recht darauf, ihren Überzeugungen treu zu bleiben und ihre persönlichen Essgewohnheiten selbst zu bestimmten. Ich rate aber dringend davon ab, diese Überzeugungen auf Ihr GAPS-Kind zu übertragen! Sorgen Sie zunächst mithilfe des GAPS-Ernährungsplans dafür, dass Ihr Kind gesund wird. Dann lassen sie es heranwachsen, bis es reif genug ist, selbst zu entscheiden, ob es vegetarisch leben möchte oder nicht. Letztlich haben auch Kinder das Recht, für sich selbst zu entscheiden!

Die Entscheidung, sich vegetarisch zu ernähren, sollte nicht leichtfertig getroffen werden. Man muss sich eingehend mit dem Nährwertgehalt einzelner Lebensmittel und deren richtigen Zubereitung auseinandersetzen und die Mahlzeiten sorgfältig planen, damit man alle notwendigen Nährstoffe aus den vegetarischen Nahrungsmitteln erhält. In vielen Fällen wird dies unglücklicherweise nicht getan. So erlebe ich immer wieder Fälle von Magersucht bei jungen Mädchen im Teenageralter, die sich im Anschluss an eine Phase leichtfertig angegangener vegetarischer Ernährung entwickelt hat.

Diese Geschichte der 18-jährigen Sara (Name ist geändert) ist ein typisches Beispiel dafür.

Als Sara 10 war, beschloss sie Vegetarierin zu werden, weil ihr die Tiere leidtaten. Wie so häufig in solchen Situationen war die Folge dieser Entscheidung zugunsten des Vegetarismus, dass Saras Ernährung nun vorwiegend aus Nudeln und Käse, Brot und Kuchen, Schokoriegeln und vegetarischen Sandwiches bestand. Nach 1-2 Jahren vegetarischer Ernährung traten Verdauungsprobleme auf und Sara wurde anfällig für jede in ihrer Umgebung kursierende Erkältung, jeden Virus. Sie hatte die typischen Symptome von RDS (Reizdarmsyndrom) entwickelt, also Völlegefühl, Verstopfung und Unterleibsschmerzen. Eine lange Reihe auftretender

Atemwegsinfektionen zog entsprechend viele Antibiotikabehandlungen nach sich. Als sie 15 war, wurde bei ihr Magersucht diagnostiziert. Nach einem Jahr Behandlung im Krankenhaus wandelte sich ihre Magersucht um in Bulimie. Sara wurde depressiv und konnte sich kaum noch zu etwas aufraffen. Es fiel ihr schwer zu lernen, zu arbeiten oder sich an irgendwelchen sozialen Aktivitäten zu beteiligen. Sie entwickelte Selbstmordgedanken und den Wunsch, sich selbst zu verletzen. Nach einigen Selbstmordversuchen wurde sie in die geschlossene Psychiatrie eingewiesen und mit neuroleptischen Medikamenten unter Kontrolle gehalten.

Falls Ihr Kind (ob Teenager oder jünger) von heute auf morgen beschließt, Vegetarier werden zu wollen, sollten Sie dies sehr ernst nehmen. Eine unbesonnene vegetarische Ernährung kann bei unseren jungen Leuten schnell zu mentalen Störungen führen. Was diese jungen Leute nicht wissen ist, dass pflanzliche Nahrung generell schwer verdaulich ist und einen geringen Gehalt an nützlichen Nährstoffen aufweist. Nahrungsmittel tierischen Ursprungs kann der menschliche Darm leicht verdauen und verstoffwechseln, außerdem liefern tierische Nahrungsmittel konzentrierte Mengen aller für den Menschen ernährungsphysiologisch wichtigen Nährstoffe. Da pflanzliche Nahrung schwer verdaulich ist und eine ganze Reihe von Anti-Nährstoffen enthält, die den Darm schädigen können, sind Verdauungsprobleme die ersten Symptome, die bei solchen Vegetarier-Neulingen auftreten. Fast immer treten irgendwann Symptome des Reizdarmsyndroms auf wie Völlegefühl, Verdauungsbeschwerden, Verstopfung, Durchfall und Blähungen. Wenn jemand bereits eine schwache Verdauung hat, ist der Umstieg auf eine pflanzenbasierte Ernährung geradezu gefährlich. Mit zunehmender Schädigung ist das Verdauungssystem immer weniger in der Lage, die betroffene Person zu ernähren. Ein Nährstoffdefizit ist somit nur noch eine Frage der Zeit. Ein Mangel an den Vitaminen B12, B6, B1, B2, an Nikotinsäure, essenziellen Aminosäuren, Zink und Eiweiß sind in der Regel die ersten Nährstoffdefizite, die sich bei einem Vegetarier-Neuling zeigen. Angesichts des zunehmenden Nährstoffmangels kann auch das Immunsystem nicht mehr gut arbeiten, was endlose Infektionen und Antibiotikabehandlungen nach sich ziehen wird. Durch jede Antibiotikabehandlung werden Darm und Immunsystem zusätzlich geschädigt.

Abgesehen davon, dass pflanzliche Nahrungsmittel durch die Schädigung des Verdauungssystems zu einer Mangelernährung führen können, haben sie vor allem einen geringen Nährwertgehalt. Nun werden Sie fragen, was denn dann mit all den Tabellen in den gängigen Ernährungsratgebern ist, die aufzeigen, dass Pflanzen voller Nährstoffe stecken. Was ist mit all jenen B-Vitaminen, Proteinen und Carotinoiden? Richtig, wenn wir verschiedene pflanzliche Nahrungsmittel im Labor analysieren, dann weisen sie einen hohen Gehalt unterschiedlicher Nährstoffe auf. Diese Informationen werden dann in gängigen Ernährungsratgebern abgedruckt und wiegen die Vegetarier in trügerischer Sicherheit. Unglücklicherweise sind diese Tabellen zum Nährstoffgehalt von Pflanzen irreführend. Warum? Weil man in einem Labor alle möglichen Methoden und Chemikalien einsetzen kann, um den Pflanzen Nährstoffe zu entlocken, Methoden, die dem menschlichen Verdauungssystem jedoch nicht zur Verfügung stehen. Der menschliche Darm verfügt nur über eine sehr begrenzte Fähigkeit, Pflanzen zu verdauen und ihnen irgendetwas Nützliches zu entziehen. Die Natur hat Herbivoren hervorgebracht, pflanzenfressende Tiere (u.a. Wiederkäuer), die, damit sie die verzehrten Pflanzen auch verdauen können, mit einem hoch spezialisierten Verdauungssystem ausgestattet sind, das sehr lang ist und aus mehreren Mägen besteht, die wiederum mit speziellen, die Fasern von Pflanzen aufspaltenden Bakterien ausgestattet sind. Das menschliche Verdauungssystem ähnelt dem Darm von Raubtieren wie etwa Wölfen und Löwen: Unser Verdauungssystem ist ziemlich kurz und der einzige Magen, den wir haben, enthält nahezu keine Bakterien. In der Tat ist der Magen des Menschen dafür ausgelegt, Säure und Pepsin zu bilden, die wiederum nur Fleisch, Fisch und Eier aufspalten können. Kurzum, unser Verdauungssystem ist so gemacht, dass es mit tierischer Kost am besten fertig wird. Jahrtausendelang waren sich die Menschen dessen bewusst. Sie wussten, dass die beste Nahrung von Tieren stammte, Pflanzen aßen sie nur als Beilage zum Fleisch oder wenn die tierische Nahrung knapp wurde. Sie wussten, dass pflanzliche Nahrungsmittel für den Menschen schwer verdaulich sind. Dies ist der Grund dafür, dass alle alten Zivilisationen seit jeher bestimmte Methoden dafür hatten, den Pflanzen mehr Nährstoffe zu entziehen und sie besser verdaulich zu machen, etwa die Gärung, das Mälzen, das Keimen sowie spezielle Garmethoden. Unglücklicherweise sind diese Methoden in der heutigen Zeit größtenteils in Vergessenheit geraten.

Mit all diesen Informationen ist der junge Mensch natürlich nicht vertraut, wenn er oder sie beschließt, sich von nun an vegetarisch zu ernähren. Wir leben in einer Welt voller Fehlinformationen zum Thema Ernährung. Vegetarische Ernährungsformen wurden jahrzehntelang als „gesund“, „umweltfreundlich“ und „tierschützend“ angepriesen. Jede einzelne dieser Behauptungen ist nicht nur falsch, sondern geradezu irreführend. Lassen Sie nicht zu, dass Ihr Kind Vegetarier wird, bevor es sich nicht gründlich mit diesem Thema auseinandergesetzt hat und Ihnen alle Informationen vorlegen kann, die eine solch einschneidende Entscheidung rechtfertigen. Empfehlenswert zu diesem Thema ist das Buch *Ethisch Essen mit Fleisch* von Lierre Keith.

Empfohlene Lebensmittel

Algen
Ananas, frisch oder gefroren
Äpfel
Aprikosen, frisch oder getrocknet
Artischocken
Asiago (Käse)
Auberginen
Avocados, einschließlich Avocadoöl
Bananen (nur reife mit bräunlichen Flecken auf der Schale)
Beeren, alle Sorten
Bergkäse
Birnen
Blauschimmelkäse
Blumenkohl

Bohnen, getrocknete weiße oder Schnittbohnen, grüne Bohnen und Limabohnen, bei richtiger Zubereitung
Bok Choy
Brie
Brokkoli
Brunnenkresse
Butter
Camembert
Cashewkerne, nur frische
Cayennepfeffer
Cheddarkäse
Cherimoya (tropische Frucht)
Datteln, frisch oder getrocknet, ohne Zusatzstoffe (nicht in Sirup eingelegt)
Dill, frisch oder getrocknet
Edamer
Eier, frisch
Eingelegtes Gemüse, ohne Zucker oder andere unerlaubte Zutaten
Emmentaler
Ente, frisch oder gefroren
Erbsen, frische grüne oder getrocknete Spalterbsen
Erdnussbutter, ohne Zusätze
Erdnüsse, frisch oder in der Schale geröstet
Essig (Apfelessig oder weißer Essig), zuvor auf Allergie testen
Fasan, frisch oder gefroren
Fisch in Dosen, nur in Öl oder Wasser eingelegt
Fisch, frisch oder gefroren, im eigenen Saft oder in Öl eingelegt
Fleisch, verschiedene Sorten, frisch oder gefroren
Frisch gepresste Säfte von erlaubtem Obst und Gemüse
Gans, frisch oder gefroren
Geflügel, frisch oder gefroren
Gemahlene Nüsse oder Mandeln (meist blanchierte, gemahlene Mandeln)
Gewürze, Einzelsorten und ohne jegliche Zusatzstoffe

Ghee, hausgemacht
Gin, gelegentlich
Gorgonzola (Käse)
Gouda
Gruyère (Käse)
Grapefruit
Grüne Bohnen, Schnittbohnen bei richtiger Zubereitung
Grüner Salat/Kopfsalat, alle Sorten
Grünkohl
Gurken
Haselnüsse
Haselnüsse (Lambertshasel)
Havarti (Käse)
Honig, naturbelassen
Hühnerfleisch, frisch oder gefroren
Ingwerwurzel, frisch
Joghurt, selbst gemacht
Kaffee, schwach, frisch zubereitet, kein löslicher Kaffee
Kapern
Kefir, selbstgemacht aus Rohmilch
Kirschen
Kiwifrüchte
Knoblauch
Knollensellerie
Kohl
Kohlblätter
Kohlsprossen
Kokosfett
Kokosmilch
Kokosnuss, frisch oder getrocknet (geraspelt), ohne Zusatzstoffe
Kokosöl, VCO (Virgin Coconut Oil)
Koriandergrün, frisch oder getrocknet
Kräuter, frisch oder getrocknet, ohne Zusätze
Kräutertees

Kumquats
Kürbis (Sommer- und Wintersorten)
Lammfleisch, frisch oder gefroren
Limabohnen (getrocknet und frisch)
Limburger Käse
Limetten
Linsen
Magerquark
Mandarinen
Mandeln, einschließlich Mandelmus und -öl
Mangos
Meeresfrüchte, frisch oder gefroren
Melonen
Möhren
Monterey Jack (Käse)
Münsterkäse
Muskatnuss
Nektarinen
Nüsse, alle Sorten, frisch geknackt, weder geröstet noch gesalzen oder überzogen
Olivenkonserven ohne Zucker oder andere unerlaubte Zutaten
Olivenöl, natives extra
Orangen
Papayas
Paprikaschoten (grün, gelb, rot und orange)
Paranüsse
Parmesan
Pekannüsse
Petersilie
Pfirsiche
Pflaumen, getrocknet ohne Zusätze oder im eigenen Saft
Pilze
Port-Salut (Käse)
Rhabarber

Rindfleisch, frisch oder gefroren
Roquefortkäse
Rosenkohl
Rosinen
Rote Bete
Satsumas
Sauerrahm, aus selbst vergorenem, frischem Rahm
Schwarzer Winterrettich
Schwarzer, weißer und roter Pfeffer, gemahlen und als Körner
Schweinefleisch, frisch oder gefroren
Scotch, gelegentlich
Seetang, frisch und getrocknet, nach abgeschlossener Einführungsdiät
Senfsamen, als reines Pulver und als Senf, wenn keine unerlaubten Zutaten enthalten sind
Spargel
Speiserüben
Spinat
Staudensellerie
Steckrüben
Stilton (Käse)
Taube, frisch oder gefroren
Tee, schwach gebrüht, frisch zubereitet, kein löslicher Tee
Tomaten
Tomatenmark, außer Salz ohne jegliche Zusatzstoffe
Tomatensaft, außer Salz ohne jegliche Zusatzstoffe
Truthahn, frisch oder gefroren
Ugli (Zitrusfrucht)
Wachteln, frisch oder gefroren
Walnüsse
Wein, trocken, rot oder weiß
Weintrauben
Weiße Bohnen, richtig zubereitet
Wild, frisch oder gefroren

Wodka, nur sehr selten
Zellulose in Nahrungsergänzungsmittel
Zimt
Zitronen
Zitrussäure
Zucchini
Zwiebeln

Zu vermeidende Nahrungsmittel

Acesulfam und andere Süßstoffe
Acidophilusmilch
Agar-Agar
Agavendicksaft
Aloe vera, kann eingeführt werden, sobald Verdauungssymptome nachgelassen haben
Amaranth
Apfelsaft
Aspartame
Astragalus (Tragant)
Augenbohnen
Backhefe
Backpulver sowie alle Sorten Backtriebmittel außer Backsoda
Baked beans
Balsamessig
Baumwollsamen
Bienenpollen
Bier
Bittermelone
Bohnen mit hohem Stärkegehalt: Kidneybohnen, dicke Bohnen wie z. B. Saubohnen
Bohnenmehl und -sprossen
Brandy, Cognac
Braunkäse (Geitost)
Brühwürfel oder gekörnte Brühe

Buchweizen
Bulgur
Buttermilch
Canellini-Bohnen
Carob (Frucht vom Johannisbrotbaum)
Carrageen
Cerealien, einschließlich aller Frühstücksflocken
Chicorée
Couscous
Dextrose
Dicke Bohnen
Dinkel
Doppelrahmkäse
Dosenobst und -gemüse
Eiscreme, handelsübliche
Feta (Schafskäse)
Fisch, haltbar gemacht, geräuchert, gesalzen, paniert und mit Soßen in Dosen
Fleischprodukte, industriell verarbeitet, konserviert, geräuchert und gesalzen
Fleischwurst
Fruktose
Gelees
Gemüse, in Dosen oder mit Konservierungsstoffen
Gerste
Getränkesirup
Getreide, alle Sorten
Grieß
Hafer
Hirse
Hotdogs
Hüttenkäse
Joghurt, handelsüblicher
Kaffee, löslicher und Kaffee-Ersatz

Kakaopulver
Kartoffeln, weiße
Käse, industriell verarbeitete und Streichkäse
Kastanien und Kastanienmehl
Kaugummi
Ketchup, handelsüblicher
Kichererbsen
Klettenwurzel
Konfitüren
Kräuterliköre
Laktose
Liköre
Mais
Maissirup
Maisstärke
Malzkaffee, Ersatzkaffee
Margarine und Butterersatz
Mehl, aus Getreide
Melasse
Milch tierischer Herkunft, Soja-, Reis-, Kokosmilch
Milch, getrocknet
Molke, als Pulver oder flüssig
Mozzarella
Mungbohnen
Neufchâtel (Käse)
Nudeln, alle Sorten
Nusskerne, gesalzen, geröstet und überzogen
Obst, als Konserve
Okraschoten
Oligofruktose
Pastinaken
Pektin
Pfeilwurzel
Prim (weicher Braunkäse)

Quinoa
Reis
Ricotta
Roggen
Saccharin
Sago
Sahne
Sauerrahm, handelsüblicher
Schinken
Schokolade
Sherry
Softdrinks
Soja
Speiseöle
Speisestärke
Spirituosen
Stärke
Süßkartoffeln
Tapioka
Tee, Instantpulver
Topinambur
Triticale
Truthahn-Hackbraten
Weinstein
Weizen
Weizenkeime
Würste, handelsübliche
Yamswurzel
Zellulosehaltige Nahrung
Zichorienwurzel
Ziegenkäse
Zucker oder Saccharose, alle Sorten

3 Rezepte

1. Saucen

2. Salate

3. Suppen

4. Speisefette

5. Hauptgerichte

6. Gemüse

7. Selbstgebackenes

8. Desserts

9. Rezepte ohne Ei

10. Getränke

11. Joghurt, Kefir und Sauerrahm (Crème fraîche)

Die meisten Angaben sind sowohl in Gramm als auch in Cups angegeben, für die spezielle Messbecher im Handel erhältlich sind: 1 Cup entspricht 250 ml. Mit einem solchen Messbecher lassen sich die Rezepte schnell und unkompliziert auch ohne Abwiegen zubereiten.

Viele weitere Rezepte finden Sie in Elaine Gottschalls Buch *Morbus Crohn und Colitis ulcerosa: Endlich neue Chancen durch reizarme Ernährung: Wie die „Spezielle Kohlenhydrat-Diät“ Ihnen helfen kann* und auf den folgenden Websites im Internet:

www.gaps-forum.de
http://praxispraevention.de/gaps-was-ist-das/
www.gaps.me
www.scdiet.de
www.breakingtheviciouscycle.info (nur auf Englisch)

1. Saucen

Als Dressing für die meisten frischen Salate eignen sich Olivenöl und frischer Zitronensaft. Wird hausgemachter Joghurt gut vertragen, kann er ebenfalls als Salatdressing verwendet werden.

› *Ketchup*

500 ml Tomatensaft
1-3 EL Weißweinessig
Honig nach Geschmack
1 Lorbeerblatt (nach Belieben)
Salz und Pfeffer nach Geschmack

Bis auf den Honig alle Zutaten vermischen und auf dem Herd eindicken lassen, dabei häufig umrühren, damit nichts anbrennt. Wenn die gewünschte Konsistenz erreicht ist, den Honig zufügen und fertig kochen. In sterilisierte Gläser füllen und sofort verschließen oder in kleine Behälter füllen und einfrieren. (Rezept mit freundlicher Genehmigung von Elaine Gottschall)

› *Guacamole*

2 reife Avocados
Saft von 1 Orange
1 Knoblauchzehe, zerdrückt
etwas Wasser

Alle Zutaten in der Küchenmaschine zerkleinern. Die Knoblauchmenge reduzieren, wenn die Guacamole zu scharf ist. Als Dip für Gemüse und als Aufstrich für selbst gebackenes Brot verwenden.

› *Mayonnaise*

1 Ei
250 ml oder etwas mehr Olivenöl
1 EL Weißweinessig oder frischer Zitronensaft
1/4 TL Senfpulver
Salz und Pfeffer nach Geschmack
etwas Honig nach Geschmack

Das Ei, den Zitronensaft (oder Essig), den Senf, Salz und Pfeffer und den Honig einige Sekunden in der Küchenmaschine verquirlen. Bei laufender Küchenmaschine das Öl in dünnem Strahl zugießen. Das Öl nicht zu schnell zugießen, das Ganze sollte mindestens 60 Sekunden dauern. Je dickflüssiger die Mayonnaise wird, desto satter und tiefer wird der Ton der Küchenmaschine.

Vorschläge:

Zum Andicken von Saucen: 2 EL Mayonnaise mit 250 ml Fleischbrühe unter stetem Rühren etwa 1-2 Minuten leicht erhitzen.

Als Grundlage für eine Sauce tartare: 75 g (1/2 Cup) klein geschnittene Dillgurken (ungesüßt) und 35 g (1/4 Cup) gehackte Zwiebeln zugeben.

Als falsche Sauce-Hollandaise: geriebenen Cheddarkäse zugeben (falls gut verträglich). Über Gemüse wie gegarten Blumenkohl oder Brokkoli geben. Zudecken und im Backofen erhitzen.

Mit hausgemachtem Joghurt vermischen (1 Teil Mayonnaise, 1 Teil Joghurt) und als Salatdressing verwenden.

(Rezept mit freundlicher Genehmigung von Elaine Gottschall)

› *Salsa*

4 mittelgroße Tomaten
1/2 Paprikaschote (grün, rot, orange oder gelb)
1 mittelgroße Zwiebel (weiß oder rot)
1-3 Knoblauchzehen
Dill und Petersilie
Olivenöl
Salz und Pfeffer nach Geschmack

Alle Zutaten in die Küchenmaschine geben und grob hacken. Kann zu Fleisch und Gemüse gereicht werden. Die Salsa kann auch zum Garen von Fleisch verwendet werden. Dafür die Salsa zum Köcheln bringen, gewürfeltes Fleisch (Rindfleisch, Schweinefleisch, Lamm- oder Hühnerfleisch) und eine großzügige Menge Butter (oder ein beliebiges tierisches Fett) zugeben, zudecken und 30 Minuten köcheln lassen.

› *Auberginendip*

2 Auberginen
Salz
3 mittelgroße Tomaten
3-4 Knoblauchzehen, geschält
80 ml Olivenöl
frischer Dill oder frische Petersilie

Die Auberginen in 1 cm dicke Scheiben schneiden, sorgfältig mit Salz und einem beliebigen tierischen Fett einreiben. Auf ein Backblech legen und in dem auf 150 °C vorgeheizten Backofen 30-40 Minuten weich backen. Abkühlen lassen.

In der Küchenmaschine die gebackenen Auberginen, die Tomaten, den Knoblauch, die Kräuter und das Olivenöl vermischen. Mit Fleisch, Fisch oder als Dip mit rohem Gemüse servieren.

› *Fruchtchutney*

1 kg Kochäpfel
1/2 kg Pflaumen
1 kg getrocknete Datteln ohne Stein (oder/und getrocknete Feigen)
3 Paprikaschoten (grün, rot oder gelb)
3-4 mittelgroße Zwiebeln
500 ml Apfelessig
1 TL Pfefferkörner (schwarz, grün oder rot), zerdrückt
1-2 TL aromatische Samen: Kreuzkümmel, Koriander, Dill, Fenchel usw.
1/4 TL Cayennepfeffer oder Chilipulver
1 TL naturbelassenes Salz

Die Datteln mit 125 ml Wasser in einer großen Pfanne langsam zum Kochen bringen. Die weich gekochten Datteln mit einem Kartoffelstampfer oder einem Pürierstab pürieren.

Dann die entkernten und in grobe Stücke geschnittenen Äpfel, die entsteinten Pflaumen, die klein geschnittenen Paprikaschoten und die sehr fein gehackten Zwiebeln, den Essig und die restlichen Zutaten zugeben. Alles sorgfältig vermischen und unter gelegentlichem Rühren auf sehr niedriger Stufe 1-11/2 Stunden oder in einem Schongarer einige Stunden garen. Die weich gekochten Äpfel und Pflaumen zerfallen und verbinden sich mit den restlichen Zutaten zu einer groben Paste. Während das Chutney kocht, Schraubgläser und die dazu passenden Deckel (Metall oder Glas) zum Sterilisieren in den kalten Backofen stellen, auf 120 °C erhitzen und etwa 30-40 Minuten im Ofen lassen. Die Deckel während des Sterilisierens nicht auf die Gläser schrauben, sondern getrennt in den Backofen legen.

Das heiße Chutney in die Gläser füllen und mit den Deckeln fest verschließen. Die abgekühlten Gläser mit dem Chutney im Kühlschrank aufbewahren. Kann zu Fleisch und Fisch gereicht werden.

› *Einfache Leberpastete*

100 g Leber
1 große Zwiebel, fein gehackt
3 Knoblauchzehen, geschält und fein gehackt

Die Leber, die Zwiebel und den Knoblauch in Ghee (Butter, jedes beliebige tierische Fett) in der Pfanne gut durchbraten. In der Küchenmaschine mit Mayonnaise oder Sauerrahm pürieren.

Für Geschmacksvarianten können während des Pürierens folgende Zutaten zugefügt werden:

- 1 rohe Tomate
- 4-5 gekochte Pflaumen (ungesüßt und entsteint)
- Roher Knoblauch
- Kräuter (Dill, Petersilie, Basilikum)
- Rohe Zwiebel
- Geschälter, entkernter und geriebener Apfel

2. Salate

Salate sollten erst verzehrt werden, wenn der Durchfall abgeklungen ist.

Den Nährwert von Salaten kann man sehr gut erhöhen, indem man grob gehackte Walnusskerne oder Samen darüberstreut. Kerne und Samen wie Sonnenblumenkerne, Kürbiskerne und Sesamsamen sollten vorher über Nacht in Wasser eingeweicht werden. Auf diese Weise werden sie nahrhafter und leichter verdaulich.

› *Rote-Bete-Salat*

8 kleine Rote Beten
50 g (1/3 Cup) Walnüsse, geschält
2 Knoblauchzehen, geschält
8 Trockenpflaumen ohne Stein
Mayonnaise
1/3 TL Salz

Die Rote Bete waschen und die oberen und unteren Enden abschneiden. Die Rote Bete so lange dämpfen, bis sie sich mit einem Messer leicht zerschneiden lässt. Alternativ kann auch fertig gekochte Rote Bete (in Wasser, nicht in Essig!) verwendet werden. Die Rote Bete grob reiben. Die Walnusskerne, den Knoblauch und die Pflaumen in der Küchenmaschine zerkleinern und sorgfältig mit der geriebenen Roten Bete vermischen. Das Salz und die Mayonnaise zugeben und alles vermischen. Sehr lecker zu Fleisch und Gemüse.

Thunfischsalat

1 Dose Thunfisch im eigenen Saft oder in Wasser (à 200 g)
1 große Zwiebel
2 große Möhren
2 hart gekochte Eier
Mayonnaise

Den Thunfisch abtropfen lassen und mit einer Gabel zerdrücken. Die Zwiebel schälen und fein hacken. Die Möhren dünsten. Die hart gekochten Eier pellen und klein schneiden.

Die Hälfte des Thunfischs in einer Lage auf einen flachen Teller legen und mit der Hälfte der gehackten Zwiebel belegen. Mayonnaise darüber verteilen. 1 Möhre darüberreiben und wieder Mayonnaise darübergeben. Mit einer Lage aus einem klein geschnittenen, hart gekochten Ei bedecken und Mayonnaise darübergeben. In derselben Reihenfolge Lagen aus Thunfisch, Zwiebeln, Möhren und Ei darüberlegen. Mit etwas Dill oder Petersilie dekorieren. Wichtig ist, dass jede Lage gut mit Mayonnaise bedeckt ist.

› *Apfel-Kohl-Salat*

100 g Weißkohl
1 großer Apfel
125 g (1/2 Cup) hausgemachter Joghurt oder Crème fraîche
1 TL Honig
1 Prise Salz
2 EL Rosinen

Den Kohl raspeln. Den Apfel schälen, das Kerngehäuse entfernen und den Apfel reiben. Die Rosinen leicht in Butter weich dünsten. Den Joghurt mit Honig und Salz verrühren und dann alle Zutaten gut vermengen.

Salat mit Tomaten und Gurke

2 Tomaten
1/3 einer Schlangengurke
1 Selleriestange
Frühlingszwiebel
Dill oder Petersilie
Salz

Die Gurke in 1/2 cm dicke Scheiben schneiden. Die Tomaten in mundgerechte Stücke und den Sellerie in kleine Stücke schneiden. Mit Salz bestreuen. Die Zwiebeln, den Dill und/oder die Petersilie hacken. Alle Zutaten gut vermengen und mit nativem Olivenöl anmachen.

› *Russischer Salat*

1/2 Schlangengurke
1 große Möhre, gedämpft
100 g gekochtes Fleisch oder Würstchen (Reste sind hier hervorragend geeignet)
1 Zwiebel, geschält
2 hart gekochte Eier
2 EL Sauerkraut (nach Belieben)
frischer Dill und/oder frische Petersilie
1/3 TL Salz
Mayonnaise
Joghurt oder Crème fraîche

Die Gurke und die Möhre in kleine Würfel schneiden. Das Fleisch und/oder die Würstchen in kleine Würfel schneiden. Die Zwiebel fein hacken. Die Eier pellen und in kleine Würfel schneiden. Den Dill und/oder die Petersilie fein hacken. In einer zweiten Schüssel die Mayonnaise und den Joghurt zu gleichen Teilen vermischen und salzen. Alle Zutaten gut vermengen.

› *Möhrensalat*

1 große Möhre
1 EL Rosinen
1 EL grob gehackte Walnusskerne
Joghurt

Die Rosinen leicht in Butter weich dünsten. Die Möhre fein reiben. Die Möhre mit den Rosinen, den Walnusskernen und dem Joghurt vermischen.

3. Suppen

Ich rate eindringlich dazu, Suppen ausschließlich auf der Grundlage hausgemachter Fleischbrühe zuzubereiten. Fleischbrühe fördert die Verdauung und ist seit Jahrhunderten als bewährtes Hausmittel für den Verdauungstrakt bekannt. Hausgemachte Fleischbrühe ist darüber hinaus außerordentlich nahrhaft, weil sie viele Mineralstoffe, Vitamine, Aminosäuren und verschiedene andere Nährstoffe in biologisch verfügbarer Form enthält. Handelsübliche Produkte wie gekörnte Brühe oder Brühwürfel sollten nicht verwendet werden, weil sie in hohem Maße industriell verarbeitet sind und Unmengen schädlicher Inhaltsstoffe enthalten.

Die fertige selbst gemachte Fleischbrühe kann eingefroren werden, hält sich aber auch im Kühlschrank mindestens eine Woche lang. Mit dieser Fleischbrühe können Suppen, Saucen und Eintöpfe zubereitet werden oder man wärmt eine Tasse Brühe auf und reicht sie seinem GAPS-Patienten zu oder zwischen den Mahlzeiten. Wenn Sie darauf achten, dass immer etwas Fleischbrühe in Ihrem Kühlschrank vorrätig ist, werden Sie schnell merken, dass nahrhafte Mahlzeiten für Ihren GAPS-Patienten sowie für den Rest der Familie schnell und einfach zuzubereiten sind. Entfernen Sie nicht das Fett aus der Brühe. Für GAPS-Patienten ist es wichtig, das Fett mit der Brühe zu verzehren.

Für eine gute Fleischbrühe werden sowohl das Fleisch als auch die Knochen benötigt. Rindfleisch, Lammfleisch, Schweinefleisch, Wild, Geflügel und Fisch eignen sich hervorragend für die Zubereitung von Brühen mit unterschiedlichen Aromen und Nährstoffkombinationen. Achten Sie also auf Abwechslung bei den Fleischsorten, um das gesamte Spektrum an Nährstoffen abzudecken. Mark- und Sandknochen sind besonders wichtig, weil sie die Brühe mit den nährstoffhaltigen Substanzen anreichern, die das Fleisch allein nicht liefern kann. So kann die Zubereitung einer hochwertigen Fleischbrühe im Grunde genommen sehr preisgünstig sein, weil dafür die Tierkörperteile verwendet werden, die der Fleischer fast umsonst abgibt. Das

Fleisch und die Knochen können frisch oder tiefgefroren sein, und es ist nicht erforderlich, sie vor dem Kochen aufzutauen. Abgesehen von Knochen und Fleisch ist sonst nur ein großer Topf mit Wasser und etwas Salz und Pfeffer erforderlich.

› *Die Zubereitung einer Fleischbrühe*

Lammfleisch, Schweinefleisch, Rindfleisch oder Wildbret
Das Fleisch mit den Knochen in einen großen Topf geben, 5-10 Pfefferkörner und Salz zugeben, mit Wasser auffüllen und zum Kochen bringen. Einen Deckel auflegen und bei geringer Hitze mindestens 3 Stunden köcheln lassen. Je länger das Fleisch und die Knochen köcheln, desto mehr Nährstoffe geben sie an die Brühe ab. Am Ende der Garzeit die Knochen und das Fleisch herausnehmen und die Brühe in einen zweiten Topf abseihen, um sie von kleinen Knochenstücken und Pfefferkörnern zu befreien.

Hühnerbrühe
Ein halbes oder ein ganzes Suppenhuhn in einen großen Topf geben, mit Wasser auffüllen, Salz hinzufügen, zum Kochen bringen und bei schwacher Hitze 1 1/2–2 Stunden köcheln lassen. Das Huhn aus dem Topf nehmen und die Brühe durch ein Sieb abseihen. In den Kühlschrank stellen. Ein auf diese Weise gekochtes Huhn ist sehr lecker und kann zum Abendessen mit Gemüse und einer Tasse heißer, frisch zubereiteter Hühnerbrühe gereicht werden.

Fischbrühe
Für eine gute Fischbrühe benötigt man die Gräten, die Flossen, die Haut und die Köpfe der Fische, nicht ihr Fleisch. Kaufen Sie also einen ganzen Fisch, lösen Sie das Fleisch für ein separates Gericht aus und verwenden Sie den Rest des Fischs für Ihre Brühe. Ihr Fischhändler wird den Fisch für Sie zerlegen. Die Köpfe, Gräten, Flossen und die Haut in einen großen Topf geben, 8-10 Pfefferkörner zugeben und

den Topf mit Wasser füllen. Einen Deckel auflegen und bei schwacher Hitze 1-11/2Stunden köcheln lassen. Am Ende der Garzeit mit Salz abschmecken. Die Fischteile herausnehmen und die Brühe durch ein Sieb abseihen. An den Gräten vorhandenes Fleisch ablösen und für die Zubereitung einer Suppe verwenden.

› *Grundrezept für Suppen*

Für eine Suppe etwas hausgemachte Fleischbrühe zum Kochen bringen, die klein geschnittenen Gemüsesorten zugeben und weitere 20-25 Minuten köcheln lassen. Hierfür eignet sich jede Kombination aus Gemüsesorten, die gerade verfügbar sind: Zwiebeln, Kohl, Möhren, Brokkoli, Blumenkohl, Kürbis, Zucchini, Lauchstangen usw. Falls die Suppe püriert werden soll, kann das Gemüse in gröbere Stücke geschnitten werden. Soll die Suppe nicht püriert verzehrt werden, achten Sie darauf, das Gemüse vor dem Kochen in kleine Stücke zu schneiden oder zu würfeln. Wurde die Fleischbrühe aus Lammfleisch, Schweinefleisch oder Rindfleisch zubereitet, kann man ihr Aroma wunderbar mit einer Handvoll getrockneter Pilze verfeinern, die man in der Hand zerdrückt, bevor man sie in die Suppe gibt. Dann 1-2 EL gehackten Knoblauch dazugeben, erneut kurz aufkochen lassen und die Herdplatte ausschalten. Nach Belieben mit einem Pürierstab pürieren.

Sie können die Suppe mit jeder beliebigen Kombination der folgenden Zutaten auf den Tisch bringen:

- Etwas Petersilie, Koriandergrün oder Dill, jeweils gehackt
- 1 klein geschnittenes, hart gekochtes Ei
- 1 EL hausgemachter Joghurt oder Crème fraîche (Sauerrahm)
- Gekochtes und klein geschnittenes Fleisch
- In sehr kleine Stücke geschnittene rote Zwiebel
- In kleine Stücke geschnittene Frühlingszwiebel
- 1 EL gekochte und pürierte Leber

Auf der Basis dieses Grundrezepts kann man improvisieren und eigene Rezepte entwickeln. Hier einige Ideen dazu:

› *Suppe aus jungen Brennnesseln*

1 1/2l hausgemachte Fleischbrühe
1 großes Bund junge Brennnesseln
2 EL getrocknete Pilze
1 mittelgroße Zwiebel
1 mittelgroße Möhre
2 Zucchini oder 1/2 mittelgroßer Sommerkürbis
4 Eier, hart gekocht

Die ersten, im Frühling sprießenden Brennnesseltriebe sind eine hervorragende Nährstoffquelle. Sie sind reich an Eisen, Magnesium, Kupfer, Zink, Vitamin C, Carotinoiden und anderen nützlichen Substanzen. Für dieses Rezept wird ein großes Bund junger Brennnesseltriebe benötigt. Bei der Zubereitung sollte man Handschuhe und ein langärmeliges T-Shirt tragen. Die Brennnesseln abspülen und das überschüssige Wasser abschütteln. Mit einer Schere die Blätter und die zarten Triebe der Brennnesseln in kleine Stücke schneiden (die harten Stiele wegwerfen) und für die spätere Verwendung beiseitestellen.

Den Kürbis oder die Zucchini in kleine Würfel schneiden, die Möhre in feine Scheiben schneiden und die Zwiebel hacken. Die hausgemachte Fleischbrühe zum Kochen bringen. Alle Gemüsesorten und die getrockneten, zuvor in der Hand zerdrückten Pilze in die Fleischbrühe geben. Den Topf mit einem Deckel fest verschließen und 15-20 Minuten köcheln lassen. Die vorbereiteten Brennnesseln zugeben, unterrühren und sofort von der Herdplatte nehmen. Mit 1-2 EL in kleine Stücke geschnittenem, hart gekochtem Ei und 1 EL hausgemachtem Joghurt (falls gut verträglich) servieren.

› *Russischer Borschtsch*

1 1/2 l hausgemachte Fleischbrühe
1 mittelgroße Zwiebel, fein gehackt
1 mittelgroße Möhre, in feine Scheiben geschnitten
1/2 mittelgroßer Weißkohl, in feine Streifen geschnitten
2 mittelgroße Rote Beten oder 4 kleine Rote Beten, roh oder gekocht
3 Knoblauchzehen, geschält
1 Tomate, fein gehackt

Bei vorgegarter Roter Bete (in Wasser, nicht in Essig):
Die Fleischbrühe zum Kochen bringen und die Zwiebel, die Möhre und den Kohl zugeben. Zugedeckt 20 Minuten köcheln lassen. In der Zwischenzeit die gekochte Rote Bete in lange feine Streifen schneiden. Zur Suppe geben und weitere 5 Minuten köcheln lassen. Den Topf von der Kochstelle nehmen. Die 3 Knoblauchzehen zerdrücken und mit der gehackten Tomate zur Suppe geben. Mit einem gehäuften EL Crème fraîche (Sauerrahm) oder hausgemachtem Joghurt (falls gut verträglich) und etwas gehackter Petersilie und/oder einer dicken Scheibe hart gekochtem Ei servieren.

Bei roher Roter Bete:
Die Rote Bete waschen und schälen. Mit der Hand oder in der Küchenmaschine in lange feine Streifen schneiden. Die Fleischbrühe zum Kochen bringen und die Rote Bete zugeben. 10-15 Minuten köcheln lassen, dann das übrige Gemüse (Zwiebel, Möhre und Kohl) hinzufügen. Bei schwacher Hitze etwa 20 Minuten köcheln lassen, bis der Kohl weich ist. Den Topf von der Kochstelle nehmen. Die 3 Knoblauchzehen zerdrücken und mit der gehackten Tomate zur Suppe geben. Mit einem gehäuften EL Crème fraîche (Sauerrahm) oder hausgemachtem Joghurt (falls gut verträglich) und etwas gehackter Petersilie und/oder einer dicken Scheibe hart gekochtem Ei servieren.

› *Fischsuppe*

1 l hausgemachte Fischbrühe
1 große Zwiebel, fein gehackt
1 Möhre, in feine Scheiben geschnitten
1 Zucchini oder eine vergleichbare Menge Winter- oder Sommerkürbis, in kleine Würfel geschnitten

Die Fischbrühe zum Kochen bringen und die Zwiebel, die Möhre und den Kürbis oder die Zucchini zugeben. Zugedeckt 10-15 Minuten köcheln lassen und vom Herd nehmen. Das nach der Zubereitung der Fischbrühe von den Gräten gelöste, gekochte Fischfleisch zugeben. Mit einem EL hausgemachtem Joghurt (falls gut verträglich) und/oder einem hart gekochten Ei (in Scheiben oder gehackt) servieren.

Falls kein Fleisch mehr an den Gräten war, kann das Fleisch (ohne Haut und ohne Gräten) jedes anderen Fisches verwendet werden. Das Fleisch in kleine Würfel schneiden und für die letzten 5-8 Minuten der Garzeit in die kochende Suppe geben.

› *Fleischbällchensuppe*

400 g Hackfleisch (am besten Schweine- und Rindfleisch gemischt)
1 große Zwiebel, fein gehackt
1 große Möhre, in feine Scheiben geschnitten
125 g (1 Cup) Winterkürbis oder junge Zucchini, in kleine Würfel geschnitten
100 g (1 Cup) Kohl, fein gehackt (optional)
2 EL gehackter Knoblauch
Salz und Cayennepfeffer nach Geschmack
2-3 EL hausgemachtes Sauerkraut

2 l Wasser oder Fleischbrühe in einem Topf zum Kochen bringen. Salz und Pfeffer nach Geschmack zugeben. Mit den Händen Fleischbällchen (etwa 2 cm Durchmesser) formen und nacheinander in das kochende Wasser geben. Den Deckel auflegen und bei schwacher Hitze 30 Minuten garen. Bis auf den Knoblauch alle Gemüse dazugeben und weitere 20 Minuten köcheln lassen. Den Knoblauch zufügen und den Herd ausschalten. 5-10 Minuten ruhen lassen, dann 2-3 EL Sauerkraut zugeben. Mit einem EL hausgemachtem Joghurt und fein gehacktem Dill servieren.

› *Wunderbare Winterkürbissuppe*

1 1/2 l hausgemachte Fleischbrühe (Puten- oder Hühnerbrühe sind für dieses Rezept am besten geeignet)
1 Lauchstange, gewaschen und in Scheiben geschnitten
Brokkoli, 3-4 mittelgroße Röschen
1 mittelgroße Möhre, in Scheiben geschnitten
1/2 mittelgroßer „Buttercup"-Kürbis oder 1/3 Butternusskürbis oder jeder andere Winterkürbis mit orangefarbenem Fleisch
3 Knoblauchzehen, geschält

Den Kürbis schälen, entkernen und in grobe Stücke schneiden. Das restliche Gemüse waschen und in Stücke schneiden. In einen Suppentopf geben, die Fleischbrühe zugießen und zum Kochen bringen. Die Hitze auf eine sehr kleine Stufe reduzieren und etwa 30 Minuten köcheln lassen. In einem Mixer oder mit dem Pürierstab pürieren. Falls in Ihrer Familie hausgemachter Joghurt aus Ziegenmilch bereits gut vertragen wird, geben Sie 125 g (1/2 Cup) davon in die Suppe. Heiß servieren. Diese Suppe lindert Bauchschmerzen oder Durchfall.

› *Fleischsülze*

2-4 Schweinsfüße oder 1 Schweinskopf
1 große Möhre
Knoblauch
Salz und schwarze Pfefferkörner

Die Schweinsfüße (oder den Schweinskopf) in einen großen Topf geben, mit Wasser auffüllen, Salz sowie 1 TL schwarze Pfefferkörner hinzufügen und zum Kochen bringen. Einen Deckel auflegen und bei schwacher Hitze 3 Stunden köcheln lassen.

Inzwischen eine große Möhre dämpfen, abkühlen lassen und in feine Scheiben schneiden. Hat man das erforderliche Werkzeug zur Hand, kann man die Möhre auch in dekorative Scheiben schneiden.

Nach der Garzeit die Schweinsfüße (oder den Schweinskopf) herausnehmen und die Brühe durch ein Sieb in einen zweiten Topf abseihen. Die Füße oder den Kopf vollständig abkühlen lassen. Das gesamte Fleisch ablösen (auch die Haut und andere Weichgewebsteile) und in kleine Stücke schneiden.

Die Fleischstücke, die Möhrenscheiben und feine Knoblauchscheiben in ein großes tiefes Backblech legen. Ganz nach Geschmack kann mehr oder weniger Knoblauch verwendet werden. Das Backblech zu drei Viertel mit der Fleischbrühe auffüllen. Im Kühlschrank fest werden lassen. Man kann diese Sülze auch in unterschiedliche Formen füllen und dann als Einzelportionen servieren.

Dieses Gericht schmeckt an einem heißen Sommertag besonders gut. Es enthält viele nahrhafte Substanzen, darunter Gelatine, Glucosamin, Glykoproteine und Phospholipide, und gilt als Heilmittel bei Verdauungsproblemen.

4. Speisefette

Zum Kochen (Rösten, Braten, Backen usw.) sollten stabile natürliche Fette verwendet werden, weil diese ihre chemische Struktur nicht verändern, wenn sie erhitzt werden. Diese Fette sind: Schweineschmalz, Gänsefett, natürliches Rinderfett, Lammfett, Kokosöl, Butter und Ghee. Viele dieser Fette sind im Handel erhältlich, man kann sie aber auch problemlos zu Hause herstellen. Das hat den Vorteil, dass man dann genau weiß, was sie enthalten. Ich möchte hier noch einmal betonen, dass eine großzügig bemessene Menge tierischer Fette für einen GAPS-Patienten unerlässlich ist. Je mehr tierische Fette Ihr Patient zum Frühstück, Mittag- oder Abendessen konsumiert, desto schneller wird er oder sie genesen. Näheres zur Verwertung von Fetten finden Sie im Kapitel *2 Fette: Die Guten und die Bösen,* Seite 330.

› *Ghee*

Ghee ist geklärte Butter. Es wird in vielen Kulturen auf der ganzen Welt zum Kochen und Backen verwendet. Butter kann sehr gut zum Kochen verwendet werden. Kleine Menge Molke in der Butter verbrennen allerdings oft. Darüber hinaus enthält Molke Laktose und einige Milchproteine, die viele GAPS-Patienten im Anfangsstadium der Diät vermeiden müssen. Ghee dagegen enthält weder Molke noch Milcheiweiß oder Laktose und verbrennt nicht.

Den Backofen auf 60-120 °C vorheizen. Ein großes Stück vorzugsweise ungesalzener Bio-Butter in eine Auflaufform aus Metall geben und für 45-60 Minuten in den Backofen stellen. Aus dem Backofen nehmen und das oben schwimmende goldgelbe Fett (Ghee) vorsichtig in Gläser gießen, dabei darauf achten, dass die weiße Flüssigkeit in der Auflaufform bleibt. Die weiße Flüssigkeit entsorgen. Die Gläser mit dem Ghee verschließen und im Kühlschrank aufbewahren. Bei einigen Buttersorten setzt sich die weiße Flüssigkeit an der Oberfläche ab. In diesem Fall die Auflaufform in den Kühlschrank stellen. Während des

Abkühlens wird das Ghee fest und man kann die Flüssigkeit abgießen und den Rest mit Küchenpapier abwischen.

› *Gänse- oder Entenfett*

Eine Gans oder Ente in der üblichen Weise im Backofen rösten. Die Gans oder Ente herausnehmen und das Fett durch ein Seihtuch oder feines Metallsieb in Gläser abseihen. Die Gläser im Kühlschrank aufbewahren. Mit diesen Fetten kann gekocht, gebacken und gebraten werden. Sie verleihen gebratenem Fleisch und vor allem Gemüse ein ganz besonders leckeres Aroma. In großzügigen Mengen verwenden.

› *Schweine-, Lamm oder Rinderfett (Schmalz)*

Man gewinnt diese Fette auf ähnliche Weise wie Enten- und Gänsefett. Benötigt wird hierfür das gesamte fetthaltige Gewebe der Tiere. Besonders geeignet ist die innere Fettschicht, die man beim Fleischer häufig sehr preiswert bekommt. Sie werden erstaunt sein, wie viel Speisefett sich aus einem relativ kleinen Stück gewinnen lässt. Es ist ratsam, hierzu Tiere aus biologischer Aufzucht zu verwenden, weil das Fett im Körper der natürliche Speicher verschiedener Toxine ist. Ein- oder zweimal im Jahr ein kleines Stück Fett von einem biologisch aufgezogenen Tier zu kaufen, kostet nicht viel und liefert ausreichend Speisefett für mehrere Monate.

Das Fett bei schwacher Hitze (120-130 °C) je nach Größe 2-3 Stunden im Backofen erhitzen. Dann das ausgelassene Fett durch ein Seihtuch oder feines Metallsieb abseihen. In Gläser füllen und im Kühlschrank aufbewahren. In großzügigen Mengen zum Kochen, Backen und Braten verwenden.

Kokosöl eignet sich ebenfalls hervorragend als Speisefett. Da es reichlich gesättigte Fette enthält, bleibt seine chemische Struktur unverändert, wenn es erhitzt wird. Achten Sie jedoch darauf, ein hochwertiges, natives Kokosöl zu kaufen, da viele in westlichen Ländern erhältliche Öle gehärtet sind, um die Haltbarkeitsdauer zu erhöhen.

5. Hauptgerichte

› *Italienischer Schmortopf mit Fleisch*

Dies ist eine alternative Möglichkeit, eine ausgezeichnete Fleischbrühe herzustellen und gleichzeitig eine leckere Mahlzeit für die ganze Familie zuzubereiten. Nach Geschmack kann jede der folgenden Zutaten verwendet werden: 1 Lammkeule oder-schulter, 1 Schweinshaxe, 1 Rinderkeule, 1 Fasan, 2-4 Tauben, 2 Wachteln, 1 Wildkeule, 1 Brathähnchen, Putenkeulen. Für dieses Gericht wird ein großer Schmortopf mit Deckel benötigt. Die Fleischkeule oder den bzw. die ganzen Vögel in den Schmortopf geben, den Topf zu drei Viertel mit Wasser füllen und etwas Salz, Pfefferkörner, getrocknete Kräuter nach Geschmack, Lorbeerblätter und einen Rosmarinzweig zugeben. Den Deckel auflegen und bei schwacher Hitze (140-160 °C) 5-6 Stunden im Backofen garen. 40-50 Minuten vor dem Essen verschiedene Gemüsesorten zugeben: Brokkoli- und Blumenkohlröschen, geschälte ganze rote oder weiße Zwiebeln, Rosenkohl, Steck- oder Speiserübenstücke und große Möhrenstücke. Nach der Garzeit das Fleisch und das Gemüse aus dem Topf nehmen und servieren. Die Fleischbrühe durch ein Sieb abseihen und in Suppentassen dazu reichen. Übrig gebliebene Fleischbrühe kann problemlos im Kühlschrank aufbewahrt und für die Zubereitung von Suppen oder als rundum wärmendes, nahrhaftes Getränk verwendet werden.

› *Gefüllte Paprikaschoten*

6 große Paprikaschoten (eine Mischung aus grünen, roten, gelben und orangefarbenen)
1/2 kg Hackfleisch (am besten vollfettes Schweine- und Rindfleisch halb und halb gemischt)
2 mittelgroße Möhren
1 große Zwiebel, geschält
Salz und Pfeffer

Die Möhren reiben, die Zwiebel hacken und beides sorgfältig mit dem Hackfleisch vermischen und nach Geschmack mit Salz und Pfeffer würzen.

Den Deckel der Paprikaschoten abschneiden und die Samen herauslösen. Die Paprikaschoten mit der Mischung aus Fleisch und Gemüse füllen. Die gefüllten Paprikaschoten aufrecht in einen Topf stellen. Der Topf muss so groß sein, dass alle Paprikaschoten aufrecht darin stehen und sich gegenseitig stützen können. 750-1000 ml Wasser auf den Boden des Topfes gießen und den Deckel auflegen. Zum Kochen bringen, die Hitze auf eine sehr niedrige Stufe reduzieren und 1 Stunde köcheln lassen. Eine Paprikaschote pro Person am besten in einem Suppenteller servieren und eine Schöpfkelle mit Brühe dazugießen. 1 EL hausgemachten, mit einer zerdrückten Knoblauchzehe vermischten Joghurt (falls gut verträglich) dazugeben. Mit gehackter Petersilie garnieren.

› *Fleischbällchen*

500 g Hackfleisch (am besten vollfettes Schweine- und Rindfleisch gemischt)
1 große Zwiebel
1/2 TL rote Paprikaschote
1 Zucchini
2 EL gehackter frischer Knoblauch
1 EL Tomatenmark
Salz und Pfeffer
2-3 Lorbeerblätter

Für die Sauce den Topf 3-4 cm hoch mit Wasser füllen. Das Tomatenmark, das Salz und den Pfeffer in das Wasser rühren und zum Kochen bringen. Mit den Händen aus dem Hackfleisch Kugeln (etwa 4 cm Durchmesser) formen und nacheinander in die kochende Sauce geben. Achten Sie darauf, dass der Topf groß genug ist, um alle Fleischbällchen in einer Lage aufnehmen zu können. Den Deckel auflegen und bei schwacher Hitze 30 Minuten garen.

In der Zwischenzeit das Gemüse vorbereiten. Die Zwiebel und die rote Paprikaschote fein hacken. Die Zucchini in kleine Würfel schneiden. Den Knoblauch hacken.

Zu den fertig gegarten Fleischbällchen die gehackte Zwiebel, die Paprikaschote und die Zucchini geben und behutsam mit der Sauce vermengen, sodass die Fleischbällchen nicht auseinanderfallen. Zugedeckt weitere 25 Minuten köcheln lassen. Die Lorbeerblätter und den Knoblauch zugeben. Zudecken und den Herd ausschalten. Vor dem Verzehr 10 Minuten ruhen lassen. Mit fein gehacktem Koriandergrün bestreuen und mit gegartem Gemüse servieren.

› *Fleischschnitzel*

500 g fettreiches Schweinehackfleisch
500 g fettreiches Rinder- oder Lammhackfleisch
1 große Zwiebel, geschält und fein gehackt
Salz und Pfeffer

Alle Zutaten sorgfältig mit den Händen vermengen und etwa 4-5 cm dicke ovale Schnitze formen. Die Schnitzel auf ein zuvor eingefettetes Backblech legen und im vorgeheizten Backofen bei 160-180 °C etwa 1 Stunde backen. Dazu gegartes Gemüse und einen Salat reichen.

› *Fischschnitzel*

2-3 nicht zu kleine Süß- oder Meeresfische (eine Mischung verschiedener Fische funktioniert gut)
1 Ei
3-5 EL Butter (Ghee, Gänsefett, Entenfett, Schweineschmalz oder Kokosöl)
80-160 g (1-2 Cups) Kokosraspel
Salz und Pfeffer

Das Fleisch vom Fischskelett ablösen, die Haut und die großen Gräten entfernen. Die Gräten, die Köpfe und die Haut für die Zubereitung einer sehr nahrhaften Fischbrühe verwenden (Rezept im Abschnitt *Suppen*. Alternativ können fertige Fischfilets ohne Haut und große Gräten verwendet werden.

Das Fischfleisch, das Ei und die Butter mit Salz und Pfeffer nach Geschmack in eine Küchenmaschine geben und zerkleinern. Ein Fleischwolf erfüllt denselben Zweck. Mit den Händen ovale, etwa 2 cm dicke flache Schnitzel formen. Die Schnitzel in den Kokosraspeln wälzen und von beiden Seiten leicht anbraten. Zum Braten Kokosöl (oder Butter, Ghee, Schweineschmalz, Rinderfett, Gänse- oder Entenfett) verwenden. Die Schnitzel auf ein großes, mit einem der oben aufgeführten Fette eingeriebenes Backblech legen. 125 ml Wasser zugießen, in den vorgeheizten Backofen schieben und bei 150 °C 20-30 Minuten backen.

› *Graved Lachs – die beste Art, frischen Lachs zu essen*

1 l Wasser bei Zimmertemperatur

1 1/2 EL Salz

1 EL Honig

frischer Dill und grob gemahlener schwarzer Pfeffer

Der Fisch muss ganz frisch sein. Den Lachs in 0,5 cm dicke Scheiben schneiden und auf ein Backblech legen. Mit fein gehacktem Dill und schwarzem Pfeffer bestreuen. Für die Beize das Salz und den Honig in dem Wasser auflösen. Den Fisch mit der Beize bedecken und bei Zimmertemperatur 1-1 1/2 Stunden ziehen lassen. Das Wasser abgießen und den Fisch mit Kopfsalat und Mayonnaise servieren.

Wildlachs eignet sich für dieses Gericht besonders gut. Da der Fisch nicht gegart wird, bleiben alle essenziellen Fettsäuren und andere Nährstoffe erhalten. Im Kühlschrank aufbewahren und innerhalb von zwei Tagen verzehren.

› *Marinierter Wildlachs*

6 grätenfreie Wildlachsfilets mit Haut (1 Filet pro Person)
3-4 große Zitronen
1 gehäufter TL naturbelassenes Meersalz
1 gehäufter TL körniger milder Senf
1/2 TL Dillsamen oder etwas frischer Dill, gehackt
grob gemahlener schwarzer Pfeffer nach Geschmack

Der Fisch muss ganz frisch sein. Drei der Lachsfilets mit der Haut nach unten in eine Auflaufform aus Glas passender Größe legen. Die Filets sollten eng nebeneinander liegen und die Form vollständig ausfüllen. In einer Schüssel die Marinade zubereiten: Die Zitronen halbieren, den Saft ausdrücken und das Fruchtfleisch mit einem Löffel in die Schüssel geben. Die restlichen Zutaten zugeben und gut verrühren. Das Fruchtfleisch der Zitrone darf ruhig aus größeren Stücken bestehen. Die gesamte Marinade über den Fisch in der Form verteilen und die restlichen drei Filets mit der Haut nach oben darauflegen. Die beiden Fischlagen mit einem schweren Gegenstand zusammendrücken, sodass der Fisch vollständig in der Marinade liegt. Hierfür kann man eine zweite, mit einem Gegenstand beschwerte Auflaufform oder eine saubere Stein- bzw. Granitplatte verwenden. Im Kühlschrank 24 Stunden marinieren. Den Fisch aus der Form nehmen und die Haut abziehen: Sie sollte leicht abzulösen sein. Den Fisch mit einer Schere in mundgerechte Stücke schneiden und mit Avocado und etwas Kopfsalat servieren, die Marinade dient als Dressing. Auf diese Weise zubereiteter Lachs schmeckt hervorragend und ist leicht verdaulich. Da der Fisch nicht gegart wird, bleiben alle essenziellen Fettsäuren und andere Nährstoffe erhalten.

› *Fermentierter Fisch*
- die beste Art, fettreichen Kaltwasserfisch zu essen

3-4 sehr frische, große Heringe oder Makrelen
1 kleine weiße Zwiebel
1-2 EL Salz pro Liter Beize
1 EL Pfefferkörner
5-7 Lorbeerblätter
1 TL Koriandersamen
frischer Dill oder einige Dillsamen
250 ml Kefirmolke
1 geeignetes Einmachglas

Den Fisch häuten, die großen Gräten entfernen und in mundgerechte Stücke schneiden. Die Zwiebel schälen und in Scheiben schneiden. Die Fischstücke mit den Pfefferkörnern, Zwiebelscheiben (optional), den Koriandersamen, den Lorbeerblättern und den Dillsamen oder dem Dillkraut in das Einmachglas geben. In einem Krug 1 EL Meersalz in etwas Wasser auflösen und 125 ml der Kefirmolke zugießen. Dann soviel von dieser Beize in das Glas gießen, dass der Fisch vollständig bedeckt ist. Sollte der Fisch nicht bedeckt sein, noch etwas Wasser zugießen. Das Einmachglas fest verschließen und 3-5 Tage bei Zimmertemperatur fermentieren lassen, danach im Kühlschrank aufbewahren. Dazu passen Gemüse, frischer Dill, Frühlingszwiebeln und etwas Mayonnaise. Innerhalb von 1-3 Wochen verbrauchen.

› *Fermentierte Sardinen*

5-7 frische Sardinen
1-2 EL Salz
1 EL Pfefferkörner
5-7 Lorbeerblätter
1 TL Koriandersamen
frischer Dill oder einige Dillsamen
250 ml Kefirmolke
1 geeignetes Einmachglas

Den Fisch entschuppen, die Köpfe abschneiden und die Innereien entfernen. In ein geeignetes Einmachglas oder eine Glasschüssel geben. Alle restlichen Zutaten zugeben. Mit Wasser auffüllen, sodass der Fisch vollständig bedeckt ist. Einen kleinen Teller auf den Fisch legen, sodass er von der Beize bedeckt bleibt. Die Schüssel zudecken oder den Deckel des Einmachglases schließen und 3-5 Tage bei Zimmertemperatur fermentieren lassen. Dann das Fleisch von den Gräten lösen, in mundgerechte Stücke schneiden und mit frischem Dill und etwas gehackter roter Zwiebel servieren.

› *Baked Beans oder französisches Cassoulet*

500 g weiße Bohnen
1 Ente
1 EL Apfelessig
1 TL Meersalz
2 EL Tomatenmark
Cayennepfeffer und schwarzer Pfeffer
5-6 Lorbeerblätter
1 Rosmarinzweig
1 TL Thymian

Die Bohnen 12-24 Stunden in Wasser einweichen, abgießen, gründlich in kaltem Wasser abspülen und erneut abgießen. Durch das Einweichen und Abspülen werden die Bohnen von schädlichen Substanzen wie Lektinen und Phytaten befreit. Die Bohnen erneut mit Wasser bedecken und 4-5 EL hausgemachte Molke, Kefir oder Kefirkulturen zugeben. 1 Woche bei Zimmertemperatur fermentieren lassen. Bohnen und andere Hülsenfrüchte sind im Allgemeinen schwer verdaulich, da sie viele Anti-Nährstoffe enthalten. Durch das Fermentieren können sie leichter verdaut werden. Nach dem Abspülen können die Bohnen gekocht werden.

Das gesamte Fleisch von der Ente ablösen: die Keulen, die Flügel, die Brust sowie das gesamte Fett. Das Fleisch in große und das Fett in kleine Stücke schneiden. Aus den Knochen und Innereien der Ente kann später eine Fleischbrühe zubereitet werden. In einen großen ofenfesten Topf 2 Liter Wasser füllen und den Apfelessig, das Meersalz, das Tomatenmark, je eine Prise Cayennepfeffer und schwarzen Pfeffer, die Lorbeerblätter, den Rosmarin und den Thymian zugeben. Die Bohnen und die Fleischstücke (das Fleisch und das Fett) unterrühren. Den Deckel auflegen und in den Backofen schieben. Bei 140-160 °C 4-5 Stunden garen. Gelegentlich prüfen. Sollten die Bohnen zu trocken werden, noch etwas Wasser zugeben.

Heiß servieren. Übrig gebliebene Bohnen können lange im Kühlschrank aufbewahrt und als Beilage zu anderen Gerichten gereicht werden.

Dieses Gericht kann auch ohne Fleisch zubereitet werden. Dann sollte eine große Menge Fett (Enten-, Schweine-, Gänse-, Rinder-, Lammfett, Ghee usw.) hinzugegeben werden. Man kann dieses Gericht etwa ein Jahr lang aufbewahren, wenn man es heiß in sterilisierte Gläser füllt und in den Kühlschrank stellt. Zum Sterilisieren Gläser und die dazu passenden Deckel (Metall oder Glas) in den kalten Backofen stellen, auf 120 °C erhitzen und etwa 30-40 Minuten im Ofen lassen. Die Deckel während des Sterilisierens nicht auf die Gläser schrauben, sondern getrennt in den Backofen legen.

› *Putenschmortopf*

Putenschenkel, -flügel, -knochen und andere Teil mit Haut
1 l Wasser
1 gehäufter EL Tomatenmark
1 TL Salz
6-10 Pfefferkörner
1 Prise Cayennepfeffer
frische oder getrocknete Kräuter: Oregano, Rosmarin, Lorbeerblätter
eine Kombination aus verfügbarem Gemüse, zum Beispiel Möhren, Winterkürbis, Sommerkürbis, Zucchini, geschälte kleine/mittelgroße Zwiebeln, Blumenkohl, Brokkoli, Paprikaschoten, Aubergine und Rosenkohl.

Das Wasser, das Salz, das Tomatenmark, die Pfefferkörner, den Cayennepfeffer und die Kräuter in einen großen ovalen Schmortopf geben. Alles gut vermischen. Die Putenteile hinzugeben. Die Putenteile, die nicht von Wasser bedeckt sind, mit etwas Gänsefett (oder Entenfett, Ghee, Schweinefett oder Schmalz) bestreichen. Der Schmortopf wird nicht zugedeckt und gart 2-2 1/2 Stunden bei 160 °C im Backofen. Etwa 50 Minuten vor dem Ende der Garzeit das in grobe Stücke geschnittene Gemüse zugeben. Sorgfältig in die Sauce rühren und weitergaren lassen. Den Schmortopf aus dem Backofen nehmen, wenn sich das Gemüse leicht mit einem Messer zerschneiden lässt. Das Fleisch und das Gemüse mit frisch gehackter Petersilie und Knoblauch servieren.

› *Leberpudding*

100 g Leber (Kalb oder Lamm)
1 Ei
2 EL Butter (oder Ghee, Gänsefett, Entenfett)
1 mittelgroße Zwiebel
Salz
Petersilie

Die Leber einige Stunden in Wasser mit etwas Zitronensaft oder hausgemachtem Joghurt einweichen, um der Leber die Bitterstoffe zu entziehen. Man kann die Leber auch in Molke einweichen – das ist die Flüssigkeit, die beim Abtropfen von Joghurt übrig bleibt. Die Leber waschen, mit Küchenpapier trocken tupfen und in der Küchenmaschine zu Mus zerkleinern. Durch ein Sieb abseihen, um harte Stückchen zu entfernen. Salz, Eigelb, Butter, fein gehackte Petersilie und fein gehackte Zwiebel zugeben. Das Eiklar zu Eischnee schlagen und unter die Mischung heben. Die Mischung in ein geeignetes Gefäß geben, mit Backpapier zudecken und in einem Dampfgarer oder einem großen Topf über Wasserdampf garen. Zum Dämpfen in einem Topf etwas Wasser auf den Boden des Topfes gießen und das Gefäß in den Topf stellen. Darauf achten, dass nicht zu viel Wasser im Topf ist, damit es nicht in das Gefäß mit der Leber geraten kann. Den Deckel auflegen, auf den Herd stellen und etwa 1 Stunde dämpfen. Dazu gegartes Gemüse oder Gemüse-"Risotto" reichen.

› *Leber im Tontopf*

100 g Leber (Kalb oder Lamm)
100 g Lammherzen
1 große Zwiebel
10 Trockenpflaumen mit Stein
1 große Portion Naturjoghurt oder Sauerrahm (Sie könne Ihren hausgemachten Joghurt verwenden oder durch 125 g (1/2 Cup) Butter oder Ghee ersetzen)
1 Prise Piment
Salz und Pfeffer

Die Leber einige Stunden in Wasser mit etwas Zitronensaft oder hausgemachtem Joghurt einweichen, um der Leber die Bitterstoffe zu entziehen. Man kann die Leber auch in Molke einweichen – das ist die Flüssigkeit, die beim Abtropfen von Joghurt übrig bleibt. Die Leber waschen, trocken tupfen und mit einer Schere in kleine Stücke schneiden. Die Lammherzen mit einer Schere in kleine Stücke schneiden. Die Leber, die Lammkerzen, die fein gehackte Zwiebel und die Pflaumen in einen Tontopf geeigneter Größe geben. Den Joghurt mit Salz, Pfeffer und Piment gut vermischen. In den Tontopf geben und mit dem Fleisch vermengen. Den Tontopf mit einem Deckel oder mit Alufolie zudecken. Bei 160-180 °C etwa 1 Stunde im Backofen garen.

› *Schnelles Leberrezept*

100 g Leber
1 große Zwiebel
6-7 Knoblauchzehen, geschält
110 g (1/2 Cup) Butter oder Ghee (falls Butter vermieden werden muss, kann jedes andere tierische Fett verwendet werden)
frische Petersilie oder frischer Dill
Salz und Pfeffer zum Abschmecken

Die Leber einige Stunden in Wasser mit etwas Zitronensaft oder hausgemachtem Joghurt einweichen, um der Leber die Bitterstoffe zu entziehen. Man kann die Leber auch in Molke einweichen – das ist die Flüssigkeit, die beim Abtropfen von Joghurt übrig bleibt. Die Leber waschen, trocken tupfen und mit einer Schere in kleine Stücke schneiden. Die Butter oder das Ghee in einer Pfanne schmelzen, die in Scheiben geschnittene Zwiebel und den fein gehackten Knoblauch zugeben und leicht anschwitzen, bis die Zwiebel und der Knoblauch goldgelb werden. Die Leber und Salz und Pfeffer zugeben und etwa 4-5 Minuten unter Rühren anbraten. Mit gehackter Petersilie oder Dill bestreuen und mit Olivenöl beträufeln. Sofort servieren.

› *Fermentiertes Getreide*

Nachdem die Diät etwa zwei Jahre lang eingehalten wurde und wenn Ihr Patient an keinerlei Verdauungsproblemen mehr leidet, ist er oder sie vielleicht bereit für eine kleine Menge glutenfreies Getreide oder Pseudogetreide: Buchweizen, Hirse und Quinoa. Anfangs sollte das Getreide in fermentierter Form verzehrt werden, weil es durch den Fermentationsprozess vorverdaut wird. Zum Fermentieren von Buchweizen, Hirse oder Quinoa die Körner waschen, mit Wasser bedecken und 125 ml Molke zugießen. Bei Zimmertemperatur einige Tage lang fermentieren: Quinoa für 1-2 Tage, Buchweizen für 2-3 Tage, Hirse für 4-5 Tage. Nach Beendigung des Fermentationsprozesses die Flüssigkeit abgießen und das Getreide mit etwas Salz in hausgemachter Fleischbrühe oder Wasser kochen (für 1 Tasse Getreide benötigt man 500 ml Fleischbrühe oder Wasser). Die Fleischbrühe zum Kochen bringen, das Getreide zugeben, gut verrühren, zum Kochen bringen, zudecken und die Hitze auf die niedrigste Stufe reduzieren. Unter gelegentlichem Rühren 20-30 Minuten köcheln lassen. Wenn das Getreide gar ist, sollte es weich und locker sein und die gesamte Flüssigkeit vollständig aufgenommen haben. Zu Fleisch und Gemüse reichen oder anstelle von Mehl zum Backen verwenden. Fermentiertes Getreide sollte schrittweise eingeführt werden, beginnend mit 1-2 EL pro Tag, und man sollte beobachten, ob der Patient in irgendeiner Weise reagiert. Achten Sie darauf, immer reichlich natürliche Fette zu Getreide zu reichen: Butter, Ghee, Olivenöl, Kokosöl oder ein beliebiges tierisches Fett. Die Fette verlangsamen die Verdauung des Getreides und tragen zur Kontrolle des Blutzuckerspiegels bei.

6. Gemüse

Gekochtes Gemüse ist nahrhaft, es wärmt und ist leicht verdaulich. Es schont die Darmschleimhaut und sollte fester Bestandteil der Ernährung sein. Gemüse kann gedämpft, kurz angebraten, gedünstet, geröstet, gegrillt oder als Suppe gekocht werden. Ich empfehle jedoch, Gemüse zu dämpfen und nicht zu kochen, weil beim Kochen viele Nährstoffe an das Wasser abgegeben werden und damit verloren gehen. Für das Dämpfen sind folgende Gemüsesorten am besten geeignet: Brokkoli, Blumenkohl, Rosenkohl, frische grüne Bohnen (Stangenbohnen, Schneidebohnen usw.), Möhren, Spargel, Artischocken und Rote Bete.

Falls kein Durchfall vorliegt, sollte auch täglich rohes Gemüse Teil jeder Mahlzeit sein, weil es uns mit vielen aktiven Enzymen versorgt, die zur Unterstützung der Verdauung beitragen. Möhren, Gurken, Tomaten, grünes Blattgemüse, Kohl, Zwiebeln, Knoblauch, Kopfsalat, junger Spinat, Staudensellerie und Blumenkohl können als Salat zubereitet werden oder als Röschen oder in Stücken mit einem Dip verzehrt werden (Mayonnaise, Guacamole, Leberpastete, Auberginendip usw.).

› *Sauerkraut*

Sauerkraut ist durch Milchsäuregärung fermentierter Weiß- und/oder Rotkohl und vor allem in Deutschland, Russland und im östlichen Europa beliebt. Dank der Vielzahl der darin enthaltenen Verdauungsenzyme, probiotischen Bakterien, Vitamine und Mineralstoffe stellt Sauerkraut ein wunderbares Heilmittel für den Verdauungstrakt dar. Der Verzehr von Sauerkraut zu Fleisch wirkt sich äußerst förderlich auf die Verdauung aus, denn er regt in hohem Maße die Produktion von Magensäure an. Wer unter einem Defizit an Magensäure leidet, sollte 10-15 Minuten vor jeder Mahlzeit einige Esslöffel Sauerkraut essen (oder den Saft davon trinken). Kindern gibt man anfangs 1-3 Esslöffel Sauerkrautsaft in ihre Mahlzeiten. Sauerkraut benötigt keine spezielle Starterkultur, denn auf frischem Kohl leben genügend natürliche Bakterien, die für die Gärung sorgen.

Schneiden Sie mithilfe eines Gemüsehobels einen mittelgroßen Weißkohl in feine Streifen und geben Sie zwei geraspelte Möhren dazu. Man kann auch Rotkohl oder eine Mischung aus Weiß- und Rotkohl verwenden. 1-2 EL Salz unterrühren. Das Salz ist wichtig, denn es entzieht dem Kohl später während des Knetens die Flüssigkeit. Außerdem wird das Salz die in der Anfangsphase der Gärung entstehenden fäulniserregenden Mikroorganismen ersticken, bis dann die gärenden Bakterien ausreichend Milchsäure bilden, um die Krankheitserreger zu vernichten. Die Mischung mit den Händen kräftig kneten, bis reichlich Saft austritt. Sollte der Kohl nicht saftig genug sein, geben Sie noch etwas Wasser dazu. Die Kohlstreifen nun in ein geeignetes Glas oder eine emaillierte Schüssel geben, so fest nach unten pressen, dass keinerlei Luft mehr in der Mischung enthalten sein kann und der Kohl vollständig im eigenen Saft liegt. Bei der Fermentation handelt es sich um einen anaeroben Vorgang, das heißt, kommt Luft an den Kohl, wird er nicht gären sondern verschimmeln. Den Kohl mit einem Teller abdecken, der im Durchmesser etwa 1 cm kleiner ist als die Schüssel. Durch diesen Rand können die bei der Gärung entstehenden Gase entweichen. Der Teller wird nun beschwert mit einem Gegenstand, der schwer genug ist, um den Kohl konstant in der Flüssigkeit zu halten. Das Ganze mit einem Küchentuch abdecken, damit kein Licht an den Kohl kommt. Im Haus wird es 5-7 Tage dauern, bis das Sauerkraut fertig ist (an einem kühlen Ort, beispielsweise in einer Garage, etwa zwei Wochen). Alternativ kann der Kohl zur Gärung in Einmachgläser gegeben werden, wichtig ist immer, dass der Kohl ganz im eigenen Saft liegt. Da der Kohl sich während der Gärung ausdehnt, müssen oben im Glas mindestens 2 1/2 cm Platz bleiben. Sauerkraut schmeckt zu jeder Mahlzeit und ist eine schöne Ergänzung zu hausgemachten Suppen oder Eintöpfen.

› *Mit Kefirkulturen milchsauer eingelegtes Gemüse*

Mit Joghurt- oder Kefirmolke bzw. einem Joghurt- oder Kefirstarter kann Gemüse fermentiert, also milchsauer eingelegt werden. Dazu etwas Kohl (weiß, rot oder jede andere Sorte), Rote Bete, Knoblauch, Blumenkohl und Möhre in mundgerechte Stücke oder grob in Streifen schneiden, etwas Salz zugeben und alles in ein Einmachglas mit 1 Liter Fassungsvermögen geben. Den Inhalt eines Beutels Kefirkultur in 1/2 Liter kaltem Wasser auflösen oder 125 ml Kefirmolke zu dem Wasser geben. Dann soviel von diesem Wasser in das Glas gießen, dass die Gemüsestücke vollständig bedeckt sind. Dieser Schritt ist sehr wichtig, denn wenn das Gemüse an der Oberfläche austrocknet, wird es anfangen zu schimmeln. Wichtig ist auch, oben im Glas 2 1/2 cm Platz zu lassen, weil das Gemüse sich während der Gärung ausdehnen wird. Mit dem Deckel dicht verschließen und eine Woche lang bei Zimmertemperatur gären lassen. Das Gemüse sollte stufenweise, mit einer kleinen Menge beginnend, eingeführt werden. Milchsauer eingelegtes Gemüse ist, einschließlich der Flüssigkeit, in der es gärt, ein hervorragendes probiotisches Nahrungsmittel und unterstützt in hohem Maße die Verdauung.

› *Gemüse-Medley*

Diese probiotische Gemüsemischung liefert leckeres milchsauer vergorenes Gemüse und dient gleichzeitig als Getränk mit einem hohen Gehalt an Nährstoffen und nützlichen Bakterien. Geben Sie in einen fünf Liter fassenden emaillierten Topf oder ein entsprechend großes Einmachglas einen ganzen, in grobe Streifen geschnittenen Kohl, eine mittelgroße, in Scheiben geschnittene Rote Bete, einen Teelöffel Dillsamen oder Dillkraut (frisch oder getrocknet) und eine Handvoll geschälte Knoblauchzehen (der Topf sollte zur Hälfte mit den Gemüsen gefüllt sein). 2 Esslöffel hochwertiges Meersalz und 250 ml Kefirmolke dazugeben und mit Wasser auffüllen, bis der Topf voll ist. Einen kleinen Teller auflegen, der auf der Salzlake schwimmt, damit das Gemüse vollständig in der Lake liegt, andernfalls besteht das Risiko von Schimmelbildung. 1-2 Wochen bei Zimmertemperatur gären lassen. Nach der Gärung wird das Gemüse schön weich und fein säuerlich sein. Soll der Fermentationsvorgang gestoppt werden, können Sie den Topf in den Kühlschrank stellen. Diese Gemüsemischung kann als Einlage in Suppen und Eintöpfen dienen oder als Beilage zu Fleisch gegessen werden. Die Salzlake kann mit Wasser verdünnt zu den Mahlzeiten oder einfach zwischendurch getrunken werden. Wenn Salzlake und Gemüse sich dem Ende zuneigen, geben Sie einfach wieder Kohl, Rote Bete und Knoblauch frisch dazu, etwas Salz nach Geschmack, gießen wieder mit Wasser auf und lassen das Gemüse erneut bei Zimmertemperatur gären. Auch einige Blumenkohlröschen, eine in Scheiben geschnittene Möhre, Rosenkohl und Brokkoli kann man zu diesem Gemüse-Medley geben. Solange immer wieder frisches Gemüse nachgefüllt wird, hat man endlos etwas von diesem Gemüse-Medley. Die Lake ist ein ausgezeichnetes Mittel bei jeder Art von Magenverstimmung, wundem Zahnfleisch und Halsschmerzen.

› *Eine schöne Zubereitungsart für Weißkohl*

1/2 Weißkohl, in feine Streifen geschnitten
1 große Möhre, in feine Scheiben geschnitten
1/2 Zwiebel, geschält und fein gehackt
1 Tomate, fein gehackt
1 EL gehackter Knoblauch
Salz und Pfeffer nach Geschmack

Den Boden eines Topfes mit hausgemachter Fleischbrühe bedecken, 3-5 Esslöffel eines beliebigen tierischen Fettes zugeben und alles zum Kochen bringen. Den Kohl, die Möhre, Salz und Pfeffer zugeben. Den Deckel auflegen und bei schwacher Hitze 30 Minuten garen. Dann die gehackte Tomate und den Knoblauch unterrühren, nochmals 3 Minuten garen und von der Kochstelle nehmen. 125 ml (1/2 Cup) hausgemachten Kefir, Joghurt oder Sauerrahm untermischen und den Kohl als Beilage zu einem Fleischgericht reichen.

› *Schnelles Gemüse-"Risotto"*

2 kleine Zucchini oder 1/2 mittelgroße Zucchini (oder anderer Sommerkürbis), in Scheiben geschnitten
1 große Zwiebel
10 Knoblauchzehen
1 Paprikaschote (rot, gelb oder grün oder bunt kombiniert)
1 EL Tomatenmark
Salz und Pfeffer

In einer Bratpfanne 50-100 g Butter oder ein anderes tierisches Fett zerlassen und die Zucchini- oder Kürbisscheiben mit der Zwiebel, dem Knoblauch, der Paprikaschote und dem Tomatenmark unterrühren. Dann mit Salz und Pfeffer abschmecken, den Deckel auflegen und auf kleinster Stufe 10 Minuten garen lassen. Alternativ bei schwacher bis mittlerer Hitze unter Rühren garen. Gut verrühren und vor dem Servieren reichlich bestes natives Olivenöl darübergeben und mit frisch gehacktem Dill oder Petersilie bestreuen. Sehr lecker zu Fleisch und Fisch.

› *Blumenkohl-Püree*

1 großer Blumenkohl, in Röschen und Stücke geschnitten
60 g Butter oder 60 g hausgemachter Joghurt (je 1/4 Cup)
Salz und Pfeffer nach Geschmack
Petersilie und Paprikapulver zum Garnieren

Den Blumenkohl kochen, bis er gerade eben weich wird. Abgießen und im Standmixer oder in der Küchenmaschine pürieren. Butter oder Joghurt sowie Salz und Pfeffer dazugeben und gründlich untermischen. Vor dem Verzehr wieder aufwärmen. Zum Garnieren mit Petersilie und Paprikapulver bestreuen.

Für ein Gratin den pürierten Blumenkohl in eine Auflaufform geben, mit geriebenem Cheddarkäse bestreuen und dann im Ofen überbacken, bis der Käse schmilzt.

(Rezept mit freundlicher Genehmigung von Elaine Gottschall)

› *Gebackenes Gemüse*

Sie können jede beliebige Kombination der folgenden Gemüsesorten auf diese Weise zubereiten:

Zwiebeln, weiße oder rote, oder Schalotten
Paprikaschoten, rot, gelb, orange oder grün
Rosenkohl
Zucchini oder eine andere Sorte Sommerkürbis
Winterkürbis
große Pilze
Speiserüben und/oder Steckrüben
Auberginen

Die Zwiebeln schälen und halbieren oder vierteln. Schalotten können ungeschält einfach in der Schale gebacken werden.

Die Paprikaschoten vierteln und die Kerne herausnehmen. Vom Rosenkohl die äußeren Blätter entfernen.

Zucchini und Kürbis schälen und in grobe Würfel schneiden. Aus dem Kürbis die Kerne herauskratzen. Zucchini und Kürbis mit Salz einreiben.

Winterkürbis schälen und in Scheiben schneiden, die Kerne entfernen. Die Speiserüben schälen und wie Pommes frites schneiden.

Die Aubergine in grobe Würfel schneiden und mit Salz einreiben.

Von einem beliebigen tierischen Fett reichlich über das Gemüse geben, alles auf einem Backblech verteilen und in dem auf 160-180 °C vorgeheizten Backofen 20-40 Minuten backen, bis sich das Gemüse leicht mit einem Messer einschneiden lässt. Zu Fleisch oder Fisch servieren.

7. Selbstgebackenes

› *Grundrezept für Brot, Kuchen und Muffins*

250 g gemahlene Mandeln (2 1/2 Cups)
60 g (1/4 Cup) weiche Butter (oder Kokosöl, Gänsefett, Entenfett oder hausgemachter Joghurt bzw. Sauerrahm)
3 Eier

Gemahlene Mandeln findet man in jedem Bio-Laden. Anstelle von gemahlenen Mandeln können auch Walnusskerne, Pekannüssse, Haselnusskerne, Erdnüsse, Pinienkerne, Sonnenblumenkerne und Kürbiskerne oder eine Mischung aus allen verwendet werden, die dann in der Küchenmaschine zu feinem Mehl vermahlen werden.

Alle Zutaten gut vermischen. Nach Bedarf können Sie mehr oder weniger gemahlene Mandeln zugeben, um eine breiartige Konsistenz zu erhalten. Die Kuchen- oder Brotform mit Butter oder Ghee einfetten, mit Backpapier auslegen und die Teigmasse hineingeben. Im auf 150 °C vorgeheizten Backofen etwa 1 Stunde backen. Zwischendurch gelegentlich mit einem sauberen Messer die Garprobe machen. Wenn kein Teig am Messer hängen bleibt, ist der Teig durchgebacken.

Unterschiedliche Variationen von diesem Brot ergeben sich durch die Zugabe von etwas Salz, Pfeffer, getrockneten Kräutern, geriebenem Cheddarkäse (wenn dieser vertragen wird), Nüssen, Samen, getrockneten Früchten, frischen oder gefrorenen Beeren, Stücken von Kochapfel, geriebener Möhre, Kürbisstücken (ohne Schale und Kerne). Soll der Teig süßer schmecken, geben Sie 150 g (1/2 Cup) Honig dazu und/oder 250 g (11/2 Cups) getrocknete Früchte (Datteln, Aprikosen, Rosinen, Feigen) und/oder 2 reife Bananen. Sollten die getrockneten Früchte zu hart sein, empfiehlt es sich, sie vor der Verwendung einige Stunden in Wasser einzuweichen oder in etwas Wasser kurz aufzukochen.

Improvisieren Sie dabei ruhig mit Ihren eigenen Ideen. Der Teig kann als Brot oder Kuchen, aber auch in kleinen Muffinförmchen aus Papier und als Pizzaboden gebacken werden. Er ist wirklich sehr leicht zuzubereiten und gelingt selbst den unerfahrensten Köchen.

Sollte sich nach dem ersten Versuch herausstellen, dass Ihr Patient dieses Rezept nicht verträgt (davon Bauchweh oder Durchfall bekommt), dann versuchen Sie, die gemahlenen Nüsse bzw. die Nuss-Samen-Mischung vor dem Vermahlen zu fermentieren. Nüsse und Samen enthalten Substanzen (Phytate, Phenole, Oxalate, Ballaststoffe usw.), die für manche Menschen nicht gut verdaulich sind. Zum Fermentieren die ganzen oder die gemahlenen Nüsse mit Molke bedecken und bei Zimmertemperatur 24 Stunden gären lassen, dann abgießen und beim Backen verwenden. Sollten Nüsse insgesamt nicht gut vertragen werden, sind gekeimte Sonnenblumenkerne eine Alternative, die vor dem Backen vermahlen werden.

› *Pizza*

Der Boden wird nach dem vorherigen Rezept zubereitet. Den Teig auf einem mit gefettetem Backpapier ausgelegten Backblech etwa 2 cm dick verstreichen und etwa 30 Minuten in dem auf 150 °C vorgeheizten Backofen backen. Machen Sie zwischendurch mit einem trockenen Messer die Garprobe.

Nach dem Backen abkühlen lassen und anschließend den Boden mit Tomatenmark bestreichen, Salz darüberstreuen und nach Belieben belegen.

Dazu eignen sich Streifen von roter, gelber oder grüner Paprikaschote, Pilze, Stücke von gekochtem Fleisch oder Wurst, Tomatenscheiben, gehacktes grünes Blattgemüse, Sardellen, Fisch, Garnelen und Ananas usw.

Zum Abschluss über alles geriebenen Hartkäse (Parmesan und/oder Cheddar) streuen, vorausgesetzt, Ihr Patient verträgt Käse bereits. Ist dies nicht der Fall, können Sie ersatzweise hausgemachte Mayonnaise darüber verteilen.

8. Desserts

› *Backäpfel*

Aus großen Kochäpfeln mit einem scharfen Messer oder einem Apfelausstecher das Kerngehäuse herausschneiden. Jeden Apfel mit einem Teelöffel Honig, einem Teelöffel Butter und mit gemahlenen oder grob gehackten Aprikosenkernen (alternativ Kerne von Walnüssen, jede beliebige andere Nusssorte oder Kokosraspel) füllen. Nach Belieben kann man pro Apfel noch eine in kleine Stücke geschnittene getrocknete Aprikose zugeben. Im auf 160-180 °C vorgeheizten Backofen 20-25 Minuten backen.

› *Crème Caramel*

Zutaten für eine Person:

1 Ei

3 EL Wasser

1 TL Honig

gemahlener Zimt

Für mehrere Personen einfach die Menge mit der entsprechenden Zahl multiplizieren.

Alle Zutaten gut vermischen. Die Masse in flache Auflaufförmchen gießen, möglichst pro Person jeweils ein Förmchen, und mit Zimt bestreuen. Den Backofen auf 150 °C vorheizen und die Mischung darin 30-40 Minuten backen.

› *Apple Crumble*

4 Kochäpfel
2 Eier
Fruchtfleischreste vom Entsaften von 1 kg oder 1/2 kg Möhren, sehr fein gehackt
10 getrocknete Aprikosen, in kleine Stücke zerkleinert
150 g Honig (1/2 Cup)
125 g Butter

Die Äpfel in Stücke schneiden und auf dem Boden einer Auflaufform verteilen. Die Eier mit der Butter, dem Möhrenfruchtfleisch, den gehackten Aprikosen und dem Honig vermischen. Die Mischung über die Äpfel verteilen und leicht untermischen. In dem auf 160 °C vorgeheizten Backofen etwa 40 Minuten backen.

› *Apfelkuchen*

4 große Kochäpfel
1 Handvoll Rosinen
150 g Honig (1/2 Cup)
125 (1 Cup) schwarze Johannisbeeren, frisch oder gefroren
250-350 g (2-3 Cups) frischer Kürbis, geschält und fein gehackt
275 g (2 Cups) getrocknete Datteln, ohne Stein
150 g (1 Cup) Haselnusskerne
50 g (1/2 Cup) gemahlene Mandeln

Die Haselnusskerne über Nacht in Molke einweichen. Die Datteln in 1/2 Liter Wasser 2-3 Stunden oder über Nacht einweichen. Die Datteln abgießen und das Einweichwasser in eine Auflaufform geben. Die vom Kerngehäuse befreiten und in Scheiben geschnittenen Äpfel mit den Rosinen und den schwarzen Johannisbeeren in die Form geben und gleichmäßig verteilen. Dann die gemahlenen Mandeln darüberstreuen und den Honig gleichmäßig darüber verteilen.

Die Datteln, den Kürbis und die Haselnusskerne in der Küchenmaschine zerkleinern und diese Mischung gleichmäßig über die Zutaten in der Auflaufform geben. Mit einem Löffel oder einem Messer leicht andrücken und auf der Oberfläche glattstreichen. Im auf 150-170 °C vorgeheizten Backofen 1 Stunde backen.

› *Kuchen aus Winterkürbis*

6 Eier

250-300 g (2 Cups, gut gefüllt) geriebener Winterkürbis mit süßlichem, orangefarbenem Fleisch („Buttercup“-Kürbis, Butternusskürbis u.a.)

150 g Honig (1/2 Cup)

75 g (1/3 Cup) Butter (oder Ghee, Kokosnussfett, Gänsefett, Entenfett)

300 g (3 Cups) gemahlene Mandeln

3 mittelgroße Äpfel

Eine Backform einfetten und auf dem Boden die vom Kerngehäuse befreiten und in Scheiben geschnittenen Äpfel verteilen. Wenn das Verdauungssystem Ihres Patienten empfindlich ist, empfiehlt es sich, die Äpfel zu schälen, andernfalls können Sie die Äpfel ungeschält verwenden.

Die restlichen Zutaten im Standmixer zerkleinern und die Mischung über die Äpfel geben. Die Oberfläche glattstreichen und in dem auf 150-170 °C vorgeheizten Backofen 40-50 Minuten backen.

› *Pinocchio-Torte*

275 g (2 Cups) Haselnusskerne
150 g Honig (1/2Cup)
4 Eier
150 g Butter (bevorzugt Bio-Ware)
4 Mandarinen zum Garnieren

Den Backofen auf 175-200 °C vorheizen.

Die Haselnusskerne im heißen Backofen rösten und anschließend zwischen den Händen reiben, um die Haut zu lösen. Die Hälfte der Nusskerne für die Creme beiseitestellen, die restlichen zu grobem Mehl vermahlen.

Aus Backpapier vier Kreise in der Größe einer großen Kuchenform zurechtschneiden und mit Butter einfetten. Die Eier trennen und das Eiklar mit der Hälfte des Honigs zu Eischnee schlagen. Die gemahlenen Haselnusskerne behutsam unterheben. Diese Masse auf die vier Papierkreise streichen und 5-10 Minuten backen. Abkühlen lassen und das Backpapier entfernen.

Für die *Creme* die Butter bei Zimmertemperatur einige Stunden weich werden lassen. Die 4 Eigelbe mit dem restlichen Honig schaumig aufschlagen, bis sich die Masse im Volumen verdoppelt hat und gelblich-weiß ist. Nach und nach jeweils eine kleine Menge der Butter dazugeben.

Von den restlichen Haselnusskernen 10-15 zum Dekorieren aufbewahren und die übrigen grob hacken.

Nun wird aus den Baiser-Kreisen die Torte geschichtet. Dazu jede Schicht mit der Creme bestreichen und mit den grob gehackten Haselnusskernen bestreuen. Auf die oberste Lage eine dünne Schicht Creme streichen. Die Mandarinen schälen und die einzelnen Spalten voneinander lösen. Den Kuchen mit diesen Mandarinenspalten und den 10-15 ganzen Haselnusskernen dekorieren. Kalt stellen.

› *Erdnussbuttertorte*

6 Eier

2 EL Butter

250 g Erdnussbutter

etwa 500 g (2 Cups) Fruchtfleischreste vom Entsaften von Möhren (ersatzweise Winterkürbis, geschält und in der Küchenmaschine musig zerkleinert)

150 g Honig (1/2 Cup)

100 g (1 Cup) gemahlene Mandeln

2 große Kochäpfel

1 Handvoll Rosinen

Die Äpfel schälen und das Kerngehäuse entfernen. Dann in kleine Stücke schneiden und in eine gefettete Backform geben. Die Rosinen darüberstreuen.

Die übrigen Zutaten im Standmixer gut mixen und die Mischung über die Äpfel verteilen. Die Oberfläche glattstreichen und in dem auf 150-170 °C vorgeheizten Backofen 40-50 Minuten backen.

› *Russische Creme für eine Person*

2 Eigelb
1/2 –1 TL Honig
Für mehr Portionen die angegebenen Zutaten mit der entsprechenden Personenzahl multiplizieren.

Russische Creme kann gut anstelle von Schlagsahne auf Früchten verwendet werden, schmeckt aber, bestreut mit einigen gehackten Nüssen oder Fruchtstücken, auch gut als eigenständiges Dessert. Darüber hinaus kann man sie bei Kuchen gut anstelle von Schlagsahne verwenden. Für die Zubereitung die Eier trennen (Das Eiweiß kann für eine andere Verwendung aufbewahrt werden). und die Eigelbe mit dem Honig zu einer dicken, weißlichen Masse verquirlen. Die Creme ist nicht nur eine leckere Süßspeise, sondern gleichzeitig sehr nahrhaft. Die Eier sollten aus einer vertrauenswürdigen Quelle stammen, am besten aus biologischer Freilandhaltung.

› *Apfelsauce*

5-6 große Kochäpfel
120 g Butter
250-500 l Wasser
Honig zum Süßen

Die Äpfel schälen und das Kerngehäuse entfernen. Dann in Stücke schneiden, in einen Topf mit dem Wasser geben und weich kochen. Von der Kochstelle nehmen und die Butter zugeben. Abkühlen lassen, pürieren und nach Geschmack mit dem Honig süßen.

Auf dieselbe Weise kann man auch Birnensauce zubereiten, allerdings benötigt man dazu keinen Honig, da Birnen von Natur aus sehr süß sind.

Die Sauce hält sich im Kühlschrank gut und kann mit etwas Joghurt, gehackten Nüssen, Russischer Creme oder auch pur gegessen werden.

› *Geburtstagkuchen*

Aus 5-6 großen Kochäpfeln eine Sauce zubereiten und abkühlen lassen. Die Sauce kann ruhig ziemlich süß abgeschmeckt werden, da der Kuchenteig selbst nicht gesüßt wird. Statt Apfel- können Sie auch eine Birnensauce zubereiten. Falls bereits Sauerrahm in den Diätplan integriert wurde, können Sie diesen statt der Apfelsauce verwenden. 750 g Sauerrahm nach Belieben mit so viel Honig verquirlen, dass man eine sehr süße Creme erhält. Sollte der Sauerrahm zu dickflüssig sein, kann vor dem Quirlen etwas Molke zugegeben werden.

6 Eier in zwei separate große Schüsseln trennen. Die Eigelbe schaumig und hellgelb aufschlagen. Das Eiklar zu Eischnee schlagen und mit 200 g (2 Cups) gemahlenen Mandeln unter die Eigelbe heben. Alles gut miteinander vermischen, die Masse in eine mit Backpapier ausgelegte Kuchenform geben und in dem auf 150 °C vorgeheizten Backofen 40-60 Minuten backen. Machen Sie mit einem trockenen Messer die Garprobe. Bleibt kein Teig am Messer hängen, ist der Kuchen fertig. Die Backzeit hängt unter anderem auch vom Backofen ab. Den fertig gebackenen Kuchen abkühlen lassen.

Nun kommt der interessante Part. Schneiden Sie mit einem langen Messer die obere Schicht des Kuchens ab, die aber nicht dicker als 1 cm sein sollte. Diese wird später den Kuchendeckel bilden. Mit einem Esslöffel wird nun vorsichtig das Innere des Kuchens in mittelgroßen Stücken herausgelöffelt, wobei aber eine äußere Hülle stehen bleibt, sodass das Ganze wie eine Schale wirkt, die gefüllt werden kann. Der auf diese Weise entstandene Hohlraum wird nun mit Schichten aus Apfelsauce (oder geschlagenem Sauerrahm), gefrorenen Himbeeren, gehackten Nüssen und den zuvor ausgelöffelten Kuchenstückchen gefüllt. Hierbei können Sie jetzt Ihrer Fantasie wirklich freien Lauf lassen und nach Lust und Laune verschiedene Beeren, entkernte Kirschen, Stücke von weichen Früchten, gehackte Nüsse und Samen (Sesamsamen, Mohnsamen, Sonnenblumenkerne) verwenden. Ist die „Kuchenschale" schön gefüllt, wird sie mit dem zuvor beiseitegelegten Kuchendeckel abgedeckt. Die restliche Apfelsauce (oder den geschlagenen Sauerrahm) auf dem Deckel verstreichen und nach Belieben mit frischen Früchten,

Beeren, Nüssen und Kokosraspeln dekorieren. Den fertigen Kuchen nun zum Kühlen in den Kühlschrank stellen. Es empfiehlt sich, diesen Kuchen einen Tag vor der Feier zuzubereiten, damit er über Nacht gut durchziehen kann.

Dies ist das Grundrezept, mit dem Sie aber nach Herzenslust improvisieren können. So können sie vor dem Backen Samen, gehackte Nüsse, geriebene Möhren oder Kürbis in den Teig geben, die Füllung aus den unterschiedlichsten Obst- und Beerenkombinationen zubereiten und den Kuchen ganz nach Belieben dekorieren. Hierbei helfen Kinder ganz besonders gern. Welche der genannten Zutaten Sie für die Dekoration verwenden, hängt letztlich davon ab, was von ihrer Familie am besten vertragen wird. Als Zutaten eignen sich Früchte, Beeren, Nüsse, Samen, frische Minze und Kokosnuss.

› *Bananeneis*

Kaufen Sie einige sehr reife Bananen im Voraus (mit brau gefleckter Schale), ziehen Sie die Schale ab und legen Sie die Bananen in den Gefrierschrank. An dem Tag, wenn das Bananeneis zubereitet werden soll, nehmen Sie diese gefrorenen Bananen heraus und lassen sie bei Zimmertemperatur etwa 30 Minuten leicht antauen. Dann in der Küchenmaschine pürieren, dabei gegebenenfalls etwas Wasser zugeben, damit die Konsistenz schön cremig wird. Durch Zugabe einiger frischer oder gefrorener Beeren, Fruchtstücke, frischer oder getrockneter Kokosraspel sowie grob gehackter Nüsse kann man immer wieder neue Geschmacksvarianten kreieren.

› *Milcheis*

Diese Eissorte können Sie zubereiten, sobald hausgemachter Sauerrahm in den Speiseplan aufgenommen werden kann. 1/2 Liter Sauerrahm mit Honig nach Geschmack aufschlagen. 2 Eier trennen. Das Eiklar zu steifem Schnee schlagen und die Eigelbe dick schaumig und hellgelb verquirlen. Den geschlagenen Sauerrahm mit den verquirlten Eigelben verrühren und nach Belieben Früchte, Beeren, Nüsse, Samen und Gewürze unterrühren. Alles gut mischen und dann behutsam den Eischnee unterziehen. Die Masse in einen Kunststoffbehälter geben und im Gefrierschrank zu Eis gefrieren.

› *Frische Kokosnuss*

Beim Kauf einer Kokosnuss sollten Sie zunächst darauf achten, dass die Schale keine Risse oder andere Verletzungen aufweist. Dann halten Sie die Nuss an Ihr Ohr und schütteln sie. Wenn Sie im Inneren das Kokoswasser plätschern hören, ist die Kokosnuss unversehrt. Wenn eine Kokosnuss beschädigt ist und Kokoswasser ausgelaufen ist, wird das Fruchtfleisch ranzig und ungenießbar.

Nachdem Sie eine schöne Kokosnuss ausgewählt und nach Hause gebracht haben, wird es spannend. Nun brauchen Sie einen Schraubenzieher oder einen Handbohrer und einen Hammer. Auf der Oberseite der Kokosnuss befinden sich drei runde Flecken. Machen Sie mit dem Schraubenzieher oder dem Handbohrer in zwei davon jeweils ein Loch. Jetzt gießen Sie aus einem der beiden Löcher das Kokoswasser in ein Gefäß, während durch das andere Loch Luft eintritt. Dieses Kokoswasser ist sehr nahrhaft. Sie können es einfach trinken oder beim Kochen verwenden. Es sollte frisch und süßlich schmecken. Schmeckt das Kokoswasser ranzig, dann brauchen Sie die Kokosnuss gar nicht erst zu zerkleinern – sie wird ungenießbar sein. Nach dem Abgießen des Saftes kann die Schale mit dem Hammer geöffnet und das Fruchtfleisch entnommen werden. Die Fruchtstücke kurz unter Wasser abspülen, um mögliche Stücke der Schale zu entfernen. Das Fruchtfleisch kann auf vielerlei Art verwertet werden:

- In mundgerechte Stücke geschnitten, kann man das Fruchtfleisch einfach pur genießen. Es hat einen sehr angenehmen, süßlichen Geschmack.
- Zerkleinern Sie es in der Küchenmaschine für die Zubereitung von Süßspeisen (siehe auch nächstes Rezept).
- Im Entsafter ergibt das Fruchtfleisch eine dickflüssige Kokoscreme, aus der Sie, mit Wasser verdünnt, eine leckere Kokosmilch zubereiten können. Sowohl die Creme als auch die Milch können zum Kochen verwendet werden, als Dressing für Obst- und Gemüsesalate dienen und auch für Kuchencreme oder Süßspeise verwendet werden.
- Zerkleinertes Fruchtfleisch ergibt eine schöne Zutat zum Backen, für hausgemachtes Eis und andere Süßspeisen, für Suppen, Eintöpfe, Salate und Saucen.

Für den Fall, dass ein Kind oder Erwachsener unter Durchfall leidet, möchte ich darauf hinweisen, dass Kokosnuss sehr ballaststoffreich ist und den Durchfall verschlimmern könnte. Daher sollte man anfangs das Kokosfleisch entsaften, da dabei die Fasern vom Rest getrennt werden. Auf diese Weise können Sie die frisch gemachte Kokosmilch und Kokoscreme mit all ihren tollen Nährstoffen, aber ohne die Fasern genießen.

› *Kokosnuss-Leckerei*

1 mittelgroße Kokosnuss

etwa 150 g (1 Cup) Trockenfrüchte (z.B. getrocknete Aprikosen, Feigen, Datteln, Rosinen oder eine Mischung daraus. Achten Sie darauf, dass sie weder geschwefelt noch mit Stärke bedeckt sind.)

100-125 g (1 Cup) Sesamsamen oder gemahlene Mandeln

Die Trockenfrüchte 6-8 Stunden einweichen und anschließend abgießen.

Zwei Löcher in die Kokosnuss bohren und das enthaltene Kokoswasser durch ein feines Sieb in ein Gefäß abseihen und für das Rezept aufbewahren.

Die Kokosnuss aus der Schale lösen, kleine Schalenstücke abspülen. Das Fruchtfleisch so klein schneiden, dass Sie es mit dem Fleischwolf oder im Entsafter verarbeiten können.

Das Kokosfleisch zusammen mit den Trockenfrüchten zerkleinern. In der Küchenmaschine oder per Hand gründlich vermengen. Ist die Mischung zu trocken, etwas von dem beiseitegestellten Kokoswasser zugeben.

Dann mit den Händen aus der Mischung kleine Kugeln formen und in Sesamsamen oder gemahlenen Mandeln wenden. Auf eine große Platte geben und in den Kühlschrank stellen oder einfrieren.

9. Rezepte ohne Ei

Eier dienen beim Backen als Bindemittel und sorgen dafür, alle anderen Zutaten zusammenzuhalten. Manche Kinder leiden unter einer echten Eierallergie und dürfen keine Eier verzehren. In diesem Fall werden Ihnen die folgenden Zutaten anstelle von Eiern als Bindemittel dienen.

- Gelatine, in wenig Wasser gründlich aufgelöst;
- Kürbis, gebacken und zerdrückt (verschiedene Sorten können hier verwendet werden, beispielsweise Butternusskürbis, Hokkaido, Turban-, Spaghettikürbis usw.);
- Bananen, zerdrückt;
- Apfel, gebacken und zerdrückt, oder zu Apfelsauce verarbeitet;
- Birne, gebacken und zerdrückt, oder zu Birnensauce verarbeitet;
- Zucchini, gebacken und zerdrückt, abgetropft.

› *Eifreier Teig für Brot, Kuchen oder Muffins*

200 g (2 Cups) gemahlene Mandeln oder Nusskerne (Cashewkerne, Walnusskerne, Haselnusskerne usw.)
3 EL Butter (oder Kokosöl, Ghee, Gänsefett, Entenfett)
250 g (2 Cups) gekochter und zerdrückter Kürbis (Butternusskürbis, Hokkaido oder andere, weniger wässerige Sorten) oder alternativ Apfel- bzw. Birnensauce

Den Kürbis halbieren und die Samen herauskratzen. Dann mit der Schnittfläche nach unten auf ein Backblech legen und im Backofen sehr weich backen (er sollte sich mit einem Messer sehr leicht einscheiden lassen). Abkühlen lassen, das Fruchtfleisch herauslösen und mit einer Gabel zerdrücken.

Dieses Rezept lässt sich sehr gut abwandeln, indem man beispielsweise Honig, Trockenfrüchte, grob gehackte Nusskerne oder Mandeln, Kokosflocken, Beeren und Fruchtstücke zugibt.

Alle Zutaten gut vermischen. Die Masse in eine gut gefettete Backform geben und in dem auf 150-170 °C vorgeheizten Backofen 45-60 Minuten backen. Zwischendurch mit einem trockenen Messer die Garprobe machen (am Messer sollte nichts mehr hängen bleiben).

Wenn Sie 2 EL Tomatenmark (pur, ohne jegliche Zusatzstoffe) und etwas Salz und Pfeffer zugeben, können Sie aus derselben Mischung einen Pizzaboden zubereiten. Die Mischung nun einfach auf Backpapier ausstreichen und mit einem Löffel glatt streichen.

Lassen Sie beim Experimentieren mit den auf der Liste aufgeführten erlaubten Zutaten Ihrer Fantasie freien Lauf. Im Folgenden finden Sie einige Beispiele für Rezepte ohne Ei.

› *Bananenmuffins ohne Ei*

250 g Cashewkerne (2 Cups) oder beliebige andere Nüsse
2 reife Bananen
4 TL Honig
4 TL gemahlene Gelatine
4-8 EL Kokosöl oder Butter

Die Nüsse zu feinem Mehl vermahlen (auch gemahlene Mandeln können verwendet werden) und die Banane zerdrücken. Das Gelatinepulver in 125 ml heißem Wasser auflösen.

Alle Zutaten gut vermischen. Muffinförmchen aus Papier mit der Masse füllen und in dem auf 150-170 °C vorgeheizten Backofen 15-20 Minuten backen.

Sie können hier auch verschiedene Beeren unter die Masse heben oder kleine Fruchtstücke, grob gehackte Nüsse oder Samen (Sonnenblumenkerne, Sesam, Kürbiskerne).

› *Eifreie Ostereier*

200 g (2 Cups) Pekannüssse
1 Handvoll Kokosraspel
4 EL Butter oder Ghee
2 EL Honig

Alle Zutaten in der Küchenmaschine zu einer feinen Paste verarbeiten und mit den Händen daraus kleine Eier formen. Die „Ostereier“ sollten bis zum Verzehr im Eisfach aufbewahrt werden.

Aus derselben Teigmasse können Sie mit Backförmchen die unterschiedlichsten Kekse zubereiten. Dazu die Mischung auf einer gut gefetteten Unterlage etwa 1 cm dick ausrollen. 2 Stunden oder länger im Gefrierschrank fest werden lassen. Dann herausnehmen und Formen ausstechen oder schneiden. Kinder haben am Ausstechen immer besonders viel Spaß.

› *Eifreie Cracker*

2 EL Butter (oder Kokosöl, Gänse- oder Entenfett)
200 g (2 Cups) gemahlene Mandeln oder Nusskerne (Walnusskerne, Haselnusskerne usw.)
2-3 EL Wasser (alternativ Mandelmilch oder Kokosmilch)

Bei diesen Crackern können Sie wunderbar mit Kräutern, Zimt, Paprikapulver, Cayennepfeffer, schwarzem Pfeffer, Salz, geriebenem Käse (falls gut vertragen) und Erdnussbutter improvisieren.

Alle Zutaten gut miteinander vermischen. Eine Arbeitsfläche mit gemahlenen Nusskernen bestreuen und den Teig darauf dünn ausrollen. Dann in beliebige Formen schneiden und mit etwas grobem Salz, Mohnsamen, Kümmel oder Koriandersamen bestreuen. Die Cracker auf gefettetem Backpapier in dem auf 150 °C vorgeheizten Backofen 10-15 Minuten backen.

› *Eifreies Fruchtdessert*

1. Beliebige zur Verfügung stehende Beeren oder sonstige Früchte im Mixer zerkleinern oder in kleine Stücke schneiden und diese Mischung auf dem Boden einer Kuchenform verteilen. Leckere Kombinationen sind Pflaumen und Äpfel, Birnen und Himbeeren, Kirschen und Ananas, Äpfel und schwarze Johannisbeeren.
2. Etwa 300 g (3 Cups) gemahlene Mandeln über die Früchte streuen.
3. Über die Mandeln etwa 120 g (1 1/2 Cups) Kokosraspel streuen.
4. 125-250 g (1-2 Cups) Pekannusshälften auf den Kokosraspeln verteilen (dazu eignet sich auch jede andere Sorte grob gehackter Nüsse).
5. Zum Abschluss alles mit 200 g in feine Scheiben geschnittener Butter abdecken (ersatzweise Kokosöl oder Ghee).
6. Bei 160-175 °C etwa 40 Minuten backen.

› *Eifreier Apfelkuchen*

1. Die Backform zur Hälfte mit geschälten und in kleine Stücke geschnittenen Äpfeln und entsteinten Pflaumen füllen. Anstelle von Pflaumen können auch schwarze Johannisbeeren, Himbeeren, Brombeeren, Birnen, Holunderbeeren usw. verwendet werden.
2. Gut 150 g (1/2 Cup) Honig über das Obst geben und leicht untermischen.
3. 2 Handvoll getrocknete Datteln in 125 ml heißem Wasser einweichen und abgießen. Diese werden für die Kruste verwendet. Das Einweichwasser ist sehr süß und kann über die Früchte gegossen werden.
4. Für die Kruste die Datteln mit 100 g (1 Cup) gemahlenen Mandeln und 2 EL Butter im Mixer verarbeiten. Aus der Mischung mit den Händen eine Kugel formen und diese auf einem großen Stück Backpapier oder Frischhaltefolie zu einem Kreis ausrollen, der so groß ist, dass man damit die Backform abdecken kann. Das Backpapier mit dem ausgerollten Teig darauf anheben und vorsichtig so über die Früchte legen, dass keine Früchte mehr zu sehen sind. Überstehenden Teig abschneiden und eventuelle Lücken damit füllen.
5. In dem auf 130-150 °C vorgeheizten Backofen 40-50 Minuten backen.

› *Eifreie Kekse*

200 g (2 Cups) gemahlene Nusskerne

125 g (1 Cup) gekochter und zerdrückter Butternusskürbis Birnensauce, zubereitet aus 1 großen Birne

1 EL Butter oder ein anderes geeignetes Fett

Alle Zutaten gut mischen. Aus dem Teig Kekse formen und diese auf Backpapier bei 150-160 °C etwa 20 Minuten backen.

10. Getränke

› *Nuss- bzw. Samenmilch*

Milch lässt sich herstellen aus Mandeln, Sonnenblumenkernen, Sesamsamen, Pinienkernen und anderen Sorten. Die schönste Milch ergibt sich aus Mandeln. Falls nötig, lässt sich die Milch mit 1 TL Leinsamen andicken. Die Kerne oder Samen 12-24 Stunden in Wasser einweichen und anschließend abgießen. Anschließend werden die Kerne in der Küchenmaschine mit Wasser püriert: Auf 1 Tasse Nüsse oder Samen kommen 2-3 Tassen Wasser. Auch in einem guten Entsafter lassen sich die Kerne zu einer Paste zerkleinern, die dann mit Wasser verdünnt werden kann. Alles gut vermischen und durch ein Seihtuch oder ein feines Sieb abgießen und fertig ist die Milch. Zum Süßen kann man beim Pürieren einige eingeweichte Datteln zugeben. Wenn Sie das Gefühl haben, die Milch ist zu gehaltvoll, können Sie einfach etwas mehr Wasser zugeben. Sie können etwas frisch zubereiteten Apfelsaft oder Möhrensaft untermischen und so ein sehr geschmackvolles und nahrhaftes Getränk zubereiten.

› *Kokosmilch*

Etwa 100 g (1 Cup) ungesüßte Kokosraspel mit gut 250 ml Wasser zum Kochen bringen. Abkühlen lassen und in der Küchenmaschine fein pürieren. Durch ein Seihtuch oder ein feines Sieb abseihen.

› *Ingwertee*

1 EL frisch geriebener Ingwer
Wasser

Die geriebene Ingwerwurzel in eine Teekanne geben und mit kochendem Wasser übergießen. Zudecken und 5-10 Minuten ziehen lassen. Durch ein feines Sieb abseihen. Ingwertee ist ein wunderbar wärmendes und verdauungsförderndes Getränk.

› *Frisch gepresste Säfte*

Für die Herstellung hausgemachter Säfte sollte nur Bio-Obst und Bio-Gemüse verwendet werden. Obst und Gemüse waschen und schadhafte Stellen wegschneiden, aber nicht schälen und die Samen nicht entfernen.

Ein guter Start in den Tag ist ein Saft aus Ananas + Möhre + einer kleinen Menge Rote Bete.

Die heilsamsten Säfte schmecken leider nicht sehr angenehm, nämlich die aus grünen Kräutern und Gemüse. Damit sie angenehmer schmecken und gerne getrunken werden, sollte man sie in Kombinationen aus verschiedenen Früchten und Gemüsesorten verarbeiten. Dabei können Sie nach Lust und Laune kombinieren, sollten aber folgende Grundregel im Kopf behalten:

- 50 % besonders gesunde Zutaten: Möhre, etwas Rote Bete (nicht mehr als 5 % der Saftmischung), Staudensellerie, Weiß- und Rotkohl, Kopfsalat, grünes Gemüse und Kräuter (Spinat, Petersilie, Dill, Basilikum, frische Brennnesselblätter, Rübstiel und Möhrengrün).
- 50 % geschmacklich angenehme Zutaten, um die anderen Aromen abzumildern: Ananas, Apfel, Orange, Grapefruit, Weintrauben, Mango usw.

Ihr Patient kann diese Säfte pur trinken oder verdünnt mit etwas Wasser. Falls es Ihrem GAPS-Kind schwerfällt, tagsüber einfach nur Wasser zu trinken, können Sie ihm aus Wasser und etwas frischem Saft ein leckeres Getränk zubereiten. Beginnen Sie mit etwa 250 ml Saft pro Tag. Bei einem sehr kleinen Kind ist es vermutlich besser, mit einer sehr kleinen Menge anzufangen, vielleicht sogar nur 1 TL pro Tag. Dann wird die tägliche Menge stufenweise gesteigert, bis Ihr Kind pro Tag etwa 500 ml frisch gepressten Saft zu sich nimmt. Diese Säfte sollten auf leeren Magen getrunken werden, daher ist der frühe Morgen oder der Nachmittag die beste Zeit dafür.

Aus diesen Säften lässt sich leicht ein Wassereis zubereiten. Dazu einfach Eisförmchen mit frisch gepresstem Saft füllen und einfrieren.

Friert man die Säfte als Eiswürfel ein, hat man bei heißem Wetter schnell ein kaltes, erfrischendes Getränk zubereitet. Dazu einfach ein paar dieser Eiswürfel in ein Glas geben und mit Wasser (mit oder ohne Kohlensäure) aufgießen.

Die beim Entsaften von Möhren entstehenden Fruchtfleischreste können, zusammen mit gemahlenen Nüssen oder als Ersatz für gemahlene Nüsse, in den Backmischungen verwertet werden. Auch die Reste anderer Früchte und Gemüse können ganz nach individuellem Geschmack zu diesem Zweck verwendet werden.

› *Fruchtsmoothies*

Smoothies können in allen erdenklichen Kombinationen zubereitet werden. Wenn Sie Joghurt und Sauerrahm selbst herstellen, können auch diese dafür verwendet werden. Hier einige Ideen dazu:

Mixen Sie eine Banane mit 1/2 reifen Avocado, 125 ml hausgemachtem Joghurt oder Sauerrahm und etwas Honig.

Eine halbe Avocado gemischt mit frisch zubereitetem Apfel- oder Möhrensaft oder frischem Ananassaft.

Banane mit frisch zubereitetem Möhrensaft (Apfelsaft, Ananassaft, Orangensaft usw.) und 125 g (1/2 Cup) Joghurt oder Sauerrahm.

› *Fermentierte probiotische Getränke*

Mit Molke als Starterkultur können Sie köstliche fermentierte Getränke für die ganze Familie herstellen. Sie schmecken gut und werden Sie darüber hinaus mit nützlichen Bakterien, Enzymen und zahlreichen Nährstoffen versorgen, die durch den Gärvorgang im Obst und im Gemüse gelöst werden.

› *Kefir- oder Joghurtmolke*

Die klare, leicht gelbliche Flüssigkeit, die beim Abtropfen von Joghurt oder Kefir übrig bleibt, wird als Molke bezeichnet. Sie stellt ein sehr nahrhaftes Getränk und eine ausgezeichnete Quelle probiotischer Bakterien dar. Man kann sie zu frisch gepressten Säften, zu Suppen und zu Eintöpfen geben. Man kann etwas Salz und ein paar Gewürze unterrühren und sie pur oder mit etwas Wasser verdünnt trinken. Man kann sie als Starterkultur zum Fermentieren von Gemüse, Früchten, Fisch und Getreide verwenden (sobald der Patient bereit dafür ist).

› *Rote-Bete-Kwass*

Eine mittelgroße Rote Bete in feine Scheiben schneiden. Die Bete sollte nicht in der Küchenmaschine zerkleinert werden, denn dadurch würde sie zu rasch gären und Alkohol produzieren. Die Bete mit 1-2 EL hochwertigem Meersalz, 250 ml (1 Cup) Molke, 5 Knoblauchzehen und 1 TL frisch geriebenem Ingwer (nach Belieben) in ein 2-Liter-Gefäß geben und mit Wasser auffüllen. Das Glas 2-5 Tage an einem warmen Ort gären lassen und anschließend im Kühlschrank aufbewahren. Die Flüssigkeit mit Wasser verdünnt trinken. Füllen Sie das Glas einfach immer wieder mit Wasser auf, so können Sie lange von dem Kwass trinken. Wenn die Farbe blass wird, ist die Rote Bete aufgebraucht, dann muss es neu angesetzt werden.

› *Kwass aus anderen Früchten und Gemüsen*

Kwass kann aus jeder beliebigen Kombination aus Früchten, Beeren und Gemüse zubereitet werden, Sie haben hier also ein wunderbares Experimentierfeld. Empfehlenswert ist auch Kwass aus Apfel, Ingwer und Himbeere. Dazu einen ganzen Apfel mit Kerngehäuse in Scheiben schneiden und mit geriebenem Ingwer (etwa 1 TL) und 1 Handvoll frische Himbeeren in ein 1-Liter-Gefäß geben, 125 ml Molke dazugeben und mit Wasser auffüllen. Einige Tage bei Zimmertemperatur gären lassen und anschließend im Kühlschrank aufbewahren. Die Flüssigkeit mit Wasser verdünnt trinken. Das Glas können Sie immer wieder mit Wasser auffüllen, bis die Früchte verbraucht sind. Dann wird ein neues Kwass angesetzt.

› *Probiotischer Tomatensaft*

250 ml Molke mit 1 EL Tomatenmark, 250 ml Wasser und etwas Salz verrühren.

11. Joghurt, Kefir und Sauerrahm (Crème fraîche)

In der Anfangsphase können viele (wenn auch nicht alle) GAPS-Patienten besser Ziegenmilch als Kuhmilch vertragen. Verwenden Sie daher anfangs Ziegenmilch. Ich empfehle eindringlich, ausschließlich Bio-Milch zu verwenden. Sollten Sie keine Bio-Ziegenmilch finden können, dann versuchen Sie es mit Kuhmilch. Am besten eignet sich Rohmilch, die nicht pasteurisiert oder auf sonstige Weise verarbeitet ist. Jede im Handel erhältliche Milch ist pasteurisiert. Dieser Vorgang verändert die Milch in ihrer Struktur und zerstört viele enthaltene nützliche Nährstoffe. Lesen Sie für Hintergrundinformationen zu Rohmilch bitte das Kapitel zu Milchprodukten, Seite 156. Viele Milchsorten in den Supermarktregalen sind nicht nur pasteurisiert, sondern auch homogenisiert, ein Prozess, der verhindern soll, dass sich der Rahm der Milch in der Flasche absetzt (hat also rein kosmetische Zwecke). Dieser Vorgang verkleinert die Fettglobule und verändert so die Struktur der Milch noch zusätzlich, wodurch sie dem Körper eher schadet. Versuchen Sie daher, naturbelassene Bio-Milch zu kaufen. Sollten Sie keine unpasteurisierte Milch finden können, dann versuchen Sie Milch zu kaufen, die zumindest abgesehen von der Pasteurisierung nicht behandelt wurde. Wenn auch das nicht möglich ist, dann setzen Sie alles daran, eine Bio-Milch mit dem Etikett „frisch" zu bekommen. Auch wenn diese pasteurisiert und homogenisiert ist, wird die Milch durch den Gärvorgang wieder erheblich aufgewertet werden.

Ziegenjoghurt ist weit flüssiger als Joghurt aus Kuhmilch. Sie können ihn trinken oder, falls Sie ihn eindicken möchten, durch ein Seihtuch abtropfen lassen. Es kommt vor, dass auch Joghurt aus Kuhmilch recht flüssig wird. Sie können ihn dann durch ein Seihtuch abtropfen lassen, damit er sämiger wird oder um Hüttenkäse und Molke zu erhalten.

Zur Herstellung von Joghurt müssen der Milch Bakterien zugegeben werden. Joghurtstarter findet man in vielen Bio-Läden oder auch online. Alternativ kann man auch einen handelsüblichen Joghurt mit Lebendkulturen als Starter verwenden. Der erste erfolgreich selbst hergestellte Joghurt eignet sich dann wiederum als Starter für die nächste Runde Joghurt. Auch die Molke, also die beim Abtropfen des Joghurts verbleibende Flüssigkeit, kann man in einem Glas im Kühlschrank aufbewahren und als Starter für die Joghurtherstellung verwenden. Sollte es irgendwann mit dem eigenen Joghurt oder mit der eigenen Molke nicht mehr funktionieren, muss man wieder mit einem gekauften Starter oder Joghurt neu beginnen.

Nachdem Joghurt in den Speiseplan integriert worden ist, empfehle ich die Einführung einer Variante von Joghurt, dem Kefir. Kefir führt zu einer ausgeprägteren Entgiftungsreaktion, weshalb ich ihn erst im Anschluss an Joghurt empfehle, der diesbezüglich etwas milder ist. Abgesehen von förderlichen Bakterien ist ein gesunder Körper auch mit nützlichen Hefen besiedelt, die im Normalfall vor pathogenen (schlechten) Hefepilzen wie beispielsweise *Candida albicans* schützen. Kefir enthält diese nützlichen Hefen (ebenso wie die nützlichen Bakterien), die dabei helfen, pathogene Hefepilze unter Kontrolle zu halten.

› *Anleitung zur Herstellung von Kefir und Joghurt*

1. Bei Verwendung von pasteurisierter Milch 1 Liter Milch (Kuh- oder Ziegenmilch) unter gelegentlichem Rühren fast zum Kochen bringen. Die Milch muss stark erhitzt werden, um alle Bakterien abzutöten, die in der Milch vorhanden sein könnten, und den Gärprozess stören würden. Kochen sollte sie allerdings nicht, da sich dabei Struktur und Geschmack verändern würden. Nach dem Erhitzen den Topf von der Kochstelle nehmen, mit einem Deckel verschließen und zum Abkühlen in kaltes Wasser stellen, bis die Temperatur der Milch etwa 40-45 °C beträgt. Wenn kein geeignetes Thermometer zur Hand ist, kann die richtige Temperatur auch mit der Hand bestimmt werden. Dazu einen Teelöffel Milch aus dem Topf entnehmen (der Löffel muss sauber sein) und die Milch auf die Innenseite des Handgelenks geben. Wenn es sich nur lauwarm anfühlt, ist die richtige Temperatur erreicht.

   Wenn Sie Rohmilch verwenden, die weder pasteurisiert noch sonst irgendwie behandelt wurde, erübrigt sich das Erhitzen und dieser Schritt kann ausgelassen werden. Bedenken sollte man, dass

Rohmilch eine ganz eigene Bakterienbesiedlung aufweist, sodass der Gärvorgang nicht ganz so kontrolliert erfolgt wie bei zuvor erhitzter Milch. Das bedeutet, dass der Joghurt letztlich flüssiger oder fester als erwartet sein kann. Falls Sie es mit einem eher pingeligen Patienten zu tun haben, der Joghurt nur in einer ganz bestimmten Konsistenz akzeptiert, dann empfiehlt es sich, die Rohmilch bis kurz vor den Siedepunkt zu bringen, damit sich die Gärung besser steuern lässt. Das sanfte Erhitzen der Milch zu Hause ist für die Milch nicht so schädlich wie die industrielle Pasteurisierung. Einige Bakterien werden zwar dabei abgetötet und einiges in der Milch verändert, allerdings nicht in dem Maße wie bei der konventionellen Behandlung.

2. Falls Sie einen Kefir- oder Joghurtstarter in Pulverform gekauft haben, muss dieses zunächst in etwas Milch aufgelöst werden, bevor man ihn zur Milch in den Topf gibt. Bei eigenem Kefir, Joghurt oder gekauftem Kefir oder Joghurt mit Lebendkulturen etwa 5 Esslöffel davon zur Milch geben. Gut unterrühren, mit dem Deckel zudecken und an einem etwa 40-45 °C warmen Ort stehen lassen. Dazu kann man eine saubere, trockene Thermoskanne verwenden, einen Joghurtbereiter oder einen warmen Raum, etwa den Heizungsraum, wenn dieser warm genug ist. Lassen Sie den Kefir oder Joghurt mindestens 24 Stunden fermentieren.
3. Nach der Fermentation wird der Kefir oder Joghurt in ein sauberes, trockenes Einmachglas umgefüllt und zugedeckt im Kühlschrank aufbewahrt.
4. Zum Abtropfen des Kefirs oder Joghurts einen großen Durchschlag mit Seihtuch auslegen und über eine große Schüssel platzieren. Den Joghurt oder den Kefir hineingeben, mit einem Geschirrtuch abdecken und einige Stunden abtropfen lassen. Die unten heraustropfende, klare gelbliche Flüssigkeit ist die Molke. Diese kann mit Wasser oder einem beliebigen, frisch zubereiteten Saft zu einem hervorragenden probiotischen Getränk gemischt werden oder als Starterkultur zum Fermentieren anderer Nahrungsmittel dienen. Die Molke kann in einem sauberen, trockenen Glasgefäß im Kühl-

schrank aufbewahrt werden. Je nachdem, wie lange Sie den Joghurt abtropfen lassen, können Sie daraus einen weichen Hüttenkäse oder einen sämigen Joghurt machen. Sowohl der Hüttenkäse als auch Joghurt oder Kefir können zum Backen verwendet werden, außerdem zum Verfeinern von Salat, von Suppen und als Dessert mit Honig und Früchten.

› *Anleitung zur Herstellung von Sauerrahm (Crème fraîche)*

Wenn Sie anstelle von Milch Sahne verwenden, erhalten Sie Sauerrahm bzw. Crème fraîche. Für 1 Liter Sahne benötigen Sie einen Beutel handelsüblichen Starter oder 125 ml Kefir oder Joghurt mit Lebendkulturen.

1. Die Sahne unter ständigem Rühren bis kurz vor dem Siedepunkt erhitzen, aber nicht kochen lassen. Dieser Schritt kann ausgelassen werden, wenn biologischer Rohrahm (nicht pasteurisiert oder auf andere Weise verarbeitet) verwendet wird. Die Konsistenz ist bei der Fermentation von Rohrahm ohne Erhitzen leichter einzuschätzen als bei Milch. Daher besteht hier wirklich keine Notwendigkeit, die Sahne zu erhitzen.
2. Zum Abkühlen den Topf in kaltes Wasser stellen, dabei die ganze Zeit zugedeckt lassen.
3. Die Temperatur prüfen – sie sollte 40-45 °C betragen.
4. Den Starter zugeben und mindestens 24 Stunden fermentieren lassen.

Dieser Sauerrahm verfeinert Salate, Suppen, Eintöpfe, kann zum Backen verwendet werden und ergibt mit etwas Honig und ein paar Beeren ein feines Dessert. Püriert man ihn mit etwas Honig und gefrorenen Früchten oder Beeren hat man im Handumdrehen ein Eis gezaubert. Sauerrahm hat ein wunderbares Fettsäure-Profil, das sowohl für das Immunsystem als auch für das Gehirn sehr nahrhaft ist, verwenden Sie es also ruhig reichlich bei der Ernährung Ihres GAPS-Patienten.

4 Essenszeit! Oh je!

Die großen Leute verstehen nie etwas von selbst, und für die Kinder ist es zu anstrengend, ihnen immer und immer wieder erklären zu müssen.

Antoine de Saint-Exupéry
Der kleine Prinz, 1943

Nur selten begegnet man einem GAPS-Kind, das kein heikler Esser ist. Dasselbe lässt sich auch über viele GAPS-Erwachsene sagen. Besonders ausgeprägt tritt dieses Problem bei Autismus auf. So hat ein Großteil autistischer Kinder und Erwachsene Probleme mit dem Essen, nicht selten sogar sehr schwerwiegende. Manche sind übertrieben wählerisch und essen nur wenige, ganz bestimmte Dinge. Andere können nicht richtig kauen, behalten das Essen lange im Mund oder versuchen, es in einem Brocken herunterzuschlucken. Wieder andere trinken nur aus der Flasche und akzeptieren kein anderes Trinkgefäß. Die Essenszeit gestaltet sich für viele Eltern autistischer Kinder als Albtraum.

Es gibt eine ganze Reihe möglicher Gründe, warum GAPS-Patienten Probleme dieser Art haben.

Allen voran ist es ein gestörter sensorischer Input, eine gestörte Wahrnehmung also. Ihre im Mund vorhandenen Geschmacksknospen empfangen Informationen über die aufgenommene Nahrung, die an das Gehirn weitergeleitet werden. Ein GAPS-Hirn allerdings ist toxisch belastet und daher nicht in der Lage, diese Informationen richtig zu verarbeiten. Folglich kann den Betroffenen das Essen ganz anders schmecken, als es im Normalfall schmecken würde. Kommt zu dem auch noch eine verzerrte Wahrnehmung in Bezug auf Konsistenz und Temperatur der Speisen, dann kann man sich allmählich ein Bild davon machen, warum beispielsweise ein autistisches Kind viele Speisen nicht akzeptiert. Es ist möglich, dass Betroffene den Geschmack, die Konsistenz und die Haptik der Speisen als ziemlich aggressiv empfinden.

Ein zweiter Grund ist eine Gier nach süßen und stärkehaltigen Nahrungsmitteln, ein typisches Merkmal bei Menschen mit krankhaft veränderter Flora, insbesondere bei einem übermäßigen Wachstum von *Candida albicans*. Egal wie pingelig ein GAPS-Kind oder -Erwachsener auch ist, kaum einer von ihnen wird Nein sagen, wenn es um zuckerhaltige Getränke, Kekse, Kuchen, Süßigkeiten, zuckerhaltige Frühstückscerealien, Schokolade, Pommes frites, Kartoffelchips, Nudeln und Weißbrot geht. Tatsächlich sind genau dies die Nahrungsmittel, auf die viele vom GAP-Syndrom Betroffene ihre Ernährung einschränken und somit den Teufelskreis aus kranker Bakterienflora und Toxizität im Körper aufrechterhalten.

Ein dritter Faktor ist der Zustand des Mundraums selbst. Der menschliche Mund ist von zahlreichen Mikroorganismen besiedelt, die ihn im Normalfall vor Krankheitserregern, Viren und Pilzen schützen und für die Gesunderhaltung der Schleimhäute und sonstiger Strukturen im Mund sorgen. GAPS-Kinder und -Erwachsene weisen häufig eine stark veränderte Bakterienflora im Mund auf, oft verbunden mit einem übermäßigen Wachstum von *Candida* und anderen krankheitserregenden Mikroorganismen. Die Aktivitäten dieser abnormalen Mundflora bilden viele Giftstoffe, die sich in der Mundschleimhaut festsetzen und die Funktionsweise von Geschmacksknospen, Speicheldrüsen und anderen Strukturen verändern. Abgesehen von der Schädigung des Geschmacksempfindens führt dies zu einer chronischen Entzündung der Mundschleimhaut, die dadurch wiederum zu einer Schwachstelle im Immunsystem wird. Bedingt durch solche von Krankheitserregern ausgelösten Entzündungen haben viele GAPS-Patienten Mundgeruch, extrem rote Lippen und eine stark gerötete Mundhöhle, Flecken und Geschwüre auf der Wangenschleimhaut und eine pelzig belegte Zunge. Viele Speisen, beispielsweise rohe Früchte und Gemüse, Kräuter, rohe Nüsse und Samen, kaltgepresste Öle und einige andere Nahrungsmittel enthalten stark entgiftende Substanzen, die die Toxine im Mund binden, um diese auszuleiten. Dies kann alles andere als angenehm sein und Brennen und Juckreiz bis hin zu einem unangenehmen Geschmack im Mund nach sich ziehen. Und siehe da, in der Tat sind genau dies die Nahrungsmittel, die GAPS-Patienten in der Regel nicht akzeptieren werden.

Es gibt noch weitere Faktoren. Zum Beispiel ist jedes Körpersekret im Grunde eine Methode des Körpers, Giftstoffe auszuscheiden, beispielsweise Speichel. Der Körper von GAPS-Patienten ist stark toxisch belastet und einige dieser eingelagerten Toxine werden über den Speichel ausgeschieden. Dies trägt zur toxischen Belastung im Mund bei und verändert die Wahrnehmung von Speisen, sowohl geschmacklich als auch haptisch.

In manchen Fällen von Autismus und anderen GAPS-Störungen kommt noch ein weiterer Faktor hinzu – das toxisch belastete Gehirn ist nicht in der Lage, normale Muskelbewegungen im Mund, in der Zunge und anderen beim Kauen und Schlucken zum Einsatz kommenden Strukturen in Einklang zu bringen. Dies sind die Fälle, in denen die Patienten nicht richtig kauen und schlucken können. Ihre Nahrung muss sehr weich sein, und häufig müssen sie sich erbrechen. Zu derart schweren Störungen kommt es zwar eher selten, aber in abgemilderter Form betrifft dieses Problem viele GAPS-Kinder und -Erwachsene.

Wie also können wir diesen Problemen beim Essen begegnen?

Durch die Umsetzung einer geeigneten Ernährung mit dem Ziel der Normalisierung der Bakterienbesiedlung des Betroffenen sowie seiner Entgiftung ist es letztlich auch möglich, eine Normalisierung des Geschmacksempfindens zu erreichen. Bei Erwachsenen ist es in der Regel kein so großes Problem, sie davon zu überzeugen, ihre Ernährung umzustellen, auch wenn es sich als schwierig erweisen kann zu erreichen, dass sie dabei bleiben. Aber wie um alles in der Welt sollen wir bei einem Kind irgendwelche Ernährungsumstellungen durchsetzen, das überhaupt kaum etwas essen mag. Und in der Tat liegt darin für viele Eltern das größte Problem im Umgang mit dem Krankheitsbild ihres Kindes.

Ich persönlich glaube fest daran, dass keine Situation wirklich aussichtslos ist. Wo ein Wille ist, ist auch ein Weg! Es gibt einen Weg, und zwar einen sehr wirksamen, um bestimmte Dinge in die Ernährung Ihres Kindes einzuführen. Er erfordert vonseiten der Eltern ein hohes Maß an Entschlossenheit, bringt aber eine große Entlastung und ein gewisses Maß an Normalität in das Familienleben. Diese Methode wird als Angewandte Verhaltensanalyse bezeichnet, kurz ABA (Applied Behavior Analysis). Das Hauptprinzip dieser Methode basiert auf jenem gesundem Menschenverstand, den sich Eltern seit Jahrhunderten zunutze machen. Ich bin sicher, jeder von Ihnen kann sich an eine Situation erinnern, in der Ihre Eltern gesagt haben: „Erst werden die Hausaufgaben gemacht, dann darfst du spielen gehen!" oder „Wenn du am Samstag in den Zoo gehen möchtest, musst du …" Die Formel lautet also schlicht und einfach: Wenn du etwas möchtest, musst du dafür arbeiten!

Wenn Sie diese Methode erstmals bei Ihrem Kind anwenden, wird dies kaum auf Zustimmung stoßen, stellen Sie sich also auf viel Widerstand ein, bis Ihr Kind die Spielregeln akzeptiert hat. Wenn Sie in diesen ersten schwierigen Tagen nicht nachgeben, dann wird Ihr Kind rasch begreifen, dass es etwas für Sie tun muss, wenn es seinen Willen durchsetzen möchte. Hat es dies einmal verinnerlicht, wird sich Ihr aller Leben leichter gestalten. Falls Sie bereits zu Hause ein ABA-Programm mit Ihrem Kind durchführen, kann die Esserziehung auch separat in den Sitzungen mit dem Therapeuten erfolgen. Dann brauchen Sie nur das Essen zuzubereiten und in die Praxis zu bringen.

Wie wird nun diese Methode bei Kindern umgesetzt?

Beginnen wir mit dem schwierigeren Ende des Spektrums – einem nicht-verbalen autistischen Kind.

1. Die Einführung neuer Speisen bei einem Kind mit schweren Sprachstörungen

Setzen Sie als Belohnung für den Verzehr der gesunden Speise anfangs die Lieblingsspeisen des Kindes ein. Zeigen Sie also Ihrem Kind etwas, das es besonders gerne mag (ein Stück Schokolade, ein paar Kartoffelchips, einen Keks usw.). Dann legen Sie es an einen Ort außerhalb seiner Reichweite, aber gut sichtbar. Reichen Sie Ihrem Kind etwas von der Speise, die eingeführt werden soll. Ignorieren Sie Wutanfälle, Schreien, Weinen und sonstige Ausbrüche. Sie geben ihm erst dann etwas von der Lieblingsspeise, wenn es eine kleine Menge von dem gesunden Essen gegessen hat, und lassen Sie nicht zu, dass es sich vom Tisch entfernt. Sobald es einen Bissen von dem guten Essen genommen oder auch einfach nur kurz gekostet hat, dann reichen Sie ihm seine Lieblingsspeise als Belohnung, begleitet von viel Lob, Umarmungen, Küssen (was immer Ihr Kind am liebsten hat) und lassen Sie es gehen. Wenige Minuten später wiederholen Sie das Ganze. Arbeiten Sie immer nur mit einer kleinen Menge auf einmal, belohnen Sie Ihr Kind und lassen Sie es gehen. Ein paar Minuten später erfolgt die nächste Wiederholung. Ihr Kind sollte jeweils nur wenig von der Belohnung bekommen, also nur ein oder zwei Kartoffelchips, ein kleines Stück Schokolade usw. Wenn es um mehr bittet, dann geben Sie ihm zunächst einen weiteren Bissen, bevor Sie es wieder mit einem Kartoffelchip oder Schokolade belohnen. Diese Dinge sollen ausschließlich als Belohnung für das Essen von gesunder Nahrung verfügbar sein, zu anderen Gelegenheiten dürfen Sie dem Kind nichts davon geben, sonst wird es auf den Moment warten, in dem es sie bekommt, ohne dafür etwas zu leisten. Die Grundstimmung bei diesem gesamten Prozess sollte so positiv und unbeschwert wie möglich sein. Hat Ihr Kind angefangen, einen Löffel einer speziellen Speise ohne größeren Widerstand zu essen, dann beginnen Sie damit, zwei Löffel derselben Speise für dieselbe Belohnung zu verlangen. Es ist möglich, dass es mehrere Tage, eine Woche oder sogar länger bei einem einzigen Bissen bleibt. Das ist bei jedem Kind anders. Wenn Sie zwei Löffel erreicht haben, gehen Sie über auf drei Löffel für dieselbe Belohnung. So wird die Menge ganz allmählich gesteigert, bis das Kind die komplette Mahlzeit verzehrt.

Streng genommen sind die hier genannten Beispiele für die Belohnung (Schokolade, Kartoffelchips) im GAPS-Ernährungsprogramm nicht erlaubt. In der Anfangsphase des ABA-Konzepts setzen Sie jedoch das ein, was bei Ihrem Kind am besten funktioniert. Hat Ihr Kind die

Spielregeln verinnerlicht, dann gehen Sie langsam auf Belohnungen über, die bei der Diät erlaubt sind. Wenn Sie soweit sind, dass sich Ihr autistisches Kind durch eine beliebige der erlaubten Süßspeisen motivieren lässt, dann … hurra! – dann vergessen Sie Schokolade und Kartoffelchips einfach. Abgesehen von besonders beliebten Snacks und Naschereien können, damit Ihr Kind etwas Spezielles isst, auch andere Belohnungen eingesetzt werden, die Ihrem Kind Freude machen. Wenn Ihr Kind beispielsweise gerne ein besonderes Video schaut, lassen Sie es 5 Minuten laufen und stoppen Sie es dann. Reichen Sie Ihrem Kind eine kleine Menge des Nahrungsmittels, das Sie in seine Ernährung aufnehmen möchten. Das Video wird erst dann wieder eingeschaltet, wenn diese Menge aufgegessen ist. Geben Sie nicht nach, trotz Wutanfällen, Schreien und Weinen. Ist der Bissen aufgegessen, loben Sie das Kind überschwänglich mit Umarmungen und Küssen und lassen das Video wieder weiterlaufen. Fünf Minuten später wiederholen Sie das Ganze. Statt eines speziellen Videos kann es natürlich auch alles andere sein, etwa Spielsachen, Bücher, ein Spiel spielen usw. Streng genommen sollten zwanghaftes Verhalten und Selbststimulation bei autistischen Kindern nicht gefördert werden, sollte dies aber das Einzige sein, mit dem Sie Ihr Kind motivieren können, dann setzen Sie es als Belohnung für das Essen der richtigen Speisen ein.

Es ist wichtig, jeweils immer nur mit einem bestimmten Nahrungsmittel zu arbeiten und nicht mehrere Dinge gleichzeitig einführen zu wollen. Sie selbst entscheiden, welche Speisen Ihnen in der Ernährung Ihres Kindes am wichtigsten sind und führen diese nach und nach ein. Es ist sinnvoll, mit solchen Dingen zu beginnen, die Ihr Kind vermutlich am leichtesten akzeptieren wird. Sind erst einmal ein oder zwei Nahrungsmittel durchgesetzt, sodass sich nach und nach der Speiseplan Ihres Kindes erweitert, dann werden Sie feststellen, dass es mit der Zeit immer einfacher wird, neue Speisen einzuführen. Irgendwann geht es dann ganz schnell, und Ihr Kind kann gesund und vielseitig ernährt werden.

Ganz wichtig ist es, sich nicht durch den anfänglichen Widerstand Ihres Kind entmutigen zu lassen und durchzuhalten. Schon Hunderte von

Eltern haben bei der Umsetzung der Angewandten Verhaltensanalyse bei ihren Kindern diese Wutanfälle in der Anfangsphase durchgemacht, um sie dazu zu bewegen, gewisse Anweisungen zu befolgen, angefangen vom einfachen „Komm her“ bis hin zu komplexeren Dingen. Einem Kind, das nicht auf das hört, was man ihm sagt, kann niemand etwas beibringen. Ist aber diese erste Hürde überwunden, dann haben Sie erreicht, dass Ihr Kind nachgibt und mitmacht, was bedeutet, dass Sie nun ein Kind haben, dem Sie etwas beibringen können!

2. Die Einführung neuer Speisen bei einem Kind ohne Sprachstörungen

Bei GAPS-Kindern ohne Sprachstörungen ist die Vorgehensweise ähnlich, aber sehr viel leichter umzusetzen. Das Kind muss die guten Speisen essen, um anschließend etwas zu bekommen, was es gerne hat. Das kann ein Lieblingsgericht sein, ein Spielzeug, ein Spiel zu spielen usw. Bei diesen Kindern würde ich keine unerlaubten Speisen wie Schokolade oder Kartoffelchips einsetzen. Geeignet sind hausgemachte Desserts, wie sie im Diätprogramm vorgesehen sind. Sicherlich ist den meisten Eltern das zeitlose Müttermotto nur allzu bekannt: Der Teller wird leer gegessen, sonst gibt es keinen Nachtisch! Davon abgesehen, können Sie statt Essensbelohnungen auch ausgefallenere Belohnungen einsetzen wie etwa zusammen zu spielen, Spielzeug, Kinobesuch und Ähnliches.

Genau wie bei einem autistischen Kind ist es auch hier wichtig, mit kleinen, gut erreichbaren Zielen anzufangen, etwa einen Löffel oder ein kleines Stück eines bestimmten Nahrungsmittels. Wenn Sie versuchen, auf einmal einen großen Teller einer Speise zu präsentieren, die Ihr Kind verabscheut, ist Misserfolg vorprogrammiert. Sobald Ihr Kind ein kleines Stück im Gegenzug für eine Belohnung akzeptiert, machen Sie die Portionen langsam immer größer. Seien Sie dabei geduldig und beständig! Geben Sie nicht nach, wenn das Kind weint, jammert oder einen Wutanfall bekommt! Wenn es das von Ihnen gewählte Essen nicht isst, dann bekommt es auch keinen Nachtisch (oder eine sonstige Belohnung)! So einfach ist das! Sie müssen hart bleiben. Haben Sie

Ihr Kind erst einmal aufgefordert, den einen Löffel eines bestimmten Nahrungsmittels zu essen, dann dürfen Sie davon nicht mehr abweichen oder sich auf Verhandlungen einlassen. Wenn Sie Ihrem Kind erlauben, sich in Ernährungsfragen durchzusetzen, dann haben Sie auch in vielen anderen Bereichen verloren!

Hat Ihr Kind den einen Bissen abgelehnt und bleibt der ausbleibenden Belohnung gegenüber gleichgültig, dann deutet das darauf hin, dass Sie *die falsche Belohnung* ausgewählt haben! Suchen Sie etwas, das Ihrem Kind so sehr am Herzen liegt, dass es alles dafür tut. Aber wie motivierend die Belohnung auch sein mag, Sie sollten nie vergessen, Ihr Kind außerdem überschwänglich zu loben und es in den Arm zu nehmen! Ihr Kind muss spüren, dass es etwas wirklich Tolles geleistet hat, wenn es eine bestimmte Menge der guten Nahrung gegessen hat!

In den meisten Fällen ist es so, dass, wenn Kinder eine gute Erfahrung mit einer Speise gemacht haben, die sie zuvor nicht angerührt haben, sie sogar anfangen, diese zu mögen. Während sich nach und nach wieder eine bessere Bakterienflora aufbaut, wird die Gier auf bestimmte Dinge immer mehr nachlassen, sodass das Kind neue Vorlieben für verschiedene Speisen entwickeln wird. Um aber diesen Prozess in Gang zu bringen, ist Ihr Kind auf Ihre Hilfe angewiesen. Auf sich allein gestellt wird es dem Kind nicht gelingen, den Teufelskreis aus Gier, Toxizität und Störungen im Geschmacksempfinden zu durchbrechen. Sobald die Ernährung Ihres Kindes gut ausgewogen ist, können Sie ihm erlauben, einige wenige Dinge abzulehnen, die es überhaupt nicht mag. Wir haben schließlich alle unsere Vorlieben und Abneigungen. Achten Sie jedoch darauf, dass diese sich in einem normalen Rahmen bewegen.

Es ist sehr wichtig, dass bei alldem immer eine positive Grundstimmung herrscht! Sprechen Sie mit Ihrem Kind, erklären Sie ihm, warum es Ihnen so wichtig ist, dass es dieses oder jenes isst, warum dies seinem Körper gut tun wird. Sprechen Sie ruhig bei jeder Mahlzeit darüber, natürlich in einer angemessenen, kindgerechten Sprache, und sorgen Sie dafür, dass Sie alle dabei auch Spaß haben. Und wenn Ihr Kind gut mitmacht, dann lassen Sie Ihrem Lob oder Ihrer Freude darüber ruhig überschwänglich freien Lauf! Lassen Sie Ihr Kind wirklich spüren, wie glücklich es Sie gemacht hat, dass es dieses gesunde Essen zu sich genommen hat. Durch Ihre Begeisterung in Verbindung mit der gleichzeitig gewährten Belohnung wird dieses Erlebnis für Ihr Kind zu etwas Schönem, etwas, worauf es sich bei der nächsten Mahlzeit freut.

Abschließend würde ich sagen, dass schätzungsweise 60-70 % der Eltern, die mit ihren Kindern zu mir in die Sprechstunde kommen, von vorneherein sagen, es sei undenkbar, irgendeine Diät in den Alltag ihrer Kinder einzuführen: „Das wird mein Kind nicht essen!" Haben sie sich aber einmal die hier von mir beschriebenen Prinzipien der Angewandten Verhaltensanalyse (ABA) zu eigen gemacht, werden die meisten dieser Eltern sich kaum noch daran erinnern, wie pingelig ihr Kind beim Essen einmal war. Am Esstisch mit der ganzen Familie zusammenzukommen wird zu einem ganz normalen und schönen Alltagserlebnis, genauso, wie es auch sein sollte!

5 Gedeihstörungen

Gedeihstörungen sind in GAPS-Familien ein gängiges Phänomen. Ein Säugling mit abnormer Darmflora kann mit Muttermilch gut gedeihen. Wird jedoch feste Nahrung eingeführt, dann lernt das Kind instinktiv, dass Nahrung (außer der Muttermilch) es krank macht. Da das angegriffene Verdauungssystem nicht gut mit festen Nahrungsbestandteilen umgehen kann und diese nur unvollständig resorbiert, treten beim Kind möglicherweise viele unangenehme Symptome auf: Bauchschmerzen, Muskelschmerzen, Hautjucken, Energieabfall usw. Es ist also nur logisch, dass das Kind feste Nahrung ablehnt. Ein Kind, das älter als sechs Monate ist, erhält selten allein durch die Muttermilch ausreichend Nahrung, ohne feste Zusatznahrung nimmt daher das Kind nicht ausreichend zu oder verliert sogar Gewicht. Die dann in der Regel folgende Diagnose lautet *Gedeihstörungen*.

Die übliche Folgenahrung (auf der Basis von Getreide) ist für diese Kinder komplett ungeeignet und sollte keinesfalls gefüttert werden. Beachten Sie hierzu bitte das Kapitel *2 Neues Baby,* Seite 443, und befolgen Sie die Diätphasen für die Einführung der in dem Kapitel beschriebenen Speisen. Zu Beginn gibt man warme hausgemachte Fleischbrühe, gemischt mit einer kleinen Menge eines probiotischen Nahrungsmittels. Achten Sie darauf, das Stillen nur als Belohnung/Extraportion einzusetzen, wenn Ihr Kind etwas Brühe mit einem Probiotikum aus einer Flasche oder einem Becher getrunken hat. Ihr Kind muss lernen, dass es erst etwas essen muss, bevor es gestillt wird. Dabei sollten Sie mit einem kleinen, gut erreichbaren Ziel beginnen, beispielsweise etwa 1-2 Teelöffel Fleischbrühe vor dem Stillen. Nach und nach wird diese Menge dann gesteigert. Füttern Sie das Kind alle 1-2 Stunden, möglichst zu einer Zeit, wenn Sie und Ihr Kind ruhig und gelassen sind. Wenn Ihr Kind natürlich aus irgendeinem Grund verstört und unglücklich ist, dann sollten Sie es ohne jegliche Forderungen stillen – dies wäre kein guter Zeitpunkt für den Versuch, eine neue Speise einzuführen. Das Ganze sollte sich in ruhiger und gelassener Atmosphäre abspielen. Sobald Ihr Kind eine größere Menge Fleischbrühe mit probiotischem Nahrungsmittel verzehrt, führen Sie nach und nach auch alle anderen im Kapitel *2 Neues Baby* auf Seite 443 beschriebenen Lebensmittel ein. Nutzen Sie das Stillen für noch ein weiteres Jahr oder auch mehr als Belohnung. In den Industrieländern ist es nicht unbedingt üblich, länger als ein Jahr zu stillen. Diese Kinder profitieren jedoch stark von einer längeren Stillzeit, die mindestens bis zum Alter von 18-24 Monaten andauern sollte.

6 Essstörungen

Wer seine Richtung nicht verändert, könnte dort ankommen, wohin er steuert.
Laotse, 570-490 v. Chr.

Essstörungen sind für mehr Todesfälle verantwortlich als jede andere psychische Erkrankung. Sowohl Frauen als auch Männer leiden darunter, Frauen sind dabei jedoch in der Mehrzahl: Etwa 90 % der von Essstörungen Betroffenen sind Mädchen zwischen 12 und 25. Zwar gehen die Statistiken leicht auseinander, gemeinhin aber geht man davon aus, dass 1 % der Bevölkerung unter einer Essstörung leidet. Es ist zudem davon auszugehen, dass viele Fälle von Essstörungen nicht diagnostiziert und registriert sind, vermutlich aufgrund von Scham, Verschwiegenheit und aus Furcht vor Ablehnung. In den wohlhabenden Industrieländern liegt die Zahl sehr viel höher als in der übrigen Welt. Wer an einer Essstörung leidet, kann eine Vielzahl verschiedener Diagnosen erhalten: Magersucht, Bulimie, Binge-Eating-Störung, zwanghaftes Überessen usw. Bei den meisten Patienten jedoch gehen diese verschiedenen Formen ineinander über. So kann jemand einige Zeit magersüchtig sein und irgendwann auch zur Bulimie oder zu Fressanfällen neigen. Essstörungen weisen häufig Überschneidungen mit anderen psychischen Störungen auf oder können darauf hinauslaufen: ADHS/ADS, Zwangsstörungen, bipolare Störungen, Panikattacken, Angstzustände, Drogenmissbrauch, Alkoholismus, Schizophrenie usw.

Die gängige Position lautet, dass Essstörungen in erster Linie psychische Ursachen haben, weshalb sich die Behandlung auf Psychotherapie, kognitive Therapie, Verhaltenstherapie, Familientherapie und Ernährungsberatung konzentriert. Häufig werden Psychotropika verschrieben. Helfen sollen auch Selbsthilfegruppen, Sport, Massagen und andere Therapien. Dennoch ist die Rückfallrate sehr hoch: Unterschiedlichen Schätzungen zufolge liegt sie bei mindestens 50 %. Viele Patienten glauben, von einer Essstörung nicht wirklich genesen zu können, sondern diese nur kontrollieren zu können und sich für den Rest ihres Lebens damit abfinden zu müssen. Es steht außer Frage, dass psychische Faktoren bei der Entwicklung von Essstörungen eine Rolle spielen. Die gängige Position lautet jedoch, dass „alles nur im Kopf passiert" und man lediglich „die Person wieder an das Essen heranführen" müsse, ohne zu berücksichtigen, dass wahrscheinlich genau *das*, was diesem Menschen zu essen gegeben wird, die Hauptursache für die Rückfälle ist.

Lassen Sie uns, um ein genaueres Bild von alldem zu bekommen, die Krankheitsgeschichte eines Mädchens namens Hanna betrachten (Name geändert). Ihre Geschichte ist sehr typisch.

Hanna war bis zum Alter von 13 Jahren ein gesundes Kind: Sie war gut in der Schule, machte Sport, hatte Freunde und war so gut wie nie krank. Sie hatte bis dahin niemals Antibiotika bekommen und war als Baby ein Jahr lang gestillt worden. Mit 13 beschloss sie, Vegetarierin zu werden und ihre Eltern erhoben keine Einwände. Ab diesem Zeitpunkt bestand ihre Ernährung aus Frühstückscerealien, Nudeln, Reis und viel Brot und Kartoffeln. Aber es ging ihr gut dabei, denn sie aß Eier, Vollmilchprodukte und Erdnussbutter und kümmerte sich nicht weiter darum, wie viel Fett in ihrem Essen war. Mit etwa 16 fing sie an zu tanzen und wurde durch die Tanzschule unter Druck gesetzt, abzunehmen. Um abzunehmen wurde sie nun Veganerin und aß überhaupt nichts mehr, in dem Fett enthalten war. Nach wenigen Wochen erkrankte sie an Pfeifferschem Drüsenfieber und wurde lange mit Antibiotika behandelt. Das Pfeiffersche Drüsenfieber dauerte ein Jahr an und Hanna hat heute noch das Gefühl, sich von dieser Infektion nicht vollständig erholt zu haben. Mit 17 litt sie fast durchgängig unter Entzündungen im Hals und im Brustraum, die wieder mit Antibiotika behandelt wurden. Mit 18 begann sie zu studieren und beschloss, Model zu werden, also musste sie erneut abnehmen. Um dies zu erreichen, fing sie nun an, Abführmittel und Schlankheitspillen zu nehmen. So ging es zwei Jahre lang, sie wurde erschreckend dünn, war körperlich sehr schwach, litt konstant unter Infekten und Erkältungen, ihre Periode setzte aus, ihr Verdauungssystem war in einem sehr schlechten Zustand (sie litt abwechselnd unter Verstopfung und Durchfall, Übelkeit, Erbrechen, Völlegefühl, Bauchschmerzen und Verdauungsbeschwerden) und wurde depressiv. Es folgte die Diagnose Magersucht, sie bekam Psychotherapie und besuchte eine Beratung. Ihre Probleme führten zu einer Auseinandersetzung mit ihren Eltern, die ihr verzweifelt zu helfen versuchten, aber all ihre Bemühungen wurden von Hanna vereitelt. Sie fuhr fort mit ihrer sehr einseitigen Ernährung, den Abführmitteln und Schlankheitspillen jeder Art. Mit 19 dachte sie an Selbstmord und nahm eine Überdosis Paracetamol. Dies führte zu regelmäßigen Einweisungen in psychiatrische Einrichtungen, der Einnahme von Psychopharmaka und wiederholten Selbstmordversuchen. Ich begegnete Hanna zum ersten Mal, als sie 21 war und gerade aus einer Klinik für Magersucht entlassen worden war. Sie hatte dort zwei Monate verbracht und war der für dieses Krankheitsbild typischen Behandlung unterzogen worden. Zu dieser Zeit hatte sie ein normales Körpergewicht, wirkte aber blass und hatte einen ungesunden Teint. Sie nahm ein Antidepressivum und ein Antipsychotikum. Unverändert verfolgte sie ihr Ziel, Gewicht zu verlieren und nahm Abführmittel ein. Sie ernährte sich vegetarisch und fettarm.

Schauen wir uns diesen Fall einmal genauer an. Aus meiner klinischen Erfahrung (und ich bin mir sicher, viele andere Mediziner würden mir hier zustimmen) hat sich ein großer Prozentsatz jener Mädchen und Jungen, bei denen sich eine Essstörung entwickelt, zuvor vegetarisch oder vegan ernährt. Ich persönlich hege keinen Zweifel daran, dass der Trend zur vegetarischen und veganen Ernährungsweise bei unseren jungen Leuten die Hauptursache für psychische Erkrankungen ist! Aufgrund all der Fehlinformationen im Hinblick auf Nahrungsmittel, wie sie von den populären Medien unermüdlich verbreitet werden, ist ein Großteil der Menschen davon überzeugt worden, dass eine vegetarische Ernährung gesund sei. Wenn daher ein junges Mädchen in der Familie verkündet, sie werde Vegetarierin, kommen in der Regel von den Eltern keine Einwände. Da das Kind nun kein Fleisch und auch keine anderen tierischen Erzeugnisse mehr isst, entwickelt es ernst zu nehmende Nährstoffdefizite. Der erste auftretende Mangel betrifft Eiweiß, denn pflanzliche Nahrungsmittel sind keine gute Eiweißquelle und das, was sie an Proteinen enthalten, ist für den menschlichen Darm nahezu unverdaulich. Die hochwertigsten und für den Menschen am besten verdaulichen Proteine stammen aus tierischer Kost: Fleisch, Fisch, Eier und Milchprodukte. Eine Eiweiß-Unterversorgung ist eine ernste Angelegenheit, denn der Körper ist nicht mehr in der Lage, Hormone, Enzyme, Neurotransmitter und unzählige andere aktive Substanzen zu bilden, sodass die durch diese Substanzen erfüllten Funktionen darunter leiden. Und all dies spielt sich ab in einem noch im Wachstum begriffenen Kind, das zum Aufbau neuen Gewebes und neuer Zellen auf viel Eiweiß angewiesen ist. Gleichzeitig zum Eiweißmangel entwickelt das Kind einen schweren Zinkmangel, denn Zink wird in der Ernährung größtenteils von Fleisch, insbesondere von rotem Fleisch geliefert. Dieser Mineralstoff ist an etwa 200 enzymatischen Reaktionen im Körper beteiligt, die bei einem Mangel allesamt zu kurz kommen. Inzwischen liegen derart viele Daten vor, die aufzeigen, dass Menschen mit Essstörungen unter einem schweren Zinkmangel leiden, dass sogar unsere auf Ernährungsfragen eher herabschauende Schulmedizin in Betracht zieht, bei dieser Patientengruppe entsprechende Nahrungsergänzungsmittel zu empfehlen! Fettarme Diäten führen zu einem Mangel an den fettlöslichen Vitaminen A, D, E und K, was unweigerlich Probleme für alle möglichen Stoffwechselvorgänge im Körper nach sich zieht, insbesondere für das Immunsystem. Ein weiterer Mangel, den diese Kinder sehr rasch zu spüren bekommen, betrifft die Vitamin-B-Gruppe, denn diese werden vor allem von Fleisch, Eiern und anderen tierischen Erzeugnissen bereitgestellt. Vegetarische Ernährungsformen basieren vorwiegend auf Kohlenhydraten, für deren Verdauung und Verstoffwechselung viel Magnesium benötigt wird, sodass auch ein Magnesiummangel vorprogrammiert ist. Da Kohlenhydrate das hormonelle Gleichgewicht im Körper in Richtung einer erhöhten Insulinproduktion verschieben, stellt sich der ganze Stoffwechsel darauf ein, Fett einzulagern – abzunehmen ist unter diesen Voraussetzungen sehr schwierig. In der Tat ist es so, dass viele Menschen nach der Umstellung auf eine vegetarische Ernährung an Gewicht zunehmen. Eine vegane Ernährungsform ist eine noch extremere Art des Vegetarismus. Ein Kind, das sich vegetarisch ernährt, nimmt zumindest noch, wie anfangs in Hannas Fall, Milchprodukte und Eier zu sich, die einige essenzielle Nährstoffe liefern. Ein Veganer isst nichts, was von einem Tier stammt. Es gibt sogar Fachleute in diesem Bereich, die eine vegane Ernährung im Kindesalter als eine Form von Kindesmissbrauch bezeichnet haben, denn tatsächlich werden bei einer solchen Ernährung einem heranwachsenden Kind die meisten essenziellen Nährstoffe vorenthalten. Ich persönlich würde noch weiter gehen: Meiner fachlichen Meinung nach entspricht vegane Ernährung einer Form verschleierten Verhungerns. Aufgrund der vielen Kohlenhydrate, die das Kind zu sich nimmt, mag es nicht dünn und unterernährt aussehen, sein Körper aber ist aller unverzichtbarer Nährstoffe beraubt: Das Kind rutscht immer mehr in eine Unterernährung hinein.

Wie sieht also das typische Szenario aus, das sich bei Kindern wie Hanna abspielt, die ja bis 13 völlig gesund war? Ich sehe es so:

1. Bedingt durch eine unausgewogene Ernährung mangelt es dem Kind gleichzeitig an verschiedenen Nährstoffen. Defizite an Eiweiß, Zink, fettlöslichen Vitaminen, Magnesium, Vitaminen der B-Gruppe und anderen Nährstoffen führen zu einer Dysfunktion des Immunsystems, das zunehmend schlechter versorgt wird und somit nicht richtig arbeiten kann. Die Folge sind ständig auftretende Infektionen. Da Infektionen wiederum mit Antibiotika behandelt werden, folgt eine Schädigung der Darmflora auf dem Fuß, wodurch die Immunfunktionen sogar noch stärker beeinträchtigt werden. Der Teufelskreis aus Infektionen und Antibiotika führt zu mehr Infektionen und Antibiotika, mit der Folge eines immer größer werdenden Schadens für das Immunsystem und für die Darmflora.

2. Ein GAP-Syndrom entsteht dort, wo die krankhaft veränderte Darmflora Toxine zu bilden beginnt, die durch die geschädigte Darmwand in das Blut gelangen und sich somit im ganzen Körper ausbreiten. Gelangen diese Giftstoffe in das Gehirn, verursachen Sie Probleme hinsichtlich Stimmung, Verhalten, Lernen, Konzentration, Gedächtnis und Sinneswahrnehmung. Und genau diese Sinneswahrnehmung, genauer gesagt, die Selbstwahrnehmung ist es, die bei diesen Kindern völlig aus dem Ruder läuft und nach und nach zu einer Essstörung führt. Schaut ein magersüchtiges Mädchen in den Spiegel, dann sieht es nicht, wie erschreckend dürr es aussieht – alles, was es sieht, ist Fett und Fettleibigkeit. Es gibt das keineswegs nur vor und „betrügt" sich auch nicht selbst. Der Grund dafür ist in der durch Toxizität im Gehirn veränderten Selbstwahrnehmung zu suchen. Wir haben in diesem Buch die veränderte Sinneswahrnehmung bei Autismus und anderen Lernbehinderungen bereits eingehender betrachtet, dasselbe passiert bei diesen Kindern. Genau wie bei Kindern mit Gedeihstörungen lernt das Gehirn des Kindes, dass es durch Essen krank wird. Daher wird der Appetit unterdrückt und die ganze Einstellung zum Essen wandelt sich. Aus dem Darm stammende Toxizität blockiert verschiedene Gehirnzentren, sodass diese nicht mehr in der Lage sind, mit den von Augen, Ohren, Geschmacksknospen, Nervenenden und anderen Sinnesorganen gelieferten Informationen angemessen umzugehen. Stattdessen kommen diese Informationen verzerrt an und werden vom Gehirn falsch gedeutet. Bei Kindern mit Essstörungen leidet aber nicht nur die Selbstwahrnehmung, auch andere Formen der Wahrnehmung werden beeinträchtigt: Die Wahrnehmung von Geschmack und Konsistenz der Nahrung, der Geruchssinn, der Sinn für Gefahren, das Erfassen sozialer Zusammenhänge, die Wahrnehmung menschlicher Beziehungen und Gefühle, die Unterscheidungsfähigkeit zwischen wichtig und unwichtig usw. usw.
3. Verkümmerung des Darms. Eine abnormale Darmflora schädigt die Darmwand, macht sie porös und durchlässig und nimmt ihr die Fähigkeit, ihre Aufgaben zu erfüllen. Die Darmschleimhaut ist

ein Ort aktiver Zellerneuerung: Zellen werden konstant abgestoßen und durch frische, nachwachsende Zellen ersetzt. Für die Bildung neuer Zellen ist der Körper angewiesen auf eine gesunde Darmflora, auf Nährstoffe und auf Hormone, die bei diesen Patienten allesamt nicht verfügbar sind. Folglich degeneriert die Darmschleimhaut und ist nicht mehr in der Lage, mit dem Nahrungsbrei richtig umzugehen. Gleichzeitig schafft der Darm es nicht, die für die Verdauung und die Resorption notwendigen Verdauungssäfte und -enzyme zu produzieren. Die Folge ist, dass der Betroffene die aufgenommene Nahrung nicht ausreichend verdauen und resorbieren kann, was zu weiteren Mangelerscheinungen führt. Kinder und Erwachsene mit Essstörungen leiden unter Verdauungsproblemen, die sich verschlimmern, wenn sie zum Essen überredet werden (in Form von Schmerzen, Völlegefühl, Verdauungsbeschwerden, Verstopfung, Durchfall, Blähungen usw.), denn ihr Darm ist einfach nicht in der Lage, den Nahrungsbrei zu verarbeiten. Die typische, auf Kohlenhydraten basierende Ernährung, die diesen Patienten gegeben wird, schadet dem Darm sogar zusätzlich, weil die Nahrung nicht hinreichend verdaut wird und stattdessen einen Nährboden für krankheitserregende Mikroorganismen im Darm bietet, die dann für die Bildung von noch mehr Giftstoffen sorgen. Anstatt eine Quelle von Nährstoffen zu sein, wird das Verdauungssystem bei diesen Kindern zu einer Quelle von Toxizität für den Körper.

4. Hormonelle Erschöpfung. Hormone sind Proteine. Der Körper kann sie nicht herstellen ohne eine gute Versorgung mit Eiweiß, Zink, Magnesium, fettlöslichen Vitaminen, B-Vitaminen und all den anderen Nährstoffen, an denen es diesen Kindern mangelt. Da Hormone zuständig sind für die Steuerung von Stoffwechsel, Wachstum, Regeneration und unzählige andere Körperfunktionen, wächst das Kind nicht mehr, die Periode wird unregelmäßig oder setzt ganz aus, die geschlechtliche Entwicklung wird beeinträchtigt, das Kind entwickelt einen schwachen Muskeltonus, Osteoporose, Müdigkeit, emotionale Störungen und Verhaltensprobleme, Konzentrations- oder Lernschwierigkeiten, Schlafprobleme, Hautprobleme und vieles

mehr. Da die Frage nach der richtigen Ernährung für diese Kinder in der Schulmedizin eine untergeordnete Rolle spielt, bekommen Kinder und Jugendliche in Kliniken für Essstörungen weitgehend Kohlenhydrate. Aufgrund des Hormonmangels aber kann der Körper des Kindes die Kalorien aus den Kohlenhydraten nicht verwerten und lagert sie daher als Körperfett ein. Das ist der Grund, warum diese Kinder sehr schnell zunehmen, sobald sie anfangen zu essen, was zu einem Rückfall in die Essstörung führt, denn diese Mädchen und Jungen haben Angst davor, dicker zu werden. Die Vorstellung der Schulmedizin, sie dazu zu bringen, „irgendetwas zu essen", ist nicht nur falsch, sondern auf lange Sicht sogar schädlich.

5. Das GAP-Syndrom geht immer mit einer Gier nach Kohlenhydraten einher, da bei GAPS-Patienten der Blutzuckerspiegel starken Schwankungen unterliegt. Die Patienten mit Essstörungen, selbst schwer magersüchtige Patienten, stopfen sich voll mit industriell verarbeiteten Kohlenhydraten: Süßigkeiten, Schokolade, Kuchen, Softdrinks usw. Sobald der Blutzuckerspiegel fällt, verspüren sie einen unwiderstehlichen Drang, ihn wieder nach oben zu bringen. Die verarbeiteten Kohlenhydrate und Zucker sind der Nährboden einer krankhaft veränderten Darmflora und erhalten das Problem aufrecht, beziehungsweise verschlimmern es auf lange Sicht sogar. Die einzige Möglichkeit, Heißhungerattacken unter Kontrolle zu bringen, besteht in einer angemessenen Ernährung. Und das ist meiner Meinung nach auch der einzige Ansatz im Umgang mit Essstörungen, ob es nun um Magersucht, Bulimie, zwanghaftes Überessen oder jede andere Form geht.

Wir haben uns hier das typische Szenario eines gesunden Kindes angeschaut, das durch eine unausgewogene Ernährung zu einem GAPS-Patienten wurde. Und in der Tat hat es bei vielen Kindern mit Essstörungen ganz genau so angefangen. Es gibt jedoch auch viele, die von Geburt an GAPS-Kinder sind und schon ihr Leben lang unter all den typischen GAPS-Problemen leiden: ADHS/ADS, Legasthenie, Dyspraxie, Asthma, Ekzeme, Allergien und häufige Infektionen. Da sie nicht die richtige Behandlung bekommen, führt ihre veränderte Wahrnehmung irgendwann in ihrem Leben zu einer Essstörung.

GAPS-Behandlung bei Essstörungen

Es kann sich als sehr schwierig gestalten, einem Mädchen oder Jungen mit einer Essstörung zu helfen. Aufgrund einer veränderten Selbstwahrnehmung erkennen diese Patienten nicht, wie krank sie sind und wie extrem ihr körperlicher Abbau ist. Es handelt sich in der Regel um intelligente Menschen, die alles daran setzen, sich jeglicher Hilfe zu erwehren und ihre Genesung zu sabotieren. Sie können ziemlich geschickt darin sein, die Menschen in ihrem Umfeld zu manipulieren und sich als „armes Opfer" konsequenter Eltern hinzustellen oder andere Leute gegeneinander auszuspielen. Oft durchlaufen die Familien dieser Kinder eine wahre Hölle permanenter Auseinandersetzungen und Konflikte aufgrund der Störung ihres Kindes.

Meiner Ansicht nach muss die GAPS-Einführungsdiät bei Patienten mit Essstörungen ganz am Anfang stehen. Ihr Darm ist in einem sehr schlechten Zustand und muss langsam und nachhaltig genesen. Bevor wir aber über Ernährung reden können, müssen wir den Betroffenen dazu bringen, überhaupt etwas zu essen. Um das zu schaffen, müssen wir die erste große Hürde überwinden – ich nenne das den „Bingo Day" erreichen, den Tag, an dem sich wieder eine mehr oder weniger normale Selbstwahrnehmung einstellt und Ihr Patient erkennt, wie krank und unterernährt er oder sie eigentlich ist.

Die erste Phase des Behandlungsprogramms

– der Weg zum „Bingo Day". Das größte Problem stellt zunächst das Kalorienzählen dar, denn diese Patienten fürchten sich davor, zuzunehmen. Um uns ihrer Mitarbeit zu versichern, müssen wir mit einem „kalorienarmen" Ansatz beginnen. Und so starten wir mit hausgemachter Fleischbrühe, Gemüsesuppe und sorgfältig ausgewählten Ergänzungsmitteln.

- Fleischbrühe hat sehr wenige Kalorien. Außerdem handelt es sich um flüssige Nahrung, was Menschen mit Essstörungen in der Regel leichter akzeptieren können (sie fürchten eher feste Nahrung). Fleischbrühe liefert Aminosäuren, Mineralstoffe und weitere Nährstoffe, die der unterversorgte Körper des Patienten dringend benötigt, daher sollte die Brühe so reichhaltig wie möglich zubereitet werden (aus einem guten Stück Fleisch mit Knochen oder einem ganzen Huhn, zu Beginn der Kochzeit hochwertiges Salz und etwas grob zerkleinertes Gemüse zugeben). Lassen Sie Ihren Patienten den ganzen Tag über stündlich eine Tasse der warmen Brühe trinken. Sie kann fettfrei sein oder mit so viel Fett, wie der Patient gerade noch akzeptieren wird. Geben Sie zu jeder Tasse einen Teelöffel hausgemachte Molke oder Joghurt (und/oder einen Teelöffel Sauerkrautsaft). Dieses Hausmittel wird den Heilungsprozess in der Darmschleimhaut in Gang setzen.
- Gemüsesuppe mit hausgemachter Fleischbrühe. Im Abschnitt zur Einführungsdiät finden Sie die Liste erlaubter Gemüsesorten. Am Anfang sollte die Suppe eher flüssig und fettarm sein, dann hat sie nur wenige Kalorien und wird vom Patienten leichter akzeptiert. Geben Sie zu jedem Teller Suppe einen Teelöffel hausgemachte Molke oder Joghurt (und/oder einen Teelöffel Sauerkrautsaft). Von dieser Suppe kann Ihr Patient so oft essen, wie er oder sie dazu überredet werden kann.
- Nahrungsergänzungsmittel spielen in dieser Phase des Programms eine besonders wichtige Rolle, denn sie machen es möglich, dass Immunsystem und Gehirn beginnen können, auf einer mehr oder weniger normalen Grundlage zu arbeiten. Nahrungsergänzungsmittel sind so gut wie kalorienfrei und werden daher in der Regel von den Patienten ohne größeren Widerstand akzeptiert. Schauen wir uns die Nahrungsergänzungsmittel an, die ich für unverzichtbar halte.

1. *Aminosäurekomplex mit freien Aminosäuren*, 15-20 g pro Tag. Dieses Produkt ist bei den meisten Anbietern von Nahrungsergänzungs-

mitteln im Angebot. Proteine sind der Baustoff unseres Körpers und sie sind es auch, die dafür sorgen, dass er in Gang bleibt. Die meisten Symptome von Essstörungen sind auf eine extreme Eiweißunterversorgung zurückzuführen. Führt man dem Körper den Aminosäurekomplex zu, wird er allmählich wieder beginnen, die dringend benötigten Enzyme, Neurotransmitter, Hormone und andere Proteinverbindungen aufzubauen. Ein weiteres großes Plus freier Aminosäuren liegt darin, dass sie keine Verdauung erfordern, sie werden sehr leicht resorbiert. Dies ist wichtig, denn der Darm Ihres Patienten ist möglicherweise nicht in der Lage, komplexe Proteine zu verdauen und in die so wichtigen Aminosäuren aufzuspalten.

2. *Zinkpicolinat*, 45-50 mg pro Tag. Bei Zinkmangel zeigen sich fast dieselben Symptome wie bei Magersucht: Gewichtsverlust, mangelnder Appetit, ausbleibende Regelblutung, Übelkeit, Hautschäden, mangelhafte Resorption der Nahrung, veränderte Selbstwahrnehmung, Depression, Angstzustände und bei Männern Impotenz. Es gibt zahllose Studien, die eindeutig belegen, dass Essstörungen mit einem schweren Zinkmangel einhergehen, gleichzeitig wurde über viele Fälle einer Genesung infolge einer Nahrungsergänzung mit Zink berichtet.
3. *Drei weitere Aminosäuren: Tryptophan, Glutamin und Asparagin*, dreimal täglich jeweils 500 mg. Tryptophan (genauer gesagt 5HTP) ist im Körper eine Vorstufe von Serotonin, einem beruhigend wirkenden Neurotransmitter, dessen Wert bei Essstörungen sehr niedrig ist. Tryptophanmoleküle sind relativ groß und daher bei der Resorption gegenüber kleineren Aminosäuren im Nachteil, weshalb sie nicht zur selben Zeit wie die freien Aminosäuren eingenommen werden sollten. Glutamine versorgen das Gehirn mit leicht verfügbarem Kraftstoff und unterstützen es dabei, sich von Toxinen zu befreien. Asparagin ist neben Glutamin die am häufigsten im Gehirn vorkommende Aminosäure. Bei den meisten Menschen mit Gefühls- und Verhaltensstörungen ist ein sehr niedriger Asparaginwert festzustellen. Diese drei Aminosäuren sollten zusammen eingenommen werden, aber nicht gleichzeitig mit den freien Aminosäuren. Gibt

man dazu etwas Honig, können sie das Gehirn schneller erreichen und besser wirken. In dieser Phase der Diät kann Ihr Patient Ingwertee mit etwas Honig trinken, dies ist ein guter Zeitpunkt für die Einnahme der Nahrungsergänzungsmittel Tryptophan, Glutamin und Asparagin.

4. *Unterstützende Nährstoffe: Vitamin-B-Komplex, Vitamin C, Kalzium, Magnesium, Eisen und Jod*, in üblicher täglicher Dosierung. Diese Nährstoffe wirken als Cofaktoren für Aminosäuren und Zink.

Diese Phase der Behandlung wird Ihrem Patienten allmählich die wichtigsten Nährstoffe zuführen, derer er so dringend bedarf. Wenn nach und nach die gravierendsten Defizite nachlassen, dann ist der „Bingo Day" nicht mehr fern: Eines Morgens wird Ihr Patient aufwachen, in den Spiegel schauen und plötzlich klar erkennen, wie abgemagert er oder sie aussieht. Das bedeutet, dass die normale Selbstwahrnehmung allmählich zurückkehrt und ab diesem Zeitpunkt können Sie beginnen, Ihren Patienten wirklich zu ernähren. Gehen Sie dann zur zweiten Phase über.

Zweite Phase

- Nehmen Sie von Anfang an Fleisch auf den Speiseplan, insbesondere rotes Fleisch, aber auch alle anderen Sorten: Lamm, Rind, Wild, Ente, Gans, Schwein, Huhn, Pute usw. Das Fleisch sollte in Wasser sehr gut durchgegart werden, damit es leichter verdaulich wird. Sehr wichtig ist außerdem, sobald wie möglich Innereien einzuführen, insbesondere Leber und Herz. Die Innereien können nach dem Garen durch den Fleischwolf gedreht oder auf eine andere Weise zerkleinert und in kleinen Mengen zur Suppe gegeben werden, um den Patienten nicht gleich zu überfordern. Führen Sie Fleisch stufenweise und gleichzeitig mit Suppen ein. Je besser sich das Verdauungssystem erholt, desto größere Mengen an Fleisch kann der Patient verdauen.
- Beginnen Sie damit, in jede Portion Suppe einen Teelöffel hausgemachtes Sauerkraut (oder fermentiertes Gemüse) zu geben (bis

hierher hatten Sie jeweils den Sauerkrautsaft hinzugefügt), dies wird die Fleischverdauung unterstützen.

- Es ist sinnvoll, in dieser Phase Verdauungsenzyme einzusetzen, denn das Verdauungssystem Ihres Patienten ist möglicherweise noch nicht kräftig genug, um eiweißhaltige Kost zu verdauen. Geben Sie Ihrem Patienten zu Beginn der Mahlzeit 1 Kapsel Betain-HCl oder HCl+Pepsin und am Ende der Mahlzeit 1-2 Kapseln Bauchspeicheldrüsenenzym-Komplex.
- Führen Sie rohe Eigelbe ein, die zu Suppen und in die Fleischbrühe gegeben werden.

Beginnen Sie mit einem Eigelb pro Tag und erhöhen Sie die Gabe ziemlich schnell auf 6-10 Eigelbe pro Tag (je mehr desto besser).

- Bereiten Sie die Suppen sämiger und gehaltvoller und nach und nach mit immer mehr Fett zu.

Durch Pürieren der Suppe kann der Suppe mehr Fett zugegeben werden, da es sich mit den pürierten Gemüsen vermengt und nicht so gut zu erkennen ist.

- Führen Sie hochwertigen Lebertran ein, am besten fermentierten, 2 Teelöffel pro Tag zur Mahlzeit oder danach (alternativ dieselbe Menge in Kapselform). Am besten beginnt man mit wenigen Tropfen Lebertran und steigert dann die Menge allmählich.
- Geben Sie weiterhin tassenweise Fleischbrühe mit einer kleinen Menge eines probiotischen Nahrungsmittels.
- Geben Sie weiterhin Ingwertee mit etwas Honig und lassen Sie Ihren Patienten dazu die drei Aminosäuren nehmen (Tryptophan, Glutamin und Asparagin).
- Geben Sie weiterhin alle Nahrungsergänzungsmittel der ersten Phase.

Nächste Phase

- Schauen Sie sich bitte die GAPS-Einführungsdiät an und befolgen Sie die aufgeführten Phasen nacheinander (inzwischen ist die dritte Phase erreicht).
- Wenn die volle Dosis Lebertran erreicht ist (2 Teelöffel täglich), führen Sie stufenweise ein hochwertiges Fischöl ein, ergänzt mit etwas Nachtkerzenöl.
- Führen Sie nach und nach ein hochwertiges Probiotikum ein.
- Geben Sie alle Nahrungsergänzungen bis zum Ende der GAPS-Einführungsdiät durchgängig weiter. Ist Ihr Patient in der Phase der GAPS-Volldiät angekommen, wird die Dosis des Aminosäurekomplexes auf 1-2 g pro Tag und die Menge an Zink auf 10-15 mg pro Tag reduziert.

Die Gabe der drei Aminosäuren und die unterstützenden Nährstoffe behalten Sie noch 3-4 Monate in derselben Dosierung bei.

- Sobald die GAPS-Volldiät erreicht ist, kann die tägliche Lebertrangabe auf einen Teelöffel täglich reduziert werden.
- Mit fortschreitender Genesung Ihres Patienten können die meisten Nahrungsergänzungsmittel weggelassen werden, außer Lebertran und Probiotika, die über mehrere Jahre genommen werden sollten.

Behalten Sie den GAPS-Ernährungsplan über mehrere Jahre bei. Es ist nicht auszuschließen, dass die GAPS-Volldiät mehr oder weniger das ganze Leben befolgt werden muss, insbesondere wenn auch andere psychische Störungen bestehen (beispielsweise bipolare Störung, ADHS, Zwangsstörungen, Schizophrenie, Epilepsie und chronische Angststörungen).

Die meisten GAPS-Kinder sind pingelige Esser (bedingt durch eine krankhaft veränderte Sinneswahrnehmung). Aus diesem Grund bedienen wir uns der Methode der Verhaltensänderung, um bestimmte Speisen in ihre Ernährung aufzunehmen, was bei kleinen Kindern sehr gut funktioniert. Bei Essstörungen jedoch haben wir es mit

Teenagern oder erwachsenen Kindern zu tun, die immer schwieriger zu behandeln sind. Dennoch sollten Sie das Kapitel *4 Essenszeit! Oh je!* auf Seite 290 lesen, möglicherweise verstehen Sie dann besser, warum Ihre Tochter oder Ihr Sohn sich auf eine bestimmte Weise verhält, wenn es ums Essen geht, und wie man sie oder ihn unterstützen kann.

Schlussbemerkung

Meiner Ansicht nach gehören Essstörungen zu den Krankheitsbildern des GAP-Syndroms und sollten dementsprechend behandelt werden. Indem wir die Darmflora dieser Patienten normalisieren, wird der Fluss von Giftstoffen vom Darm zum Gehirn unterbrochen, sodass das Hirn wieder normal arbeiten kann und die normalen Sinneswahrnehmungen zurückkehren. Die GAPS-Diät sorgt für eine Heilung des Darms und eine gute Nährstoffversorgung. So wird der Körper des Betroffenen seine Funktionsfähigkeit wieder zurückerlangen. Bei dieser Gruppe von Patienten ist es wichtig, die Ernährungsform über mehrere Jahre beizubehalten, denn sollten sie zu früh beginnen, wieder industriell verarbeitete Kohlenhydrate und Junkfood zu verzehren, kommt es mit hoher Wahrscheinlichkeit zu einem Rückfall. Sobald eine umfassende Genesung eingetreten ist, können die Patienten gelegentlich einfach das essen, worauf sie Lust haben, solange sichergestellt ist, dass die Ernährung überwiegend nach den GAPS-Kriterien erfolgt.

Nahrungsergänzung für Kinder und Erwachsene mit GAP-Syndrom

Wir alle lieben unsere Kinder, ob klein oder groß, und sind bereit, für sie zu tun, was in unserer Macht steht, egal wie schwierig oder kostspielig es auch sein mag. Deshalb sind wir anfällig dafür, alles, aber wirklich alles zu versuchen, weil wir hoffen, unseren Kindern helfen zu können. Ich begegne vielen Familien, die ihrem Kind 10, 15, 20 oder mehr unterschiedliche Nahrungsergänzungsmittel geben, ohne zu wissen, ob auch nur eins von ihnen wirklich gut für ihr Kind ist. Nahrungsergänzungsmittel sind teuer und der Markt ist von Hunderten von verschiedenen Produkten überschwemmt. Viele von ihnen sind von fragwürdiger Qualität, außerdem wird der gesamte Wirtschaftszweig nur unzureichend überwacht.

Ich kann nur immer wieder betonen, dass es bei der Nährstoffversorgung eines GAPS-Kindes oder -Erwachsenen in erster Linie auf die Ernährung selbst ankommt. Keine Pille der Welt wird auch nur im Entferntesten der Wirkung nahekommen, die die Diät auf den Zustand Ihres Patienten hat. Vor allem, wenn es um Verdauungsstörungen geht, und das GAP-Syndrom ist im Wesentlichen eine solche Störung, müssen wir sehr vorsichtig sein mit dem, was wir dem Darm des Patienten zumuten. Warum? Weil viele Ergänzungsmittel eine bereits entzündete und geschädigte Darmschleimhaut reizen und den Heilungsprozess beeinträchtigen könnten. Schließlich nimmt man ja nicht die immense Anstrengung auf sich, die Diät umzusetzen, um den gesamten Prozess dann durch irgendwelche Pillen hinfällig werden zu lassen.

Einige Ergänzungsmittel können jedoch förderlich sein und andere sind sogar unerlässlich. Der Nahrungsergänzungsplan muss individuell auf den Patienten zugeschnitten sein und sollte idealerweise von einer qualifizierten Person ausgearbeitet werden. Hier werden wir uns auf absolut unerlässliche Ergänzungsmittel konzentrieren. Die meisten meiner Patienten machen mit der Umsetzung der Diät und diesen wichtigen Ergänzungsmitteln sehr gute Fortschritte, ohne andere Mittel hinzuzufügen.

Die wichtigsten Ergänzungsmittel für GAPS-Patienten:

1. Ein therapeutisch wirksames Probiotikum
2. Essenzielle Fettsäuren
3. Lebertran
4. Verdauungsenzyme
5. Vitamin- und Mineralstoffergänzungsmittel

Lassen Sie uns diese einzelnen Nahrungsergänzungsmittel einmal aus der Nähe betrachten.

1 Probiotika

Probiotika sind die nützlichen Bakterien in Form einer Nahrungsergänzung oder eines fermentierten Nahrungsmittels, die eingenommen werden können, um eine geschädigte körpereigene Darmflora zu ersetzen oder zu ergänzen. Im Gegensatz zu antibiotisch, was so viel wie „gegen das Leben" bedeutet, heißt probiotisch übersetzt „für das Leben".

Die Verwendung probiotischer Bakterien in Form von fermentierten Nahrungsmitteln reicht weit in die vorchristliche Zeit zurück. Jahrtausende lang haben die Menschen Milch, Früchte und Gemüse, Bohnen, Fisch, Fleisch und Getreide fermentiert. Die Fermentation verbessert den Geschmack von Nahrungsmitteln, macht sie leichter verdaulich und außerdem länger haltbar. In vielen Kulturen auf der ganzen Welt sind nützliche Bakterien in fermentierten Nahrungsmitteln auch heute noch ein fester Bestandteil des Speiseplans: Sauerkraut – fermentierter Kohl (Russland, Deutschland und Osteuropa), Tafeloliven und Salami oder fermentiertes Fleisch (Mittelmeerländer), Kefir (Russland), Mazun (Armenien), Kumys (Russland und Asien), Lassi (Indien), Gioddu (Sardinien), Joghurt und Käse (weltweit), fermentierter Fisch (Korea, Schweden, Japan, Russland), fermentiertes Getreide (Afrika) und fermentierte Sojabohnen (Asien).

Anfang des 20. Jahrhunderts setzte sich erstmals der russische Wissenschaftler Ilia Metchnikoff wissenschaftlich mit dem Thema der Probiotika auseinander. Während seiner Forschungsarbeit am Institut Pasteur in Paris stellte Metchnikoff fest, dass die Landbevölkerung in Bulgarien regelmäßig fermentierte Milchprodukte konsumierte und bei guter Gesundheit ein ungewöhnlich hohes Alter erreichte. Er isolierte ein Bakterium, das er „Bazillus bulgaricus" nannte, und führte damit wissenschaftliche Versuche durch. Dieses heute als *Lactobacillus bulgaricus* bekannte Bakterium wird weltweit für die Herstellung von Joghurt verwendet. Nach dieser Entdeckung erfreute sich die Verwendung des *Lactobacillus bulgaricus* als gesundheitsförderndes Nahrungsergänzungsmittel in Europa großer Beliebtheit. Als Antibiotika dann auf der Bildfläche erschienen, gerieten Probiotika größtenteils in Vergessenheit. Nach Metchnikoffs Tod im Jahre 1916 wurde seine Forschungsarbeit jedoch in verschiedenen Ländern auf der ganzen Welt fortgeführt. In Russland, Skandinavien und Japan werden Menschen schon seit Jahrzehnten mit probiotischen Bakterien behandelt. In westlichen Ländern wurden Probiotika überwiegend dem Viehfutter beigemischt, und es gibt eine beträchtliche Menge wissenschaftlicher Daten, die in Bezug auf deren für die Gesundheit der Tiere förderlichen Eigenschaften gesammelt wurden. Im Laufe der vergangenen Jahrzehnte ist die Verwendung von Probiotika in der Humanmedizin wieder deutlich in den Vordergrund gerückt und so sieht man mehr und mehr wissenschaftliche Veröffentlichungen zu diesem Thema. Die Bandbreite an Krankheitsbildern, bei denen Probiotika erfolgreich als Teil der Therapie eingesetzt wurden, wächst schnell.

Naturgemäß kommen Probiotika am häufigsten bei der Behandlung von Störungen des Magen-Darm-Trakts zum Einsatz:

- Virusinfektionen des Verdauungstrakts
- Nekrotisierende Enterocolitis bei Kindern
- Intraktable Diarrhö im Kindesalter
- Pseudomembranöse Kolitis
- Reisediarrhö
- Enterokolitis durch *Clostridium difficile*
- *Helicobacter*-Infektion
- Enteropathogene *E. coli*-Infektion
- Chronisch entzündliche Darmerkrankungen: Morbus Crohn, Colitis ulcerosa und
- Chronische Pouchitis
- Reizdarmsyndrom
- Laktoseintoleranz
- Darmkrebsvorbeugung in Laborstudien

In vielen Fällen verbesserte die zusätzliche Gabe von Probiotika nicht nur das klinische Krankheitsbild, sondern heilte die Krankheit sogar.

Es hat sich gezeigt, dass abgesehen von Verdauungsstörungen auch viele andere Gesundheitsprobleme auf eine Behandlung mit Probiotika reagieren:

- Allergien, einschließlich Nahrungsmittelallergien
- Autismus
- Chronische Virusinfektionen
- Infektionen des Urogenitaltrakts
- Hepatitis, Leberzirrhose und Gallenwegserkrankungen
- Tuberkulose
- Meningitis
- Malignität
- Arthritis/Arthrose
- Diabetes
- Verbrennungen unterschiedlichen Grades
- Perioperative Betreuung und intensivmedizinische Versorgung von Patienten mit chirurgischen Eingriffen und Patienten mit hohem Blutverlust
- Krankenhausinfektionen
- Autoimmunkrankheiten

Dies sind lediglich die Krankheitsbilder, zu denen wissenschaftliche Arbeiten vorliegen. Spricht man jedoch mit Ärzten oder Fachleuten, die Erfahrung auf dem Gebiet der Behandlung mit Probiotika haben, wird diese Liste noch sehr viel länger.

Welche Bakterien gelten denn nun als probiotisch?

1. **Laktobazillen** Das ist eine große Familie von Bakterien, die Milchsäure produzieren. Die bekanntesten Mitglieder dieser Familie sind *L. acidophilus*, *L. bulgaricus*, *L. rhamnosus*, *L. plantarum*, *L. salivarius*, *L. reuteri*, *L. johnsonii*, *L. casei* and *L. delbrueckii*. *Laktobazillen* sind normale und unverzichtbare Bewohner des menschlichen

Darms und der Schleimhäute des Mundes, des Halses, der Nase und der oberen Atemwege, der Vagina und des Genitalbereichs. In Muttermilch sind *Laktobazillen* in großen Mengen zu finden. Bereits in den ersten Lebenstagen siedeln sie sich im Körper eines Säuglings an, wo sie eine lebenslange, komplexe Beziehung mit ihrem Wirt eingehen. Sie sorgen durch die Produktion von Milchsäure für ein gleichbleibend saures Milieu (pH-Wert 5.5-5.6) auf den Schleimhäuten und verhindern damit das Wachstum von Krankheitserregern. Abgesehen von Milchsäure erzeugen sie eine Fülle von aktiven Substanzen: Wasserstoffperoxid – ein leistungsstarker antiseptischer, antibakterieller, antiviraler und antifungaler Wirkstoff, der die Ansiedlung von Krankheitserregern im Darm verhindert. *Laktobazillen* regen das Immunsystem an und stimulieren die Aktivität der Neutrophilen, der Makrophagen, der Synthese der Immunglobuline, der Alpha- und Beta-Interferone, des Interleukin-1 und des Tumor-Nekrose-Faktors. Darüber hinaus sind sie an der Organisation des Zellerneuerungsprozesses im Darm beteiligt, indem sie die Darmschleimhaut gesund und intakt erhalten. Sie sind die am häufigsten vertretenen Bewohner des Magens und des Darms und stellen in diesen Abschnitten des Verdauungssystems die wichtigsten Schutzfaktoren dar. *Laktobazillen* waren die ersten probiotischen Bakterien, die untersucht und als gesundheitsfördernde Nahrungsergänzung eingesetzt wurden. So sind *Laktobazillen* denn auch die in handelsüblichen probiotischen Nahrungsmitteln am häufigsten vorkommenden Bakterien.

2. **Bifidobakterien** Die bekanntesten Arten sind *B. bifidum*, *B. breve*, *B. longum and B. infantis*, wenngleich es etwa 30 verschiedene identifizierte Arten gibt. Es handelt sich hierbei um eine große Familie probiotischer Bakterien, die beim Menschen besonders häufig im Darm sowie im Vaginal- und Analbereich vorkommen. 90-98 % aller im Darm eines gesunden Babys lebenden Bakterien sind *Bifidobakterien*. Im Darm eines Erwachsenen sind sie etwa siebenmal so zahlreich wie die *Laktobazillen* und erfüllen dort viele nützliche Funktionen. Abgesehen von der Bildung verschiedener antibioti-

kaartiger Substanzen, die den Darm vor Krankheitserregern schützen, das Immunsystem anregen und für die Unversehrtheit und Gesundheit des Darms sorgen, fungieren sie als Nahrungsquelle für den Körper. *Bifidobakterien* synthetisieren aktiv Aminosäuren, Proteine, organische Säuren, Vitamin K, Pantothensäure, Vitamin B1 (Thiamin), Vitamin B2 (Riboflavin), Nikotinsäure (Vitamin B3), Folsäure, Vitamin B6 (Pyridoxin) und Vitamin B12 (Cobalamin) und fördern die Resorption von Kalzium, Eisen und Vitamin D. *Bifidobakterien* sind die zweithäufigste Bakterienfamilie in probiotischen, im Handel erhältlichen Nahrungsergänzungsmitteln.

3. **Saccharomyces boulardii** Hierbei handelt es sich um eine Hefe, die 1920 von dem französischen Wissenschaftler H. Boulard entdeckt wurde. Er beobachtete, dass man in China Durchfall mit einem Extrakt der Litschi-Frucht behandelte. In diesem Extrakt konnte er die Hefe nachweisen, die dann als *Saccharomyces boulardii* bezeichnet wurde. Eine Nahrungsergänzung mit dieser Hefe hat sich bei der Behandlung verschiedener Formen der Diarrhö bei Kindern und Erwachsenen als wirksam erwiesen. In der letzten Zeit ist das Interesse an der Verwendung von *S. boulardii* als Gegenmittel gegen eine pathogene Hefe – *Candida albicans* – deutlich gestiegen.
4. **Escherichia coli** oder abgekürzt E. coli *E. coli*, stäbchenförmige Bakterien aus der umfassenden Gattung der Escherichia, können zwar pathogen sein und schwere Infektionen verursachen, aber es gibt auch physiologische Stämme von *E. coli*, die ganz gewöhnliche und häufige Bewohner eines gesunden menschlichen Darms sind. Normalerweise bevölkern sie bestimmte Bereiche des Verdauungssystems – den Darm – und sollten in anderen Körperbereichen nicht vorhanden sein. Werden Sie im Mund, im Magen oder im Zwölffingerdarm gefunden, ist das ein Hinweis auf eine Störung der Bakterienflora im Darm, eine Dysbakterie. Physiologische Stämme der *E. coli* erfüllen eine ganze Reihe nützlicher Funktionen im Körper: Sie verdauen Laktose, erzeugen Vitamine (Vitamin K und -B-Gruppe) und Aminosäuren sowie antibiotikaartige, Colicine genannte Substanzen und haben einen starken stimulierenden Einfluss auf die

lokale und die systemische Immunabwehr. Sie sind in hohem Maße aktiv gegen verschiedene Krankheitserreger, einschließlich pathogener Mitglieder ihrer eigenen Spezies. So ist eine Besiedlung des Darms mit physiologischen Stämmen der *E. coli* die beste Versicherung gegen eine Erkrankung durch pathogene Stämme der *E. coli*. Genau das entdeckte der Arzt Alfred Nissle im Jahr 1917, als er versuchte herauszufinden, warum einige Soldaten während des Ersten Weltkriegs nicht an Typhus erkrankten, während die meisten ihrer Kameraden krank wurden. Er entdeckte im Stuhl dieser Soldaten einen bestimmten Stamm der *E. coli*, den sogenannten Escherichia coli Stamm Nissle 1917. Er züchtete dieses Bakterium und schloss es in Gelatinekapseln ein. Nachdem er zunächst Selbstversuche mit diesem Produkt unternommen hatte, begann er, es unter dem Namen Mutaflor herzustellen. Mutaflor ist heute noch im Handel erhältlich. Auch andere physiologische Stämme von *E. coli* wurden untersucht und kommen weltweit in einigen handelsüblichen probiotischen Rezepturen zum Einsatz.

5. **Enterococcus faecium** oder Streptococcus faecalis Wie der Name bereits besagt, wurde dieses Bakterium, wie viele andere Probiotika auch, aus dem menschlichen Stuhl isoliert. Sie sind Teil der Normalflora des Darms und sorgen dort für die Kontrolle von Krankheitserregern, indem sie Wasserstoffperoxid erzeugen und den pH-Wert auf 5,5 reduzieren. Sie bauen Proteine ab und fermentieren Kohlenhydrate. Es gibt eine Reihe klinischer Studien, die zeigen, dass sie wirksam bei der Behandlung verschiedener Formen der Diarrhö sind. Diese Bakterien sind recht häufig in probiotischen Rezepturen im Handel zu finden.
6. **Bacillus subtilis oder Heubazillus.** Der *Bacillus subtilis* wurde erstmals von deutschen Mikrobiologen während des Zweiten Weltkriegs entdeckt. Das führte dazu, dass dieser Mikroorganismus zum Schutz deutscher Soldaten gegen Ruhr und Typhus zum Einsatz kam. Nach dem Krieg wurde der *Bacillus subtilis* in Deutschland, Russland, Italien, Finnland, Osteuropa, China und Vietnam umfassend erforscht, und eine Reihe von Subspezies konnte identifiziert werden:

B. licheniformis, *B. cereus*, *B. brevis*, *B. mesentericus*, *B. pumilis* usw. Bei den meisten dieser Bazillen konnte zunächst bei Tieren, dann bei Menschen nachgewiesen werden, dass sie therapeutisch wirksam waren. Das führte zur Entwicklung einer Reihe von Produkten mit *B. subtilis* für die Verwendung bei Tieren. Für die Behandlung von Menschen steht eine Vielzahl von Produkten mit *B. subtilis* zur Verfügung, die von Ärzten in Russland, Deutschland, Italien, Osteuropa, Japan, Vietnam und China schon seit Jahrzehnten eingesetzt werden. *B. subtilis* ist ein Endsporenbildner und resistent gegen Magensäure, die meisten Antibiotika, Temperaturveränderungen und andere Einflüsse. Der Bazillus besitzt starke immunstimulierende Eigenschaften und gilt als besonders wirksam bei Allergien und Autoimmunerkrankungen. Darüber hinaus erzeugt er eine ganze Reihe von Verdauungsenzymen, antiviralen, antifungalen, antibakteriellen und anderen aktiven Substanzen. Heubazillen sind keine natürlich im Darm des Menschen vorkommenden Bakterien, sondern transiente Mikroben, die den Darm nicht besiedeln, sondern durch ihn hindurchwandern und dabei eine Vielzahl von Aufgaben erledigen. Früher, als es noch üblich war, das Trinkwasser aus Brunnen und Flüssen zu trinken, nahmen die Menschen Heubakterien in großen Mengen auf. Im Zuge der Evolution hat der menschliche Darm sich so entwickelt, dass er auf diese transienten Bakterien angewiesen ist. Ein möglicher Faktor könnte dabei sein, dass sie dafür sorgen, den Darm sauber zu halten. *B- subtilis*-Spezies kommen in der Abfallwirtschaft zum Einsatz, weil sie die Eigenschaft besitzen, verwesende Stoffe abzubauen und fäulniserregende Mikroorganismen zu unterdrücken. Indem Heubakterien alte verfaulende Schlacken aus dem Darm ausleiten, bereiten sie möglicherweise den Boden für den Wiederaufbau einer normalen Darmflora. Meiner Erfahrung nach sind Heubakterien enthaltende Probiotika die wirksamsten im Handel erhältlichen Produkte.

Der Markt bietet eine breite Palette probiotischer Produkte an, von probiotischen Getränken über Probiotika in Pulverform bis hin zu probiotischen Tabletten und Kapseln. Leider sind viele von ihnen nicht stark genug oder enthalten keine Bakterienspezies, die stark genug sind, um von therapeutischem Nutzen zu sein. Darüber hinaus ist die Qualitätskontrolle ein Problem. Einer der Berichte in der Verbraucherzeitschrift *Which* hat aufgezeigt, dass viele Marken handelsüblicher Probiotika keine Auflistung der enthaltenen Bakterienspezies anbieten oder nicht den genannten Angaben zur Bakterienkonzentration entsprechen. Wie soll man also ein gutes Probiotikum auswählen?

Zunächst einmal ist es immer sinnvoll, einen qualifizierten Arzt oder Ernährungsberater zurate zu ziehen, der Erfahrung auf dem Gebiet der Probiotika hat und Ihnen bei der Auswahl hochwertiger Nahrungsergänzungsmittel behilflich sein wird. Wenn Sie auf eigene Faust ein Probiotikum auswählen möchten, sollten sie allerdings einige allgemeine Leitlinien befolgen.

1. Ein gutes Probiotikum sollte so viele unterschiedliche nützliche Bakterien enthalten wie möglich. Ein menschlicher Darm beherbergt Hunderte bekannter Spezies verschiedener Bakterien. Wir sollten versuchen, dem so nahe wie möglich zu kommen. Unterschiedliche Spezies probiotischer Bakterien haben unterschiedliche Stärken und Schwächen. Bei einer ausgewogenen Mischung dieser Bakterien erhöht sich die Chance, den größtmöglichen Nutzen aus ihnen ziehen zu können.
2. Eine Mischung aus Stämmen verschiedener Gruppen probiotischer Bakterien ist nutzbringender als nur eine Gruppe. So enthalten zum Beispiel viele im Handel erhältliche Probiotika ausschließlich *Laktobazillen,* dabei wäre eine Kombination aus Vertretern der drei Hauptgruppen – *Laktobazillen, Bifidobakterien* und Heubakterien – in der Regel die beste Wahl.
3. Ein gutes Probiotikum sollte eine konzentrierte Bakterienmenge enthalten: Mindesten 8 Milliarden Bakterienzellen pro Gramm. Die Dosierung probiotischer Bakterien muss hoch genug sein, damit eine deutliche Besserung zu erkennen ist.

4. Hersteller von Probiotika sollten jede Charge auf Konzentration und bakterielle Zusammensetzung prüfen und bereit sein, die Testergebnisse zu veröffentlichen.

Hat man dann ein gutes Probiotikum gefunden, muss man wissen, wie es anzuwenden ist. Ein hochwertiges, therapeutisch wirksames Probiotikum wird immer eine sogenannte „Entgiftungsreaktion" auslösen. Was ist das? Probiotische Bakterien, die von außen in das Verdauungssystem eingebracht werden, beginnen dort, gegen Krankheitserreger, Viren und Hefepilze vorzugehen. Sterben diese Krankheitserreger ab, setzen sie Toxine frei, und zwar genau die Toxine, die Ihren Patienten autistisch, schizophren oder hyperaktiv gemacht haben. Welche charakteristischen Symptome Ihr Patient auch haben mag, sie können sich mit der Einnahme von Probiotika vorübergehend verschlimmern. Ihr Patient kann sich auch müder fühlen als gewöhnlich, sich ganz allgemein unwohl fühlen oder einen Hautausschlag bekommen. Das sind vorübergehende Reaktionen, die in der Regel einige Tage bis einige Wochen andauern. Damit diese Reaktion so schwach wie möglich ausfällt, sollten Sie die Dosierung Ihres Probiotikums nur langsam steigern. Beginnen Sie mit einer sehr kleinen Menge. Beobachten Sie, ob der Patient Entgiftungssymptome zeigt. Bleiben diese aus, kann die Menge allmählich gesteigert werden. Wenn sich eine Reaktion zeigt, sollte die Dosierung so lange beibehalten werden, bis die Entgiftungssymptome abgeklungen sind. Erhöhen Sie dann die Dosis erneut und lassen Sie dem Patienten Zeit, sich daran zu gewöhnen. Steigern Sie die Dosis, bis eine therapeutische Wirkung erreicht ist. Diese Phase der Dosierungssteigerung kann bei unterschiedlichen Patienten von einigen Wochen bis zu einigen Monate dauern. Sie ist individuell sehr unterschiedlich und hängt davon ab, wie stark das übermäßige Wachstum krankheitserregender Mikroorganismen im Darm des Patienten bereits fortgeschritten ist.

Die therapeutische Dosis von Probiotika ist individuell unterschiedlich und Ihr Gesundheitsberater sollte in der Lage sein, Sie dabei zu unterstützen. Dies sind allgemeine Leitlinien:

Ein bis zu 12 Monate alter Säugling kann 1-2 Milliarden Bakterienzellen pro Tag zu sich nehmen.

Ein Kleinkind von 1 bis 2 Jahren kann 2-4 Milliarden Bakterienzellen pro Tag zu sich nehmen.

Ein Kleinkind von 2 bis 4 Jahren kann 4-8 Milliarden Bakterienzellen pro Tag zu sich nehmen.

Ein Kind von 4 bis 10 Jahren kann 8-12 Milliarden Bakterienzellen pro Tag zu sich nehmen.

Im Alter von 12 bis 16 Jahren kann die Dosis auf 12-15 Milliarden pro Tag erhöht werden.

Ein Erwachsener sollte pro Tag etwa 15-20 Milliarden Bakterienzellen zu sich nehmen.

Hat der Patient das therapeutische Dosierungsniveau erreicht, sollte dieses im Durchschnitt etwa sechs Monate lang beibehalten werden. Diese Zeitspanne ist mindestens erforderlich, um die pathogene Flora auszuleiten und mit dem Wiederaufbau einer normalen Darmflora zu beginnen. Das Einhalten der Diät ist in dieser Zeit absolut erforderlich. Wenn Sie die Krankheitserreger in Ihrem Darm weiterhin mit Zucker und industriell verarbeiteten Kohlenhydraten füttern, hat das Probiotikum kaum eine Chance, Ihnen zu helfen.

Nach Beendigung der therapeutischen Phase kann die Dosis des Probiotikums auf eine Erhaltungsdosis reduziert werden, die der Patient dann über viele Jahre einnehmen muss. Es ist wichtig, die Dosis genauso langsam zu reduzieren, wie sie erhöht wurde. Achten Sie in dieser Zeit auf etwaige Reaktionen. Die Erhaltungsdosis ist individuell sehr unterschiedlich. In der Regel beläuft sie sich auf die Hälfte der therapeutischen Dosis. In einigen Fällen ist die Erhaltungsdosis des Patienten genauso hoch wie die therapeutische Dosis.

Viele Patienten fragen: Warum müssen wir die Erhaltungsdosis beibehalten? Mit anderen Worten, warum müssen wir das Probiotikum weiter einnehmen? Die Antwort lautet: Es ist von der Natur so vorgesehen, dass der Mensch diese Bakterien täglich mit jedem Bissen und jedem Schluck aufnimmt. Wir haben aber unsere Umgebung, unser

Wasser und unser Essen in einem solchen Maß verändert, dass wir unserem Körper diese lebenswichtigen Bakterien vorenthalten. Für Menschen mit einer gesunden, ausgewogenen Normalflora mag das kein Problem darstellen, für Menschen mit GAP-Syndrom dagegen sehr wohl. Für GAPS-Patienten ist es besonders wichtig, Tag für Tag, ein Leben lang, probiotische Bakterien zuzuführen, weil sie über keine körpereigenen nützlichen Bakterien verfügen. Ihr Darm wurde von krankheitserregenden, anstelle von nützlichen Bakterien besiedelt und diese Krankheitserreger sind extrem schwer zu vertreiben, weil sie sich in den verschiedene Nischen des Darms festgesetzt haben. Die nützlichen Bakterien müssen, wollen sie in diese Nischen gelangen, einen ziemlich heftigen Kampf ausfechten. In der Tat ist wohl die Geburt, wenn der Darm noch steril ist, der einzige Zeitpunkt, der uns in unserem Leben zur Verfügung steht, um unseren Darm mit nützlichen Bakterien zu besiedeln. Leider siedeln sich die meisten zugeführten Probiotika nicht auf der Darmwand an oder bilden dort Kolonien. Sie gehen ihrer Aufgabe im Darmlumen nach und verlassen dann das System. Bisher wurde noch keine Methode entdeckt, die Krankheitserreger auf der Darmwand durch nützliche Bakterien zu ersetzen. Deshalb müssen Patienten mit GAP-Syndrom ihr Leben lang Probiotika einnehmen. Zur Aufrechterhaltung des Niveaus nützlicher Bakterien ist man allerdings nicht auf Dauer auf die Einnahme handelsüblicher Präparate angewiesen. Dazu eignen sich ebenso gut fermentierte Nahrungsmittel wie hausgemachter Joghurt, Kefir, Sauerkraut und andere hausgemachte und fermentierte Speisen.

Einer der Vorbehalte gegenüber probiotischen Bakterien ist, dass einige von ihnen in der Magensäure nicht überleben. Da Patienten mit GAP-Syndrom in der Regel aber nur wenig Magensäure produzieren, stellt das für sie kein großes Problem dar. Will man sichergehen, dass die Probiotika die Magensäure überstehen, sollte man sich an die Regel halten, diese mit dem Essen oder kurz danach einzunehmen, wenn der Großteil der Magensäure an Nahrungsgpartikel gebunden ist. Einige Hersteller statten ihre Probiotikakapseln mit einem magensaftresistenten Überzug aus, um sie vor Magensäure zu schützen. Ich kann diesem

Vorgehen aus zwei Gründen nichts abgewinnen. Erstens sind probiotische Bakterien für den Magen nicht weniger wichtig als für jeden anderen Bereich des Verdauungssystems. In einem Magen mit wenig Magensäure gedeihen an den Magenwänden alle Arten von Krankheitserregern. Wir brauchen Probiotika, um mit diesen Krankheitserregern umzugehen. Zweitens sind Patienten mit Verdauungsschwierigkeiten oft nicht in der Lage, die magensaftresistente Schicht auf den Kapseln abzubauen. Die Kapseln verlassen den Körper fast unverändert, ohne irgendetwas bewirkt zu haben.

Vielleicht werden nicht alle Bakterienspezies in Ihrem Probiotikum die Magensäure überleben. Aber an dieser Stelle ist es wichtig zu wissen, dass sogar abgestorbene probiotische Bakterien im Darm eine Menge Gutes bewirken können. Ihre Zellwände enthalten Substanzen zur Stimulation der Immunantwort. Darüber hinaus absorbieren sie Toxine und leiten sie aus dem Körper aus. Viele Nahrungsmittelhersteller haben dieses Thema aufgegriffen und planen, verschiedenen Lebensmitteln abgestorbene probiotische Bakterien hinzuzufügen.

Abschließend kann gesagt werden, dass eine Ergänzung mit Probiotika für die Behandlung eines jeden GAPS-Krankheitsbildes absolut unerlässlich ist. Sogar in solchen Fällen, in denen der Patient keine schwerwiegenden Verdauungsprobleme aufweist, bin ich der Ansicht, dass mit der Einhaltung der Diät und der Ergänzung mit Probiotika erhebliche Verbesserungen erzielt werden können.

2 Fette: Die Guten und die Bösen

Ein menschliches Gehirn besteht zu etwa 60 % aus Fett (Trockengewicht). Alle Zellmembranen und alle Organellen im Inneren von Zellen werden aus Fetten gebildet. Viele Hormone, Neurotransmitter und andere aktive Substanzen im Körper bestehen aus Fetten. Fette sind in unserer Ernährung äußerst wichtig. Die Frage ist nur, welche Fette?

Es hat eine ganze Menge widersprüchlicher und falscher Informationen zum Thema Fette gegeben. Fette sind in unserer modernen Gesellschaft als Bösewicht gebrandmarkt worden, und ein ganzer Industriezweig ist aus dem Boden geschossen, der eine Fülle von fettarmen oder sogar fettfreien Produkten produziert. Tierische Fette, einschließlich derer in Fleisch sowie in Butter und Eiern, wurden für alle möglichen Krankheiten verantwortlich gemacht, und wieder war die Industrie schnell bei der Hand, uns mit synthetischen Substituten, Butterersatz und Aufstrichen zu versorgen. Als dann propagiert wurde, Pflanzenöle seien besser für die Gesundheit, wurde mit einer ganzen Palette unterschiedlicher Pflanzenöle gekocht, anstatt traditionell verwendetes Schweineschmalz und Gänsefett zu benutzen. Was die meisten allerdings nicht wissen ist, wie all diese verarbeiteten Öle und Fette hergestellt werden, was genau sie enthalten und wie sie sich auf die Gesundheit des Menschen auswirken.

Verarbeitete Fette

Pflanzenöle, Speiseöle zum Kochen, Margarine, Butterersatz, streichfähige Butter, hydrierte Öle, Backfette und viele andere künstliche Fette sind industriell verarbeitete Fette. Sie sind der menschlichen Physiologie fremd und sollten von niemandem, schon gar nicht von GAPS-Patienten, verzehrt werden. Verarbeitete Fette und Öle sind in den meisten industriell hergestellten Nahrungsmitteln enthalten: Brot und Backwaren, Fertiggerichte, Kartoffelchips, Snacks, Schokolade, Eiscreme, Kekse, Kuchen, Essen zum Mitnehmen, Saucen, Mayonnaise usw. Die Grundlage der meisten verarbeiteten Fette sind Pflanzenöle, die aus Samen und Pflanzenmaterial (Mais, Soja, Sonnenblumenkerne, Rapssamen usw.) gewonnen werden. Sie sind preiswert in der Herstellung und äußerst rentabel für die Nahrungsmittelindustrie. In ihrem natürlichen Zustand haben diese Öle sehr instabile ungesättigte Fettsäuren, die durch Erhitzen, Sauerstoff, Druck und Licht leicht zerstört werden können. Zur Gewinnung dieser Öle werden extrem hohe Temperaturen, Druck und verschiedene Chemikalien eingesetzt, die die chemische Struktur der empfindlichen Fettsäuren in den natürlichen Samen und Pflanzen verändern und auf diese Weise ein Übermaß an unnatürlichen schädlichen Fettsäuren erzeugen. Diese Öle stehen dann in großen Flaschen als Speiseöle in allen Supermärkten in den Regalen. Jahrzehntelange unermüdliche Werbung und Propaganda für diese Öle haben dafür gesorgt, dass die natürlichen tierischen Fette, mit denen die Menschen über die Jahrtausende gekocht haben, verdrängt wurden.

Pflanzenöle werden, um sie zu härten und länger haltbar zu machen, hydriert. Die Hydrierung ist ein Verfahren, bei dem der chemischen Struktur der Öle Wasserstoffmoleküle hinzugefügt werden. Das Ganze erfolgt bei hohen Temperaturen (120-210 °C) und unter hohem Druck sowie unter Zuhilfenahme von Nickel, Aluminium und bisweilen anderen toxischen Metallen. Rückstände dieser Metalle bleiben in den hydrierten Ölen zurück. Sowohl Nickel als auch Aluminium sind giftige Metalle, die die allgemeine toxische Belastung, mit der der Körper hart zu kämpfen hat, noch erhöhen. Toxische Metalle wurden mit vielen degenerativen Krankheitsbildern in Verbindung gebracht, darunter Lernbehinderungen, Alzheimer und Demenz.

Die Verarbeitung verändert die chemische Struktur des natürlichen Öls und erzeugt eine Fülle äußerst schädlicher Fette. Viele dieser veränderten Fette wurden noch nicht ausreichend untersucht, und man weiß nicht, welche verheerenden Schäden sie im Körper anrichten können. Einer Gruppe hingegen, den sogenannten Transfetten, wurde ein hohes

Maß an Aufmerksamkeit zuteil. Hierbei handelt es sich um ungesättigte Fettsäuren, die in ihrem natürlichen Zustand nützlich für uns sind, deren chemische Struktur aber durch die Verarbeitung verändert wurde. Transfettsäuren sind in ihrer Struktur ihren natürlichen Gegenstücken sehr ähnlich, sind aber in gewisser Weise „verkehrt herum". Aufgrund ihrer Ähnlichkeit nehmen sie im Körper den Platz essenzieller Fette ein, sind allerdings unfähig, deren Aufgaben zu übernehmen und behindern damit gewissermaßen die Zellen. Das betrifft letztlich alle Organe und Gewebe im Körper. So haben Transfette zum Beispiel stark immunsuppresive Eigenschaften und wirken sich verheerend auf die vielen unterschiedlichen Funktionen des Immunsystems aus. Sie sind mit Diabetes, Atherosklerose, Krebs, neurologischen und psychiatrischen Krankheitsbildern in Verbindung gebracht worden und beeinträchtigen die Schwangerschaft, die normale Hormonproduktion, die Insulinreaktion auf Glukose und die Fähigkeit von Enzymen und anderen aktiven Substanzen, ihre Aufgaben angemessen zu erfüllen. Darüber hinaus schädigen sie die Leber und die Nieren. In der Muttermilch werden schon sehr bald, nachdem die stillende Mutter eine Portion „gesunden" Butterersatzes verzehrt hat, Transfette enthalten sein. Das Gehirn eines Säuglings besteht zu einem hohen Prozentsatz aus ungesättigten Fettsäuren. Deren Platz würden Transfette einnehmen, die die Entwicklung des Gehirns beeinträchtigen. Transfette sind so schädlich, dass einfach kein sicherer Grenzwert für sie festgelegt werden kann. Und doch enthält eine Packung Kartoffelchips etwa 6 Gramm, eine kleine Packung verarbeiteten Käses oder Käsecracker (deren Hauptzielgruppe Kinder sind) 8 Gramm Transfette, ein Esslöffel einer handelsüblichen Margarine 4-6 Gramm, eine Portion in Pflanzenöl frittierte Pommes frites etwa 8-9 Gramm Transfette. Schätzungen zufolge kann sich der durchschnittliche Konsum von Transfettsäuren in der westlichen Ernährung auf bis zu 50 Gramm pro Tag belaufen. Das ist um einiges mehr als unser Konsum anderer unnatürlicher Substanzen in Nahrungsmitteln. Angesichts ihrer Fähigkeit, die Funktionen des Körpers auf der elementarsten biochemischen Ebene zu beeinträchtigen, besteht kein Zweifel, dass die Rolle, die Transfette bei den heutigen, sich epidemieartig ausbreitenden degenerativen Krankheiten spielen, in höchsten Maße unterschätzt wird.

Ich möchte an dieser Stelle noch einmal betonen, dass in der GAPS-Diät keinerlei verarbeitete Fette erlaubt sind: Alle handelsüblichen Speiseöle und Pflanzenöle, hydrierte Öle, Margarine, Aufstriche, vegetarische Fette und Backfette, Butterersatz und streichfähige Butter. Das bedeutet, dass alle industriell verarbeiteten Nahrungsmittel vom Speiseplan verschwinden müssen, weil verarbeitete Fette einer der Hauptbestandteile dieser Nahrungsmittel sind.

Welche Fette sind gut für GAPS-Patienten? Das Wichtigste zuerst!

Die für GAPS-Patienten wichtigsten Fette, die täglich verzehrt werden sollten und die den Großteil des gesamten Fettkonsums ausmachen sollten, sind tierische Fette: Fette in frischem Fleisch, aus Fleisch ausgelassene Fette, Milchfette (Butter, Sahne und Ghee) und Fette in Eigelb. Tierische Fette enthalten in hohem Maße gesättigte und einfach ungesättigte Fettsäuren.

Ich kann fast hören, wie Sie sich jetzt fragen: Was ist mit den „todbringenden" gesättigten Fetten? Verursachen sie nicht Herzerkrankungen? Sind nicht alle tierischen Fette gesättigt? Genau diese Fragen sind das Ergebnis der unermüdlichen Anstrengungen der Nahrungsmittelindustrie, ihre Konkurrenten auszuschalten. Wer sind ihre Konkurrenten? Die natürlichen Fette, keine Frage. Mit natürlichen Fetten lassen sich keine großen Gewinne erzielen, wohingegen verarbeitete Öle und Fette sehr rentabel sind. Also ist es durchaus im Interesse der Industrie, die Menschen davon zu überzeugen, dass natürliche Fette gesundheitsschädlich sind, während ihre verarbeiteten Fette, hydrierten Öle und Speiseöle gut für uns sind. Da wir dieser Art von Werbung schon seit fast einem Jahrhundert ausgesetzt sind, ist es kein Wunder, dass viele von uns ihr erlegen sind.

Vor allem die gesättigten Fette gerieten ins Fadenkreuz der Nahrungsmittelindustrie. Wie kam es dazu? Dr. Mary Enig, eine internationale Expertin auf dem Gebiet der Biochemie und der Lipide schrieb dazu: „In den späten 1950er-Jahren verkündete der amerikanische Forscher Ancel Keys, dass der epidemieartige Anstieg von Herzerkrankungen auf hydrierte Pflanzenfette zurückzuführen sei. Zuvor hatte genau dieser Forscher die Überlegung geäußert, gesättigtes Fett sei dafür verantwortlich zu machen. Die Speiseölindustrie reagierte umgehend auf diese sich abzeichnende Bedrohung ihrer Produkte, indem sie eine Werbekampagne startete, mit der die Überzeugung verbreitet werden sollte, dass es nur die gesättigte Fettsäurekomponente in den hydrierten Ölen sei, die das Problem verursache … Von da an förderte die Speiseölindustrie auf der einen Seite die Vorstellung, gesättigte Fettsäuren (und zwar tierische Fette und Milchfette) seien problematisch und gleichzeitig, mehrfach ungesättigte Fettsäuren (vor allem Maisöl und später Sojaöl) seien gesundheitsfördernd."

Die wohlhabenden Nahrungsmittelgiganten gaben Milliarden für eine ganze Armee von „Forschern" aus, die ihnen die „wissenschaftlichen Nachweise" für ihre Behauptungen liefern sollten. In der Zwischenzeit sorgte und sorgt auch heute noch die echte Wissenschaft dafür, dass wir die Wahrheit erfahren. Es sind allerdings die Nahrungsmittelkonzerne, die über das nötige Geld verfügen, um ihre „Wissenschaft" in den Massenmedien zu verbreiten. Die echte Wissenschaft ist zu arm, um Geld für solche Zwecke auszugeben. Die Folge ist, dass die Menschen nur das zu hören bekommen, was die Marktführer ihnen sagen möchten.

Und wie sieht die Wahrheit aus? Was sagt uns die echte Wissenschaft?

1. Verarbeitete Fette, hydrierte Fette und Pflanzenöle zum Kochen verursachen Atherosklerose, Herzerkrankungen und Krebs. Das ist eine Tatsache, die von der echten, redlichen Wissenschaft in überwältigendem Maß nachgewiesen wurde.
2. Tierische Fette haben mit Herzerkrankungen, Atherosklerose und Krebs nichts zu tun. Die menschliche Physiologie braucht diese Fette und man sollte sie täglich zu sich nehmen.
3. Gesättigte Fette schützen das Herz: Sie senken das Lp(a) im Blut (Lp(a) ist eine höchst schädliche Substanz, die Atherosklerose in

den Blutgefäßen auslöst), reduzieren die Kalziumablagerung in den Arterien und sind die bevorzugte Energiequelle des Herzmuskels. Gesättigte Fette stärken das Immunsystem, schützen vor Infektionen und sind für den Körper unerlässlich, um die ungesättigten Omega-3- und Omega-6-Fettsäuren verwerten zu können. Eines der Fette mit dem höchsten Anteil an gesättigten Fettsäuren, das uns die Natur zu bieten hat, ist Kokosöl. Nachgewiesenermaßen ist es bei den meisten degenerativen Krankheitsbildern wunderbar heilsam und therapeutisch wirksam.

4. Tierische Fette enthalten eine Vielfalt von unterschiedlichen Fettsäuren, nicht nur gesättigte (M.G. Enig, 2000). Schweinefett ist zu 45 % einfach ungesättigt, 11 % mehrfach ungesättigt und 44 % gesättigt. Lammfett ist zu 38 % einfach ungesättigt, 2 % mehrfach ungesättigt und 58 % gesättigt. Rinderfett ist zu 47 % einfach ungesättigt, 4 % mehrfach ungesättigt und 49 % gesättigt. Butter ist zu 30 % einfach ungesättigt, 4 % mehrfach ungesättigt und 52 % gesättigt. Dies ist die natürliche Zusammensetzung tierischer Fette und unser Körper nutzt jedes kleinste bisschen davon. Wenn man verstehen will, wie wichtig jeder noch so kleine Bestandteil des tierischen Fettes für uns ist, muss man sich nur die Zusammensetzung von Muttermilch vor Augen führen. Der Fettanteil in Muttermilch ist zu 48 % gesättigt, 33 % einfach ungesättigt und zu 16 % mehrfach ungesättigt. Und mit dieser Zusammensetzung von Fetten, die zum größten Teil gesättigt sind, gedeihen unsere Babys prächtig.
5. Wir brauchen jeden noch so kleinen Bestandteil der natürlichen Fette in naturbelassenen Nahrungsmitteln, und gesättigte und einfach ungesättigte Fette müssen den Großteil unseres Fettkonsums ausmachen.
6. Die allzu simple Vorstellung, dass der Verzehr von Fett auch fett macht, ist völlig falsch. Es ist der Konsum industriell verarbeiteter Kohlenhydrate, der zu Fettleibigkeit führt. Nahrungsfette gehen in die Struktur Ihres Körpers über: In Ihr Gehirn, Ihre Knochen, Muskeln und in Ihr Immunsystem usw. – jede Körperzelle besteht überwiegend aus Fetten.

Dies sind die Fakten, die uns von der redlichen Wissenschaft geliefert werden. Leider erfahren die meisten von uns, wie bereits erwähnt, nichts von den Entdeckungen der redlichen Wissenschaft. In unserer Welt kostet die Verbreitung von Informationen Geld. Also erhält die breite Bevölkerung meistens Informationen, die jenen mit dickem Portemonnaie zugutekommen. Wenn wir die echten, wahren Informationen zu irgendeinem Thema bekommen wollen, müssen wir uns auf die Suche nach ihnen begeben und dürfen uns nicht auf die „Nachrichten" und „wissenschaftlichen Durchbrüche" verlassen, mit denen wir von den Massenmedien bombardiert werden.

Ich möchte Ihre Aufmerksamkeit noch einmal auf die Fettzusammensetzung der Muttermilch lenken: Zu 48 % gesättigt, 33 % einfach ungesättigt und 16 % mehrfach ungesättigt. Mutter Natur tut nichts ohne ersichtlichen Grund! Muttermilch ist die beste und einzig geeignete Nahrung für einen Säugling! Die menschliche Physiologie verändert sich nicht, wenn Babys heranwachsen. Das bedeutet, dass sich unser Bedarf an einer bestimmten Fettzusammensetzung unser gesamtes Leben hindurch kaum verändert: 48 % gesättigt, 33 % einfach ungesättigt und 16 % mehrfach ungesättigt. Genau diese Zusammensetzung brauchen wir, genau so wurden wir von Mutter Natur entworfen! Die einzigen Nahrungsmittel, die uns mit dieser Fettzusammensetzung versorgen, sind tierische Erzeugnisse: Fleisch, Eier und Milchprodukte –und genau dies sind auch die Nahrungsmittel, mit denen wir unseren gesamten Fettbedarf decken sollten.

Pflanzliche Fette haben eine vollkommen andere Fettsäurezusammensetzung – sie sind größtenteils mehrfach ungesättigt. Mehrfach ungesättigte Fettsäuren sind sehr empfindlich und werden durch Hitze, Licht und Sauerstoff leicht zerstört. Aus diesem Grund hat Mutter Natur sie in die komplexe Zellstruktur von Samen und Nüssen eingeschlossen, wo sie sehr gut geschützt sind. Wenn wir naturbelassene Samen und Nüsse verzehren, nehmen wir diese Fettsäuren in ihrem natürlichen Zustand zu uns, unverändert und gut für unsere Gesundheit. Wird aus Samen und Nüssen in großen Fabrikanlagen Öl gewonnen, werden dabei die mehrfach ungesättigten Fettsäuren zerstört und die Öle werden schädlich für unsere Gesundheit. Der wichtigste Punkt aber ist: Wenn wir ganze naturbelassene Samen und Nüsse verzehren, werden wir mit mehrfach ungesättigten Ölen *in kleinen Mengen* versorgt, das heißt, in Mengen, die mit unserer menschlichen Physiologie vereinbar sind: Wir benötigen keine großen Mengen mehrfach ungesättigter Fette, der Großteil unseres Fettkonsums sollte aus gesättigten und einfach ungesättigten Fettsäuren bestehen. Beim Verzehr von Pflanzenölen und Speiseölen zum Kochen nehmen wir deren mehrfach ungesättigte Fettsäuren in Mengen auf, die bei Weitem zu hoch sind für die gesunde menschliche Physiologie. Es sind die im Übermaß in Pflanzen- und Speiseölen vorkommenden mehrfach ungesättigten Omega-6-Fettsäuren, die in unserer heutigen Welt weitestgehend für die epidemieartige Ausbreitung entzündlicher degenerativer Erkrankungen verantwortlich sind, von Herzerkrankungen über Autoimmunstörungen bis hin zu Krebs.

Und wie sieht es mit Cholesterin aus?

Wenn wir über tierische Fette sprechen, kommt unweigerlich die Frage nach Cholesterin auf, weil jeder schon einmal gehört hat, dass Cholesterin, „die Arterien verstopft" und „Herzerkrankungen verursacht". Diese Vorstellung beruht auf der **Diät-Herz-Hypothese**, die im Jahr 1953 propagiert wurde und seitdem von Hunderten wissenschaftlicher Studien widerlegt wurde. Der angesehene amerikanische Arzt und Wissenschaftler George Mann hat die Diät-Herz-Hypothese als den „größten wissenschaftlichen Betrug dieses Jahrhunderts und vielleicht sogar aller Zeiten" bezeichnet. Warum? Während die Wissenschaft noch daran arbeitete, diese Hypothese zu widerlegen, hatten sich die etablierten medizinischen, politischen und wissenschaftlichen Institutionen ihr bereits voll und ganz verschrieben. Zuzugeben, dass sie im Unrecht waren, würde ihrem Ruf zu großen Schaden zufügen, also haben sie es nicht besonders eilig damit. In der Zwischenzeit bedeutete dies für die Industrie, freie Hand dabei zu haben, die Diät-Herz-Hypothese für ihre eigenen Zwecke und zu ihrem eigenen Vorteil zu nutzen. Deren unablässige Werbung in den Massenmedien sorgt dafür, dass die irrtümliche Diät-Herz-Hypothese noch lange in den Köpfen der Menschen bestehen wird. Detailliertere Informationen zu diesem Thema finden Sie in meinem Buch *Put your heart in your mouth. What really causes heart disease and how to prevent and even reverse it.*

Dank der Fürsprecher der Diät-Herz-Hypothese „weiß" heute jeder, dass Cholesterin „böse" ist und an jeder Ecke bekämpft werden muss. Schenkt man den Massenmedien Glauben, könnte der Eindruck entstehen, dass der Cholesterinspiegel nicht niedrig genug sein kann.

Die Wahrheit ist aber, dass wir Menschen ohne Cholesterin nicht leben können. Schauen wir uns einmal an, warum das so ist.

Jede Zelle jedes einzelnen Körperorgans enthält Cholesterin als Baustein. Es ist ein integraler und sehr wichtiger Bestandteil unserer Zellmembranen; jenen Membranen, aus denen die Zellwände und die Wände aller Organellen innerhalb der Zellen bestehen. Und es ist hier nicht die Rede von einigen wenigen Cholesterinmolekülen hier und dort. In vielen Zellen besteht fast die Hälfte der Zellwand aus Cholesterin. Verschiedene Arten von Zellen im Körper benötigen, abhängig von ihrer Funktion und ihrem Zweck, unterschiedliche Mengen an Cholesterin. Das menschliche Gehirn ist besonders reich an Cholesterin: Etwa 25 % des gesamten Cholesterins im Körper befinden sich im Gehirn. Jede Zelle und jede Struktur im Gehirn und im Rest des Nervensystems ist auf Cholesterin angewiesen, und zwar nicht nur für die Eigenbildung, sondern auch für die Erfüllung ihrer vielfältigen Funktionen. Das sich in der Entwicklung befindliche Gehirn und die Augen eines Fötus und eines Neugeborenen benötigen Cholesterin in großen Mengen. Bekommt der Fötus während der Entwicklung nicht ausreichend Cholesterin zugeführt, kann das Kind mit Zyklopie (Einäugigkeit), einer angeborenen Missbildung, auf die Welt kommen. Muttermilch versorgt den Säugling mit reichlich Cholesterin. Darüber hinaus liefert sie auch ein spezielles Enzym, das dafür sorgt, dass der Verdauungstrakt des Babys dieses Cholesterin zu fast 100 % resorbieren kann, weil das sich entwickelnde Gehirn und die Augen eines Kindes große Mengen davon benötigen. Kinder, die im Säuglingsalter nicht ausreichend mit Cholesterin versorgt werden, leiden später möglicherweise an einer Sehschwäche und eingeschränkter Gehirnfunktion. Hersteller von Säuglingsnahrung sind sich dessen sehr wohl bewusst, produzieren aber, dem Anti-Cholesterin-Dogma entsprechend, Rezepturen mit so gut wie keinem Cholesterin.

Einer der im Gehirn und dem Rest unseres Nervensystems am häufigsten vorkommende Stoff ist die fettreiche Substanz Myelin, die jede Nervenzelle und jede Nervenfaser wie eine Isolierschicht umhüllt. Neben der Isolierung bietet es zudem jeder noch so kleinen Struktur in unserem Gehirn und dem Rest unseres Nervensystems Nahrung und Schutz. Menschen, bei denen das Myelin zunehmend abgebaut wird, erkranken an Multipler Sklerose. Nun, Myelin besteht zu 20 % aus Cholesterin. Wer störend auf die Cholesterinversorgung seines Körpers einwirkt, setzt die Struktur seines Gehirns und des restlichen Nervensystems einer direkten Bedrohung aus. Die Myelinsynthese im Gehirn ist eng mit der Cholesterinsynthese verknüpft. Bei Menschen mit GAP-Syndrom werden häufig die gleichen Antikörper gegen Myelin festgestellt wie bei Patienten mit Multipler Sklerose. Aufgrund dieser Antikörper kommt es bei beiden Patientengruppen zu einer anhaltenden Schädigung des Myelins im Gehirn und dem Rest des Nervensystems. Zum Wiederaufbau der Myelinscheiden benötigen deren Körper hohe Mengen Cholesterin. Meiner klinischen Erfahrung nach sind Nahrungsmittel mit hohem Cholesteringehalt, die reich an tierischem Fett sind, ein unerlässliches Heilmittel für Patienten mit GAPS und Multipler Sklerose.

Eine der wunderbarsten Fähigkeiten, mit denen wir Menschen gesegnet sind, ist unsere Fähigkeit, uns an Dinge zu erinnern – unser Gedächtnis. Wie entstehen Erinnerungen? Dadurch, dass unsere Gehirnzellen untereinander Verbindungen aufbauen, die sogenannten Synapsen. Je mehr gesunde Synapsen das Gehirn eines Menschen bilden kann, desto intelligenter und geistig aufnahmefähiger wird dieser Mensch sein. Wissenschaftler haben herausgefunden, dass die Synapsenbildung fast ausschließlich auf Cholesterin angewiesen ist, das von den Gehirnzellen in Form von Apolipoprotein E erzeugt wird. Ohne dieses Eiweiß können wir keine Synapsen bilden und wären folglich nicht in der Lage, zu lernen oder uns an irgendetwas zu erinnern. Gedächtnisschwund gehört zu den Nebenwirkungen cholesterinsenkender Medikamente. In meiner Praxis sehe ich immer mehr Menschen mit schwindender Gedächtnisleistung, die zuvor „Cholesterinsenker" eingenommen haben. Dr. Duane Graveline, MD, ein ehemaliger Wissenschaftler und Astronaut der NASA, litt an einem solchen Gedächtnisverlust, während er seine „Cholesterinsenker" einnahm. Es gelang ihm, sein Gedächtnis zu retten, indem er die Medikamente absetzte und sich cholesterinreich ernährte. Seine Erfahrungen sind nachzulesen in seinem Buch *Lipitor – Thief of Memory, Statin Drugs and the Misguided War on Cholesterol.* Wissenschaftliche Versuche haben gezeigt, dass sich das in frischen Eiern und anderen cholesterinreichen Nahrungsmitteln enthaltene Cholesterin positiv auf das Gedächtnis älterer Menschen auswirkt. Meiner Erfahrung nach benötigt jeder Mensch mit Gedächtnisschwund oder Lernschwierigkeiten diese Nahrungsmittel täglich in hohen Mengen, um zu genesen.

Lassen Sie uns einen Blick darauf werfen, welche Nahrungsmittel reich an Cholesterin sind.

1. Kaviar ist mit 588 mg Cholesterin pro 100 g die beste Quelle. Da das natürlich für die meisten Menschen kein alltägliches Nahrungsmittel ist, wenden wir uns dem nächsten Punkt auf der Liste zu.
2. Lebertran kommt gleich danach mit 570 mg Cholesterin pro 100 g. Es besteht kein Zweifel, dass der Cholesterinanteil in Lebertran eine wichtige Rolle spielt, wenn es um die gesundheitsfördernden Eigenschaften dieses altbewährten, gesundheitsfördernden Nahrungsmittels geht.
3. Frisches Eigelb steht mit 424 mg Cholesterin pro 100 g an dritter Stelle. Ich möchte es nochmals wiederholen – frisches Eigelb, nicht etwa chemisch verändertes Eipulver (dies enthält chemisch verändertes Cholesterin)!

4. Butter versorgt uns immerhin mit 218 mg Cholesterin pro 100 g. Gemeint ist naturbelassene Butter, kein Butterersatz.
5. Kaltwasserfisch und Meeresfrüchte wie Lachs, Sardinen, Makrelen und Garnelen liefern ausgiebige Mengen an Cholesterin, von 173 mg bis 81 mg pro 100 g. Die Befürworter einer cholesterinarmen Ernährung propagieren, Fleisch müsse durch Fisch ersetzt werden. Offensichtlich sind sie sich nicht der Tatsache bewusst, dass Fisch fast doppelt so viel Cholesterin enthält wie Fleisch.
6. Schmalz liefert 94 mg Cholesterin pro 100 g. Andere tierische Fette folgen.

Diese Nahrungsmittel unterstützen den Körper, indem sie ihn mit Cholesterin versorgen, damit er nicht so hart arbeiten muss, um sein eigenes zu bilden. Viele Menschen sind sich allerdings nicht darüber im Klaren, dass der Großteil des im Körper vorhandenen Cholesterins nicht aus Nahrungsmitteln stammt! Der gesunde Körper produziert Cholesterin nach Bedarf. Cholesterin ist ein derart notwendiger Teil der menschlichen Physiologie, dass der Körper über äußerst wirksame Mechanismen verfügt, um den Cholesterinspiegel im Blut auf einem bestimmten Niveau zu halten. Wenn wir mehr Cholesterin zu uns nehmen, produziert unser Körper weniger, wenn wir weniger konsumieren, produziert er mehr. Cholesterinsenkende Medikamente stehen jedoch auf einem ganz anderen Blatt! Sie wirken sich störend auf die körpereigene Cholesterinbildung aus und reduzieren somit die Menge an Cholesterin, die dem Körper zur Verfügung steht. Solange keine cholesterinsenkenden Medikamente eingenommen werden, müssen sich die meisten Menschen um Cholesterin keine großen Sorgen machen. Bei GAPS-Patienten hingegen sieht das anders aus. Aufgrund von Toxizität und Nährstoffdefiziten ist ihr Körper nicht imstande, ausreichend Cholesterin zu erzeugen. Forschungsergebnisse zeigen, dass Menschen, die nicht in der Lage sind, ausreichend Cholesterin zu produzieren, anfällig sind für emotionale Instabilität und Verhaltensauffälligkeiten. Bei Straftätern, die einen Mord oder ein anderes Gewaltverbrechen begangen hatten, bei Menschen mit aggressiven und gewalttätigen Neigungen, bei Menschen mit Neigung zu Selbstmordgedanken und solchen mit aggressivem Sozialverhalten und geringer Selbstkontrolle wurde immer wieder ein niedriger Cholesterinspiegel im Blut festgestellt. Der verstorbene Oxford-Professor David Horrobin erklärte dazu: „Die breit angelegte Senkung der Cholesterinwerte in der Bevölkerung könnte zu einer generellen Verschiebung zu gewalttätigeren Verhaltensmustern führen. Diese erhöhte Gewaltbereitschaft würde zwar nicht unbedingt Todesfolgen nach sich ziehen, sich aber äußern in erhöhter Aggressivität am Arbeitsplatz und in der Familie, in vermehrtem Kindesmissbrauch, Gewaltausbrüchen gegenüber der eigenen Frau und ganz allgemein in mehr Unzufriedenheit. Menschen, deren Körper nicht imstande sind, ausreichend Cholesterin zu erzeugen, müssen sehr viele cholesterinreiche Speisen konsumieren, um ihre Organe mit dieser lebenswichtigen Substanz zu versorgen.

Wofür benötigt unser Körper außerdem Cholesterin?

Nach unserem Gehirn sind die Hormondrüsen die Organe, die am meisten Cholesterin benötigen: Die Nebennieren und die Sexualdrüsen, die Steroidhormone produzieren. Körpereigene Steroidhormone werden aus Cholesterin gebildet: Testosteron, Progesteron, Pregnenolon, Androsteron, Estron, Estradiol, Corticosteron, Aldosteron und andere. Diese Hormone erfüllen im Körper eine Vielzahl von Funktionen, von der Steuerung unseres Stoffwechsels und der Erzeugung von Energie über die Verwertung von Mineralstoffen, die Bildung des Gehirns, der Knochen und Muskeln bis hin zu Verhalten, Emotionen und Fortpflanzung. Unser heutiges stressbelastetes Leben verbraucht eine Menge dieser Hormone und führt häufig zur sogenannten „Erschöpfung der Nebennieren". Dieses Krankheitsbild wird von Ärzten und Heilpraktikern häufig diagnostiziert und ist auch unter GAPS-Patienten weit verbreitet. Im Handel sind zwar einige pflanzliche Präparate zur Behandlung dieses Erschöpfungszustands erhältlich, die wichtigste therapeutische Maßnahme aber besteht darin, die Nebennieren mithilfe der Ernährung mit reichlich Cholesterin zu versorgen.

Cholesterin ist für ein reibungsloses Funktionieren unseres Immunsystems unerlässlich. Tierversuche und Humanstudien haben gezeigt, dass Immunzellen auf Cholesterin angewiesen sind, um Infektionen zu bekämpfen und sich danach wieder zu regenerieren. Berichte zeigen, dass Menschen mit hohem Cholesterinspiegel vor Infektionen geschützt sind: Sie haben ein viermal geringeres Risiko, sich mit AIDS/HIV zu infizieren, sie sind selten erkältet und erholen sich schneller von Infektionen als Menschen mit „normalem" oder niedrigem Cholesterinspiegel. Auf der anderen Seite des Spektrums sind Menschen mit niedrigem Cholesterinspiegel anfällig für zahlreiche Infektionen, sie sind länger krank und sterben wahrscheinlich eher an einer Infektion. Es wurde nachgewiesen, dass eine cholesterinreiche Ernährung dazu führt, dass diese Menschen sich schneller von Infektionen erholen. Wer also an einer akuten oder chronischen Infektion leidet, sollte für seine Genesung cholesterinreiche Nahrungsmittel zu sich nehmen. Lebertran, die wichtigste Cholesterinquelle (nach Kaviar), wurde lange Zeit als bestes Heilmittel für das Immunsystem gepriesen. Alle, die mit älteren Quellen medizinischer Fachliteratur vertraut sind, werden Ihnen sagen, dass Tuberkulose in Zeiten, als es noch keine Antibiotika gab, mit einer täglichen Gabe aus rohem Eigelb, gemischt mit frischer Sahne (reich an Cholesterin), behandelt wurde.

Schlussfolgerung: Cholesterin gehört zu den lebenswichtigsten Substanzen in unserem Körper. Ohne können wir nicht leben, geschweige denn gut funktionieren. Da GAPS-Patienten besonders viel Cholesterin benötigen, liefert die GAPS-Diät eine Fülle cholesterinreicher Nahrungsmitteln.

Essenzielle Fettsäuren

Viele Fettsäuren können vom Körper gebildet werden. Aber eine Gruppe von Fettsäuren gehört nicht dazu – gemeint sind die essenziellen Fettsäuren. Essenziell bedeutet, dass wir ohne sie nicht leben können.

Essenzielle Fette enthalten Fettsäuren, die unser Körper nicht bilden kann und die wir ihm deshalb mit der Nahrung zuführen müssen. Es handelt sich hierbei um die Omega-3- und Omega-6-Fettsäuren. Jede einzelne Zelle unseres Körpers ist auf diese Fettsäuren angewiesen, um angemessen funktionieren und überleben zu können. Diese Fette sind auf elementarster Ebene an einer Fülle von Funktionen im Körper beteiligt. Bis zu einem gewissen Grad besteht unser Körper, insbesondere unser Gehirn, aus genau diesen Fetten. Hunderte klinischer Studien zur Verwendung von Omega-3- und Omega-6-Ölen haben gezeigt, dass diese eine wirksame Behandlungsmethode bei egal welchem Krankheitsbild sind, einschließlich Autismus, ADHS, Legasthenie, Dyspraxie, Diabetes, Depression, Zwangsstörungen, Schizophrenie, Infektionen, Krebs und so weiter. Infolge der industriellen Verarbeitung von Nahrungsmitteln werden die meisten von uns nicht mit ausreichenden Mengen an essenziellen Fetten, vor allem an Omega-3, versorgt. Es besteht kein Zweifel, dass Menschen mit GAP-Syndrom infolge einer gestörten Verdauung an einem Mangel essenzieller Fettsäuren leiden und diese mit der Nahrung zuführen müssen. Schauen wir uns dieses Thema einmal genauer an.

Es gibt zwei übergeordnete essenzielle Fettsäuren, aus denen alle anderen gemacht sind:

Omega-3: Alpha-Linolensäure (ALA) und Omega-6: Linolsäure (LA)

Die Hauptquellen von ALA (Omega-3) sind Leinöl (Flachssamenöl), Hanföl sowie einige exotische Öle aus Kemirinusskernen (Lichtnusskerne) und Chia-Samen. In kleineren Mengen ist diese Fettsäure enthalten in Walnusskernen, Sojabohnen, Kürbiskernen, Raps, Reiskleie, dunkelgrünem Blattgemüse, Eigelb, tierischen Fetten (insbesondere von Wildtieren), Tiermilch und natürlich Muttermilch.

Die Hauptquellen von Linolsäure (Omega-6) sind Nachtkerzenöl, Färberdistel-, Sonnenblumen-, Walnuss-, Hanföl und so ziemlich alle Samen und Nüsse. In kleineren Mengen ist es zu finden in Eigelb, Milch und Muttermilch.

Alpha-Linolensäure und Linolsäure werden auch als „Stammfettsäuren" bezeichnet. Aus diesen beiden Fettsäuren kann der gesunde menschliche Körper andere Fette für fast jede Funktion in jeder Zelle bilden (Abb. 5).

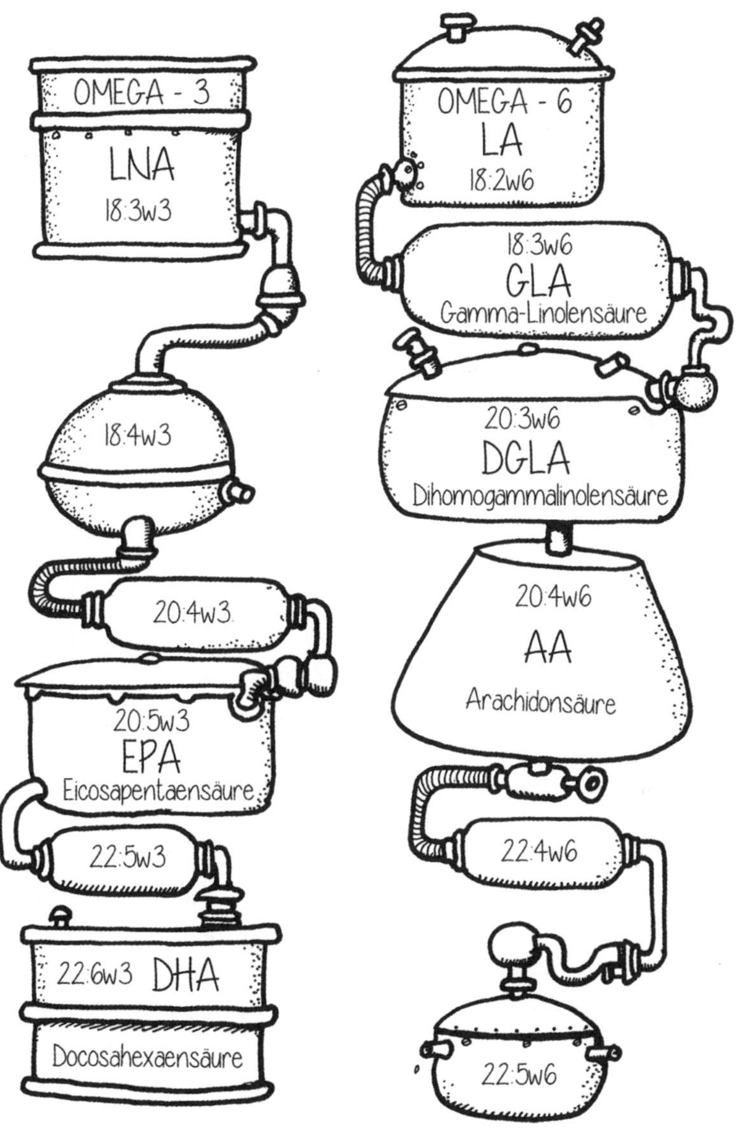

Abb. 5 Umwandlung der übergeordneten Omega-Fettsäuren (ALA und LA) in verschiedene Derivate im Körper

Omega-3-Fette

Aus ALA (alpha-Linolensäure) werden zwei sehr wichtige Omega-3-Fettsäuren gebildet: EPA (Eicosapentaensäure) und DHA (Docosahexaensäure). EPA und DHA sind absolut unerlässlich für eine normale Entwicklung des Gehirns und der Augen. Sie sind in großen Mengen zu finden in Gehirnzellen, Nervensynapsen, visuellen Rezeptoren, Nebennieren- und Sexualdrüsen. Damit der Körper jedoch in der Lage ist, sie aus alpha-Linolensäure zu bilden, muss er mit ausreichend Nährstoffen versorgt werden: Den Vitaminen C, B3 und B6, Magnesium, Zink und einigen Enzymen. GAPS-Patienten mangelt es fast immer an diesen Nährstoffen, also lässt sich unschwer vorhersagen, dass ihr Körper nicht dazu in der Lage sein wird, die Stamm-Omega-3-Fettsäure (ALA), zum Beispiel aus Leinöl, in EPA und DHA umzuwandeln, die ihr Gehirn so dringend benötigt. Einige in diesem Bereich tätige Forscher sind der Ansicht, dass diese Unfähigkeit, die Stamm-Omega-3-Fettsäure ALA in die das Gehirn aufbauenden Omega-3-Fettsäuren EPA und DHA umzuwandeln, einen Großteil der Probleme von GAPS-Kindern und -Erwachsenen ausmacht (Abb. 6). Folglich ist die einfache Supplementierung in Form von Lein- oder einem beliebigen anderen Pflanzenöl für diese Patienten nicht ausreichend. Sie benötigen bereits vorgefertigte EPA und DHA. Die besten Quellen für diese beiden Fette sind fettreiche Kaltwasserfische, also Lachs, Sardinen, Makrelen, Forellen und Aal. Das Fett und Öl dieser Fische ist als Ergänzungsmittel im Handel erhältlich. Auch Meeres- und Süßwasseralgen sowie Phytoplankton ist ausgesprochen reich an diesen Fetten. Das sind genau die Quellen, aus denen Kaltwasserfische ihre Omega-3-Fette beziehen. Die Nahrung mit Algen zu ergänzen wäre eine gute Methode, sich mit diesen Fetten zu versorgen, aber der unangenehme Geschmack der Algen stellt ein großes Problem dar, vor allem, wenn es um Kinder geht. Kleinere Mengen von EPS und DHA sind zu finden in Robbenfett, Walfett, Hecht, Karpfen, Hering und Schellfisch. Lebertran ist eine gute Quelle für DHA und EPA und eine der traditionellsten Methoden, dem Körper diese essenziellen Fette zuzuführen. Aber abgesehen davon ist es auch eine gute Quelle von natürlichem Vitamin A und D sowie Cholesterin. Trotz der Bedenken hinsichtlich der Wasserverunreinigung und der Qualitätskontrolle verschiedener Lebertranmarken hat sich Lebertran immer wieder als äußerst nutzbringend für GAPS-Kinder und -Erwachsene erwiesen. Und wenn man einfach nur Fisch isst? Der Verzehr frischen Fischs

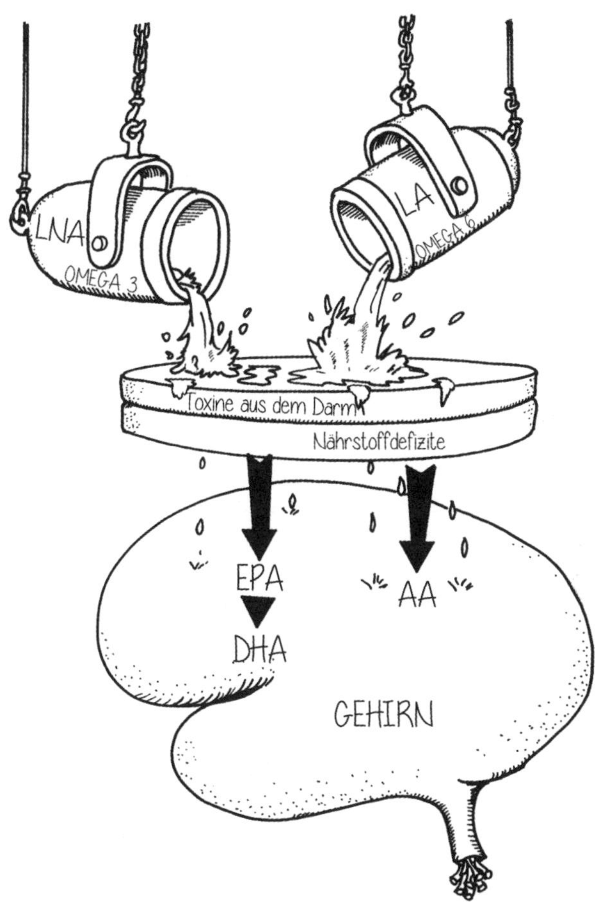

Abb. 6 Nährstoffdefizite und verschiedene Toxine beeinträchtigen die Umwandlung von Stamm-Omega-Fettsäuren in die für den Körper lebenswichtige Derivate (EPA, DHA, AA und andere)

mindestens einmal pro Woche ist für gesunde Menschen die beste Art, sich mit EPA und DHA zu versorgen. Für GAPS-Kinder und -Erwachsene reicht dies aber vermutlich nicht aus, weil sie nicht in der Lage sind, Nahrungsmittel angemessen zu verdauen. Bis zu ihrer vollständigen Genesung müssen sie EPA und DHA in Form von Lebertran und anderen Fischölen zuführen.

Die meisten Fischöle, auch Lebertran, enthalten zu etwa gleichen Anteilen EPA und DHA. Einige vertreten jedoch auch die Auffassung, dass GAPS-Kinder und -Erwachsene mehr EPA als DHA benötigen. Der britische Psychiater Dr. Basant Puri hat einen Patienten mit schwerer, medikamentenresistenter Depression beschrieben, der sich nach der Ergänzung seiner Nahrung mit einem an EPA reichen Fischöl vollständig erholte. Aber das erstaunlichste Ergebnis zeigten die MRT-Aufnahmen des Gehirns dieses Patienten. Vor der Behandlung mit EPA war bei diesem Patienten eine für eine Depression typische Abnahme der grauen Hirnsubstanz zu erkennen. Nach neun Monaten der EPA-Supplementierung war die Stärke der grauen Substanz wieder normal. David Horrobin, ein verstorbener Professor an der Oxford University und Experte auf dem Gebiet des Fettstoffwechsels, beschrieb einen ähnlichen Fall, in dem es um einen Patienten mit Schizophrenie ging, bei dem, abgesehen von einer drastischen klinischen Verbesserung, auch die Wiederherstellung des Hirngewebes auf den MRT-Aufnahmen zu sehen war. Es sind heute Ergänzungsmittel erhältlich, die einen höheren Anteil an EPA als an DHA enthalten, und einige Patienten berichten von guten Erfahrungen mit diesen Ölen. In einem gesunden Körper kann DHA aus EPA gebildet werden, aber, um es noch einmal zu betonen, es ist fragwürdig, ob der Körper eines GAPS-Patienten EPA in DHA umwandeln kann. DHA gilt als unerlässlich für den Aufbau der Struktur des Gehirns, während man davon ausgeht, dass EPA wichtiger ist für das Funktionieren des Gehirns. Beide müssen ergänzt werden, um GAPS-Patienten zu helfen.

Omega-6-Fette

Linolsäure (LA) ist eine Stammfettsäure für Gamma-Linolensäure (GLA), **Dihomogammalinolensäure** (DGLA) und Arachidonsäure (AA). Diese Fettsäuren sind unerlässlich für die Struktur und Funktion des Gehirns, das Immunsystem, den Hormonstoffwechsel, Entzündungen, Blutgerinnung und viele andere Körperfunktionen. Diese Fette sind in vielen Samen und Nüssen enthalten. Wie bei den Omega-3-Fetten auch benötigt der Körper zur Umwandlung von LA in GLA, DGLA und AA Magnesium, Zink sowie die Vitamine B3, B6 und C. Folglich wird auch diese Umwandlung für GAPS-Patienten ein Problem sein und Derivate müssen ebenso wie LA ergänzt werden. GLA und DGLA sind enthalten in Nachtkerzenöl (9 %), Borretschöl (24 %), schwarzem Johannisbeerkernöl (18 %), Hanföl (2 %) und einigen anderen Ölen. Omega-6-Öle können sehr wirksam zugeführt werden durch den regelmäßigen Verzehr von Nüssen (Walnusskernen, Haselnusskernen, Pekannüssen, Pinienkernen, Paranusskernen usw.) und Samen (Sonnenblumenkerne, Sesamsamen und Kürbiskerne). Hanföl, Nachtkerzenöl, unraffiniertes Sonnenblumenöl, Borretschöl und Färberdistelöl sind konzentrierte Quellen von Omega-6-Fettsäuren, die im Handel erhältlich sind.

Eine Omega-6-Fettsäure verdient in Bezug auf GAPS-Krankheitsbilder besondere Beachtung – **Arachidonsäure** (AA). Hierbei handelt sich um die bei weitem am häufigsten vorkommende Fettsäure im Gehirn: Sie macht bis zu 12 % des gesamten Fettgehalts im Gehirn aus. Forschungsergebnisse zeigen, dass der Arachidonsäurespiegel bei Patienten mit Autismus, Schizophrenie, bipolaren Störungen und Depression niedrig ist. Bei diesen Patienten sickert die Arachidonsäure aus den Zellmembranen, wo sie sich normalerweise befindet. Dieser Verlust der Arachidonsäure wird überwiegend verantwortlich gemacht für die schwindende Gehirnmasse, die auf MRT-Aufnahmen schwer kranker Patienten zu sehen ist. Der Mangel an Arachidonsäure bedeutet, dass jede Aufgabe, ob klein oder groß, zwischen den Gehirnzellen, den Immunzellen und anderen Körperzellen nicht effizient erfüllt werden kann. Warum tritt bei GAPS-Patienten Arachidonsäure aus den Zellmembranen aus? Der Grund hierfür ist noch nicht eindeutig geklärt. Umfangreiche Untersuchungen lassen jedoch vermuten, dass die Ursache ein Enzym ist, das sogenannte Phospholipase A2 oder PLA2, das für die Freisetzung von AA aus den Zellmembranen zuständig ist. Bei GAPS-Patienten ist dieses Enzym überaktiv, was dazu führt, dass AA aus den Gehirnzellen heraussickert und sie infolgedessen nur mangelhaft mit dieser lebenswichtigen Fettsäure versorgt sind. Es gibt eine Reihe von Ursachen, die eine Überaktivität von PLA2 auslösen können. Biotoxine, die von Bakterien, Viren, Hefepilzen und Parasiten im Darm produziert werden, sind in der Regel der Hauptgrund. Chronische Entzündungen im Körper aktivieren das PLA2, und wir wissen, dass das Verdauungssystem von GAPS-Patienten chronisch entzündet ist. Es ist bekannt, dass die Belastung durch Schwermetalle, Pestizide und andere chemische Stoffe eine Überaktivität und PLA2 verursacht. Ein hoher Insulinspiegel, verursacht durch den Verzehr verarbeiteter Kohlenhydrate und Zucker, regt die Aktivität von PLA2 ebenfalls stark an. Der Verzicht auf Getreide, Stärke und Zucker trägt dazu bei, AA und andere essenzielle Fette im Gehirn eines GAPS-Patienten zu erhalten. Aspartam, Heparin, Schlangen- und Bienengift, Hirnverletzungen und Sauerstoffmangel können zu einer Überaktivität von PLA2 führen. Das Gehirn und anderes Körpergewebe von GAPS-Patienten verlieren durch dieses Enzym aktiv AA und andere essenzielle Fettsäuren. Deshalb ist es so wichtig, sie in großen Mengen zuzuführen. Wir haben bereits über LA, ALA, EPA, DHA, GLA und deren Vorkommen in der Nahrung gesprochen. Woher bekommen wir AA? Hier kommt die Überraschung: AA wird von Fleisch, Eiern und Milchprodukten geliefert. Das sind die einzigen Quellen! Die GAPS-Diät ist besonders reich an diesen Nahrungsmitteln und versorgt mit großen Mengen an der für GAPS-Patienten so lebenswichtigen AA. Gleichzeitig verbietet die GAPS-Diät Speisen, die zum Verlust von AA und anderen Fettsäuren aus den Zellmembranen führen – verarbeitete Kohlenhydrate und Zucker.

Wir benötigen sowohl Omega-3- als auch Omega-6-Fettsäuren. Allerdings nehmen die meisten Menschen mit ihrer Nahrung aufgrund des hohen Konsums von Pflanzenölen, die relativ reich an Omega-6 sind, in der Regel mehr Omega-6- als Omega-3-Fettsäuren auf, wodurch sie für verschiedene entzündliche Erkrankungen besonders empfänglich werden. Die klinische Erfahrung zeigt, dass es für Menschen mit Gesundheitsproblemen wichtig ist, mehr Omega-3- als Omega-6-Fettsäuren mit ihrer Nahrung aufzunehmen. Das ideale Verhältnis ist umstritten, da es individuell sehr unterschiedlich sein kann, aber generell geht man davon aus, dass ein Verhältnis von 2:1 aus Omega-3 zu Omega-6 das korrekte Mischungsverhältnis von Fettsäuren ist. Für Menschen mit GAP-Syndrom ist es lebenswichtig, nicht nur die essenziellen Stammfettsäuren (ALA und LA) zu ergänzen, sondern auch deren Derivate (EPA, DHA and GLA). Deshalb ist es so wichtig, nicht nur Samen- und Nussöle zu verzehren, sondern auch Fischöle. Es sind gute Mischungen aus Samen- und Nussölen im Handel erhältlich, bei denen Leinöl die Hauptquelle für die Omega-3- Stammfettsäure ALA darstellt und Nachtkerzenöl die Hauptquelle für die Omega-6-Fettsäuren LA und GLA. Halten Sie nach Produkten Ausschau, die mehr Omega-3- als Omega-6-Fettsäuren enthalten. Achten Sie auf hochwertige Öle, die weder raffiniert, noch desodoriert oder auf irgendeine Art verändert wurden. Hitze, Licht und Sauerstoff zerstören die Nuss- oder Samenöle sehr schnell, deshalb müssen die Öle kalt extrahiert sein, in dunklen Flaschen verkauft und durchgängig gekühlt werden. Verwenden Sie diese Öle nie zum Kochen. Sie können einem GAPS-Kind oder -Erwachsenen mit kalten oder warmen Speisen vermischt als Ergänzungsmittel zugeführt werden.

Sorgen Sie dafür, dass neben Samen- und Nussölen auch EPA und DHA in Form von hochwertigem Lebertran und Fischöl zugeführt werden. Da auch diese Öle leicht verderblich sind, sollten sie im Kühlschrank aufbewahrt und vor Licht und Sauerstoff geschützt werden.

Zusammenfassend heißt dies: GAPS-Kinder und -Erwachsene sollten ihre Nahrung durch eine Gruppe essenzieller Öle ergänzen.

1. **Eine gute Samen-/Nussölmischung** im Verhältnis von 2:1 von Omega-3- zu Omega-6-Fettsäuren. Eine solche Mischung versorgt mit den übergeordneten Omega-3- und Omega-6-Fettsäuren. Ach-

ten Sie darauf, dass das Öl von bester Qualität und gekühlt ist sowie in dunklen Flaschen verkauft wird. Beginnen Sie, abhängig vom Alter des Kindes, mit einer sehr kleinen Menge (einige Tropfen, mit einer kalten oder warmen Speise vermischt) und erhöhen Sie die Dosis dann allmählich auf 1-3 EL pro Tag. Für Kinder unter 18 Monate sind 1-2 TL in der Regel ausreichend. Beginnen Sie bei GAPS-Erwachsenen mit 1 TL pro Tag und erhöhen Sie die Menge langsam auf 4-5 EL pro Tag. Ich empfehle eine stufenweise Einführung dieser Öle, um Reaktionen zu vermeiden, die bei Menschen mit schwerwiegendem Mangel an Fettsäuren auftreten können.

2. **Lebertran** versorgt mit EPA, DHA, Vitamin A und Vitamin D. Lesen Sie bitte das nächste Kapitel für weitere Informationen zu Lebertran.
3. **Fischöl mit mehr EPA als DHA,** da EPA für GAPS-Patienten förderlich zu sein scheint. Beginnen Sie mit kleinen Mengen, die Sie mit dem Essen (keine heißen Speisen) Ihres Kindes vermischen, und erhöhen Sie die Dosis stufenweise auf 1-3 TL pro Tag (bis zu 1 TL für Kinder unter 24 Monate). Ein Erwachsener sollte mit einer kleinen Menge beginnen und diese dann allmählich auf 3-4 TL pro Tag erhöhen. Fischöl liefert kein Vitamin A und D, nur EPA und DHA. Deshalb muss die Nahrung sowohl mit Lebertran als auch mit Fischöl ergänzt werden.

Es gibt einige Öle, zu denen von Patienten die meisten Fragen kommen, weil sie sowohl Omega-3- als auch Omega-6-Fette in beträchtlichen Mengen enthalten. Die Rede ist von Hanföl und Leinöl.

Hanföl ist erst seit relativ kurzer Zeit auf dem Markt. Es enthält sowohl Omega-3- als auch Omega-6-Fettsäuren im Verhältnis von 1:3. Es enthält eine zu hohe Menge Omega-6-Fettsäuren, um GAPS-Kindern und -Erwachsenen für sich allein genommen verabreicht zu werden.

Leinöl liefert zu viel Omega-alpha-Linolensäure; es enthält viermal so viel Omega-3- wie Omega-6-Fettsäuren und sollte ebenfalls nicht für sich allein genommen verabreicht werden.

Olivenöl ist ein bewährtes, gesundheitsförderndes Nahrungsmittel, das im Mittelmeerraum bereits seit Jahrhunderten geschätzt wird. Zur langen Liste der Vorteile gehören: Vermindertes Risiko von Herzerkrankungen, heilende und entzündungshemmende Wirkung, Anregung des Gallenflusses, Aktivierung von Leberenzymen, antioxidative Aktivitäten, Stimulierung der Bauchspeicheldrüsenenzyme, Anti-Krebs-Wirkung, antibakterielle und antivirale Aktivität, Membranaufbau, Zellbildung und Zelldifferenzierung. Es hat sich gezeigt, dass natives Olivenöl die Reifung und Funktion der Gehirnzellen verbessert. Und doch hat es mit essenziellen Fettsäuren nicht viel gemein, was deutlich macht, dass wir sehr viel mehr benötigen als nur Omega-3- und Omega-6-Öle. Es enthält etwas LA (Omega-6), zwischen 3,5 % und 20 % und ALA (Omega-3) von 0,1% bis 0,6%. Olivenöl ist eine hervorragende Quelle von Ölsäure (Omega-9) – eine einfach ungesättigte Fettsäure, die zur Stärkung des TH-1-Arms des Immunsystems beiträgt. Aber die wichtigsten Elemente des Olivenöls sind seine in kleineren Mengen vorkommenden Bestandteile: Betacarotin, Vitamin E, Chlorophyll, Squalen, Phytosterole, Triterpene, Polyphenole und viele andere. Viele gesundheitsfördernde Eigenschaften des Olivenöls sind vermutlich auf diese in kleinen Mengen vorkommenden Bestandteile zurückzuführen. Allerdings werden diese lebenswichtigen Substanzen durch Hitze, Desodorierung, Raffination und andere Arten der Verarbeitung zerstört und gehen verloren. Deshalb ist es sehr wichtig, beim Kauf auf die Bezeichnung „natives Olivenöl extra, erste Güteklasse“ zu achten. „Nativ“ bedeutet, dass das Öl aus ganzen, unbeschädigten Oliven extrahiert wurde und nicht raffiniert ist. Steht nicht „nativ“ auf dem Etikett der Flasche, bedeutet das, dass es sich um raffiniertes Öl handelt. Es gibt keinen länderübergreifenden Standard für die Kaltpressung von Ölen, was bedeutet, dass unterschiedliche Hersteller etwas Unterschiedliches meinen, wenn sie ihr Öl als „kalt gepresst“ deklarieren. Es gibt jedoch einen deutlichen Geschmacksunterschied zwischen nativem Olivenöl extra und einfachem nativen Olivenöl. Ich empfehle deshalb, nur ein absolut hochwertiges Olivenöl der ersten Güteklasse zu kaufen und es für fertige Speisen und Salate zu verwenden. Man sollte es jedoch nicht zum Kochen verwenden, weil die Hitze die in geringeren Mengen vorkommenden Bestandteile zerstört und die ungesättigten Fettsäuren in schädliche Transfettsäuren verwandelt. Zum Kochen sollten stabile Fette verwendet werden: Ghee (geklärte Butter), Butter, Kokosöl, Gänse- und Entenfett, Schweinefett, Lammfett und Schmalz, weil diese ihre chemische Struktur nicht verändern, wenn sie erhitzt werden, und weil sie gut für die Gesundheit sind.

Kokosöl ist reich an gesättigten Fetten. Das ist der Grund, warum Produkte aus Kokos (Kokosöl und -butter, Kokosmilch, Kokoscreme usw.) in den letzten Jahrzehnten aus der Mode gekommen sind. Gestützt auf unzureichend begründete Forschungsergebnisse und kommerzielle Interessen wurden Kokosfett und andere Fette aus tropischen Regionen dafür verantwortlich gemacht, den Cholesterinspiegel im Blut und das Risiko der Atherosklerose zu erhöhen, was dazu führte, dass ihre Verwendung drastisch abnahm. Und doch sind tropische Fette viele Jahrtausende lang von indigenen Bevölkerungsgruppen verwendet worden. Diese Menschen sind generell bekannt dafür, äußerst selten an Atherosklerose und Herzkrankheiten zu leiden.

Etwa 50 % der Fettsäuren in Kokosnuss ist Laurinsäure. Jüngste Forschungen zeigen, dass Laurinsäure im Körper in eine hochwirksame antivirale, antibakterielle und antifungale Substanz, das sogenannte Monolaurin, umgewandelt wird. Krankheitserreger wie *Candida albicans*, *Helicobacter pylori*, HIV-Virus, Masernvirus, Herpesvirus, Zytomegalievirus, Epstein-Barr-Virus, Influenza und viele andere reagieren empfindlich auf Monolaurin. Laurinsäure ist außerdem einer der natürlichen Bestandteile der Muttermilch, der den Säugling vor Infektionen schützt.

Weitere, im Kokosfleisch vorkommende Fettsäuren sind die Caprylsäure und die Myristinsäure, die ebenfalls ausgeprägte anitivirale, antibakterielle und antifungale Eigenschaften haben. So wird zum Beispiel Caprylsäure seit Jahrzehnten als antifungales und Anti-Candida-Ergänzungsmittel in Form von Kapseln und Tabletten eingesetzt.

Für GAPS-Patienten ist es ratsam, regelmäßig Kokosprodukte zu verzehren, weil sie eine natürliche Quelle antifungaler, antibakterieller und antiviraler Substanzen sowie viele andere Nährstofffaktoren bieten. Die Frage ist – in welcher Form?

Menschen in tropischen Ländern verwenden die Kokosnuss in ihrem natürlichen Zustand. Das Kokosfleisch und das Kokoswasser sind reich an gesättigten Fetten, Ballaststoffen, Vitaminen, Mineralstoffen, Vitamin E, Tocotrienolen, Carotinen und vielen anderen Mikronährstoffen. Frisches natives Kokosöl ist sehr aromatisch, enthält die meisten dieser nützlichen Substanzen und wird in tropischen Ländern in üppigen Mengen zum Kochen verwendet. Aufgrund der Tatsache, dass Kokosöl gesättigte Fette enthält, eignet es sich gut zum Kochen, weil es stabil bleibt, wenn es erhitzt wird. Allerdings muss man beim Kauf sehr darauf achten, natives Kokosöl zu kaufen, denn leider unterscheidet sich das in westlichen Ländern im Handel erhältliche Kokosöl häufig stark von seinen naturbelassenen nativen Pendants aus tropischen Ländern. Oft wurde es hydriert, um es zu härten und länger haltbar zu machen. Der Hydrierungsprozess macht die Verwendung von Aluminium und Nickel erforderlich, von denen Spuren im hydrierten Kokosöl zurückbleiben. Gleichzeitig zerstört der Hydrierungsprozess Vitamine, einschließlich Vitamin E, Carotine, Tocotrienole und viele andere nützliche Nährstoffe. Und, als wäre das noch nicht genug, durchlaufen viele Kokosöle und Kokosbutter im Westen ein Raffinationsverfahren, bei dem Hitze und Lösungsmittel zum Einsatz kommen. Kein Wunder also, dass Untersuchungen dieser Art von Kokosöl ergeben, dass sie ungesund sind.

Wie üblich, ist es auch hier am besten, der Natur zu folgen und Kokos in seiner natürlichen Form zu konsumieren. Frische Kokosnüsse sind in den meisten Supermärkten erhältlich. Im Rezeptteil sind unterschiedliche Arten der Zubereitung beschrieben. Viele Firmen stellen natives Kokosöl, Kokosmilch und Kokoscreme von guter Qualität her. Getrocknete Kokosraspel und Kokosmehl können für GAPS-Patienten ebenfalls verwendet werden. Achten Sie darauf, dass diese Produkte keinerlei Zusatzstoffe enthalten.

Schlussbemerkung

Wir sollten natürliche Fette in ihrem natürlichen Zustand konsumieren. Es sind die industriell verarbeiteten Nahrungsmittel mit ihren Unmengen unnatürlicher veränderter Fette, die für unsere heutigen Gesundheitsprobleme verantwortlich gemacht werden sollten: Kartoffelchips und Pommes frites, Margarine und Butterersatz, Brot und Gebäck, Kekse und Kuchen, Süßigkeiten und Schokolade, unsere vorfabrizierten Fertigmahlzeiten für die Mikrowelle, Essen zum Mitnehmen, unsere Speiseöle und -fette, unsere Salatdressings und Mayonnaise, unsere Snacks und Saucen usw., usw. Wer Fette in der Form verzehrt, wie sie uns von der Natur geliefert wird, kann nichts falsch machen.

Speziell für GAPS-Patienten ist der Verzehr tierischer Fette am allerwichtigsten: Schwein, Gans, Lamm, Rind, Ente, Huhn, Ghee, Butter usw. Diese Fette besitzen das für den menschlichen Körper am besten geeignete physiologische Profil und sind die für die Ernährung des Menschen natürlichsten Fette. Sie sollten den Großteil aller Fette ausmachen, die Ihr Patient konsumiert. Abgesehen davon, Fleisch mit einem hohen Fettanteil zu verzehren, sollte man diese Fette auch zu Hause selbst auslassen (siehe Rezeptteil) und dann für jede Art von Kochen, Backen und Braten in großzügigen Mengen verwenden.

Ich möchte an dieser Stelle noch einmal betonen, dass GAPS-Kinder und -Erwachsene einen hohen Bedarf an natürlichen Fetten haben. Lassen Sie Ihre Patienten das Fett auf Fleisch, die Geflügelhaut und die Haut fetthaltiger Fische mitessen, mischen Sie reichlich natives Olivenöl extra unter die fertigen Mahlzeiten und verwenden Sie hochwertiges Kokosöl zum Backen und Kochen. Ergänzen Sie die Nahrung Ihres GAPS-Patienten mit der täglichen Verabreichung von hochwertigem Lebertran und Fischöl. Ergänzen Sie die Nahrung mit kleinen Mengen hochwertiger Mischungen aus kalt gepresstem Öl aus Nüssen oder Samen mit einem Verhältnis von 2:1 von Omega-3- zu Omega-6-Fettsäuren (ALA, LA, GLA). Ebenso wie Olivenöl können Sie diese Öle als Dressing für Salate und fertige Gerichte verwenden. Entgegen landläufiger Ansicht gehört Fett zu den bevorzugten Energiequellen des menschlichen Körpers. Bedenken Sie, dass das Gehirn und der Rest des Nervensystems sowie die Immunabwehr zum Großteil aus Fetten gebildet werden.

Außerdem bringt es noch einige zusätzliche Vorteile, Ihren GAPS-Patienten mit reichlichen Mengen natürlicher, unverarbeiteter Fette zu versorgen. Je mehr natürliche Fette GAPS-Betroffene zu den Mahlzeiten zu sich nehmen, desto weniger wird es sie nach Süßem und verarbeiteten Kohlenhydraten gelüsten, was es sehr viel einfacher macht, diese schädlichen Nahrungsmittel vom Speiseplan zu streichen. Und während Sie dies tun, verschwindet automatisch auch der Großteil schädlicher verarbeiteter Fette und Transfette.

Eine gute Versorgung mit natürlichen Nahrungsfetten bringt für GAPS-Patienten noch einen weiteren wichtigen Vorteil mit sich, nämlich die Stimulierung der Gallenproduktion. Die Absonderung von Galle ist die natürliche Methode der Leber, sich von Toxinen zu befreien. GAPS-Kinder und -Erwachsene weisen eine hohe Toxizität im Körper auf. Der Großteil der Entgiftung im Körper geschieht in der Leber. Die Leber darin zu unterstützen, regelmäßig Gallenflüssigkeit abzusondern, wird dem Patienten bei einer schnelleren Entgiftung helfen.

Wir leben in einer Welt der Fettphobie, einer Phobie, die durch kommerzielle Interessen und durch von dieser Seite finanziell geförderte Studien geschaffen wird. Fette bilden einen großen Teil der Strukturen und Funktionen unseres Körpers. Aus diesem Grund kann jedes Gesundheitsproblem mit einem unausgewogenen Fettkonsum in Verbindung gebracht werden: Viele unnatürliche Fette einerseits und Mangel an natürlichen Fetten andererseits. Halten Sie sich an die natürlichen Fette und stellen Sie sicher, dass Ihr GAPS-Patient reichlich davon verzehrt. Das Ergebnis wird nicht lange auf sich warten lassen!

3 Lebertran

Die Vorzüge von Lebertran, einem aus der Leber von Kabeljau oder Dorsch gewonnenen Öl, sind schon seit langer Zeit bekannt. Jahrhundertelang haben die Menschen im Norden von Russland, Skandinavien, Island, Schottland, Grönland und Kanada Leber und Darm von Fischen fermentiert und das bei der Fermentation gewonnene Öl eingenommen. Bei den alten Römern war ein aus vergorener Fischleber und vergorenem Fischdarm gewonnenes Produkt namens *Garam* sowohl als Nahrungsmittel als auch als Heilmittel beliebt. Seit dem 18. Jahrhundert wurde Lebertran in Europa als Heilmittel eingesetzt, eine Praxis, die sich bis weit in das 20. Jahrhundert hielt. Viele Leute älteren Jahrgangs werden sich noch daran erinnern, täglich einen Löffel Lebertran verabreicht bekommen zu haben, damit sie gesund und stark blieben. Auf Tahiti und anderen Inseln in der südlichen Hemisphäre findet das bei der Fermentierung von Haifischlebern gewonnene Öl noch heute als Heilmittel Verwendung.

Neben anderen gesundheitsfördernden Eigenschaften liefert Lebertran auch essenzielle Omega-3-Fettsäuren (DHA und EPA), Cholesterin, Vitamin A und Vitamin D. Auf die Vorzüge von Omega-3-Fettsäuren und Cholesterin sind wir bereits im vorangegangen Kapitel eingegangen. Schauen wir uns nun die Vitamine A und D näher an.

Vitamin A

Vitamin A ist ein fettlösliches Vitamin, wird also als Teil der in der Nahrung enthaltenen Fette aufgenommen. Vitamin A kommt in vielen biochemischen Formen vor, das Vitamin selbst wird als Retinol bezeichnet. Gute Vitamin-A-Quellen in der Ernährung sind Innereien wie Leber und Nieren, Milchprodukte, Eier und Fettfisch. Ein besonders guter Lieferant ist das Leberöl von Meeresfischen wie Kabeljau, Heilbutt und Hai sowie von Meeressäugern. Das für den Menschen am leichtesten zu findende Leberöl ist der Lebertran vom Kabeljau (Dorsch).

Lebertran liefert Vitamin A in seiner natürlichen biochemischen Form. Aufgrund ihrer Verdauungsprobleme können GAPS-Kinder und -Erwachsene andere Formen von Vitamin A (Retinylpalmitat, Retinylacetat und andere), wie man sie häufig in Nahrungsergänzungsmitteln findet, in der Regel nicht resorbieren oder verwerten. Für diese Patienten am besten geeignet ist eine natürliche Form von Vitamin A, wie sie in tierischer Nahrung, Fettfisch und Lebertran vorkommt.

Aber warum benötigen GAPS-Patienten zusätzliche Gaben von Vitamin A? Vitamin-A-Mangel ist in den weniger entwickelten Ländern der Welt ein großes Problem.

Schätzungsweise 350 000 Kinder im Vorschulalter erblinden jährlich aufgrund eines Vitamin-A-Mangels und die meisten von ihnen überleben nicht (WHO 1996). In den Industrieländern gilt ein Mangel an diesem Vitamin als selten, da dort reichlich Milchprodukte, Eier und Fleisch verzehrt werden. Zudem ist der Körper sehr gut imstande, so viel Vitamin A zu speichern, vor allem in der Leber, dass es für mindestens drei Monate reicht. Und darüber hinaus kann Vitamin A theoretisch auch im Körper selbst gebildet werden, und zwar dank einer umfangreichen Gruppe sekundärer Pflanzenstoffe, den sogenannten Carotinoiden. In der Natur kommen etwa 600 verschiedene Carotinoide vor (in grünen, blattreichen und leuchtend bunten Gemüse- und Obstsorten), von denen 50 als Provitamin A gelten, also in Vitamin A umgewandelt werden können. Auf all diesen Erkenntnissen basierend wird in den Industrieländern im Allgemeinen nicht die Empfehlung ausgesprochen, zusätzlich Vitamin A zuzuführen.

Viele Ernährungsgurus erzählen den Leuten, sie könnten ihren gesamten Vitamin-A-Bedarf aus der Umwandlung von Carotinoiden aus Obst und Gemüse decken. Das mag zwar für einige gesunde Menschen mit einem sehr gesunden Verdauungssystem und einem gesunden Stoffwechsel gelten, für die Mehrheit der Menschen im Westen jedoch ist dieser Vorgang problematisch. Für Menschen mit Verdauungsproblemen, beispielsweise GAPS-Kinder und -Erwachsene, ist es nahezu unmöglich, Vitamin A aus Obst und Gemüse zu bekommen. Da die Resorptionsrate von Carotinoiden weniger als 5 % betragen kann, sind sie als Vitamin-A-Quelle weitgehend nutzlos. Zudem ist der Körper für die Umwandlung von Carotinoiden zu Vitamin A auf Magnesium, Zink, viele Aminosäuren und andere lebenswichtige Nährstoffe angewiesen, an denen es Menschen mit einer schlechten Verdauung ohnehin immer mangelt. Diverse Toxine haben die Eigenschaft, die Umwandlung von Carotinoiden in Vitamin A zu blockieren, und leider besteht bei GAPS-Patienten durchgängig eine hohe toxische Belastung. Um Retinol (vorgeformtes Vitamin A) aus Milchprodukten, Leber, Eiern und anderen Lebensmitteln aufnehmen zu können, bedarf es einer reichlichen Versorgung mit Gallenflüssigkeit und Bauchspeicheldrüsenenzymen. Bei vielen GAPS-Patienten ist jedoch ein weißlicher Stuhl zu beobachten, ein Hinweis auf eine beeinträchtigte Gallenproduktion und Fettverdauung. In der klinischen Praxis zeigt sich, dass Patienten, die Fette nicht verdauen können, immer auch einen Vitamin-A-Mangel aufweisen.

Zwischen Störungen im Verdauungssystem und Vitamin-A-Mangel besteht eine Henne-Ei-Beziehung. Bereits festgestellt haben wir, dass eine schlechte Verdauung zu einem Vitamin-A-Mangel führen kann. Allerdings kann andersherum ein Vitamin-A-Mangel auch zu Verdauungsproblemen führen. So gehören Darmerkrankungen zu den Symptomen eines Vitamin-A-Mangels, denn die Darmschleimhaut ist besonders stark an der Produktion, dem Wachstum sowie der Differenzierung der Zellen beteiligt. Kein einziger dieser Vorgänge kann ohne eine gute Vitamin-A-Versorgung reibungslos ablaufen.

Ein durchlässiger Darm und Malabsorption sind die typischen Folgen eines Vitamin-A-Mangels.

Der WHO (1996) zufolge sind in westlichen Industrieländern stillende Mütter und Säuglinge die beiden Gruppen mit dem höchsten Risiko eines Vitamin-A-Mangels. Stillende Mütter benötigen in ihrer Ernährung einen viel höheren Anteil an Vitamin A als der Rest der Bevölkerung. Aufgrund all der verschiedenen Faktoren heutiger Zeit haben Frauen in unserer Gesellschaft möglicherweise geringe Reserven an Vitamin A. Die Folge ist, dass viele Säuglinge aus diesem Grund in den ersten Lebensmonaten nicht ausreichend mit Vitamin A versorgt werden, was wiederum dazu führt, dass ihr Verdauungssystem später anfälliger für Erkrankungen wird. Wie immer fängt die Gesundheit des Babys bei der Gesundheit der Mutter an.

Aber nicht nur das Verdauungssystem leidet unter einer unzureichenden Vitamin-A-Versorgung. Dieses überaus wichtige Vitamin erfüllt im Körper eine große Bandbreite an Funktionen, die nahezu jeden Aspekt der Gesundheit umfassen. So spielt es eine wesentliche Rolle bei der Immunantwort, der Gehirnentwicklung, der Entwicklung des Sehvermöges, der Zelldifferenzierung, der Embryogenese, der Fortpflanzung, dem Wachstum und vielen weiteren Faktoren.

Eine der wichtigen Funktionen von Vitamin A betrifft seine Rolle bei der Immunabwehr. In der Tat wurde Vitamin A anfangs sogar als das Anti-Infektionsvitamin bezeichnet. Bei einem Vitamin-A-Mangel sind sowohl die spezifische als auch die unspezifische Immunabwehr beeinträchtigt. Dies betrifft die humorale Immunantwort auf Infektionen durch Bakterien, Parasiten und Viren, die zellvermittelte Immunantwort, die natürliche Aktivität von Fresszellen sowie die Phagozytose. Eine zusätzliche Gabe von Vitamin A bei Kindern führt zu einer Vermehrung normaler B- und T-Zellen sowie einer verbesserten Immunantwort auf Antigene. Ein akuter Mangel an Vitamin A mit Nachtblindheit und Xerophthalmie ist zwar im Westen in der Tat eher selten, keineswegs selten ist jedoch eine Vitamin A-Unterversorgung ohne akuten Mangel. Mehr als 200 Millionen Kinder weltweit leiden an einer Vitamin-A-Unterversorgung (WHO 1996). Diese Kinder weisen keine der für einen Mangel typischen Sehstörungen auf. Allerdings sind sie sehr anfällig für Infektionen, da ihr Immunsystem nicht richtig arbeitet. Infektionen, insbesondere in Verbindung mit hohem Fieber, zerstören im Körper Vitamin A in hohem Maße. In der klinischen Praxis benötigen Patienten mit fieberhaften Erkrankungen eine zusätzliche Vitamin-A-Zufuhr. GAPS-Kinder machen in ihren ersten Lebensjahren zahlreiche fieberhafte Ohr- und Atemwegsinfektionen durch, die dazu beitragen, ihre im

Körper vorhandenen Reserven an Vitamin A (wenn sie überhaupt Reserven hatten) abzubauen und sie für weitere Infektionen anfällig machen.

Ob Ihr Kind einen Vitamin-A-Mangel hat, lässt sich natürlich am besten durch einen Test feststellen. Aber schon durch eine einfache Analyse des klinischen Bildes und der Krankheitsgeschichte würde ich behaupten, dass die meisten GAPS-Kinder und -Erwachsenen eine Supplementation in Form einer natürlichen Vitamin-A-Quelle benötigen, wofür sich Lebertran ganz besonders gut eignet. Wie immer weiß die Natur es am besten. Die klinische Erfahrung sowie einige Studien belegen, dass synthetische Formen von Vitamin A (Retinylpalmitat, Retinylacetat, Etretinat, Isotretinoin/Accutane und andere) bei diesen Patienten nicht geeignet sind.

Viele Leute haben die Sorge, zu viel Vitamin A zu sich zu nehmen, und in der Tat kann es bei diesem Vitamin zu einer toxischen Überdosierung kommen. Um das allerdings zu erreichen, müsste man schon über Wochen und Jahre mehr als das Zehnfache der täglich empfohlenen Menge zu sich nehmen. Bei einem Erwachsenen wären dies 20 Teelöffel Lebertran täglich über Wochen oder sogar Jahre und bei einem kleinen Kind 10 Teelöffel pro Tag. Ich kann mir wirklich nicht vorstellen, dass irgendjemand so viel Lebertran auf einmal zu sich nehmen würde, schon gar nicht regelmäßig. Um eine akute Vergiftung auszulösen, müsste ein Erwachsener das Hundertfache der empfohlenen Tagesdosis zu sich nehmen und ein Kind das Zwanzigfache, was bei einem Dreijährigen 20 Teelöffel Lebertran entsprechen würde. Die Einnahme von einem Teelöffel Lebertran pro Tag wird also zu keinerlei Überdosierung an Vitamin A führen. Was dagegen zu einer Überdosierung führen kann, ist die synthetische Form dieses Vitamins, wie sie häufig industriell verarbeiteten Nahrungsmitteln beigesetzt wird.

Vitamin D

Der wichtigste Baustein für Vitamin D ist Cholesterin: Vitamin D wird in der Haut aus einem Vorläufer von Cholesterin gebildet, wenn diese dem Sonnenlicht ausgesetzt wird. Die neuerdings weitverbreitete törichte Angst vor der Sonne und die Vermeidung von Speisen, die reich an Cholesterin sind, haben in den Industrieländern zu einem sich epidemieartig ausbreitenden Vitamin-D-Mangel geführt.

Sonnenlicht ist die bei Weitem wichtigste Quelle für Vitamin D, da man die typische Ernährung lediglich als unbedeutenden Vitamin-D-Lieferanten betrachten kann. Daher tut ein Sonnenbad uns nicht nur einfach gut, sondern ist sogar lebenswichtig. Der Hautkrebs, der so oft der Sonneneinstrahlung zugeschrieben wird, wird nicht durch die Sonne verursacht. Es würde den Rahmen dieses Buches sprengen, genauer auf dieses Thema einzugehen, aber es ist eine Tatsache, dass Hautkrebs (genau wie jeder andere Krebs auch) auf die heute gängigen verarbeiteten Nahrungsmittel und unsere moderne Lebensweise zurückzuführen ist. Einen besonderen Anteil daran tragen Transfette aus pflanzlichen Ölen und Margarine sowie andere in der Haut gespeicherte toxische Stoffe. Hinzu kommt, dass einige der Sonnenschutzmittel chemische Substanzen enthalten, die nachweislich krebserregend sind. Genau wie es schon bei Cholesterin der Fall war, haben sich Vertreter geschäftlicher Interessen die unsinnige Vorstellung/Hypothese eines Einzelnen (hinsichtlich des krebserregenden Sonnenlichts) zu eigen gemacht und zu „gängigem Wissen" erklärt. Jahrmillionen hat der Mensch sein Leben im Freien verbracht, bevor er anfing, sich vor der Sonne zu verstecken. Immer wenn man sich dem Tageslicht aussetzt, sogar bei schlechtem Wetter, produziert man Vitamin D. In den eher lichtarmen Monaten ohne viel Sonne geht die Vitamin-D-Produktion zurück. In dieser Zeit muss man also besonders auf seine Ernährung achten und dafür sorgen, viele Nahrungsmittel mit einem hohen Vitamin-D-Gehalt zu sich zu nehmen: Lebertran, Eier, Butter und Leber.

Ich möchte Ihnen hier gerne die größte natürliche Vitamin-D-Quelle überhaupt nahebringen – Leberöl vom Kabeljau, besser bekannt als Lebertran: Mit etwa 210 Mikrogramm pro 100 g enthält Lebertran mehr Vitamin D als jedes andere Lebensmittel. Die zweitbeste Quelle, Eigelb, liefert schon nur noch 4,94 Mikrogramm/100 g, etwa 40-mal weniger als Lebertran (Achtung bitte, gemeint ist pro 100 g Eigelb, nicht pro Eigelb). Nach Eigelb liefert Butter noch 0,76 Mikrogramm/100 g und

Kalbsleber 0,2-1,1 Mikrogramm/100 g. In Großbritannien beträgt die empfohlene Tagesdosis an Vitamin D 10 Mikrogramm pro Tag. Um die Menge zu bekommen, müsste man 200 g Eigelb oder mehr als ein Kilogramm Butter verzehren. Darüber hinaus beschreibt dies nur die Mindestmenge, die festgelegt wurde im Hinblick auf die Vermeidung der Entstehung von Rachitis oder Osteomalazie (Knochenerweichung). Für eine optimale Gesundheit benötigen die meisten Menschen mehr Vitamin D pro Tag als die empfohlene Mindestmenge. Bei GAPS-Patienten muss, bedingt durch deren reduzierte Verdauungsfunktion und Toxizität im Körper, die Zufuhr an Vitamin D sehr viel höher sein als die genannte Empfehlung. Die beste Methode, sich mit Vitamin D zu versorgen, ist der Aufenthalt im Freien, vor allem in der Sonne. Wenn sich im Winter die Sonne rarmacht, bietet die Einnahme von Lebertran die beste Art, sich ausreichend mit Vitamin D zu versorgen, denn im Rahmen der Ernährung stellt Lebertran die bei Weitem reichste Quelle dieses lebenswichtigen Vitamins dar. So erklärt sich auch, warum seit jeher vor allem die Menschen, die besonders weit weg vom Äquator lebten, die Leber von Fischen und anderen polaren Tieren besonders schätzten und reichlich verzehrten, insbesondere im Winter.

Die Folgen eines Vitamin-D-Mangels für unseren Körper können sich als eine lange Liste diverser Leiden äußern:

- Diabetes, denn Vitamin D trägt wesentlich zur Regulierung des Blutzuckerspiegels bei
- Herzerkrankungen
- Psychische Erkrankungen
- Autoimmunerkrankungen wie rheumatoide Arthritis, Lupus erythematodes, chronisch-entzündliche Darmerkrankungen, Multiple Sklerose und andere
- Fettleibigkeit
- Arthrose
- Rachitis und Osteomalazie
- Muskelschwäche und eine schlechte neuromuskuläre Koordination
- Bluthochdruck

- Krebs
- Chronische Schmerzen
- Abwehrschwäche und Infektionsanfälligkeit
- Schilddrüsenunterfunktion, die sich in Form von Osteoporose, Nierensteinen, Depression, Schmerzen, chronischer Erschöpfung, Muskelschwäche und Verdauungsstörungen äußert.

Unglücklicherweise gibt es abgesehen von Sonnenlicht und cholesterinreichen Speisen keine weitere geeignete Möglichkeit der Versorgung mit Vitamin D. Natürlich gibt es Ergänzungsmittel, allerdings enthalten die meisten davon Vitamin D2, das aus strahlenbelasteten Pilzen und anderen Pflanzen hergestellt wird. Dieses Vitamin ist nicht mit dem natürlichen Vitamin D gleichzusetzen. Es arbeitet nicht so effektiv und man kann leicht eine toxische Menge davon aufnehmen. Tatsächlich handelt es sich bei nahezu allen Berichten zu Vitamin-D-Überdosierung um Fälle, bei denen dieses synthetische Vitamin D2 eingesetzt wurde. Eine Überdosierung mit natürlichem Vitamin D aus Sonnenlicht oder cholesterinreichen Nahrungsmitteln ist unmöglich, da der Körper mit einem Überangebot solcher Dinge umzugehen weiß.

Vitamin A und D sind Partner!

Vitamin D ist dafür konzipiert, mit Vitamin A im Team zu arbeiten. Der eine Teil kann ohne den anderen nicht wirklich gut arbeiten, zudem erzeugt ein Mangel an dem einen Vitamin einen Überschuss am anderen (bis es sogar toxisch wird). In den vergangenen Jahrzehnten wurde vielen westlichen Nahrungsmitteln synthetisches Vitamin A zugesetzt (ohne auch nur in Betracht zu ziehen, Vitamin D ebenfalls beizusetzen). Aufgrund des sich ausbreitenden Vitamin-D-Mangels wird dieses synthetische Vitamin A im Körper toxisch und führt zu verschiedenen Gesundheitsproblemen. Dies ist nur ein weiteres Beispiel dafür, welchem Risiko man sich letztlich durch den Verzehr industriell verarbeiteter Nahrungsmittel aussetzt!

Aus jüngsten Analysen geht hervor, dass sich aufgrund der Anreicherung verarbeiteter Nahrungsmittel bei einem Großteil der westlichen Bevölkerung „zu viel“ Vitamin A eingelagert hat. Sind im Körper ausgewogene Mengen von sowohl Vitamin A als auch Vitamin D vorhanden, dann sorgen beide für eine wechselseitige Kontrolle. Hat jemand zu viel Vitamin A eingelagert, bedeutet dies gleichzeitig, dass ein Vitamin-D-Mangel besteht. Und in der Tat betrifft das die meisten Menschen in den Industrieländern – Vitamin-D-Mangel greift um sich. Als Folge dieser Erkenntnisse kam Lebertran unter Beschuss, weil es mehr Vitamin A als Vitamin D liefert. Wie so oft in der Ernährungswissenschaft folgte unmittelbar darauf die reflexartige Reaktion, dass man nun gänzlich auf Lebertran verzichten solle! Da die offizielle Empfehlung vonseiten der Behörden immer noch lautet, sich von der Sonne fernzuhalten und cholesterinreiche Nahrungsmittel zu vermeiden, haben sie eigentlich keine andere Wahl, als nun synthetische Nahrungsergänzungsmittel zu empfehlen.

Vitamin A und Vitamin D sind Partner – es ist so gedacht, dass sie sich gegenseitig ergänzen. Und wer hat sich das ausgedacht? Mal wieder Mutter Natur! So erklärt sich auch, warum natürliche Lebensmittel mit einem hohen Anteil des einen gewöhnlich auch einen hohen Anteil des anderen enthalten. Die Einnahme von Lebertran ermöglicht es, beide Vitamine gleichzeitig aufzunehmen.

Wie viel Lebertran sollte zugeführt werden?

Bevor wir uns der Dosierung zuwenden, sollten wir uns mit der Qualität beschäftigen. Leider unterscheidet sich der heutige, in Massen hergestellte Lebertran stark von dem Leberöl, das zur Zeit unserer Großeltern verabreicht wurde. Das heutige industrielle Verfahren der Ölgewinnung umfasst Hitze, Druck, Lösungsmittel, Entsäuerung (Neutralisation mit Alkali), Bleichung, Desodorierung usw. Abgesehen von kleinen ursprünglich lebenden Bevölkerungsgruppen und einem bahnbrechenden Hersteller in den USA setzt bei der Herstellung von Lebertran niemand die traditionelle Fermentierung ein. Bei der industriellen

Herstellung wird der Großteil der Vitamine A und D im Öl zerstört, sodass anschließend ihre synthetischen Pendants in unterschiedlichen Mengen wieder zugegeben werden. Einige Hersteller geben natürliches Vitamin A und D zu, aber dies ist zunehmend seltener der Fall, da die synthetischen Entsprechungen kostengünstiger sind. Es ist wichtig, für den GAPS-Patienten einen hochwertigen Lebertran als Nahrungsergänzung zu verwenden und das hochwertigste Öl wird hergestellt unter Verwendung traditioneller Fermentationsmethoden. Sollten Sie keinen fermentierten Lebertran finden können, greifen Sie zu einer Marke, der natürliches Vitamin A und D zugegeben wird. Vom Verzehr synthetischer Vitamine rate ich generell ab.

Den exakten Anteil der Vitamine A und D in natürlich fermentiertem Lebertran abzuschätzen ist schwierig, denn diese beiden Vitamine kommen in der Natur in vielen verschiedenen Formen vor. Zwar werden die Testmethoden immer genauer, aber gegenwärtig kann man sich noch nicht völlig darauf verlassen. Der Lebertran, den Sie in der Apotheke oder im Supermarkt finden, listet genaue Angaben von A und D auf, weil der Hersteller natürlich weiß, welche Mengen der einzelnen Vitamine dem Öl zugeführt wurden, nachdem es raffiniert und desodoriert wurde. Das Dumme daran ist, dass diese Vitamine aller Wahrscheinlichkeit nach synthetisch sind, weshalb man nicht mit Gewissheit sagen kann, welchen Nutzen sie letztlich dem Körper wirklich bringen. Zudem muss man berücksichtigen, dass jeder Mensch anders ist. Jeder Mensch hat seinen ganz individuellen Stoffwechsel und seine ganz individuellen Rahmenbedingungen, wodurch sich wiederum im Hinblick auf verschiedene Nährstoffe ganz individuelle Anforderungen ergeben. Darüber hinaus sind die Nährstoffbedürfnisse jedes Einzelnen einem kontinuierlichen Wandel unterworfen und verändern sich von Tag zu Nacht, von Winter zu Sommer, von Stress und Überarbeitung zu Entspannung usw. Eine individuelle Dosierung der einzelnen Nährstoffe, dazu zähle ich hier auch den Lebertran, ist also eher eine Kunst als eine präzise Wissenschaft.

Der im Westen einzige Hersteller von fermentiertem Lebertran rät zur folgenden täglichen Dosierung seines Produktes: Erwachsene nehmen 2-2,5 ml (etwa 1/2 Teelöffel), schwangere Frauen und stillende

Mütter das Zweifache davon und Kinder die Hälfte. Meiner klinischen Erfahrung nach kann man diese Dosierung zu Beginn des Ernährungsprogramms problemlos einige Wochen lang verdoppeln, weil GAPS-Patienten einen besonders hohen Bedarf an all jenen Nährstoffen haben, die Lebertran ihnen bieten kann. Eine gute Methode für Babys und sehr kleine Kinder ist es, ihre Haut mit Lebertran einzureiben (am besten eignet sich dafür der Windelbereich), denn die Haut nimmt nur das auf, was der Körper benötigt. Wenn konventioneller Lebertran verwendet wird (mit Zugabe von natürlichen Vitaminen), dann ist es generell empfehlenswert, nach einem Öl mit einem Verhältnis von etwa 10:1 zwischen Vitamin A und Vitamin D zu suchen. Da alle Hersteller ihrem Öl unterschiedliche Mengen an Vitaminen zufügen, lohnt es sich, beim Hersteller die genaue Dosierung zu erfragen. Die übliche empfohlene Tagesdosis lautet für Erwachsene 1 Teelöffel, für Kinder die Hälfte und Babys sowie sehr kleine Kinder ein Drittel davon. Stillende Mütter und schwangere Frauen können pro Tag 1,5-2 Teelöffel einnehmen.

Diese Mengen an Lebertran werden, regelmäßig eingenommen, mit der Zeit auf sanfte Weise dazu beitragen, den Mangel an Vitamin A und D zu beheben. Und schließlich sollte man sich dabei gar nicht zu sehr auf das exakte Verhältnis der Vitamine im Öl fokussieren, denn schließlich ist Lebertran für einen GAPS-Patienten keineswegs der einzige Lieferant dieser Vitamine. Die GAPS-Diät selbst wird der Hauptlieferant von Vitamin A sein und auch eine gute Quelle von Vitamin D. Der Aufenthalt im Freien, an der Sonne, wird Ihren Patienten mit dem restlichen Vitamin D versorgen, sorgen Sie daher dafür, jeden Tag reichlich Zeit an der frischen Luft zu verbringen. Bedenken Sie, dass wir Lebertran nur zuführen, um etwas gegen die Spitze des Vitaminmangels zu unternehmen – die wichtigsten anstehenden Veränderungen betreffen Ernährung und Lebensweise.

4 Verdauungsenzyme

1. Hypochlorhydrie

Menschen mit einer krankhaft veränderten Darmflora haben fast ausnahmslos eine verminderte Magensäureproduktion. Ein Faktor dafür können Toxine sein, die aufgrund eines übermäßigen Wachstums von *Candida*-Arten, *Clostridien* und anderen Krankheitserregern produziert werden und in hohem Maße die Eigenschaft haben, die Sekretion von Magensäure zu reduzieren.

Was genau bedeutet dies und warum ist es wichtig?

Der Magen ist der Ausgangspunkt für die Eiweißverdauung. Die in den Belegzellen der Magenschleimhaut produzierte Salzsäure aktiviert Pepsin, ein für die Eiweißverdauung zuständiges Enzym, das die Spaltung der sehr komplexen Struktur von Nahrungsproteinen zu Peptiden und Aminosäuren in Gang setzt. Für diese Aufgabe ist Pepsin darauf angewiesen, dass der pH-Wert im Magen bei 3 oder darunter liegt. Bei bestehender Hypochlorhydrie wird nicht ausreichend Säure gebildet, sodass der pH-Wert im Magen für das Pepsin nicht niedrig genug ist, um gut zu arbeiten.

Die im Zusammenhang mit GAPS-Krankheitsbildern, insbesondere Autismus und Schizophrenie, am besten erforschten Proteine sind Gluten und Kasein. Bei diesen Patienten wandelt das Verdauungssystem diese Proteine in opiatartige Substanzen um. Es handelt sich um Kasomorphin bzw. Gliadorphin, Stoffe, von denen vermutet wird, dass sie einen Weg zum Gehirn des Patienten finden und die normale Hirntätigkeit und -entwicklung stark beeinträchtigen können. Die Verdauung von Kasein und Gluten beginnt, wie die aller anderen Proteine auch, im Magen. Bei einem Kind oder Erwachsenen mit verminderter Magensäure läuft dieser Verdauungsprozess von Anfang an in die falsche Richtung, was den Boden für die Bildung von Kasomorphin und Gliadorphin bereitet. Dr. W. Shaw berichtet in der überarbeiteten Ausgabe seines Buches *Biologische Behandlungen bei Autismus und PDD (Original: Biological Treatments for Autism and PDD)* von einem interessanten Beispiel, bei dem ein Kind, nachdem Kasein und Gluten aus seiner Ernährung ausgeklammert worden waren, sehr heftige Entzugssymptome zeigte, sich aggressiv verhielt und sich weigerte zu essen oder zu trinken. In der Tat kann bei bestehender Drogensucht der Entzug von Opiaten äußerst drastisch verlaufen. Aber bei diesem Kind wurden die Entzugssymptome durch die regelmäßige Einnahme von Alka-Seltzer Gold (Basentabletten) vorübergehend gemildert. Wie ist es möglich, dass dieses auf einfachem Natron beruhende Mittel eine solche Wirkung hat? Vielleicht liegt die Antwort darin, dass durch die Neutralisierung einer auch noch so geringen vorhandenen Menge von Magensäure bei dem Kind das Alka-Seltzer Gold sich auf die Verdauung weiterer Nahrungsproteine ausgewirkt hat, die wieder andere opiatartige Peptide produziert haben, die bei diesem Kind einen vorübergehenden „Morphinschuss“ bewirkten, der die Entzugssymptome minderte?

Infolge verminderter Magensäureproduktion hat der gesamte Prozess der Eiweißverdauung von Anfang an im Körper einen schlechten Start. Das unzureichend verdaute Eiweiß gelangt anschließend in den Dünndarm. Die Darmwand und die Bauchspeicheldrüsenenzyme, zuständig für weitere Schritte in der Eiweißverdauung, erwarten das aus dem Magen eintreffende Protein in einer bestimmten Form, damit sie wiederum ihre Aufgabe entsprechend erfüllen können. Das Ganze ähnelt letztlich einem Fließband in einer Fabrik. Wird an der ersten Station am Band schlechte Arbeit geleistet, dann wird das Produkt, egal wie gut die übrigen Arbeiter am Band arbeiten, am Ende wahrscheinlich minderwertig sein. Allerdings ist das, was im Körper passiert, noch viel schlimmer. Das Problem dabei ist, dass „der Rest des Bandes“ auch nicht richtig arbeiten kann, weil er durch das „erste Glied“ gesteuert wird. Dieses erste Glied ist die Magensäure. Der Säuregehalt des Magens ist das wichtigste Steuerelement von Bauchspeicheldrüse und Leber und sorgt dafür, dass diese in der Lage sind, auf eintreffenden Nahrungsbrei angemessen zu reagieren. Unter normalen Umständen trifft der aus dem

Magen in den Zwölffingerdarm gelangende Nahrungsbrei auf einen pH-Wert von 2 oder darunter, der notwendig ist, um die Produktion zweier sehr wichtiger Akteure im gesamten Verdauungsprozess anzuregen. Dabei handelt es sich um zwei im Zwölffingerdarm produzierte Hormone, die vom Blut aufgenommen werden und zur Bauchspeicheldrüse, zur Leber, zum Magen und zu vielen anderen Körperorganen transportiert werden – Sekretin und Cholecystokinin. Das erste davon, Sekretin, weist den Magen an, die Produktion von Magensaft einzustellen, regt die Leber an, Gallenflüssigkeit zu bilden und zeigt der Darmschleimhaut das Eintreffen von Speisebrei an, damit diese ausreichend Schleim zu ihrem Schutz bilden kann. Seine allerwichtigste Funktion aber liegt darin, die Bauchspeicheldrüse zur Produktion einer basischen Natronlösung anzuregen, die dafür sorgt, die in dem soeben aus dem Magen eingetroffenen Speisebrei enthaltene Säure zu neutralisieren, da der pH-Wert im Zwölffingerdarm und im übrigen Dünndarm im Normalfall sehr viel höher ist. Ein solch basisches Milieu ist erforderlich, damit die Bauchspeicheldrüsenenzyme ihrer Aufgabe, Proteine, Fette und Kohlenhydrate richtig zu verdauen, gut nachkommen können. Indem Sekretin die Erzeugung von Natron anregt, bereitet es die Nahrung für die von der Bauchspeicheldrüse ankommenden Verdauungsenzyme vor.

Um diese Verdauungsenzyme zu produzieren, benötigt die Bauchspeicheldrüse wiederum die Anweisung des zweiten Hormons – Cholecystokinin. Wird im Dünndarm kein Cholecystokinin produziert, weil mit dem Nahrungsbrei aus dem Magen zu wenig Säure ankommt, dann bleibt die Bauchspeicheldrüse untätig und wird somit keine Verdauungsenzyme produzieren, die diese Nahrungsbestandteile weiter verarbeiten. Cholecystokinin übermittelt außerdem dem Magen die Information, seine Aktivitäten einzustellen, veranlasst die Gallenblase dazu, ihre Gallenflüssigkeit in den für die Fettverdauung bereiten Zwölffingerdarm auszustoßen und öffnet den Pankreassekreten die Schleusen, damit sie fließen können, um die Verdauung des ankommenden Nahrungsbreis in Gang zu setzen. (Abb. 7)

Diese beiden Hormone spielen bei der normalen Verdauung von Nahrung eine so große Rolle, dass diese Verdauung ohne sie schlicht

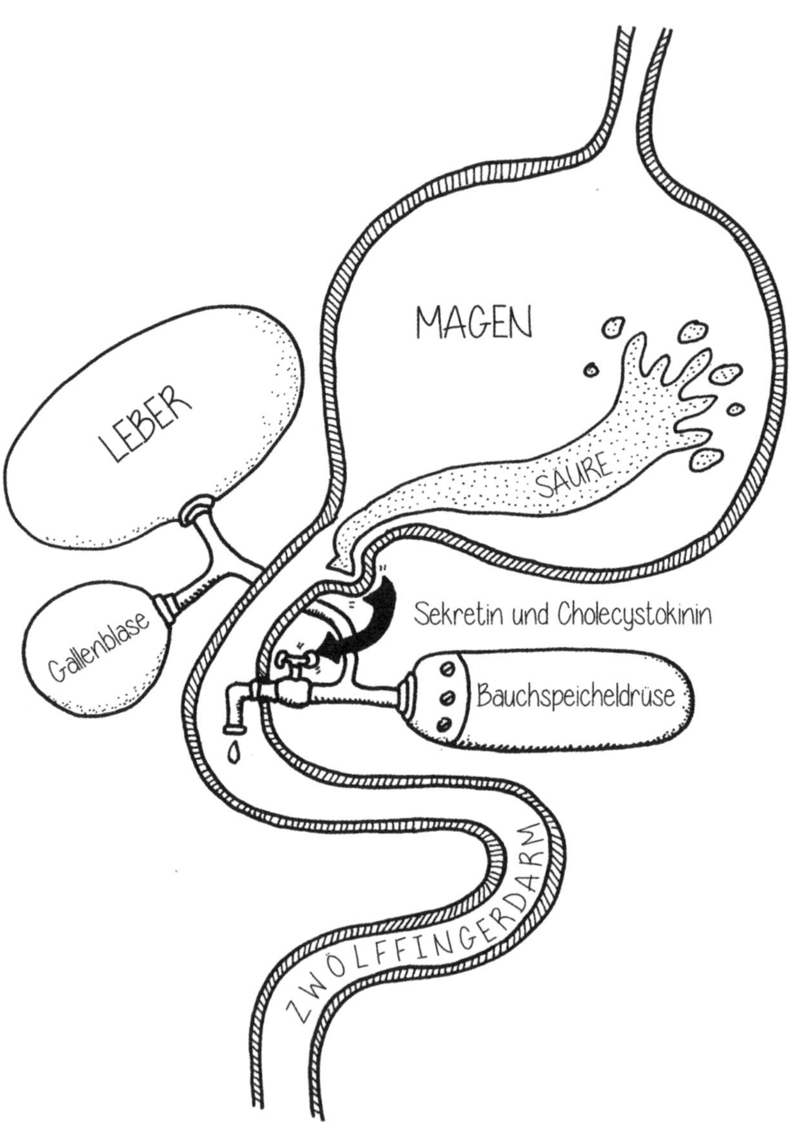

Abb. 7 Steuerung des Verdauungsprozesses durch die Magensäure

und einfach nicht stattfindet. Und leider ist genau dies der Fall, wenn jemand zu wenig Magensäure hat. Der aus dem Magen kommende Nahrungsbrei ist nicht sauer genug, um die Produktion von Sekretin und Cholecystokinin entsprechend auszulösen. Folglich bildet die Bauchspeicheldrüse keine Sekrete und es wird keine Gallenflüssigkeit ausgestoßen, die sich um die Fette kümmert. Was folgt sind Maldigestion und Malarbsorption – eine verminderte Verwertung zugeführter Nährstoffe. Unvollständig abgebaute Proteine wie Kasomorphin, Gliadorphin und viele andere werden durch die geschädigte, durchlässige Darmwand resorbiert und gelangen ins Gehirn, wo sie die Wirkung von Opioiden entfalten. Andere unvollständig verdaute Proteine rufen Allergien und Autoimmunreaktionen hervor, wodurch ein sowieso schon angeschlagenes Immunsystem zusätzlich geschwächt wird. Viele essenzielle Vitamine, Aminosäuren und Mineralstoffe werden nicht resorbiert, was ein Nährstoffdefizit nach sich zieht. Unzulänglich verdaute Kohlenhydrate bieten einen Nährboden für eine krankhafte Darmflora, die sie in Alkohol, Azetaldehyd und eine ganze Reihe anderer Giftstoffe umwandelt. Da Fette nicht verdaut werden, entsteht beim Betroffenen ein Mangel an den extrem wichtigen fettlöslichen Vitaminen A, D, E und K sowie essenziellen Fettsäuren und führt zu blassem, schwimmendem Stuhl oder Durchfall. Unverdaute Nahrung verwest ganz einfach im Verdauungstrakt und vergiftet den ganzen Körper.

Im Zusammenhang mit Autismus ist über Sekretin viel gesprochen worden, nachdem sich in einigen Fällen bei autistischen Kindern als Ergebnis der Injektion von Sekretin große Verbesserungen gezeigt hatten. Schon bald darauf wurden auch homöopathische Formen dieses Hormons verfügbar. Cholecystokinin ist in den USA als Nahrungsergänzung verfügbar und einige Eltern, die es bei ihren Kindern ausprobiert hatten, berichteten von einer Wirkung, die der von Sekretin ähnlich ist. Unglücklicherweise zeigt die Mehrzahl autistischer Kinder nur eine geringe oder gar keine Reaktion auf diese Behandlung, denn Sekretin ist nur einer der Faktoren des höchst komplexen Verdauungsprozesses. Die Normalisierung der Magensäureproduktion ist ein weitaus wichtigerer Schritt, wenn es darum geht, den gesamten Verdauungsprozess von Anfang an auf den richtigen Weg zu bringen.

Abgesehen davon, dass ein Säuredefizit im Magen den gesamten Verdauungsprozess buchstäblich zugrunde richtet, gibt es aber noch weitere schwerwiegende Folgen.

Magensäure bildet die erste Barriere für eine Vielzahl von Mikroorganismen, die mit jedem Bissen, den wir verzehren, jedem Schluck, den wir trinken, in unseren Körper gelangen. Ist das Milieu des Magens nicht sauer genug, erhöhen sich für diese Mikroorganismen die Chancen, in den Darm zu gelangen, wo sie sich dann ansiedeln und Probleme verursachen. Sie beginnen sogar schon im Magen selbst zu wachsen! Normalerweise ist der Magen aufgrund seines extrem sauren Milieus der am schwächsten besiedelte Bereich des Verdauungssystems. Besteht jedoch eine Hypochlorhydrie, dann können alle möglichen pathogenen und opportunistischen Bakterien und Pilze auf der Magenwand wachsen, darunter *Helicobacter pylori*, *Campylobacter pylori*, *Enterobakterien*, *Candida*, *Salmonellen*, *E. coli* und *Streptokokken*. Die umfangreichsten Studien in diesem Bereich wurden durchgeführt an Magenkrebspatienten, die in den meisten Fällen eine geringe Magensäureproduktion aufweisen. Mikroorganismen, die sich in einem nicht ausreichend sauren Magenmilieu ansiedeln, spielen eine wichtige Rolle bei der Entstehung von Magenkrebs, Geschwüren und Gastritis.

Natürlich ernähren sich die meisten dieser Mikroorganismen am liebsten mit Kohlenhydraten, bevorzugt den stark verarbeiteten. Die Verdauung von Kohlenhydraten beginnt im Mund mit der Speichelbildung. Wenn der Nahrungsbrei den Magen erreicht, wird diese Verdauung normalerweise durch die Magensäure gestoppt. Somit müssen die Kohlenhydrate warten, bis sie in den Zwölffingerdarm gelangen, um verdaut zu werden. Ist das Magenmilieu jedoch nicht sauer genug, setzen die im Übermaß wachsenden Mikroorganismen mit den Kohlenhydraten aus der Nahrung einen Gärprozess in Gang. Dieser ist häufig mit der Bildung diverser Toxine und Gase verbunden, was für GAPS-Kinder oder -Erwachsene so unangenehm sein kann, dass sie Nahrung sogar völlig ablehnen. Sich im Körper bildende Gase verursachen vermehrtes Aufstoßen und Rülpsen. Abgesehen davon gedeihen rings um den oberen Schließmuskel des Magens Krankheitserreger. Dieser runde Muskel trennt normalerweise den Magen von der Speiseröhre und verhindert, dass der Nahrungsbrei zurückfließen kann. Die in diesem Bereich wachsenden Krankheitserreger sowie die Toxine, die diese hervorbringen, können den Schließmuskel teilweise lähmen. Die Folge ist Reflux – ein Rückfluss der Nahrung in die Speiseröhre. Selbst bei einer noch so geringen Magensäureproduktion enthält die aufgestoßene Nahrung immer noch Säure genug, um die Wände der Speiseröhre zu reizen, was zu den typischen Symptomen des „sauren Aufstoßens" oder Sodbrennen führt. Dagegen werden meistens Antazida verschrieben, die zwar die unmittelbaren Symptome lindern mögen, auf lange Sicht aber die Situation eher verschlimmern, da sie zu einer zusätzlichen Verminderung der Magensäureproduktion beitragen.

Was kann man also tun?

Meiner Überzeugung nach benötigen GAPS-Patienten eine Nahrungsergänzung mit Magensäure. Das physiologisch am besten geeignete Präparat auf dem Markt sind Betain-HCl-Kapseln mit Pepsin. Eine Kapsel liefert in der Regel 200-300 mg Betain-HCl und 100 mg Pepsin, somit jeweils die für einen Erwachsenen vorgesehene Dosis. Sie sollte jeweils zu Beginn einer Mahlzeit eingenommen werden. Ich stelle jedoch immer wieder fest, dass auch schon Kinder ab acht Jahren diese Menge problemlos vertragen. Um die für Ihr Kind richtige Dosierung herauszufinden, geben Sie den ersten Löffeln einer Mahlzeit eine kleine Prise des Pulvers zu. Innerhalb von zwei oder drei Tagen erhöhen Sie die Menge auf zwei Prisen und so weiter. Für Kinder im Alter zwischen 18 und 24 Monaten ist in der Regel eine Prise ausreichend. Bei zwei- bis dreijährigen Kindern reichen zwei bis drei Prisen aus und bei vier- bis sechsjährigen Kindern eine halbe Kapsel. Ab sechs Jahren kann man eine halbe bis eine ganze Kapsel geben und Kinder ab zehn sowie Erwachsene benötigen möglicherweise auch zwei Kapseln zu Beginn jeder Mahlzeit. Viele Eltern berichten, dass sich schon wenige Tage nach Beginn der Gabe von Betain-HCl mit Pepsin deutliche Verbesserungen im Stuhlgang ihrer Kinder zeigten. Achten Sie darauf,

Ihrem Kind keine Probiotika gleichzeitig mit dem Betain-HCl zu geben, denn durch die Säure würden die probiotischen Bakterien vermutlich zerstört. Geben sie das probiotische Nahrungsmittel morgens als Erstes und sonst zwischen oder nach den Mahlzeiten, wenn die Magensäure am niedrigsten ist.

Abgesehen von der Einnahme zusätzlicher Magensäure gibt es auch natürliche Methoden, um den Körper zur Bildung eigener Magensäure anzuregen. Ganz besonders wirksam ist hierbei Kohlsaft. Schon wenige Löffel Kohlsaft oder ein kleiner Kohlsalat vor einer Mahlzeit helfen enorm dabei, diese Mahlzeit zu verdauen. Noch stärker wirken Sauerkraut und Sauerkrautsaft. Eine kleine Portion Sauerkraut oder einige Löffel Sauerkrautsaft bereiten den Magen bestens auf den zu erwartenden Speisebrei vor. Auch eine zur Mahlzeit getrunkene Tasse hausgemachter Fleischbrühe wird zu mehr Magensäure beitragen. Bei Kindern ist es am einfachsten, ihnen einige Löffel Sauerkrautsaft oder Kohlsaft vermischt mit einer Tasse hausgemachter Fleischbrühe zu geben.

2. Bauchspeicheldrüsenenzyme

Dies sind die Enzyme, die die Leute meinen, wenn sie von Verdauungsenzymen reden. Sie umfassen in der Regel eine Mischung aus Proteasen, Peptidasen, Lipasen, Amylasen, Laktase und Cellulase, die im Normalfall dafür sorgen, die Nahrung im Dünndarm aufzuspalten. In einem gesunden Verdauungstrakt werden die meisten dieser Enzyme von der Bauchspeicheldrüse hergestellt. Wenn es gelingt, den Magensäurespiegel wieder zu normalisieren, dann dürfte diese Phase der Verdauung problemlos ablaufen, weil die Magensäure die Bauchspeicheldrüse dazu veranlasst, ihre eigenen Enzyme zu bilden. Aus diesem Grund bin ich der Ansicht, dass die Normalisierung des Magensäurespiegels weitaus wichtiger ist als die Gabe zusätzlicher Bauchspeicheldrüsenenzyme.

Unter Fachleuten im Bereich Autismus gab es einen Disput über den Ansatz, anstelle der Diät (gemeint ist natürlich die GFCF-Diät) verschiedene Peptidasen und Proteasen als Ergänzungsmittel zuzuführen. Dahinter stand der Gedanke, dass diese Enzyme Gluten und

Kasein aufspalten, sodass man sich die Umsetzung der Diät ersparen könne. Es war letztlich keine große Überraschung, dass dieser Ansatz bei den meisten Menschen nicht funktioniert hat, denn Enzyme können niemals eine Diät ersetzen. Die in diesem Buch beschriebene Ernährungsform zielt darauf ab, dass der Darm heilt und sich nach und nach eine gesunde Darmflora aufbauen kann. Das schafft kein Enzym!

In meinem klinischen Alltag beobachte ich beachtliche Verbesserungen, wenn ergänzend Magensäure gegeben wird. Allerdings sehe ich nicht, dass sich durch die Gabe von Bauchspeicheldrüsenenzymen sehr viel tut. Hat der Patient oder die Patientin das Gefühl, dass sie wirklich helfen, dann gibt es keinen Grund, sie nicht einzunehmen, vorausgesetzt, die Tabletten enthalten keine Füllstoffe oder Bindemittel, die den Heilungsprozessen im Darm entgegenwirken könnten. Meiner Erfahrung nach kommen die meisten Patienten gut damit zurecht, einfach nur Magensäure zuzuführen, weil diese dafür sorgt, die Produktion der körpereigenen Bauchspeicheldrüsenenzyme durch Sekretin und Cholecystokinin auszulösen. Darüber hinaus wird sowohl die Gallensekretion als auch die Aktivität anderer am Verdauungsprozess beteiligter Akteure in Gang gesetzt, was das Ganze weitaus natürlicher macht.

Verdauungsenzyme müssen nicht auf Dauer eingenommen werden. Bei zunehmender Genesung des Darms kann der Betroffene die Supplementierung mit Magensäure und/oder Bauchspeicheldrüsenenzymen langsam reduzieren und sie nur noch dann einnehmen, wenn er eine schwere Mahlzeit zu sich genommen oder laut Diätplan unzulässige Dinge gegessen hat.

5 Vitamin- und Mineralstoff-Supplementation

Ein Vitamin ist eine Substanz, die krank macht, wenn man sie nicht isst.

Albert von Szent-Györgyi (1893-1986), in Ungarn gebürtiger US-Biochemiker

GAPS-Patienten haben viele Nährstoffdefizite und es ist ein nur allzu natürlicher Wunsch, diese zu beseitigen. Die Frage ist nur: Wie?

Geht es einfach nur darum zu testen, wie viel – sagen wir – Magnesium jemandem fehlt und diese Menge dann sozusagen aufzufüllen? Oder geht es darum, die Nahrung mit einer jeweils auf Autismus oder ADHS oder Schizophrenie „speziell zugeschnittenen" Kombination zu ergänzen, sozusagen nach dem „Gießkannenprinzip"? Vielleicht sollte man schlicht und einfach alle Nährstoffe, an denen es dem Betroffenen mangelt, in Megadosen verabreichen in der Hoffnung, dass der Körper sich schon das Richtige holen wird?

Viele Ärzte und Heilpraktiker nutzen Tests, um Nährstoffdefizite zu bestimmen. Für jeden Nährstoff gibt es optimale Tests, die für diesen speziellen Nährstoff als besonders zuverlässig gelten. Es gibt aber auch weniger optimale Tests, die ziemlich irreführend sein können. Es ist unpraktisch, für jeden einzelnen Nährstoff den besten Test anwenden zu wollen, und kann zudem sehr teuer werden. Also werden in der Regel ein oder zwei Tests für alle Nährstoffe gleichzeitig durchgeführt, was allerdings kein wirklich korrektes Bild ergibt. Auf der Grundlage dieser Tests einen Plan zur Nahrungsergänzung auszuarbeiten, ist also von Anfang an heikel.

Darüber hinaus haben viele Ergänzungsmittel auf dem Markt eine sehr niedrige, teilweise nur bei etwa 9 % liegende Resorptionsrate, weshalb die Menge, die dem Patienten letztlich zugutekommt, weit unter dem liegt, was auf der Packung steht. Aber natürlich würde wohl kaum ein Hersteller offen sagen, wie niedrig die Resorptionsrate seines Ergänzungsmittels ist, selbst wenn er es wüsste. Kurzum, die richtigen Ergänzungsmittel auszuwählen, kann eine recht knifflige Angelegenheit sein.

Die Resorption von Ergänzungsmitteln ist ein komplizierter Vorgang, der, abgesehen von der Qualität des Mittels selbst, auch vom Zustand des Verdauungssystems des Patienten abhängt. Zwei unterschiedliche Menschen können aus ein und demselben Mittel ganz unterschiedliche Mengen an Nährstoffen aufnehmen. Beim GAP-Syndrom ist das Verdauungssystem generell in keinem guten Zustand und resorbiert möglicherweise keinen jener Nährstoffe besonders gut.

Noch komplizierter wird das Ganze dadurch, dass die Zahl der um die Resorptionsorte im Darm konkurrierenden Nährstoffe hoch ist. Führt man also beispielsweise zu viel Kalzium zu, könnte dies die Resorption anderer Nährstoffe beeinträchtigen, wie etwa Magnesium, Zink, Kupfer, Eisen, einiger Aminosäuren und anderer, was wiederum zu einem Defizit an diesen Nährstoffen führen würde.

Es handelt sich hier wirklich um einen sehr unübersichtlichen Bereich der Ernährung. In Wirklichkeit weiß niemand so ganz genau, wie Vitamine und Mineralstoffe am besten verordnet werden sollten, denn in diesem Bereich wurde weder hinreichend geforscht, noch liegen auf Erfahrung beruhende Kenntnisse vor. Jeder Ernährungswissenschaftler oder Arzt hat seine ganz persönliche Sammlung bevorzugter Ergänzungsmittel und diese wendet er dann auf die meisten seiner Patienten an. Mit derselben Methode wie in der Mainstream-Psychiatrie, wo Medikamente vorwiegend auf der Basis der Trial-and-Error-Methode angewendet werden, wird auch bei der Verordnung von Vitamin- und Mineralstoffergänzungen vorgegangen.

Die Einnahme zusätzlicher Vitamine und Mineralstoffe ist weit verbreitet, dies aber nicht nur, weil viele Leute „Gesundheitspillen" schlucken, sondern auch, weil viele handelsübliche Nahrungsmittel mit Vitaminen und Mineralstoffen angereichert sind, um den durch die Verarbeitungsprozesse entstehenden Verlust an Nährstoffen wieder wettzumachen. Hinzu kommt natürlich auch noch, dass viele Nahrungsmittel im intensiven Landbau angebaut werden und von vorneherein nur wenige Nährstoffe entwickeln. Unglücklicherweise sind viele dieser ergänzten Nährstoffe synthetisch. Der Körper ist dafür ausgelegt, natürliche Formen dieser Nährstoffe zu verwerten, folglich erkennt er die synthetischen Formen oft gar nicht und weiß nicht mit ihnen umzugehen. Der Verdacht erhärtet sich immer mehr, dass zum Beispiel viele Fälle von Nierensteinen durch die Einnahme synthetischer Formen von Vitamin C entstehen, was just den gängigsten im Handel anzutreffenden Vitamin-C-Ergänzungsmitteln entspricht.

Es wird gerne propagiert, man könne in der heutigen Zeit ohne die Einnahme von Nahrungsergänzungsmitteln nicht gesund leben, weil die Ernährung nicht imstande sei, eine optimale Nährstoffversorgung zu bieten. In der Tat, wenn Sie sich morgens mit Cerealien und Toast ernähren, mit einem Sandwich zum Mittagessen und einem Standardabendessen, dann wird Ihr Körper sicher nicht optimal mit Nährstoffen versorgt und Sie sollten tatsächlich Ergänzungsmittel nehmen. Die in diesem Buch beschriebene Ernährungsform versorgt den Körper mit konzentrierten Nährstoffen in natürlicher Form, die der Körper erkennen und bestens verarbeiten kann. Frische Säfte liefern zusätzliche und konzentrierte Mengen an Vitaminen, Mineralstoffen und weiteren nützlichen Inhaltsstoffen. Ein gutes Probiotikum erhöht die Resorptionsrate von Nährstoffen aus der Nahrung im Durchschnitt um 50 % oder sogar mehr. Darüber hinaus gelten probiotische Bakterien als wichtigste Quelle der Vitamine B, K, Biotin und vieler anderer Stoffe im Körper. Tatsächlich entspricht dies genau der Gruppe von Nährstoffdefiziten, die in der Regel als erste verschwinden, wenn der Patient mit der Einnahme einer therapeutisch wirksamen Dosis eines starken Probiotikums beginnt. Die Diät und das Probiotikum setzen die Genesung des Verdauungssystems in Gang, sodass der Patient die Nährstoffe aus der Nahrung nach und nach immer besser aufnehmen kann.

Ein weiterer wichtiger Punkt, den es speziell bei GAPS-Patienten zu beachten gilt, ist, dass deren Verdauungssystem entzündet und geschädigt ist. Viele synthetische Ergänzungsmittel sowie Füllstoffe und Bindemittel in Tabletten und Kapseln würden die bei GAPS sowieso schon empfindliche Darmschleimhaut zusätzlich reizen und schädigen und den Heilungsprozess beeinträchtigen. Ich habe viele Patienten erlebt, die sehr viel Mühe in die Durchführung der Diät gesteckt haben, aber erst dann einen Erfolg verbuchen konnten, als sie die meisten ihrer Nahrungsergänzungsmittel abgesetzt hatten.

Aus diesem Grund empfehle ich in der Regel keine Vitamin- oder Mineralstoffergänzung zu Beginn des Programms. Meine Empfehlung lautet, zunächst alles daran zu setzen, die Diät umzusetzen und die Genesung des Darms in Gang zu bringen. Sobald das Verdauungssystem beginnt, richtig zu arbeiten, lösen sich bei vielen Patienten die Nährstoffdefizite auch ohne Supplementation auf. Sie verschwinden auf natürliche Weise, indem der Körper sich selbst darum kümmert.

Natürlich ist die Situation bei jedem Patienten anders und manchmal ist eine gezielte Supplementation erforderlich. Die Entscheidung darüber sollte dann in den Händen eines Experten liegen. Hier einige wichtige Aspekte, die man berücksichtigen sollte.

- Wählen Sie Ergänzungsmittel ohne solche Zusatzstoffe aus, die sich negativ auf die Situation des Darms auswirken könnten. Ergänzungsmittel in flüssiger Form sind besser als in Form von Pulver, Tabletten oder Kapseln. Inhaltsstoffe und Substanzen, die während der Diät nicht erlaubt sind, sollten ebenfalls nicht enthalten sein.
- Wählen Sie Ergänzungsmittel mit einer hohen Resorptionsrate, zum Beispiel Vitamin- und Mineralstoffergänzungen, die Fulvosäure enthalten. Fulvosäure (nicht zu verwechseln mit Folsäure) wird durch Bakterien im Boden produziert. Sie kann auf natürliche Weise eine sehr hohe Resorptionsrate sicherstellen. Darüber hinaus besitzt sie auch gute Eigenschaften als Chelatsubstanz zur Ausleitung von Schwermetallen. Heubazillen im Probiotikum werden den Darm mit dieser Säure versorgen.
- Nahrungsergänzungsmittel sollten auf ein absolutes Minimum reduziert werden!

Entgiftung für Menschen mit GAP-Syndrom

Gehe nie zu einem Arzt, dessen Pflanzen im Sprechzimmer abgestorben sind.
Erma Bombeck

Wir leben in einer verseuchten Welt. Tag für Tag atmen wir Auto- und Industrieabgase ein. Wir essen mit Pestiziden, Herbiziden und anderen Agrochemikalien belastete Nahrungsmittel. Wir trinken Milch und essen Fleisch von Tieren, die regelmäßig Antibiotika, Steroide und andere Medikamente erhalten. Wir nehmen Unmengen chemischer Substanzen aus industriell verarbeiteten Nahrungsmitteln zu uns. Wir benutzen vor chemischen Inhaltsstoffen nur so strotzende Körperpflegeprodukte, die erwiesenermaßen karzinogen und überhaupt für den Menschen schädlich sind. Die heute gängigen energieschonenden Häuser und Büros haben sich zu hochgradig toxisch belasteten Orten entwickelt. Moderne Baumaterialien, Isolierungen, Farben, Brandhemmer und auch die im Haushalt üblichen Putzmittel dünsten toxische Substanzen aus, die wir tagein tagaus einatmen. So wurden anhand chemischer Analysen der Ausdünstungen gängiger Teppiche und Teppichkleber in modernen Häusern und Wohnungen beträchtliche Mengen toxischer Substanzen wie zum Beispiel Formaldehyd, Toluol, Xylol, Benzol, Methacrylat, Tetrachlorethen, Naphthalin, Phthalate und Styrole nachgewiesen. All diese Stoffe sind bekanntermaßen für den Menschen giftig und doch atmen viele sie in großen Mengen die ganze Zeit zu Hause ein. In Krankenhäusern und Einkaufszentren ist die Luft mit noch höheren Mengen toxischer Substanzen belastet.

So erklärt sich auch, warum sich viele Leute nach einem Einkaufsbummel oder einem längeren Besuch im Krankenhaus so müde und ausgelaugt fühlen. Und als wenn dies alles noch nicht schlimm genug wäre, nehmen wir auch noch regelmäßig Medikamente zu uns, trinken Alkohol und rauchen.

Wie schaffen wir es bloß, trotzdem zu überleben? Wie schaffen wir es, unser Leben zu leben, arbeiten zu gehen, Kinder zu haben, ohne schon nach dem ersten Atemzug im allmorgendlichen Stau tot umzufallen?

Wir überleben dank eines sehr wichtigen Systems in unserem Körper. Einem System, über das bis vor Kurzem noch relativ wenig bekannt war – ein ENTGIFTUNGSSYSTEM.

Dieses System ist eine Art Raumpfleger im Körper, der konstant mit dem Aufräumen und Wegschaffen all der Giftstoffe beschäftigt ist, die sowohl im Körper beim normalen Stoffwechsel entstehen als auch von außen in den Körper gelangen. Sein Hauptquartier hat dieses System in der Leber, mit Außenstellen in jeder einzelnen Körperzelle. Die Komplexität und Perfektion dieses Systems verschlägt selbst kompetentesten Biochemikern die Sprache, dabei gibt es noch eine Menge darüber zu lernen, warum es so effizient arbeitet. Was man aber weiß ist, dass dieses System, um gut arbeiten zu können, auf eine konstante Versorgung mit bestimmten Nährstoffen angewiesen ist. Dazu gehören Zink, Magnesium, Selen, Molybdän und andere Mineralstoffe und Spurenelemente, Hunderte von Enzymen, viele Aminosäuren und essenzielle Fette – genau all jene Stoffe, an denen es GAPS-Kindern und -Erwachsenen mangelt. Bedingt durch diese Mangelerscheinungen kann das Entgiftungssystem bei einem GAPS-Patienten nicht optimal funktionieren. Gleichzeitig ist dieses System ohnehin überlastet, weil GAPS-Patienten eine hohe toxische Belastung aufweisen. Stellen Sie sich einen Arbeiter vor, der extremen Hunger und Durst hat, gleichzeitig aber immer mehr Arbeit erledigen soll. Wie wird er damit fertig? Er stellt einen Großteil seiner Arbeit hintenan und hofft auf bessere Zeiten, in denen er dann imstande sein wird, sich darum zu kümmern. Genau so geht das Entgiftungssystem bei einem GAPS-Patienten vor – es lagert diverse toxische

Substanzen in verschiedenen Körpergeweben ab, um sich irgendwann später darum zu kümmern. Das ist der Grund, warum bei diesen Patienten durchgeführte Tests auf Schwermetalle, Petrochemikalien und andere Giftstoffe immer positiv ausfallen. Unglücklicherweise haben viele dieser chemischen Substanzen eine Affinität zu Fetten und werden daher im Fett eingelagert. Ein menschliches Gehirn und auch das übrige Nervensystem haben einen sehr hohen Fettanteil in ihrem Gewebe und werden somit zu Lagerstätten für diese Toxine. Ein durch Toxizität blockiertes Gehirn kann sich nicht gut entwickeln und nicht gut arbeiten. Das ist an GAPS-Patienten sehr deutlich zu erkennen.

Was können wir also dagegen tun? Wie können wir den Körper von GAPS-Kindern und -Erwachsenen von dieser toxischen Belastung befreien, damit sie gut gedeihen und funktionieren können?

Der erste und offensichtlichste Schritt, der getan werden muss, ist die Beseitigung der Hauptquelle von Toxizität, im Klartext, der Darm muss gereinigt und geheilt werden.

Allerdings ist es damit allein auch nicht getan. Wie geht man mit all den Giftstoffen um, die sich über die Jahre im Körper dieser Patienten angesammelt haben? Was tut man mit all den Schwermetallen, auf die GAPS-Kinder und -Erwachsene positiv getestet werden?

In den letzten Jahren hat eine neue Behandlungsform von sich reden gemacht – die Chelat-Therapie, d.h. die Ausleitung von Schwermetallen mithilfe von sogenannten Komplexbildnern oder Chelatsubstanzen, vor allem Dimercaptobernsteinsäure (DMSA) und Alpha-Liponsäure. Diese Arzneimittelgruppe wurde ursprünglich bei der Armee zur Behandlung akuter Vergiftungen durch Schwermetalle und anderer Giftstoffe eingesetzt. Sie sind momentan ein Schwerpunktthema in Gesprächskreisen von Eltern autistischer Kinder. Es gibt eine ganze Reihe von Ärzten, vorwiegend in den USA, die autistische Kinder mit diesen Medikamenten behandeln und in dieser Behandlung einen großen Nutzen sehen. Auch einige Eltern berichten, dass sie den Eindruck haben, die Chelat-Therapie habe ihren Kindern geholfen. Es gibt jedoch bei alldem einige Punkte, die vielen Leuten, darunter auch mir, gewisse Bedenken bereiten. Auch Chelatsubstanzen sind medizinische Substanzen.

Wie jedes andere Medikament bringen auch sie Nebenwirkungen und Komplikationen mit sich. Es handelt sich nicht um harmlose Stoffe. Ich hege schwere Bedenken bei der Vorstellung, diese Medikamente ohne direkte medizinische Überwachung oder gar ohne regelmäßige Blutuntersuchungen anzuwenden. Schauen wir uns einige bekannte Probleme an.

1. DMSA und andere Chelatsubstanzen können eine dosierungsabhängige Myelosuppression (Knochenmarksdepression) hervorrufen, die sich als Neutropenie und Thrombozytopenie äußert, was sich wiederum auf die Blutgerinnung und die Immunantwort des Blutes auf Infektionen und andere Giftstoffe auswirkt. Während einer Chelat-Therapie müssen die Patienten regelmäßigen Blutkontrollen unterzogen werden. Bei einigen Kindern und Erwachsenen ist diese Reaktion so schwerwiegend, dass die Therapie abgesetzt werden muss.
2. Chelatbildner lösen ein explosivartiges pathogenes Pilz- und Bakterienwachstum im Darm aus, das vermutlich auf die Immunsuppression zurückzuführen ist. Aus diesem Grund empfehlen Ärzte, die die Chelat-Therapie durchführen, ihren Patienten immer, zunächst etwas gegen ihre Dysbiose zu unternehmen. Jeder, der etwas Erfahrung in der Behandlung von Dysbakterien im Darm hat, weiß, wie schwierig es ist, damit umzugehen. Bei GAPS-Patienten gehört die Dysbiose zum grundlegenden und vorrangigen Krankheitsbild und trotz der bei vielen Behandlungen gesammelten Erfahrungen lässt sich immer noch nicht sagen, ob sie vollständig zu beseitigen ist.
3. Die Chelatsubstanzen binden neben den Schwermetallen auch essenzielle Mineralstoffe und leiten sie aus dem Körper aus. Einer davon ist zum Beispiel Zink, weshalb Zink vor und während der Chelat-Therapie in hohen Dosierungen als Ergänzung zugeführt werden muss. Ärzte mit Erfahrung in der Supplementation von Zink wissen jedoch, dass es sich dabei um einen komplexen Resorptionsmechanismus handelt, für den ein normales Niveau an Magensäure vorhanden sein muss. Bei GAPS-Patienten ist der Magensäurespie-

gel aber nicht normal, weshalb sich die Resorption von ergänztem Zink als schwierig gestaltet. Darüber hinaus wissen wir ja, dass es GAPS-Patienten ohnehin in hohem Maße an diesem essenziellen Mineralstoff mangelt. Außer Zink leiten Chelatsubstanzen auch andere essenzielle Mineralstoffe aus, an denen diese Patienten ein Defizit haben, darunter Magnesium, Molybdän und andere. Aus diesem Grund umfasst eine Chelat-Therapie immer auch eine umfassende Supplementation mit einer großen Zahl unterschiedlicher Nährstoffe.

4. Das Blut von Patienten, die Chelatsubstanzen einnehmen, weist einen hohen Wert an Aminotransferasen auf. Diese Enzyme sind ein Zeichen für eine geschädigte Leber, insbesondere für geschädigte Hepatozyten (Leberzellen).
5. Bei bestehenden Nierenproblemen ist die Einnahme von Chelatsubstanzen kontraindiziert, da diese sich schädigend auf die Nieren auswirken. Während der Chelat-Therapie muss die Nierenfunktion – ebenso wie die Leberfunktion – regelmäßig überprüft werden.
6. Die Eltern autistischer Kinder berichten über eine lange Liste von Nebenwirkungen, die während der Chelat-Therapie auftreten: Rückfall in autistische Symptome, Magersucht, Müdigkeit, Reizbarkeit, Übelkeit, Schlafstörungen, Durchfall, Blähungen, makulopapulöser Hautausschlag. In einigen Fällen haben Ärzte sogar so schwerwiegende Komplikationen wie das Stevens-Johnson-Syndrom beobachtet (schwere toxische Reaktion mit hohem Fieber, Durchfall, Polyarthritis, erosive Hautveränderungen, Myalgie, Pneumonitis – üblicherweise mit Steroiden behandelt), Hämolyse (Auflösung der roten Blutkörperchen), schwere Neutropenie (Verminderung der Blutzellen, genannt Neutrophile, die an der Immunantwort beteiligt sind) und Thrombozytopenie (Mangel an Thrombozyten, den vorwiegend für die Blutgerinnung zuständigen Blutplättchen).
7. Von einigen autistischen Kindern wurde berichtet, dass es ihnen während der Chelat-Therapie besser ging, ihr Zustand aber unmittelbar danach auf die Ausgangssituation zurückfiel. Eine Erklärung für dieses Phänomen könnte sein, dass diese Kinder erneut Schwer-

metalle aus der Umwelt aufnehmen, sobald die Chelat-Therapie eingestellt wurde, weil ihr eigenes Entgiftungssystem nicht imstande ist, mit diesen Metallen umzugehen.

Bislang gibt es außer anekdotischen Fallberichten keine wirklich stichhaltigen Zahlen, die belegen, dass die Chelat-Therapie wirklich funktioniert. Einige Studien sind in Arbeit, die eine Auswertung möglicher Verbesserungen durch die Chelat-Therapie anstreben, aber noch ist die Erfolgsrate unbekannt. Wenn sich bei einem GAPS-Patienten nach der Chelat-Therapie Besserungen zeigen, sagt das noch nichts darüber aus, ob diese Verbesserungen so nachhaltig sein werden, dass sie es rechtfertigen, die Patienten all den Risiken und Nebenwirkungen dieser Behandlung auszusetzen, von den Kosten einmal ganz abgesehen.

Wie soll man nun mit all diesen im Körper des Patienten lauernden Schwermetallen und sonstigen Giftstoffen umgehen? Wir können sie ja nicht einfach vergessen. Nun, es gibt eine altbewährte Methode der Entgiftung, bei der der Körper nicht nur von den Schwermetallen, sondern auch von vielen anderen Giftstoffen befreit wird – und das ganz komplikationsfrei und ohne jegliche Nebenwirkungen. Lecker ist das Ganze noch dazu und insbesondere bei Kindern überaus beliebt! Bei dieser Methode geht es um das ENTSAFTEN. Tausende von Menschen rund um den Globus haben sich mit der Methode des Entsaftens von tödlichen Krankheiten befreit. Es gibt Dutzende von Büchern zu diesem Thema, sie erzählen von Erfolgsgeschichten und liefern Hunderte wunderbarer Rezepte. Einige große Namen in der Geschichte der Naturheilverfahren haben sich für die Vorzüge des Entsaftens starkgemacht und die Methode aktiv zur Behandlung ihrer Patienten eingesetzt – darunter Dr. Gerson und Dr. Norman Walker. Über den gesundheitlichen Nutzen von frischem, rohem Obst und Gemüse liegen Hunderte wissenschaftlicher Studien vor. Säfte liefern alle in diesem Obst und Gemüse enthaltenen Vorzüge in konzentrierter Form und in großen Mengen. Um zum Beispiel ein Glas Möhrensaft zu machen, benötigt man etwa 1/2 Kilo Möhren. Niemand wird so viele Möhren auf einmal essen, durch den Saft aber nimmt man alle darin enthaltenen Nährstoffe auf. Darüber hinaus beseitigt das Entsaften die Fasern, die die Resorption vieler in Obst und Gemüse enthaltener Nährstoffe beeinträchtigen und den Zustand des bei einem GAPS-Patienten ohnehin empfindlichen Verdauungssystems belasten. Das Verdauungssystem hat mit der Verdauung von Säften kaum Arbeit, sie sind in 20-25 Minuten resorbiert und versorgen den Körper mit einer konzentrierten Nährstoffmenge. Durch das Entsaften lassen sich täglich große Mengen an frischem Obst und Gemüse in ihrer angenehmsten und am besten verdaulichen Form verzehren. GAPS-Kinder und -Erwachsene lehnen frisches Obst und Gemüse oft aufgrund der Konsistenz ab. Das Trinken von Säften stellt für dieses Problem eine sehr effiziente Lösung bereit. Einige GAPS-Kinder nehmen darüber hinaus auch nicht ausreichend Flüssigkeit zu sich. Leckere Säfte können auch hierbei Abhilfe schaffen. Der Verzehr von mindestens zwei Gläsern frisch zubereiteten Saftes wird Ihren Patienten mit vielen essenziellen Vitaminen, mit Magnesium, Selen, Zink und anderen Mineralstoffen, mit Aminosäuren und vielen weiteren Nährstoffen versorgen, an denen es Menschen mit GAP-Syndrom mangelt. Eine Kombination aus Ananas, Möhre und etwas Roter Bete früh am Morgen bereitet das Verdauungssystem auf die anstehenden Mahlzeiten vor, indem sie sowohl die Produktion von Magensäure als auch von Bauchspeicheldrüsenenzymen anregt. Eine Mischung aus Möhre, Apfel, Staudensellerie und Roter Bete hat wunderbare leberreinigende Eigenschaften. Grüne Säfte aus Blattgemüse (Spinat, Kopfsalat, Petersilie, Dill, Möhren- und Betengrün), gemischt mit etwas Tomate und Zitrone sind eine großartige Magnesium- und Eisenquelle und sorgen zudem für die Ausleitung von Schwermetallen. Saft aus Kohl, Apfel und Staudensellerie regt die Produktion von Verdauungsenzymen an und ist ein großartiges Mittel zur Nierenreinigung. Die Zahl der gesunden und leckeren Variationen, die sich aus allen möglichen zu Hause verfügbaren Früchten und Gemüsen zubereiten lassen, ist schier endlos. Damit der Saft, vor allem für Kinder, angenehm schmeckt, empfiehlt sich eine Mischung von 50 % der weniger schmackhaften, dafür aber sehr heilsamen Zutaten – Möhren, kleine Mengen Roter Bete (nicht mehr als 5 % der Saftmischung), Staudensellerie, Kohl, Kopfsalat, Gemüse wie Spinat, Petersilie, Dill, Basilikum, frische Brennnesselblätter, das Grün von Roter Bete, Möhrengrün, Weiß- und Rotkohl – und 50 % beliebiger, schmackhafter Zutaten, die den Geschmack der übrigen Zutaten etwas überdecken: Ananas, Apfel, Orange, Grapefruit, Weintrauben, Mango usw. (mehr Info hierzu im Rezeptteil).

Wie sieht es mit den Ballaststoffen aus? Dass der Patient frische Säfte trinkt, bedeutet nicht, dass kein frisches Obst oder Gemüse mehr gegessen wird. Vorausgesetzt, es liegt kein Durchfall vor, sollte der GAPS-Patient wie gewohnt Obst und Gemüse verzehren. Betrachten Sie die Säfte als eine Art Nahrungsergänzung mit konzentrierten Mengen an Nährstoffen in einem einzigen Glas. Sie sollten auf leeren Magen etwa 20-25 Minuten vor der Nahrungsaufnahme bzw. 2-2 1/2 Stunden nach einer Mahlzeit getrunken werden.

Aber könnte man denn nicht einfach fertige Säfte kaufen? Die Antwort darauf ist ein ganz klares NEIN! Gekaufte Säfte sind oft in irgendeiner Form verarbeitet und pasteurisiert, wodurch jegliche Enzyme sowie die meisten Vitamine und sekundären Pflanzenstoffe zerstört werden. Insbesondere sogenannte Fruchtsaftgetränke sind eine Quelle von industriell verarbeitetem Zucker, der im Darm einen Nährboden für Bakterien und Pilze bietet. Bei frisch ausgepresstem Saft steht der natürlich enthaltene Zucker in einem ausgewogenen Verhältnis zu Enzymen, Mineralstoffen und anderen Nährstoffen, die ihn zu einer echten Energiequelle für den Körper machen. Wenn Sie Ihren eigenen Saft machen, dann wissen Sie genau, was Sie hineingeben, Sie wissen, dass die Zutaten frisch sind ohne jegliche Verunreinigung und Oxidierung – und zudem kann es großen Spaß machen, verschiedene Obst- und Gemüsekombinationen zu kreieren. Zum Thema Entsaften gibt es eine große Bandbreite an Büchern mit tollen Rezepten für jegliche Gesundheitsprobleme und alle Gelegenheiten. Um aus den Säften gleichzeitig ein großartiges Mittel zur Steigerung der Abwehrkraft zu machen, sollten Sie sich überlegen, auch Holunderbeeren in die Zutatenliste aufnehmen.

Schwarzer Holunder

Schwarzer Holunder ist ein kleiner Baum, der so ziemlich überall wächst, in kühleren Regionen ebenso wie in sehr warmen. Im Frühling trägt der Baum Schirmrispen aus unzähligen winzigen Einzelblüten, die gegen Ende des Sommers zu saftigen schwarzen Beeren heranreifen. Schon seit Jahrhunderten werden die Heilkräfte dieser Pflanze sehr geschätzt. Schon immer wurden ihre Blüten, Beeren, Blätter und auch die Rinde zur Behandlung von Erkältungen, Lungenentzündung, Grippe, Halsschmerzen, Heuschnupfen, Wunden, Augenentzündungen und vielen anderen Leiden eingesetzt. In England macht man noch heute aus den Beeren Holunderwein und in Skandinavien verwendet man die Blüten für feinen Holunderblütensirup. Die Schwarze Holunderbeere hat in hohem Maße abwehrstärkende Eigenschaften und ist eines der stärksten antiviralen Heilmittel überhaupt.

Um sich die Vorzüge dieser Pflanze zunutze zu machen, muss man kein erfahrener Kräuterkenner sein. Der auch optisch ansprechende Baum wächst sogar in vielen Gärten. Sammeln Sie am Ende des Sommers die Beerendolden, ein kleiner Eimer voll wird genügen. Die Beeren sollten gut reif geerntet werden, wenn sie sehr schwarz und weich sind. Zu Hause können Sie dann die Beeren mit einer Gabel von der Dolde lösen und diese in kleinen Gefrierbeuteln oder Tiefkühldosen verpackt einfrieren. Machen Sie es sich dann vom Ende des Sommers bzw. Herbstanfang zur Gewohnheit, abends vor dem Schlafengehen 1-2 Esslöffel Beeren aus dem Gefrierschrank zu nehmen und über Nacht bei Zimmertemperatur auftauen zu lassen. Morgens geben Sie diese dann zusammen mit den zum Entsaften vorgesehenen Zutaten in den Entsafter. Wenn Sie das den Winter über täglich oder auch alle zwei Tage so beibehalten, dann wird Ihre Familie von Erkältungen verschont bleiben. Die Menge von 1-2 Esslöffel Beeren ist für eine vierköpfige Familie ausreichend. Wenn Sie nur für eine Person Saft zubereiten, dann reicht ein Teelöffel aus. Abgesehen von Säften kann man Holunderbeeren auch beim Backen verwenden.

Im Frühling kann man auch die Blüten sammeln und einfrieren. So können Sie im Winter daraus einen angenehm aromatischen Tee zubereiten oder Sie zerdrücken die noch gefrorenen Blüten leicht und geben Sie in den Salat. Auch die Blüten haben stark immunstimulierende Eigenschaften. Als Tee zubereitet wirken sie gegen Erkältungen, Grippe und Fieber. Zudem kann derselbe Tee auch oberflächlich bei Verletzungen und Schürfwunden, Sonnenbrand, Frostbeulen und brennenden Augen aufgetragen werden. Auch bei Heuschnupfen gilt er als bewährtes Heilmittel.

Ich höre geradezu, wie der eine oder andere jetzt sagen wird: „Ich habe immer so viel zu tun und keine Zeit, Beeren und Blüten zu sammeln!“ Aber selbst der rastloseste Mensch hat einmal Wochenende. Wäre es nicht eine Freude, mit der Familie einen Tag unterwegs zu sein und Holunderbeeren zu sammeln? Wenn Sie dann wieder nach Hause kommen und vor dem Fernseher auf das Sofa sinken, können Sie – während Sie Ihre Lieblingssendung schauen – einfach die Beeren mit einer Gabel von der Dolde lösen und in kleine Gefrierbeutel füllen. Sobald die Sendung vorüber ist, kommen die Beutel in den Gefrierschrank. Das ist doch eigentlich nicht zu viel Aufwand, wenn man bedenkt, dass man dann den ganzen Winter über einen Vorrat eines tollen Abwehrmittels zur Verfügung zu haben. Und das auch noch zum Nulltarif!

Die allgemeine toxische Belastung

Ein wichtiger Teil der Behandlung besteht darin, die allgemeine toxische Belastung auf das Entgiftungssystem des Patienten so weit wie irgend möglich zu verringern. Was ist eine allgemeine toxische Belastung? Alles was man an toxischen Substanzen verzehrt, einatmet, berührt oder auf die Haut aufträgt, wird sehr schnell aufgenommen und stellt für das Entgiftungssystem eine weitere Belastung dar. Bei einem GAPS-Patienten ist der Darm die Hauptquelle der Toxizität, die dem Entgiftungssystem des Körpers zu viel Arbeit auflastet. Es wäre ungeschickt, diese Belastung noch zu erhöhen, indem der Patient toxischen und karzinogenen Substanzen aus der Umwelt ausgesetzt wird. Welche Substanzen sind hier gemeint?

Die häusliche Umgebung des Patienten sollte so chemiefrei wie möglich gehalten werden, das heißt, die Menge an verwendeten chemischen Reinigungsmitteln, Farben, Pestiziden für Teppiche und anderen toxischen Substanzen sollte auf ein Minimum reduziert werden. Alle handelsüblichen Haushaltschemikalien sind toxisch. Ob Badreiniger, Bodenreiniger, Polituren oder andere Putzmittel, bei ihrer Verwendung bleiben immer Spuren davon in der Luft oder auf den Oberflächen zurück und tragen somit zur allgemeinen toxischen Belastung auf das Entgiftungssystem des Patienten bei. Toxische Haushaltschemikalien können leicht durch sanftere, biologisch abbaubare Alternativen unterschiedlicher umweltbewusster Hersteller ersetzt werden. Aber auch da gilt, je weniger, desto besser. Für viele Reinigungsvorgänge rund um das Haus reicht oft Wasser und etwas Essig oder Zitronensaft, Soda und Olivenöl. Ein Holzboden kann mit starkem Tee gereinigt werden. Als Möbelpolitur kann eine Mischung aus Olivenöl und weißem Essig im Verhältnis 4:1 dienen. Rotweinflecken auf dem Teppich lassen sich mithilfe von Weißwein entfernen.

Es ist davon abzuraten, das Haus zu renovieren oder neue Teppiche oder Möbelstücke zu kaufen, während der Patient versucht, sich zu entgiften. Farben, viele Baumaterialien, neue Teppiche und neue Möbel dünsten eine Fülle extrem toxischer Chemikalien aus, die man dann über die Lungen, die Haut und die Schleimhäute aufnimmt. Ein neuer Teppich kann möglicherweise über mehrere Jahre hinweg beträchtliche Mengen an hoch karzinogenem Formaldehyd abgeben. Neue Möbel stecken voller Brandhemmer, die in hohem Maße im Körper zur Bildung von Antimon beitragen. Frische Wandfarben geben mindestens sechs Monate lang Dutzende extrem toxischer Chemikalien an die Luft ab. Erst kürzlich bekam ich einen Anruf von den Eltern eines autistischen Kindes, das außer an schwerem Autismus auch an Epilepsie litt. Sie hatten den GAPS-Ernährungsplan erfolgreich durchgeführt, dem Kind ging es danach gut und es war zu keinen Anfällen mehr gekommen. Dann aber beschlossen die Eltern bedauerlicherweise, im Haus die Wände zu streichen. Als der Maler mit der Arbeit anfing, bekam das Kind noch am selben Tag einen starken epileptischen Anfall. Epilepsie ist in den meisten Fällen, insbesondere bei Kindern, auf Toxizität zurückzuführen. Offensichtlich war das Entgiftungssystem dieses Kindes einfach noch nicht bereit für den Ansturm extrem toxischer Chemikalien, wie sie von frisch gestrichenen Wandfarben ausgehen.

Weitere Faktoren, die in hohem Maße zur allgemeinen toxischen Überlastung im Körper beitragen, sind *Kosmetika, Hygieneartikel, Parfüms und andere Körperpflegemittel.* In der Kosmetik- und Körperpflegeindustrie gibt es kaum Regulierungen. Mehr als tausend karzinogene und toxische Chemikalien werden in Rezepturen von Shampoos, Seifen, Zahncremes, Kosmetika, Parfüms, Cremes usw. eingesetzt. Die früher geltende Ansicht, die Haut sei eine Barriere, die keine Giftstoffe durchlasse, hat sich als völlig falsch erwiesen. Die menschliche Haut absorbiert die meisten Einflüsse aus der Umwelt sehr effizient, in manchen Fällen sogar besser als das Verdauungssystem. Toxine, die durch das Verdauungssystem in den Körper gelangen, müssen die Leber passieren, wo ein Großteil von ihnen abgebaut und unschädlich gemacht wird. Aus diesem Grund stellt die Pharmaindustrie seit einiger Zeit immer mehr Medikamente in Form eines Pflasters her, das auf die Haut geklebt wird. Die Wirkstoffe werden durch die Haut besser aufgenommen als durch das Verdauungssystem und gelangen zudem direkt in den Blutkreislauf, ohne zuvor den Lebertest bestehen zu müssen. Die breite Verwendung von Körperpflegeprodukten hat einen großen Anteil an der herrschenden hohen Krebsrate. Kinder, Frauen und Männer setzen sich unbewusst Unmengen karzinogener Stoffe aus, die sie auf ihre Haut auftragen. Ein gutes Beispiel dafür ist Brustkrebs. In vielen Fällen weisen die einer kanzerösen Brust entnommenen Zellen einen sehr hohen Gehalt an Aluminium auf – ein toxisches Metall. Wo aber kommt all das Aluminium her? Vermutlich von gar nicht so weit her – nämlich von Deodorants, die in den Achselhöhlen der Frau durch die Haut absorbiert werden. Jüngere Studien zu toxischen Metallen zeigen auf, dass sich bei trächtigen Tieren, die diesen Metallen ausgesetzt werden, große Mengen davon im Fötus ablagern. Daher ist es ungemein wichtig, dass schwangere Frauen oder stillende Mütter sehr genau hinschauen, welche Kosmetika und Körperpflegeprodukte sie für Haut, Gesicht und Haare verwenden. In diesem Buch können wir nicht detailliert auf alle in unseren Kosmetika und Hygieneartikeln enthaltenen Toxine eingehen. Die gängigsten jedoch sollen hier kurz aufgelistet werden.

- Talk oder Talkumpuder kann Eierstockkrebs verursachen. Verwenden Sie es nicht, schon gar nicht für Babys!
- Natriumlaurylsulfat bzw. heute vermehrt Natriumlaurylethersulfat – ein hoch toxisches Reinigungsmittel, das in den meisten Shampoos, Seifen und Zahncremes enthalten ist.
- Fluorid – ein schreckliches Gift für jedes System im Körper.

Dieser Stoff findet sich oft in Zahnpasta und anderen Zahnpflegeprodukten, wird manchmal der Wasserversorgung zugesetzt und Babys als Tropfen verabreicht. Wenn Sie mit seiner Toxizität nicht vertraut sind, kann ich Ihnen nur ans Herz legen, mehr darüber in Erfahrung zu bringen und es zu meiden wie die Pest.

- Titandioxid – karzinogen.
- Triethanolamin (TEA) und Diethanolamin (DEA) bilden karzinogene Nitrosamine.
- Lanolin, für sich genommen eine ungiftige, natürliche Substanz, ist oft mit DDT und anderen karzinogenen Pestiziden verunreinigt.
- Dioxane werden eingeatmet und von der Haut aufgenommen – stark karzinogen.
- Saccharin – karzinogen.
- Formaldehyd – eine toxische und karzinogene Substanz.
- Polypropylenglycol – karzinogen.
- Blei, Aluminium und andere toxische Metalle sind in vielen Körperpflegeprodukten enthalten, insbesondere in Deodorants und Make-Up.

Bei Patienten mit GAP-Syndrom sollte der Einsatz von Körperpflegeprodukten auf ein absolutes Minimum reduziert werden. Der Körper muss nicht zwangsläufig mit Seifen, Duschgels oder Schaumbädern gereinigt werden. Diese tragen nicht nur zur allgemeinen toxischen Überlastung bei, sondern lösen zudem wichtige Fette in der Haut, die diese eigentlich vor Infektionen und Austrocknen bewahren sollen. Die Haut mit Wasser und Waschlappen zu reinigen reicht meistens aus.

Ein Kind benötigt außer einer natürlichen Zahnpasta keinerlei Körperpflegeprodukte. Es gibt eine Reihe von Firmen, die unbedenkliche Körperpflegeprodukte ohne die oben aufgeführten schädlichen Substanzen herstellen.

Um die Ausleitung von Toxinen durch die Haut zu unterstützen, kann Ihr Patient jeden Abend vor dem Schlafengehen ein Bad nehmen. Statt eines Schaumbads geben Sie eine Tasse Apfelessig, Soda oder Seetangpulver in das Badewasser – diese Stoffe tragen zur Normalisierung des pH-Wertes der Haut bei und fördern eine gesunde Hautflora. Außerdem unterstützen sie den Entgiftungsprozess. Alle zwei Tage können Sie eine Tasse Bittersalz im Badewasser auflösen, um den Entgiftungsprozess zusätzlich zu unterstützen. Lüften Sie das Haus regelmäßig und sorgen Sie dafür, dass Ihr Patient so viel Zeit wie möglich an der frischen Luft verbringt.

Schwimmbäder sind stark belastete Orte. Die meisten Menschen gehen davon aus, dass ein Schwimmbadbesuch gut für die Gesundheit sei. Weit gefehlt! Abgesehen von einigen wenigen Schwimmbädern, die Ozon zur Wasseraufbereitung einsetzen, wird das Wasser meistens mit chlorhaltigen Chemikalien gereinigt. Chlor ist ein Gift, das sich auf jedes System des Körpers auswirkt, insbesondere auf das Immunsystem und die Leber. Chlor wird von der Haut recht leicht aufgenommen. Darüber hinaus schwebt Chlor aber auch in einer dicken Schicht über dem Badewasser und wird von Kindern und Erwachsenen beim Schwimmen eingeatmet. Über die Lungen gelangt das eingeatmete Chlor extrem rasch in den Blutkreislauf. GAPS-Patienten sind ohnehin stark toxisch belastet, in Chlorwasser zu schwimmen, stellt für sie eine zusätzliche Belastung dar.

Wer von GAPS betroffen ist, sollte in natürlichen Gewässern wie Seen, Flüssen und im Meer schwimmen und nicht in der toxischen Chemiebrühe von Schwimmbädern. Natürliche Gewässer sind voller Leben, sie liefern biologische Energie aus Pflanzen und verschiedenen Lebewesen, Mineralstoffe, Enzyme und viele andere nützliche Substanzen. Seit Jahrhunderten schon gilt das Baden in natürlichen Gewässern als Therapie für viele Gesundheitsprobleme. Natürlich sollte man darauf achten, dass das Wasser, in dem man schwimmt, so weit wie möglich von umweltverschmutzenden Industrieanlagen entfernt ist.

Beim Waschen bleiben, egal ob Waschpulver oder flüssiges Waschmittel verwendet wird, immer Rückstände in der Kleidung, der Bettwäsche und den Handtüchern zurück und tragen zusätzlich zu einer toxischen Überlastung bei. Halten Sie Ausschau nach sichereren und umweltfreundlichen Alternativen!

Zimmerpflanzen sind die besten Freunde, wenn es darum geht, die häusliche Umgebung toxinfrei zu halten. Sie nehmen toxische Gase auf und ersetzen sie durch Sauerstoff und andere nützliche Substanzen. Holen Sie sich Geranien und Efeu ins Haus, Grünlilien und Aloe vera, Gummibaum, Birkenfeige oder jede beliebige andere Zimmerpflanze. Je mehr desto besser, insbesondere in den Schlafräumen.

Wichtig ist, dass die Zimmerpflanzen kräftig bleiben und keinen Schimmel entwickeln, denn einige GAPS-Patienten reagieren darauf empfindlich.

Die Entgiftung und ein auf ein Minimum beschränkter Kontakt zu Umweltgiften müssen einen wichtigen Bestandteil der Behandlung des GAP-Syndroms ausmachen. Die Normalisierung der Darmflora, eine angemessene Ernährung, sauberes Wasser, frische Säfte und die Vermeidung von Umweltgiften sind allesamt natürliche und sehr gut wirkende Maßnahmen – und dies ohne jegliche Nebenwirkungen!

Wahre Gesundheit kommt von innen, aus einem reinen, unbelasteten Körper.

Teil 3

Verschiedene Aspekte

1 Ohrinfektionen und Paukenerguss

Diese beiden Krankheiten sind die häufigsten Gründe dafür, dass GAPS-Kindern in ihren ersten Lebensjahren solche Mengen an Antibiotika verschrieben werden. Betrachten wir jedoch Ohrinfektionen und Paukenerguss getrennt voneinander, tritt ein weiteres sich epidemieartig ausbreitendes Krankheitsbild zutage. Ohrinfektionen sind die Ursache für mehr als ein Drittel aller Arztbesuche. Etwa zwei Drittel aller Kinder in westlichen Ländern leiden mindestens einmal im Jahr an einer Ohrinfektion, ein Drittel von ihnen hat sogar mehr als vier Ohrinfektionen jährlich.

Woher kommt diese Krankheitswelle? Warum werden Kindern, nachdem sie wegen akuter Ohrinfektionen wieder und wieder mit Antibiotika behandelt wurden, am Ende doch Paukenröhrchen eingesetzt?

Wenn wir dieses Phänomen verstehen wollen, müssen wir uns zunächst mit dem Aufbau des Ohrs beschäftigen. (Abb. 8)

Ohrinfektionen spielen sich im Mittelohr ab, einem relativ kleinen, geschlossenen Raum mit einem Volumen von etwa einem Kubikzentimeter. Seine Hauptaufgabe liegt darin, die Schallwellen mittels drei winziger, miteinander verbundener Knochen – Hammer, Amboss und Steigbügel – vom Trommelfell an das Innenohr zu übertragen. Das mit Luft gefüllte Mittelohr ist vom äußeren Gehörgang durch das Trommelfell luftdicht abgetrennt. Es ist jedoch mit der Außenwelt durch eine Röhre, die sogenannte Ohrtrompete oder Eustachi-Röhre verbunden. Da diese Röhre bei Ohrinfektionen und einem Paukenerguss die wichtigste Rolle spielt, möchte ich näher auf sie eingehen.

Die Eustachi-Röhre verläuft von der Vorderwand des Mittelohrs bis zum Nasenrachenraum, wo ihre Öffnung in der Nähe der Hinterseite der Nase liegt. Die Hauptaufgabe dieser Röhre besteht darin, den Luftdruck im Mittelohr dem Druck der Außenwelt anzupassen. Die Öffnung der

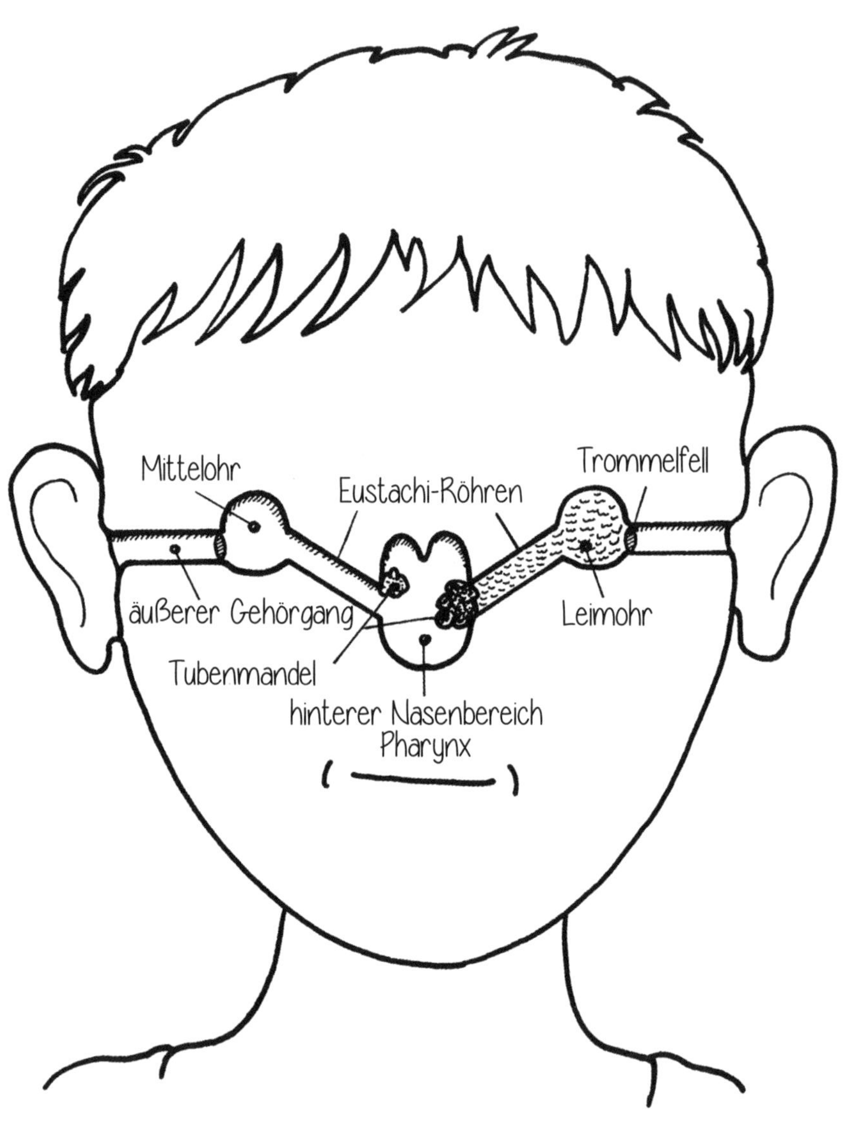

Abb. 8 Aufbau und Verbindung von Mittelohr und Rachen

Eustachi-Röhre im Rachenraum wird von lymphatischem Gewebe, der sogenannten Tubenmandel, geschützt. Diese Tubenmandeln sind Teil des Immunsystems. Ihre Aufgabe ist es, Infektionserreger in der Nase und im Rachen daran zu hindern, in die Eustachi-Röhre und das Mittelohr vorzudringen. Das Vorhandensein der Tubenmandeln spüren wir besonders deutlich, wenn wir in einem Flugzeug sitzen. Ich bin mir sicher, dass jeder beim Fliegen schon einmal das starke Druckgefühl auf den Ohren erlebt hat. Der Auslöser dafür ist, dass die Tubenmandeln sich aufgrund einer Nasen- oder Racheninfektion oder einfach durch die Klimaanlage im Flugzeug entzünden und anschwellen können und dann den Eingang zu den Eustachi-Röhren blockieren. Infolgedessen kann kein Ausgleich zwischen dem Druck im Mittelohr und dem sich verändernden Außendruck beim Abheben oder Landen des Flugzeugs stattfinden, wodurch Außengeräusche nur noch gedämpft zu hören sind und das betroffene Ohr schmerzt. Schlucken, Gähnen, Kauen und Zuhalten von Nase und Mund, während man behutsam versucht, Luft aus den Lungen herauszupressen, dehnt die Öffnung der Eustachi-Röhre, sodass die Luft wieder bis in das Mittelohr gelangen kann. Sind die Tubenmandeln jedoch zu stark geschwollen, sind diese Maßnahmen in der Regel zwecklos.

Die Eustachi-Röhre ist der direkteste Weg, auf dem Infektionen in das Mittelohr gelangen können, aber ganz so einfach ist es nicht.

Die Schleimhäute der Eustachi-Röhren sind mit einem Flimmerepithel ausgekleidet und von zahlreichen Schleimdrüsen und Lymphfollikeln besiedelt.

Das Flimmerepithel ist eine mit winzigen Härchen bedeckte Zellschicht. Diese Flimmerhärchen zeigen normalerweise weg vom Mittelohr in Richtung des Nasenrachenraums, wo sie eine wirksame Schranke bilden für Nahrungsreste und Luft, die möglicherweise aus Nase und Mund in das Mittelohr gelangen könnten. Der Schleim aus den zahlreichen schleimproduzierenden Zellen in der Schleimhaut der Eustachi-Röhren reinigt die Röhren unaufhörlich und fließt in dieselbe Richtung wie die winzigen Härchen des Flimmerepithels in den hinteren Rachenraum. Krankheitserreger, die in das Mittelohr vordringen wollen, müssen gegen diesen Schleimfluss ankämpfen. Gelingt es ihnen allerdings, in die Eustachi-Röhre zu gelangen, kommen die zum Immunsystem gehörenden Lymphfollikel auf den Wänden der Röhre zum Einsatz – sie greifen den Eindringling an und töten ihn ab. Und noch bevor die Erreger in die Eustachi-Röhre vordringen können, müssen sie natürlich die erste Schranke überwinden – die Tubenmandeln, gebündelte Ansammlungen von Immunzellen, die speziell für die Abwehr von Eindringlingen konzipiert sind. Diese Kombination unterschiedlicher Abwehrmechanismen bildet einen recht beeindruckenden Schutzwall für das Mittelohr, der bei gesunden Kindern auch wirklich sehr gut funktioniert. Warum ist er bei so vielen Kindern so durchlässig? Wie gelingt es den Krankheitserregern, all diese Schranken zu überwinden. Warum haben sich Ohrinfektionen und Paukenerguss derart epidemieartig ausgebreitet?

Hier sind wir an einem ganz wichtigen Punkt angelangt. Der Mund, die Nase, der Rachen, die Eustachi-Röhren und das Mittelohr eines Neugeborenen sind frei von Keimen. Ziemlich bald nach der Geburt werden der Mund, die Nase und der Rachen von einer vielfältigen Mischung aus Mikroorganismen besiedelt, die aus der Umgebung stammen, von der Mutter, dem Vater und jedem anderen, der mit dem Baby in Kontakt kommt. Genau wie beim Darm entwickeln viele Kinder aufgrund verschiedener Faktoren, über die wir bereits gesprochen haben, eine krankhaft veränderte Flora in diesem Bereich. Das hat zweierlei Folgen. Erstens wird das Epithel der Eustachi-Röhren zu viel Schleim produzieren, um sich schützen und reinigen zu können. Zweitens werden die Tubenmandeln chronisch entzündet sein, infolgedessen die Öffnung zu den Röhren blockieren und verhindern, dass der Schleim abfließen kann. Das Mittelohr füllt sich ziemlich schnell mit Schleim – ein Zustand, der als Paukenerguss oder auch „Leimohr" bezeichnet wird. Der Schleim verhindert, dass die Schallwellen das Mittelohr passieren können und beeinträchtigt infolgedessen das Hören und somit die Entwicklung des Kindes. Zwar werden viele Kinder mit einem Paukenerguss nicht zwangsläufig autistisch, aber ihre allgemeine Lernfähigkeit leidet, und Sprachverzögerungen sind bei diesen Kindern weit verbreitet. Der Schleim im Mittelohr gibt einen guten Nährboden ab für jede Art von Krankheitserregern, die aus dem hinteren Bereich der Nase durch die Eustachi-Röhre eindringen können. Wenn das passiert, leidet das Kind an Schmerzen und Fieber, den typischen Symptomen einer Ohrinfektion, und in der Regel werden dann Antibiotika verschrieben. Antibiotika vertreiben zwar die Krankheitserreger, lösen aber den Schleim im Mittelohr nicht auf. So machen sie im Grunde genommen auf lange Sicht alles nur noch schlimmer, weil sie die bakterielle Flora in der Nase und im Rachen sogar noch weiter verändern. Bleibt das Mittelohr also weiterhin voller Schleim, einem guten Nährboden für Bakterien, dann wird die Ohrinfektion unweigerlich erneut auftreten und zwar ziemlich bald. Nach zahlreichen Ohrinfektionen werden vielen Kindern dann letztendlich kleine Röhren, die sogenannten Paukenröhrchen, eingesetzt, die durch das Trommelfell geschoben werden, damit der Schleim aus dem Mittelohr abfließen kann. Diese Operation ist eine symptomatische Maßnahme, die aber in der Regel nicht das eigentliche Problem, den Paukenerguss, löst und den immer wiederkehrenden Ohrinfektionen kein Ende bereitet. Das Epithel im Mittelohr und die Eustachi-Röhre werden weiterhin große Mengen Schleim produzieren, und der natürliche Kanal für die Ableitung dieses Schleims wird weiterhin blockiert sein, er kann jetzt lediglich durch eine künstliche Röhre – das Paukenröhrchen – nach außen gelangen.

Wie bereits erwähnt sind Paukenröhrchen eine symptomatische Maßnahme, in gewisser Weise eine Krücke, die das eigentliche Problem nicht löst. Das eigentliche Problem ist die unnormale Flora, die sich in der Nase und im Rachen des Kindes entwickelt hat.

In der Praxis hat sich gezeigt, dass der Paukenerguss und die Ohrinfektionen verschwinden, wenn die Flora normalisiert wird. Zwei Maßnahmen müssen zur Normalisierung der bakteriellen Flora in diesem Bereich unternommen werden.

Erstens sollten die verzehrten Speisen den ungesunden Bakterien keine Nahrung liefern. Bei diesen Nahrungsmitteln handelt es sich, wie bereits in anderen Kapiteln ausgeführt, um Zucker, Milch und verarbeitete Kohlenhydrate. Es ist erstaunlich, wie schnell sich ein Paukenerguss in Luft auflöst, wenn diese Nahrungsmittel vom Speiseplan verbannt werden.

Zweitens sollte die Nahrung des Kindes durch ein starkes therapeutisches Probiotikum ergänzt werden. Die nützlichen Bakterien in dem Probiotikum tragen dazu bei, die pathogene Flora abzubauen und im Mund, in der Nase und im Rachen eine normale, gesunde Flora aufzubauen, die das Kind vor Ohrinfektionen schützt. Ich empfehle den Eltern der von mir behandelten Kinder, das Probiotikum nicht nur zur Nahrung hinzufügen, sondern auch eine der Kapseln zu öffnen und ihrem Kind vor dem Zubettgehen das darin enthaltene Pulver auf die Zunge zu geben, nachdem es sich abends die Zähne geputzt hat und nichts mehr essen oder trinken wird. Auf diese Weise können die probiotischen Bakterien die ganze Nacht über auf die Flora im Mund und im Rachen einwirken. Da der hintere Nasenraum über den hinteren Rachen zugänglich ist, haben probiotische Bakterien eine gute Chance, zu den Tubenmandeln vorzudringen und auf die dort vorhandene krankhafte Flora einzuwirken. Darüber hinaus wird die Stimulation von Immunantworten, die durch die Probiotika hervorgerufen wird, dazu beitragen, eventuell bestehende Infektionen abklingen zu lassen. Die Folge davon ist, dass die Entzündung abklingt und die Tubenmandeln wieder auf ihre Normalgröße zurückschrumpfen und nicht länger die Eustachi-Röhren blockieren, sodass der Schleim aus dem Mittelohr abfließen kann. Das wird dem Paukenerguss und den sich ewig wiederholenden Ohrinfektionen ein Ende setzen.

Ein weiterer häufiger Faktor, der zu Ohrinfektionen beiträgt, sind Nahrungsmittelallergien, vor allem eine Milchallergie. In den vorangegangenen Kapiteln haben wir uns damit beschäftigt, welche Rolle die Darmflora bei der Entwicklung von Nahrungsmittelallergien spielt. Mit der Umsetzung der Diät und der Einnahme von Probiotika kann der Zustand der Darmflora und des Immunsystems verbessert werden. Die klinische Erfahrung zeigt, dass viele Nahrungsmittelallergien mit der Heilung des Darms verschwinden. In der Zwischenzeit sollten Nahrungsmittel, auf die das Kind allergisch reagieren könnte, insbesondere Kuhmilch, vom Speiseplan gestrichen werden.

Es dauert jedoch eine gewisse Zeit, die Ernährung eines Kindes umzustellen und eine gesunde Bakterienflora im Rachenraum aufzubauen. Welche Sofortmaßnahmen gibt es bei Ohrinfektionen?

Leider werden meistens sofort Antibiotika verschrieben. Das ist die routinemäßige Reaktion vieler Ärzte fast überall in westlichen Ländern. Wir haben bereits ausführlich besprochen, wie Antibiotika die Körperflora beeinträchtigen (im Darm, auf der Haut, auf allen Schleimhäuten, einschließlich der Nase, des Rachens und der Ohren). Die Antibiotikagabe wird zwar diese eine Ohrinfektion beseitigen, gleichzeitig aber bereitet sie den Boden für die nächste. Abgesehen davon, dass Antibiotika die nützlichen Bakterien zerstören, werden sie kleinen Kindern in der Regel in einem Sirup verabreicht, der hohe Mengen an Zucker und Stärke enthält, die das Wachstum von Krankheitserregern im Rachenraum fördern, von denen viele gegen die Antibiotika in dem Sirup resistent sind. Die Folge ist, dass diese Krankheitserreger sogar während der Zeit der Einnahme des Antibiotikums beginnen zu wachsen. In meiner Praxis sehe ich viele Kinder, die kurze Zeit nach Beendigung der Antibiotikagabe erneut eine Ohrinfektion haben. Leider werden diese Kindern dann oft monatelang permanent mit Antibiotika behandelt, was zu einer schweren Schädigung der Körperflora und des Immunsystems des Kindes führt.

In Vergleichsstudien bekam jeweils eine Gruppe von Kindern mit einer Ohrinfektion ein Antibiotikum, während eine andere Gruppe keiner Behandlung unterzogen wurde. Die Ergebnisse dieser Studien waren die gleichen – es macht keinen Unterschied für den Verlauf einer Ohrinfektion, ob ein Antibiotikum verabreicht wird oder ob überhaupt nichts unternommen wird.

Wird also ein Kind mit einer Ohrinfektion nicht behandelt, wird es sich nicht weniger gut erholen. Es ist jedoch nicht erforderlich, das Kind diese Krankheit ohne Hilfe durchstehen zu lassen. Ohrinfektionen wurden jahrhundertelang sehr wirksam mit einfachen Hausmitteln behandelt. Hier sind einige Empfehlungen.

1. Wenn möglich, sollten Sie Ihr Kind zu Hause behalten, bis die Ohrinfektion abgeklungen ist. Achten Sie darauf, dass Ihr Kind immer warm angezogen ist. Setzen Sie ihm eine Wollmütze auf und ziehen Sie ihm einen warmen Pullover an, während es im Haus ist. Ihr Kind sollte immer, sowohl tagsüber als auch nachts, eine warme Mütze tragen.
2. Ihr Kind sollte viele heiße Getränke zu sich nehmen. Heißes Wasser mit einer Scheibe Zitrone und einem Löffel Honig reicht völlig aus. Nehmen Sie Ihr Kind auf den Schoß und geben Sie ihm das Getränk in kleinen Schlucken mit einem Teelöffel. Achten Sie darauf, dass es sich nicht verbrennt, jedoch sollte das Getränk so heiß wie möglich sein. Geben Sie Ihrem Kind nach dem Trinken etwas probiotisches Pulver auf die Zunge. Falls das Kind sich weigert, das Pulver zu nehmen, vermischen Sie es mit einem Teelöffel warmem Wasser und geben Sie ihm diesen Teelöffel direkt nachdem es das heiße Getränk ausgetrunken hat. Denken Sie daran, dass Probiotika lebende Bakterien enthalten, die von heißem Wasser abgetötet würden, vermischen sie es also mit warmem oder kaltem Wasser.

   Statt ein Getränk nur aus Wasser, Zitrone und Honig zuzubereiten, können Sie auch Tees aus folgenden Kräutern verwenden: Kamille, Calendula, Majoran, Eukalyptus und Thymian haben entzündungshemmende und antiseptische Eigenschaften. Die Kräuter sollten keinerlei Zusatzstoffe enthalten. Einen Teelöffel des Krauts in die Teekanne geben, kochendes Wasser darübergießen, den Deckel auflegen und 5 Minuten ziehen lassen. Dann den Tee durch ein Sieb in eine Tasse abseihen, etwas Honig zugeben und dem Kind mit einem Teelöffel verabreichen. Nachdem es den Tee ausgetrunken hat, dem Kind einen Löffel des probiotischen Pulvers auf die Zunge geben.
3. 1-2 EL natives Olivenöl extra mit einer zerdrückten Knoblauchzehe vermischen. 30 Minuten ziehen lassen, dann durch ein Sieb oder ein Seihtuch abseihen. Einige Tropfen dieses Öls stündlich in das Ohr des Kindes geben, vor allem vor dem Schlafengehen. Dieses Öl bei Zimmertemperatur aufbewahren und vor der Anwendung

kurz aufwärmen. Zum Aufwärmen des Öls die Tasse mit dem Öl in einen mit warmem Wasser gefüllten Teller stellen (kein heißes Wasser, da dies die Wirksamkeit des Öls mindert). Dieses Öl nicht in der Mikrowelle erwärmen, weil auf diese Weise alle Enzyme und andere aktive Substanzen darin zerstört würden. Die Mischung täglich frisch zubereiten. Je frischer sie ist, desto wirksamer wird sie sein. Auch im Handel sind pflanzliche Ohrentropfen verfügbar, die Olivenöl, Lavendelöl, Calendula und andere natürliche Kräuter enthalten. Ein weiteres altbewährtes Hausmittel ist das in Apotheken erhältliche Königskerzenöl.

4. Das altbewährte Zwiebel-Heilmittel: Eine große weiße Zwiebel schälen, fein hacken, auf ein Baumwolltuch legen und dieses dann zu einem Wickel zusammenfalten. Den Wickel in der Mikrowelle oder im Backofen erwärmen, bis er ziemlich heiß, aber nicht zu heiß zum Auflegen auf das Ohr ist. Den Wickel auf das Ohr des Kindes legen und mit einer warmen Mütze fixieren (eine weiche Wollmütze ist am besten geeignet). Ein Stück Frischhaltefolie zwischen Zwiebelwickel und Mütze verhindert, dass Zwiebelsaft in die Mütze gelangt. Den Zwiebelwickel auf dem Ohr des Kindes lassen, bis er beginnt abzukühlen. Erneut erwärmen und die Anwendung wiederholen. Diese Anwendung ist sehr entspannend für das Kind und kann gut vor dem Schlafengehen durchgeführt werden. Der Wickel ist keine besonders saubere Angelegenheit und das Kind wird nach Zwiebeln riechen, er funktioniert aber erstaunlich gut. Nach dieser Anwendung sollte das Kind die warme Mütze aufbehalten und auf der Seite des entzündeten Ohrs einschlafen, um es warm zu halten.

Hat Ihr Kind eine Körpertemperatur von unter 38 °C, muss das Fieber nicht gesenkt werden. Fieber ist die körpereigene Methode, Infektionen zu bekämpfen. Steigt das Fieber jedoch auf über 38 °C, dann sollte es gesenkt werden, weil es sonst schädliche Folgen haben kann. Unglücklicherweise werden alle entzündungshemmenden Mittel für Kinder als Sirup verkauft, der mit Zucker und Stärke angereichert ist, die vermieden werden sollten. Ich empfehle Eltern, das Fieber bei ihren

Kindern mit Aspirin zu senken, weil es Schmerzen und Entzündungen sehr wirksam lindert. Versuchen Sie, Aspirin mit einer geringen Wirkstoffdosis von 75 mg zu bekommen. Die Hälfte einer Tablette in warmem Wasser auflösen und dem Kind mit etwas Honig vermischt zu trinken geben. Sie kann auch in einer Tasse mit heißem Kräutertee aufgelöst werden. Aspirin sollte nie auf nüchternen Magen eingenommen werden, da es die Magenschleimhaut reizen kann. Das Kind sollte vor der Einnahme des Aspirins etwas essen.

Aspirin ist ein sehr sicheres Arzneimittel und wurde Kindern viele Jahrzehnte lang verabreicht, bis eine sehr seltene und unklare Krankheit auftrat, die als Reye-Syndrom bezeichnet wurde. Diese Krankheit kann durch eine ganze Reihe von Arzneimitteln, Pestiziden und andere chemische Substanzen hervorgerufen werden, aber der vermeintliche Zusammenhang mit Aspirin hat dazu geführt, dass bei Kindern in den USA und in Europa kaum noch Aspirin gegeben wird, außer bei vielen rheumatischen Erkrankungen im Kindesalter. Aspirin wurde als Schmerzmittel und Entzündungshemmer bei Kindern durch Paracetamol ersetzt. Paracetamol ist allerdings sehr viel gefährlicher, als Aspirin es jemals sein wird. Da Paracetamol extrem bitter schmeckt, muss es mit stark konzentrierten zuckerhaltigen Substanzen vermischt werden, um den Geschmack zu überdecken. Wir wissen, dass Kinder mit GAP-Syndrom Zucker vermeiden sollten. Aspirin schmeckt nicht besonders bitter und ist Kindern leicht zu verabreichen. Es gehört zu den sichersten und ältesten Arzneimitteln, das bei allen entzündlichen Krankheitsbildern angewendet wird. Abgesehen davon, dass es die Entzündung und die Schmerzen lindert, verbessert es die Blutzirkulation im Körper. Das hat zur Folge, dass allein die Verabreichung von Aspirin nicht selten zu einem Abklingen der Ohrinfektionen führt, möglicherweise, weil der Schleim aus dem Mittelohr abfließen kann.

Warnung: Falls Ihr Kind an einer seltenen Genkrankheit, einer Leber- oder Nierenfunktionsstörung leidet, müssen Sie vor der Verabreichung eines Medikaments, einschließlich Aspirin, immer zuerst Ihren Arzt befragen.

All diese Maßnahmen sollten so früh wie möglich durchgeführt werden. Sollten nach 2-3 Tagen die Schmerzen und das Fieber nicht abklingen, müssen Sie möglicherweise auf Antibiotika zurückgreifen. In den meisten Fällen funktionieren diese natürlichen Behandlungsmethoden jedoch sehr gut und das Kind erholt sich ohne jede ärztliche Hilfe. In der Zwischenzeit empfiehlt es sich, so bald wie möglich mit der Langzeitbehandlung (Diät und Probiotika) zu beginnen, um zukünftige Ohrinfektionen zu vermeiden.

2 Die Top Ten für die Stärkung des Immunsystems

1. Frische tierische Fette (aus Fleisch und Milchprodukten) und cholesterinreiche Nahrungsmittel (vor allem rohes Eigelb)
2. Kalt gepresste Öle: Olivenöl, Fischöle, Nuss- und Samenöle.
3. Zwiebeln und Knoblauch.
4. Frisch gepresste Gemüse- und Fruchtsäfte.
5. Regelmäßiger Verzehr von Grünpflanzen: Petersilie, Dill, Koriandergrün, Frühlingszwiebeln und Knoblauch usw.
6. Probiotische Ergänzungsmittel und fermentierte Nahrungsmittel
7. Kontakt mit Tieren: Pferde, Hunde usw. Ein Haustier in der Familie kann dem Immunstatus eines Kindes sehr zuträglich sein.
8. Schwimmen in sauberem, natürlichem Wasser: Seen, Flüsse und Meer.
9. Viel Bewegung *an der frischen Luft*.
10. Reichlich Sonnenlichteinstrahlung und vernünftiges Sonnenbaden.

3 Die Top Ten für die Schwächung des Immunsystems

1. Zucker und alles, was Zucker enthält: Süßigkeiten, Softdrinks, Konditoreiwaren, Eiscreme usw.
2. Verarbeitete Kohlenhydrate: Kuchen, Kekse, Kartoffelchips, Snacks, Frühstückscerealien, Weißbrot und Nudeln.
3. Chemisch veränderte und künstliche Fette: Margarine, Butterersatz, Speise- und Pflanzenöle, mit diesen Fetten zubereitete, verarbeitete Nahrungsmittel.
4. Mangel an hochwertigem Eiweiß in der Ernährung aus Fleisch und Fisch, Eiern, Milchprodukten, Nüssen und Samen.
5. Belastung durch künstlich hergestellte chemische Stoffe: Wasch- und Reinigungsmittel, Körperpflegeprodukte, Farben, Flammschutzmittel, Petrochemikalien, Pestizide usw.
6. Belastung durch künstlich erzeugte Strahlung: elektronische Bildschirme (TV, Computer, Playstations usw.), Handys, Hochspannungsleitungen, Kernkraftwerke und radioaktiver Abfall.
7. Pharmazeutika: Antibiotika, Steroide, Antidepressiva, Schmerzmittel, Zytostatika, Virostatika usw.
8. Mangel an frischer Luft und Bewegung.
9. Mangelnde Sonnenlichteinstrahlung.
10. Mangel an Kontakt mit weitverbreiteten Mikroorganismen in der Umwelt.

Das Leben in einer zu sterilen Umgebung wird stark mit einer geschwächten Immunabwehr assoziiert. Das Immunsystem muss von den Mikroorganismen in der Umwelt ständig angeregt werden.

4 Verstopfung

Viele GAPS-Kinder und -Erwachsene, die ich in meiner Praxis sehe, leiden an Verstopfung. Bisweilen ist die Verstopfung sehr schwerwiegend, wenn etwa der Betroffene seit fünf, sieben, zehn oder mehr Tagen keinen Stuhlgang hatte.

Eines der häufigen Szenarien sieht etwa wie folgt aus: J., ein kleiner Junge, hatte, nachdem er etwa eine Woche lang keinen Stuhlgang gehabt hatte, so massiven Stuhl, dass er vor Schmerzen schrie. Seine Mutter meinte, es hätte fast wie eine Geburt gewirkt. Der erste Stuhl sei hart und groß gewesen, gefolgt von großen Mengen wässrigen Durchfalls. Sein After riss ein und blutete und sobald die Fissuren zu heilen begannen, hatte er nach sieben Tagen den nächsten Stuhlgang und die Fissuren brachen erneut auf. Der Junge hatte offensichtlich Angst vor dem Stuhlgang und hielt ihn so lange wie möglich zurück. Diese Geschichte ist schrecklich genug, aber sie ist eigentlich nicht so schlimm wie das folgende häufige Szenario.

B., ein kleines Mädchen, isst mit viel Appetit und würde den ganzen Tag lang essen. Aber sie hatte etwa 10 Tage oder länger keinen Stuhlgang. Darauf folgte dann ein Stuhlgang mit dünnflüssigem, breiigem Kot in dünnem Strahl. Diese Art von Stuhl ist ein Zeichen für eine Art Überlaufeffekt – der Kot wird hindurchgepresst durch große Mengen kompakter Kotmassen, die in ihrem Darm schon seit Monaten oder länger festsitzen und dieses Kind vergiften. Und tatsächlich war die Lernschwäche bei ihr weitaus stärker ausgeprägt als bei dem Jungen J., dem es gelang, seinen Darm, wenn auch nur einmal in der Woche, zu entleeren.

Verstopfung ist bei Kindern wie bei Erwachsenen immer ein Zeichen für eine gestörte Darmflora. Die normalerweise den Darm besiedelnden nützlichen Bakterien spielen bei der Konsistenzbildung und der Ausscheidung des Stuhls eine entscheidende Rolle. Die in einem gesunden Darm am häufigsten vorkommenden „freundlichen Bakterien“ sind die *Bifidobakterien* und physiologische Stämme der *E.coli*. Diese Mikroorganismen bilden eine Fülle von Enzymen und anderen aktiven Substanzen, deren Aktivitäten für die adäquate Stuhlbildung unerlässlich sind. Sie regen die Darmwand dazu an, Schleim zu bilden, der für die Feuchtigkeit des Stuhls sorgt, damit dieser zu gegebener Zeit leichter ausgeschieden werden kann. Ein gesunder Mensch sollte ein- bis zweimal am Tag Stuhlgang haben.

GAPS-Kinder und -Erwachsene haben keine gesunde Darmflora und leiden deshalb häufig an Verstopfung oder Durchfall. Die Besiedelung ihres Darms mit nützlichen Bakterien ist bei der Behandlung ihrer Verstopfung das Allerwichtigste. In vielen Fällen löst sich die Verstopfung, wenn die Ernährung geändert wird und dem Patienten oral ein therapeutisches Probiotikum verabreicht wird. In hartnäckigeren Fällen jedoch muss man zu anderen Mitteln greifen. An dieser Stelle müssen wir über Einläufe sprechen.

Viele Menschen in westlichen Ländern finden das Thema Einläufe abstoßend. Und doch ist diese sichere und sehr wirksame Methode vermutlich so alt wie die Menschheit. Ein ganzes Kapitel in der sogenannten *Gemeinderegel*, Teil der vor zweitausend Jahren verfassten *Schriftrollen vom Toten Meer*, beschreibt in allen Einzelheiten, wie ein Einlauf durchgeführt wird und wie zuträglich er der Gesundheit ist. In einem anderen Manuskript, dem *Friedensevangelium der Essener* aus dem 3. Jahrhundert, das in den Archiven des Vatikans wiederentdeckt wurde, wird genau dargelegt, wie ein Einlauf vorgenommen werden muss, und es wird nachdrücklich empfohlen, ihn als „heilige Taufe durch den Engel des Wassers“ vorzunehmen. Der berühmte persische Arzt Ibn Sina Avicenna setzte sich im 11. Jahrhundert in seinem zeitlosen Werk *Kanon der Medizin* dafür ein, zur Reinigung des Körpers regelmäßig Einläufe durchzuführen. Regelmäßige Einläufe sind ein Bestandteil vieler natürlicher Behandlungsprogramme für so schwerwiegende Krankheiten wie Krebs, psychiatrische Störungen und Autoimmunkrankheiten. Ein Klistierbeutel ist in vielen Ländern des

Ostens ein selbstverständliches Utensil, und Einläufe werden auch ohne ärztlichen Beistand oder ärztliche Verordnung sowohl bei Kindern als auch bei Erwachsenen vorgenommen.

Welche Vorteile hat ein Einlauf?

- Ein Einlauf ist das wirksamste und schnellste Mittel, um bei Verstopfung Erleichterung zu verschaffen.
- Er bietet die wirksamste Methode, um den Darm von verhärtetem Stuhl zu befreien und damit die toxische Belastung, die von diesen Fäulniserregern im Körper des Betroffenen erzeugt wird, zu reduzieren.
- Er bietet die beste Methode, um probiotische Bakterien direkt in den Darm einzuführen.
- Ein Einlauf ist absolut sicher, wenn er korrekt durchgeführt wird.

Die Durchführung eines Einlaufs

Ein Einlaufgerät ist in Apotheken, aber auch im Internet erhältlich.

2 Liter gefiltertes Wasser oder stilles Wasser aus der Flasche aufkochen und auf etwa 40 °C abkühlen lassen.

Zur Vorbereitung des Einlaufs das Einlaufgerät zusammensetzen und den Wasserbehälter oder -beutel etwa einen Meter höher aufhängen, als der Ort, an dem der Patient liegen wird. Den Wasserbehälter mit sauberem Wasser füllen, den Hahn am Ende des Schlauchs öffnen und das gesamte Wasser durch den Schlauch abfließen lassen. Den Hahn schließen und den Behälter mit dem warmen, abgekochten Wasser füllen. Etwas Wasser durch den Schlauch abfließen lassen, um ihn zu reinigen. Den Hahn schließen.

Zur direkten Einleitung probiotischer Bakterien in den Darm ein Probiotikum in dem restlichen warmen Wasser im Behälter auflösen. Verwenden Sie hierfür ein therapeutisch hochwirksames Probiotikum mit überwiegend *Bifidobakterien* und stellen Sie sicher, dass die Einlaufflüssigkeit mindestens 4-5 Milliarden lebensfähige Bakterienzellen enthält. Natürlich können hier keine Probiotika in Tablettenform verwendet werden, weil sie Füllstoffe, Bindemittel und andere Zusätze enthalten. Probiotika in Pulver- oder in Kapselform können als Füllstoffe Maltodextrin oder FOS enthalten, die für einen Einlauf zwar akzeptabel sind, aber nicht ideal, weil sie einen oder zwei Tage lang zu übermäßiger Gasbildung führen können. Reine Probiotika ohne jegliche Zusatzstoffe sind für Einläufe am besten geeignet. Falls Sie kein geeignetes Probiotikum finden können, verwenden Sie einfach sauberes abgekochtes Wasser oder einen schwachen Kamillentee (achten Sie darauf, dass der Tee ausschließlich aus Kamillenblüten ohne Zusätze besteht). Einige Teelöffel hausgemachten Joghurts in das Wasser gegeben, können sich auf einen entzündeten oder gereizten Mastdarm sehr beruhigend auswirken.

Achten Sie bei einem Kind darauf, dass ein Erwachsener anwesend ist, der den Einlauf entweder durchführt oder das Kind ablenkt. Die Durchführung des Einlaufs muss für das Kind so angenehm wie möglich gestaltet werden. Legen Sie eine angenehm weiche Unterlage auf den Boden unter dem Klistierbeutel und nicht zu weit von der Toilette entfernt oder halten Sie ein Töpfchen bereit. Geben Sie Ihrem Kind einige Lieblingsspielzeuge und Bücher oder lassen Sie ein Video laufen, damit es beschäftigt ist. Legen Sie Ihr Kind auf seine rechte Seite, das Knie ist gebeugt und zur Brust hochgezogen. Reiben Sie die Klistierspitze und die Aftergegend des Kindes mit Olivenöl oder Aloe-Vera-Gel ein. Es ist sinnvoll, die Klistierspitze vor der Durchführung in etwas warmem Wasser anzuwärmen. Führen Sie die Spitze 1-2 cm weit in den After des Kindes ein und öffnen Sie den Hahn am Schlauch. Da der Behälter mindestens einen Meter höher hängt als Ihr Kind, wird das Wasser der Schwerkraft folgen und durch den Schlauch in den Mastdarm fließen. Anfangs können 100 ml Wasser ausreichend sein, später dann kann mehr Wasser (bis zu ein Liter) verwendet werden. Je mehr Wasser ohne Probleme in den Darm gelangt, desto effektiver wird die Reinigung sein. Den Hahn schließen und die Klistierspitze herausziehen. Lassen Sie Ihr Kind so lange auf der rechten Seite liegen, wie es ihm angenehm ist. Je länger das Wasser im Darm bleibt, desto erfolgreicher wird dieser gereinigt. Ihr Kind wird Ihnen sagen, wenn es auf die Toilette oder das Töpfchen gehen möchte. Lassen Sie Ihr Kind mindestens 10-15 Minuten auf der Toilette sitzen, damit es seinen Darm vollständig entleeren kann. Beschäftigen Sie Ihr Kind mit Spielzeugen, Büchern, Videos oder irgendetwas, das dazu beiträgt, diesen Vorgang angenehm zu gestalten. Es ist wichtig, dass vor allem der erste Einlauf angenehm verläuft, damit Ihr Kind beim nächsten Mal keine Angst haben wird.

Wenn Sie beim ersten Mal Bedenken haben, den Einlauf selbst durchzuführen, kann das am Anfang eine Krankenschwester oder ein Colon-Hydrotherapeut für Sie übernehmen. Führen Sie bei Ihrem Kind niemals einen Einlauf mit Salz oder irgendwelchen anderen Zusätzen durch. Verwenden Sie ausschließlich sauberes abgekochtes Wasser, mit Probiotika oder hausgemachtem Joghurt angereichertes Wasser oder reinen schwachen Kamillentee.

Bei Erwachsenen ist die ganze Prozedur sehr viel einfacher. Für einen Erwachsenen sollte die Wassermenge im Behälter 1-2 Liter betragen.

Nach der Durchführung des Einlaufs muss man Wasser durch das Einlaufgerät laufen lassen, um es zu reinigen. Sterilisiert wird es, indem man 20-30 ml drei- bis sechsprozentiges Wasserstoffperoxid durch das Gerät laufen lässt und dann mit geöffnetem Hahn zum Trocknen aufhängt. Wasserstoffperoxid ist in jeder Apotheke rezeptfrei erhältlich. Sollte es nicht verfügbar sein, sterilisieren Sie das Gerät mit einer anderen Lösung, die für Babyflaschen und anderes Plastikgerät für Kinder geeignet ist. Die Klistierspitze muss separat gewaschen und sterilisiert werden.

Bei einem Patienten mit anhaltender Verstopfung sollte täglich abends vor dem Schlafengehen ein Einlauf durchgeführt werden, gefolgt von einem warmen Vollbad mit einem der folgenden Zusätze: 1/2-1 Tasse Bittersalz, Meeresalgenpulver, Apfelessig, Natron oder Meersalz. Nach dem Bad die Haut im Bauchbereich mit etwas Hanföl, kalt gepresstem Sonnenblumenöl, Rizinusöl oder kalt gepresstem nativem Olivenöl einreiben. Diese Öle werden recht gut durch die Haut aufgenommen und helfen auf lange Sicht, zum Nachlassen von Verstopfung beizutragen. Die gesamte Prozedur sollte jeden Abend vor dem Schlafengehen wiederholt werden, bis der Patient ohne Hilfe regelmäßig Stuhlgang hat.

Selbstverständlich ist die Diät, die wir besprochen haben, sehr wichtig, um eine normale Darmflora wiederherzustellen und sämtliche Funktionen des Verdauungssystems, einschließlich der Darmentleerung, zu normalisieren.

Ich bin keine Befürworterin von Abführmitteln, ob chemisch oder pflanzlich, schon gar nicht bei Kindern. Abführmittel sind für ein einigermaßen gesundes Verdauungssystem konzipiert. Für einen Menschen mit gestörter Darmflora sind sie in der Regel nicht geeignet. Eine Kombination aus Diät und Supplementierung, wie wir sie besprochen haben, lindert die Verstopfung in den meisten Fällen. In den Fällen, ist denen das nicht ausreicht, sind Einläufe eine äußerst wirksame Maßnahme.

Zusammenfassend möchte ich sagen, dass Verstopfung bei GAPS-Patienten, ob bei Kindern oder Erwachsenen, nicht unbehandelt bleiben sollte! Verstopfung schadet dem gesamten Körper in hohem Maße. Sie bereitet den Boden für alle Arten von Verdauungsstörungen, einschließlich Darmkrebs, und erzeugt eine enorm hohe Menge verschiedener Toxine, die den gesamten Körper vergiften. Mit der Diät und Probiotika als Langzeitbehandlung und Einläufen als Sofortmaßnahme gehört die Verstopfung für Ihren Patienten bald der Vergangenheit an.

5 Die Erbanlagen

Den Begriff Erbanlagen bekommt man im Zusammenhang mit GAPS-Krankheitsbildern oft zu hören. Gelegentlich lesen wir in Artikeln in verschiedenen Zeitschriften, dass irgendein Teil irgendeines Gens gefunden wurde, der etwas mit Autismus, Schizophrenie, ADHS/ADS, Legasthenie, Dyspraxie oder Depression zu tun haben könnte. Es wird uns versichert, dass Wissenschaftler daran arbeiten und die genetische Ursache dieser Krankheitsbilder gefunden werden wird! Nicht, dass dies den Patienten oder deren Familien helfen würde, aber es beruhigt uns, dass die Beeinträchtigung unserer Kinder vorbestimmt war und wir nichts daran ändern konnten!

Die Erbanlagen sind in der Welt von heute ein beliebtes Thema. Für fast jedes Gesundheitsproblem werden in der Regel zuerst einmal die Erbanlagen verantwortlich gemacht. Wir verseuchen unser Trinkwasser, unsere Nahrung und unsere Atemluft mit industriellen und radioaktiven Abfällen und wenn wir dann krank werden, schieben wir alles auf die Erbanlagen. Wir entziehen unseren Böden Mineralstoffe und andere Nährstoffe und ersetzen sie durch Pestizide, organische Phosphate, Unkrautvernichtungsmittel und Chemikalien, wir bauen unsere Nutzpflanzen auf diesen Böden an, wir verzehren die Erträge, wir werden krank und schieben alles auf die Erbanlagen. Wir schädigen das Immunsystem unserer Kinder durch Impfungen und Antibiotika und schieben alles auf die Erbanlagen. Wir verzehren regelmäßig industriell verarbeitete Nahrungsmittel, die unserem Körper nahezu keine Nährstoffe mehr bieten können, die voller chemischer Substanzen sind und unserer Gesundheit schaden, und wenn wir krank werden, schieben wir alles auf die Erbanlagen. Wir vergiften uns regelmäßig mit Alkohol, Tabak und Medikamenten und wenn wir krank werden, schieben wir alles auf die Erbanlagen.

Angesichts all der degenerativen Erkrankungen, die sich in der heutigen Zeit epidemieartig ausbreiten und für die unsere Erbanlagen verantwortlich gemacht werden, kommt man unschwer zu dem Schluss, dass wir wohl alle wirklich sehr schlechte Gene haben müssen! Eigentlich kann ich nicht verstehen, wie die Menschheit mit derart schlechten Genen Jahrtausende überlebt hat! Dem Wissenschaftsapparat zufolge sind unsere Erbanlagen so ziemlich für alles verantwortlich, was uns krank macht. Wir erleben eine epidemieartige Ausbreitung von Krebs, Herzerkrankungen, Diabetes, psychologischer und psychiatrischer Erkrankungen, Lernbehinderungen, Autoimmunstörungen, Fettleibigkeit usw., usw., die Liste ist sehr lang. All dies sind Krankheitsbilder, die Ärzte vor 100 Jahren nur selten zu Gesicht bekamen. Haben sich unsere Erbanlagen so schnell verändert, dass diese Krankheiten jetzt epidemisch auftreten?

Nun, in den vergangenen Jahrzehnten gingen im Westen die meisten Forschungsgelder an die Genforschung oder an die Molekularbiologie. Viele Laboratorien, die sich zuvor der Grundlagenforschung verschrieben hatten, betreiben heute Genforschung. Mittel in Milliardenhöhe sind in allen westlichen Ländern in diesen Forschungsbereich geflossen. Wenn also jeder zweite Wissenschaftler Genforschung betreibt, dann kennen diese sich auf diesem Gebiet auch besonders gut aus und werden genau dies auch als Erstes in ihre Überlegungen einbeziehen, wenn es um die Bestimmung einer beliebigen Krankheit geht. Wie es schon in dem alten englischen Sprichwort heißt: „Wenn das einzig verfügbare Werkzeug ein Hammer ist, dann sieht alles wie ein Nagel aus!“ Fettleibigkeit? Machen Sie sich bloß um Ihre Essgewohnheiten keine Sorgen. Warten Sie einfach ab, wir werden ein Gen finden, das verantwortlich ist … Krebs? Quälen Sie sich nicht mit Fragen zu Ihrer Lebensweise, wir werden ein Gen bestimmen, das ihn verursacht hat … Lernbehinderungen? Oh, das muss genetisch bedingt sein!

Vor der Entdeckung des *Helicobacter pylori* war in medizinischen Kreisen viel die Rede von genetischen Ursachen, die Magengeschwüre, Gastritis und Magenkrebs auslösen können. Nachdem der *H. pylori* dann entdeckt und seine Rolle bei der Entstehung von Magengeschwüren, Gastritis und Magenkrebs nachgewiesen worden war, sprach im Zusammenhang mit diesen Krankheiten niemand mehr von Genetik, weil die wahre Ursache gefunden war. Dieses Beispiel zeigt, wie einfach es ist, die Erbanlagen für alles verantwortlich zu machen, um Wissenslücken zu füllen.

Die Erbanlagen sind ein sehr bequemer Sündenbock. Wir werden mit ihnen geboren und im Moment können wir nichts daran ändern. Wäre es da nicht fantastisch, sich wegen unserer Nahrung, unserer Umwelt oder unserer Lebensweise keine Sorgen machen zu müssen? Wäre es nicht äußerst praktisch, die gesamte Verantwortung für unseren Gesundheitszustand einfach auf die Erbanlagen zu schieben?

Glücklicherweise ist das Leben nicht ganz so einfach!

Natürlich gibt es eindeutig feststellbare Erbkrankheiten wie Phenylketonurie, Hämophilie und viele andere, für die spezifische fehlerhafte Gene verantwortlich sind. Diese Krankheiten treten jedoch relativ selten auf, die Zahl der Neuerkrankungen ist ziemlich stabil und sie sind nicht das Hauptanliegen in unserer modernen Welt. Das wahre Problem in unserer heutigen Welt ist die zuvor erwähnte epidemieartige Ausbreitung von Krebs, Herzerkrankungen, Autoimmunerkrankungen und psychiatrischen Krankheitsbildern, Lernbehinderungen, Diabetes, Fettleibigkeit und vielen anderen modernen Zivilisationskrankheiten, an denen zunehmend mehr und mehr Menschen erkranken. Trotz der gewaltigen Summen, die für die Genforschung ausgegeben werden, konnte bislang keine dieser Krankheiten mit einer eindeutigen genetischen Ursache verknüpft werden. Vermutungen über einen Zusammenhang mit ihnen gibt es bei einer Reihe verschiedener Gene, doch je mehr geforscht wird, desto klarer wird, wie unklar alles ist. GAPS-Krankheitsbilder bilden da keine Ausnahme. Hier und da wurden etliche Studien veröffentlicht, in denen Wissenschaftler verschiede Gene unter Verdacht haben, aber es gibt keinen endgültigen Nachweis für irgendein spezifisches Gen oder eine Kombination von Genen, die wir für diese Störungen verantwortlich machen können.

Wie bei anderen modernen Epidemien auch, geht man davon aus, dass es eher eine genetische Prädisposition als eine genetische Ursache dafür geben könne. Diese Prädisposition kann aus mehreren zehn oder sogar hundert verschiedenen Genen bestehen, und niemand weiß bis jetzt, wie viele es letztendlich sind und in welchen Kombinationen sie auftreten. Was wir jedoch wissen ist, dass jede Prädisposition, bevor sie sich in einer Krankheit manifestiert, bestimmte Umweltbedingungen benötigt – mit anderen Worten, Dinge, die uns widerfahren, nachdem wir gezeugt wurden. Unsere Nahrung macht einen Großteil dieser umweltbedingten Konditionierung aus.

Schauen wir uns einmal Studien zu eineiigen Zwillingen genauer an. Eineiige Zwillinge sind zwei Menschen mit den gleichen Erbanlagen und sollten folglich auch die gleiche Prädisposition für dieselben Krankheiten haben. Viele Studien zeigen jedoch auf, dass eineiige Zwillinge, wenn sie im frühen Kindesalter getrennt werden und in unterschiedlichen Umgebungen, mit unterschiedlicher Ernährung und Lebensweisen aufwachsen, absolut nicht die gleichen Gesundheitsprobleme entwickeln. Sogar bei Schizophrenie, die gemeinhin als „genetisch" bedingte Erkrankung angesehen wird, erkrankt bei 50-60 % der eineiigen Zwillinge nur ein Zwilling an Schizophrenie.

Darüber hinaus bestätigen Migrationsstudien, dass in der Mehrheit der Fälle die Umgebung, insbesondere die Ernährung, wichtiger ist als die Erbanlagen. So sind zum Beispiel Chinesen, die in China leben, im Allgemeinen kleiner als die Bevölkerung in westlichen Ländern. Chinesen jedoch, die im Westen geboren wurden und aufwuchsen, sind im Großen und Ganzen ebenso groß wie die anderen Menschen im Westen. Die westliche Ernährung spielt hier offensichtlich eine größere Rolle als die Erbanlagen.

Noch interessanter wird das Ganze, wenn man sich die zahlreichen Forschungsarbeiten anschaut, aus denen hervorgeht, dass die Ernährung einer werdenden Mutter während der Schwangerschaft und die Ernährung des Babys nach der Geburt die Erbanlagen dieses Babys stark beeinflussen. Offensichtlich trägt das Baby viele Gene in sich, die nie aktiv werden. Ein Gen benötigt, um funktionsfähig zu werden, spezifische Voraussetzungen, damit seine genetische Information überhaupt zum Ausdruck kommen kann. Abhängig von der Ernährung der Mutter während der Schwangerschaft und der Ernährung des Kindes nach der Geburt werden sich unterschiedliche Gene exprimieren. Dieser Prozess ist mit der Kindheit nicht beendet. Während unseres gesamten Lebens wirkt sich die Ernährung tiefgreifend auf die Genexpression aus, mit anderen Worten, das, was wir essen, verändert unsere Erbanlagen. Was also war zuerst da, das Huhn oder das Ei – die Erbanlagen oder die Umweltfaktoren?

Umweltfaktoren: Ernährung, Lebensweise, Umweltverschmutzung, Stress und Infektionen wirken sich entscheidend auf die Gesundheit des Kindes nach der Empfängnis aus. Die Umwelt wird einen Großteil der Erbanlagen des Kindes formen. Die Genetik ist ein äußerst kompliziertes Gebiet, und trotz aller Investitionen in die molekularbiologische Forschung ist man noch weit davon entfernt, in vollem Umfang zu verstehen, welche Rolle die Erbanlagen für die Gesundheit spielen können. Die bisherigen Ergebnisse der Wissenschaft lassen sich nicht praktisch nutzen, mit anderen Worten, wir müssen unsere Erbanlagen nehmen, wie sie sind. Aber in Bezug auf unsere Umwelt können wir eine Menge tun. Durch die Veränderung unserer Umwelt (Ernährung, Lebensweise usw.) können wir sicherstellen, dass die genetische Prädisposition des Kindes, wie auch immer diese aussehen mag, sich nicht zu einer Krankheit entwickeln wird. Gleichzeitig können wir die Genexpression mit der richtigen Ernährung verändern und auf diese Weise indirekt einen positiven Einfluss auf unsere Erbanlagen ausüben.

Ein weiterer Aspekt der GAPS-Krankheitsbilder, bei denen die Sprache auf die Erbanlagen kommt, ist die familiäre Vorbelastung. So zeigen sich bei fast jeder Anamnese in einer Familie mit einem autistischen Kind eine Reihe von Autoimmunerkrankungen und Verdauungsproblemen. Wenn die Mutter oder eine der Großmütter an Asthma, Arthritis, Lupus oder irgendeiner anderen Autoimmunerkrankung litt, dann wird meist angenommen, dass die Immunstörungen bei einem Kind genetisch bedingt sein müssen. Dabei werden zwei Faktoren häufig übersehen.

Der erste ist die Darmflora, die mit ihrer spezifischen Zusammensetzung vor allem von der Mutter auf das Kind übertragen wird. Lassen Sie uns einen Blick auf ein gängiges Szenario werfen. Litt die Mutter der Mutter eines autistischen Kindes an einer gestörten Darmflora, die in ihrem Fall zu einer Arthritis führte, hat sie diese Flora an ihre Tochter weitergegeben. Wie nicht wenige Frauen ihrer Generation hat sie ihre Tochter nicht gestillt, weil es in jener Zeit unmodern war. Das hat der Darmflora ihrer Tochter weiteren Schaden zugefügt, die daraufhin Asthma, Ekzeme und Verdauungsstörungen bekam. Die meisten jungen Frauen ihres Alters nahmen ab ihren späten Teenagerjahren einige Jahre lang die Antibabypille ein, bevor sie Kinder bekamen. Und auch die Antibabypille schwächte ihre Darmflora weiter. Dann bekam sie ein Kind, dem sie ihre schwer gestörte Darmflora übertrug. Dieses Kind wird autistisch. In den vorangegangenen Kapiteln haben wir in aller Ausführlichkeit betrachtet, wie eine gestörte Darmflora Autoimmunkrankheiten verursachen kann. Ob die Erbanlagen bei der Weitergabe dieser Immunstörungen an die nächste Generation eine Rolle spielen, muss von der Wissenschaft noch nachgewiesen werden. Wir sollten allerdings, anstatt davon auszugehen, dass die Erbanlagen ursächlich sind, einen nachgewiesenen und signifikanten Faktor nicht aus den Augen verlieren, der von Generation zu Generation weitergegeben wird, und das ist die Darmflora.

Ein weiterer familiärer Faktor, der häufig übersehen wird, ist das erlernte Verhalten. Was ist das erlernte Verhalten? Das sind all die Dinge, die Kinder von ihren Eltern lernen: Was gegessen wird, wie man kocht, welche Nahrungsmittel ausgewählt werden, persönliche Werte und Vorlieben. Diese erlernten Verhaltensweisen können von Familie zu Familie ziemlich stark variieren. Sie werden von Generation zu Generation und ohne genetische Beteiligung weitergegeben. Sie sind aber ebenso wichtig wie die Erbanlagen, wenn nicht sogar wichtiger, weil sie die Darmflora, den pH-Wert, den Stoffwechsel und die Biochemie im Körper verändern. Und wenn die Großmutter, die Tochter und die Enkeltochter die gleichen Verhaltensweisen übernehmen, dann entwickeln sie selbst auch eine Prädisposition für ähnliche Gesundheitsprobleme. Stellen Sie sich zum Beispiel eine Familie vor, in der reichhaltige Desserts mit viel Zucker sowie große Mengen an Brot, Kuchen, Keksen und Torten eine lange Tradition haben. Diese Art der Ernährung verändert die Darmflora und fördert das übermäßige

Wachstum von Krankheitserregern im Darm, was zu einer Störung des Immunsystems führt. Gleichzeitig ist man in dieser Familie sehr stolz auf sein Haus, es wird also viel mit chemischen Mitteln geputzt und poliert, überdies kommen Duftspender, Deodorants, Körperpflegemittel und Parfums zum Einsatz – allesamt hochallergen und toxisch und ein weiterer Angriff auf die bereits geschädigten Immunsysteme der Familienmitglieder. Wir haben hier die Erbanlagen nicht einmal gestreift, trotzdem wird ersichtlich, wie das Leben in der Familie dazu führen kann, dass die Immunabwehr einfach durch erlernte Verhaltensweisen beeinträchtigt wird.

Schlussfolgerung: Es ist möglich, dass es einige unspezifisch genetische Prädispositionen für Autismus, Schizophrenie und andere GAPS-Krankheitsbilder gibt, die sich ziemlich wahrscheinlich mit anderen Prädispositionen für Autoimmun- und Verdauungsstörungen und einer gewissen Schwäche der Blut-Hirn-Schranke überschneiden. Es ist sehr wahrscheinlich, dass diese Prädisposition in hohem Maße verbreitet ist und dass moderne Umweltfaktoren dazu führen, dass sie sich häufiger als noch vor 100 Jahren, als die Umwelt noch anders aussah, in einer Krankheit manifestieren. Vor einem Jahrhundert lag diese Prädisposition vermutlich nicht seltener vor, aber sie kam nicht zum Ausdruck, weil die Umgebung dafür ungeeignet war – die Nahrungsmittel waren naturbelassener, es gab weniger Umweltverschmutzung, weniger Stress, keine Impfungen, keine Antibiotika, keine Antibabypillen oder andere Medikamente, keine radioaktive Verseuchung, um nur einige wenige Faktoren zu nennen. So sah zum Beispiel die Mehrheit der Ärzte vor hundert Jahren keine Fälle von Autismus in ihrer Praxis. Heute gehört der Autismus zu den sich epidemieartig ausbreitenden Krankheiten. Genetik funktioniert einfach nicht auf diese Weise. Diese epidemieartige Ausbreitung kann nur auf Umweltfaktoren zurückzuführen sein: Moderne Ernährung, Lebensweise, Impfungen, Medikamente und Umweltverschmutzung.

Anstatt bei den Erbanlagen zu verweilen, an denen wir nichts ändern können, ist diese Schlussfolgerung für mich positiv, weil wir sehr wohl viel *tun können*, um die Umwelt zu ändern und unseren Kindern zu helfen. Und alle, die das getan haben, wissen, dass es funktioniert!

6 Ein paar Worte zur Erziehung

> Ich habe in den ersten fünf Jahren meines Lebens vermutlich mehr gelernt als in der gesamten Zeit danach.
>
> *Leo Tolstoi*

Die Erziehung von GAPS-Kindern ist ein komplexes Thema. Es würde den Rahmen dieses Buches jedoch sprengen, hier umfassend darauf einzugehen. Eins muss aber deutlich gesagt werden. In meiner Praxis waren viele Eltern, die in Bezug auf die physischen Aspekte der Störung ihres Kindes alle Mühen auf sich genommen haben, aber nicht besonders viel unternommen haben, um die Erziehung ihres Kindes zu organisieren. Diese Kinder machen in der Regel nicht so große Fortschritte wie die, bei denen beide Aspekte berücksichtigt wurden.

Was tun Kinder vom Augenblick ihrer Geburt an die meiste Zeit über?

Sie lernen!

In jedem wachen Moment lernen sie von ihrer Umwelt und den Menschen in ihrer Umgebung, wie man kommuniziert, wie man sich angemessen verhält, wie man mit Spielzeug umgeht, wie man mit Gleichaltrigen spielt und später dann, wenn sie zur Schule gehen, lernen sie, wie man sich Wissen aneignet. Dies ist eine der wichtigsten Eigenschaften, mit der der Mensch geboren wird – die Fähigkeit zu lernen, um zu überleben und seinen Platz in der Welt zu finden.

Ein gesundes Kind lernt vom Augenblick seiner Geburt an. Haben Sie schon einmal Babys und Kleinkinder beobachtet? Sie sind wie kleine Schwämme, die allem Gehör schenken, jeden in ihrer Nähe beobachten, jede noch so kleine Information aus ihrer Umgebung aufsaugen und lernen, lernen, lernen. Die Gehirnzellen entwickeln höchst wichtige

Verbindungen und Schaltkreise, auf die diese Kinder für den Rest ihres Lebens zurückgreifen können.

GAPS-Kindern entgeht ein großer Teil dieses Lernprozesses. Aufgrund ihrer Toxizität sind ihre Gehirne nicht in der Lage, Informationen richtig zu verarbeiten, diese Kinder sind folglich in diesen so äußerst wichtigen ersten prägenden Jahren keine Schwämme. Auch sie sind mit normalen Ohren, Augen, Geschmacksknospen und Sensoren in ihrer Haut ausgestattet. Sämtliche Informationen, die diese Sinnesorgane aufnehmen, werden jedoch an das Gehirn weitergeleitet, das allerdings bei ihnen aufgrund der toxischen Belastung nicht in der Lage ist, diese Sinneseindrücke angemessen zu verarbeiten. Somit ist es möglich, dass GAPS-Kinder nicht wie normale Kinder hören, sehen, schmecken oder fühlen können.

Gut funktionierende autistische Menschen, die Vorträge über ihre Störung halten, machen uns klar, dass sie bestimmte Frequenzen nicht hören können, dass ihnen bestimmte Geräusche Schmerzen bereiten, dass es vorkommen kann, dass sie, wenn andere mit ihnen sprechen, Teile von Worten überhaupt nicht oder verzerrt hören. Sie sagen, dass sie bestimmte Bereiche des Lichtspektrums und einige Teile von geschriebenen Worten nicht sehen können, dass sie sich bei diffusem Licht, zum Beispiel im Schatten eines Baums oder flackerndem elektrischem Licht, verloren fühlen und die Orientierung verlieren und dass ihnen einige Bereiche des Lichtspektrums Schmerzen bereiten. Sie beschreiben die Berührung von bestimmten Stoffen und die Hände von Menschen als unangenehm, wie das Kribbeln, das wir verspüren können, wenn wir unbequem gesessen haben. Viele dieser autistischen Menschen sagen, dass Speisen oft fade schmecken und die Konsistenz der Nahrung abstoßend sein könne. Alle Sinneseindrücke, die sie über die Augen, die Ohren, die Haut und den Mund aufnehmen, verwandeln sich in ihrem Kopf in ein großes Wirrwarr, das manchmal angenehm, manchmal unangenehm und bisweilen angsteinflößend ist. Deshalb entwickeln diese Kinder viele verschiedene Verhaltensweisen, die uns seltsam erscheinen, vermutlich aber vollkommen nachvollziehbar wären, wenn wir berücksichtigen würden, was mit den Sinneseindrücken in ihrem Gehirn geschieht. Ihre Gehirnzellen bauen keine normalen Verbindungen und Schaltkreise auf. Stattdessen entstehen bei ihnen anormale Gehirnzellverbindungen und Schaltkreise. Einige dieser Schaltkreise manifestieren sich als Selbststimulierung oder Selbstzerstörung.

Abhängig von der Schwere des GAPS-Krankheitsbildes kann diese Störung in der Weiterverarbeitung der Sinneseindrücke bei einem autistischen Kind von einer ausbleibenden Sprachentwicklung bis zu leichten Abweichungen in der Semantik und Pragmatik der Sprache reichen, die häufig bei AD(H)S und Legasthenie beobachtet werden. Bei vielen legasthenischen Kindern zeigen sich möglicherweise erst dann offenkundige Probleme, wenn sie Lesen und Schreiben lernen müssen. Wenn sie sich zurückerinnern, beschreiben Eltern dieser Kinder jedoch häufig andere sensorische Probleme wie unerklärliche Angst vor bestimmten Geräuschen und Gegenständen, seltsame Geschmackspräferenzen und Pingeligkeit bei Nahrungsmitteln, unerklärliche Wutanfälle und ungewöhnliche Stereotypien beim Spielen. Kinder mit AD(H)S weisen neben ihren Verhaltensauffälligkeiten fast ausnahmslos Defizite in der praktischen Anwendung der Sprache auf, was Eltern nicht unbedingt auffallen muss, in Tests aber deutlich zum Ausdruck kommt. Gemeint sind die Feinheiten der Sprachentwicklung in Bezug auf Konversationsfähigkeit, Fragen und Antworten, Begrüßen, Informieren, Benennen, Bezeichnen, Verhandeln, Argumentieren usw. Diese Sprachmängel führen zu Problemen hinsichtlich sozialer Kompetenzen sowie zu Lernschwierigkeiten.

Je länger ein schweres GAPS-Krankheitsbild wie zum Beispiel Autismus besteht, desto weniger werden diese Kinder am normalen Lernprozess teilhaben können und desto weiter werden sie hinter ihren gesunden Altersgenossen zurückbleiben. Da normale Kinder nie aufhören zu lernen, muss ein autistisches Kind, um überhaupt eine Chance zu haben, den Anschluss zu finden, mit doppelter Geschwindigkeit lernen. Je früher dieses intensive Lernen beginnt, desto größer ist die Chance für ein autistisches Kind, die anderen einzuholen, einfach weil es weniger verpasst. Je älter das Kind ist, desto mehr hat es bereits verpasst und desto mehr muss es aufholen. Abgesehen vom Erlernen all der normalen Dinge, müssen auch die vom Kind angenommenen anormalen Muster und Verhaltensweisen rückgängig gemacht werden. Und auch hier gilt, je älter das Kind ist, desto schwieriger wird es, anormale Schaltkreise der Gehirnzellen abzubauen und normale aufzubauen. Für Eltern von neu diagnostizierten Kindern besteht also eine hohe Dringlichkeit, so bald wie möglich mit der richtigen Erziehung zu beginnen.

Die Frage ist – welche Erziehung?

Lassen Sie uns mit Autismus beginnen, weil diese Kinder am stärksten unter dem GAP-Syndrom zu leiden haben.

Hilfe für ein autistisches Kind

Ich will an dieser Stelle nicht versuchen, alle bestehenden Erziehungsmethoden für autistische Kinder zu beschreiben. Es gibt eine ganze Menge von ihnen, und Sie können viele Informationsquellen zu diesem Thema finden. Einige Methoden zielen darauf ab, eine künstliche, an die Bedürfnisse des Kindes angepasste Umgebung zu schaffen. Andere versuchen, das Kind zu ändern, sodass es sich in die normale Welt einfügen und ein so normales Leben wie möglich führen kann. Letztendlich kommt die gewählte Methode auf die Eltern an und auf deren Geschick und Entschlossenheit.

Egal, für welche Methode man sich jedoch entscheidet, jeder Pädagoge mit Erfahrung in der Unterrichtung autistischer Kinder würde der Aussage zustimmen, dass ein autistisches Kind, um die bestmöglichen Erfolge zu erzielen, **Einzelunterricht** benötigt. Dieser Unterricht muss **intensiv** und in hohem Maße **strukturiert** sein. Es darf nicht einfach irgendein Unterricht sein. Er muss von **speziell ausgebildeten Fachleuten** durchgeführt werden. Jede Kompetenz muss unterteilt werden in kleinstmögliche Schritte, die vom Geist eines autistischen Kindes bewältigt werden können, und diese müssen nacheinander erlernt werden, wobei immer wieder überprüft werden muss, ob alle vorangegangenen Schritte vom Kind sicher beherrscht werden. Ein normales Kind lernt in jeder Minute, in der es wach ist, der Unterricht muss also täglich **und während so vieler Stunden wie möglich** stattfinden. Und wir dürfen nicht vergessen, wie dringlich die Sache ist, wenn das Kind irgendeine Chance haben soll, den Entwicklungsstand seiner Altersgenossen einzuholen. Diese Kinder entwickeln sich ebenfalls weiter, die Ziellinie ist also ständig in Bewegung. Jeder Augenblick zählt, es gilt also keine Zeit zu verlieren. Ich persönlich kenne nur eine Methode, mit der man all dies erreichen kann.

Gemeint ist die Verhaltensmodifikation oder Angewandte Verhaltensanalyse (ABA). Der norwegische Psychologe Dr. O. Ivar Lovaas und seine Kollegen an der *University of California* in Los Angeles (UCLA) entwickelten auf der Grundlage von Prinzipien der Verhaltenstherapie ein sehr wirkungsvolles Unterrichtsprogramm für autistische Kinder. Dr. Lovaas begann mit seiner bahnbrechenden Arbeit in den 1960er-Jahren und sein Programm wird noch heute ständig weiterentwickelt. Es ist das einzige bestehende Programm für autistische Kinder, das durch öffentlich zugängliche, solide wissenschaftliche Daten gestützt wird. Die erste Studie zur Wirksamkeit des Programms wurde von Lovaas und seinen Mitarbeitern durchgeführt. Sie führte zu einem erstaunlichen Ergebnis: 47 % der Kinder, die dieses Programm bis zum Ende durchliefen, erreichten eine normale geistige Leistungsfähigkeit und ein normales Bildungsniveau mit normalen IQ-Werten und guten Leistungen in Regelschulen. Weitere 42 % waren in ihrer Entwicklung leicht zurückgeblieben und besuchten Spezialklassen für Kinder mit verzögerter Sprachentwicklung, und nur 10 % waren schwer entwicklungsgestört und wurden Klassen für autistische Kinder zugewiesen. Im Gegensatz dazu erreichten nur 2 % der Kinder der Kontrollgruppe ein normales Bildungsniveau und eine normale geistige Leistungsfähigkeit, 45 % waren leicht zurückgeblieben mit verzögerter Sprachentwicklung und 53 % schwer entwicklungsgestört mit Unterbringung in Spezialschulen für autistische und entwicklungsgestörte Kinder. Die Kinder der Behandlungsgruppe erhielten wöchentlich 40 Stunden intensiven Einzelunterricht auf der Grundlage der Verhaltensmodifikation, während die Kinder der Kontrollgruppe 10 Stunden Einzelunterricht pro

Woche bekamen. Die Kinder begannen mit der mindestens zweijährigen Behandlung, bevor sie vier Jahre alt waren. Die Ergebnisse dieser Studie wurden im Jahr 1987 im *Journal of Consulting and Clinical Psychology* veröffentlicht. Seitdem wurde diese Studie hauptsächlich in den USA an vielen Universitäten mit ähnlichen Ergebnissen erneut durchgeführt. All diese Studien konzentrierten sich auf Kinder unter fünf Jahren. Aus diesem Grund herrschte viele Jahre lang die Ansicht, die Angewandte Verhaltensanalyse (ABA) könne nur mit kleinen Kindern durchgeführt werden. Im Jahr 2002 jedoch veröffentlichten Dr. Svein Eikeseth und seine Kollegen die Ergebnisse ihrer Studie, die aufzeigten, dass auch ältere autistische Kinder im Alter von vier bis sieben mit intensiver Verhaltenstherapie große Fortschritte erzielen konnten. Parallel dazu zeigen Artikel, die vorwiegend im *Journal of Applied Behaviour Analysis* veröffentlicht wurden, dass das ABA-Programm nicht nur für Kinder, sondern auch für Jugendliche und Erwachsene mit Autismus geeignet ist.

Das ABA-Programm kann also, obwohl es ursprünglich für kleine Kinder mit Autismus entwickelt wurde, bei allen Autismus-Patienten, ob bei Kindern oder Erwachsenen, Wirkung zeigen. Eins bleibt allerdings wie gehabt – je früher mit dem Programm begonnen wird, desto besser sind die Ergebnisse.

Eine Mutter, die das ABA-Programm mit ihrem autistischen Kind durchführte, brachte es auf den Punkt: „Es ist erstaunlich, wie wirkungsvoll diese Unterrichtsmethode ist! Mit diesem Programm könnte man vermutlich sogar einem Nilpferd beibringen, richtig zu sprechen und sich zu benehmen!" Ob man nun einem Nilpferd etwas beibringen kann oder nicht, weiß ich nicht, aber das ABA-Programm hat sich in Kombination mit einer angemessenen Ernährungssteuerung als ein Ansatz erwiesen, mit dem die besten Resultate für autistische Kinder erzielt werden können.

Ein Beispiel: Aus *Entering the world of autism: A mother's story* von Carolyn Lewis. Die ganze Geschichte kann nachgelesen werden in den Büchern: *Treating Autism. Parent Stories of Hope and Success* (2003) und

Recovering Autistic Children (2006, überarbeitete Ausgabe), herausgegeben von Stephan M. Edelson und Bernard Rimland.

Neben der Ernährungsumstellung durchlief Brian gleichzeitig auch das ABA-Programm.

„Brians ABA-Programm begann am 1. August 2001. Ich werde dieses Wochenende nie vergessen, weil er fast während des gesamten dreitägigen Workshops schrie und Wutanfälle hatte. Am Ende des dritten Tages war ich völlig erschöpft. Das Einzige, was mich vor dem Zusammenbruch rettete, war die Hoffnung, dass dieses Programm unseren Sohn aus der Welt des Autismus befreien würde. Seine erste Aufgabe bestand darin, ungefähr fünf Sekunden lang ruhig auf einem Stuhl zu sitzen. Da er das nicht wollte, bestand sein Protest aus Schreien und Wutanfällen. Es war auch wirklich viel, was da von ihm verlangt wurde, aber es war der Schlüssel, um ihn überhaupt unterrichten zu können."

„Heute freut Brian sich auf jede Therapiestunde und führt sogar den Therapeuten an der Hand in den Therapieraum."

„Die Hälfte seiner Therapiezeit verbringt er mit Spielen und er wird reich belohnt durch den Erfolg und die Interaktion mit seinen Therapeuten. Es gibt Stimmen, die das ABA-Programm kritisieren, weil sie meinen, es 'töte die Seele'. Ich habe ganz am Anfang daran geglaubt, und das tue ich auch heute noch, dass wir ohne ABA Brians Seele vermutlich nie kennengelernt hätten.

Brian hat einen vollen Terminkalender, und ich bin heute viel mehr an das Haus gebunden als vor dem ABA-Programm. Auf unserem Stundenplan stehen täglich sechs Stunden Therapie und das an sieben Tagen die Woche bei uns zu Hause. Wir planen täglich zwei dreistündige Therapieeinheiten ein. Wir lassen zwischen den Sitzungen genug Zeit für Ruhepausen, Mahlzeiten und Spielphasen. Es läuft nicht immer alles perfekt organisiert ab, und ich nutze die Zeiten, wenn die Therapeuten es nicht schaffen herzukommen, um mich mit Brian und Rachel in neue Abenteuer zu stürzen." (Rachel ist Brians Schwester)

„Brians Verhalten unterscheidet sich heute (März 2003) nicht mehr viel von dem eines typischen Dreijährigen. Sein Blickkontakt und seine Mimik sind normal. Er spielt heute auf angemessene Weise mit anderen

Kindern und mit Spielzeugen. Es gibt noch einige soziale Marotten, die behoben werden müssen, ich glaube aber, dass die Vorschulumgebung und das häufige Spielen mit anderen Kindern bei diesen Problemen helfen werden."

„Er hat in dieser kurzen Zeit der Therapie so große Fortschritte gemacht, dass viele von uns, die ihn sehen und mit ihm arbeiten, einfach nicht umhin können anzumerken, wie vielseitig er sich weiterentwickelt hat. Brian ist ein liebevoller, anhänglicher und verspielter kleiner Junge, der lieber mit anderen zusammen ist, als fernzusehen. Brian hat viele Fähigkeiten erworben, auch die des Fantasiespiels, und ist ein kleiner Witzbold. Er spricht in ganzen Sätzen und er bittet um das, was er möchte, mit den passenden Worten. Er zeigt auf Dinge und gibt Kommentare zu ihnen ab. Er hat viele Programme in seiner ABA-Therapie gemeistert. Er mag Tiere und kann viele Tierlaute nachahmen. Brian mag vor allem Züge, Autos und Flugzeuge, außerdem machen ihm häufige Besuche in der Zoohandlung viel Freude und er spielt gern mit dem Boston Terrier der Nachbarn. Brian ist inzwischen längst kein Fremder mehr in unserem Haus und gibt uns seine Liebe auf so vielfältige Weise zurück. Brian ist für alle, die wissen, wie er vorher war, ein schier unglaubliches Wunder."

Hilfe für Kinder mit anderen GAPS-Krankheitsbildern

Die Verhaltenstherapie ist darüber hinaus ein Eckpfeiler bei der Hilfe für hyperaktive Kinder. Eltern und Lehrer müssen in dieser wichtigen Therapieform geschult werden, um AD(H)S-Kindern konstante und strukturierte Unterstützung zukommen lassen zu können. Für detaillierte Informationen zur Erziehung und zum Umgang mit einem hyperaktiven Kind möchte ich Ihnen zwei Bücher von Sandra Rief ans Herz legen: *The ADD/ADHD Checklist* und *How to Reach and Teach ADD/ADHD Children*. Geschulte Eltern und Lehrer, Sprachtherapie, die Förderung der sozialen Kompetenzen sowie viele andere Aspekte müssen einbezogen werden, um einem hyperaktiven Kind zu helfen.

Als Folge der Störungen bei der Verarbeitung von Sinneseindrücken entwickeln GAPS-Kinder häufig keine normalen sozialen Kompetenzen. Freunde zu finden und Beziehungen zu anderen aufrechtzuerhalten, ist demzufolge problematisch. Werden diese Probleme nicht angegangen, leidet mit den Jahren das Selbstwertgefühl des Kindes. Ein jahrelanges Gefühl der Ablehnung kann zu einem Rückzug oder zu nachtragenden und unsozialen Verhaltensweisen führen. Mit einem qualifizierten Therapeuten am Sprechen selbst und am pragmatischen Gebrauch der Sprache zu arbeiten, ist ein wichtiger Ansatz, um dieses Problem anzugehen. Es gibt parallel dazu aber noch eine Menge anderer Dinge, die Eltern tun können, um ihrem GAPS-Kind bei der Entwicklung guter sozialer Kompetenzen zu helfen. Ich möchte Ihnen hierzu ein Buch und einen Leitfaden von Myrna B. Shure ganz besonders empfehlen: *Raising a Thinking Child.*

Kinder mit GAP-Syndrom haben ein Recht auf umfassende professionelle Hilfe: Sprachtherapie, Beschäftigungstherapie, Psychotherapie, Spezialunterricht usw. Die wichtigsten Menschen im Leben eines Kindes sind jedoch seine Eltern. Das bedeutet, dass die Eltern für GAPS-Kinder die wichtigsten Therapeuten sind. Die Verhaltensmodifikation ist die praktischste und sinnvollste Art, ein GAPS-Kind aufzuziehen. Ich bin der Ansicht, dass Eltern von GAPS-Kindern in dieser wertvollen Methode geschult werden müssen. Dann können sowohl die Mutter als auch der Vater in einer positiven, konstruktiven und effektiven Art und Weise mit dem Verhalten ihres Kindes umgehen, wodurch auch wieder mehr Normalität in das Familienleben Einzug halten kann. Ein spezielles Training für Eltern gibt es nicht. Die meisten von uns haben keine Ahnung, wie man ein Kind großzieht, bevor der erste Wonneproppen in unser Leben kommt. Glücklich können sich all jene schätzen, die mit einem gesunden, glücklichen und folgsamen Kind gesegnet sind. Unglücklicherweise sind Eltern mit einem Kind mit GAP-Syndrom mit dem genauen Gegenteil gesegnet. Es reicht nicht aus, sich auf den elterlichen Instinkt zu verlassen, wenn es um die Erziehung eines solchen Kindes geht, dafür muss man gezielt ausgebildet werden! Die Verhaltensmodifikation basiert auf der Logik des gesunden Menschenverstandes: *Die Art und Weise, wie ein Elternteil auf das Handeln des Kindes reagiert, formt dessen Verhalten.* Ungeschulte Eltern verstärken unbeabsichtigt die schlechten Verhaltensweisen ihrer Kinder durch ihre Reaktion auf dieses Verhalten. Ebenfalls unbeabsichtigt übergehen diese Eltern gute Verhaltensweisen, wodurch das Kind nicht ermutigt wird, diese zu wiederholen. Die Folge ist, dass dieses Kind schließlich viele unerfreuliche und störende Angewohnheiten annimmt, die dann die negative Aufmerksamkeit der Eltern erregen. Die Eltern-Kind-Beziehung verschlechtert sich bis hin zu Nichtbeachtung, Rügen und Bestrafungen. Beide Seiten leiden und das Familienleben wird zu einem schier endlosen Kampf. Die Schulung in Verhaltensmodifikation bringt kompetente Eltern hervor. Kompetente Eltern haben glückliche Kinder und bauen glückliche Familien auf.

Schlussfolgerung: Kinder mit GAP-Syndrom müssen von geschulten Menschen, auch geschulten Eltern, sehr gezielt erzogen werden. In den Fällen, in denen Kinder auf diese Art erzogen werden, ist das Resultat sehr viel besser als in den Fällen, in denen die Erziehung dem Zufall überlassen wurde.

Teil 4

Ein neues Baby in der GAPS-Familie

Für ein besseres Verständnis, was es bedeutet, eine GAPS-Familie zu sein, lesen Sie bitte das Kapitel *7 Die Familien,* Seite 79. Eltern, die bereits ein Kind mit Autismus, Legasthenie, Dyspraxie oder irgendeiner anderen GAPS-Störung haben, sind völlig zu Recht besorgt, wenn sie planen, ein weiteres Baby zu bekommen. Niemand möchte ein weiteres Kind mit körperlicher oder geistiger Beeinträchtigung bekommen. Damit die größtmögliche Chance besteht, ein gesundes Baby zu bekommen, ist es wichtig, bereits vor der Empfängnis darüber nachzudenken. Sollten Sie bereits schwanger sein, ist es am besten, umgehend mit den erforderlichen Veränderungen zu beginnen.

1 Die Zeit vor der Empfängnis und die Schwangerschaft

Die wichtigste Veränderung, die vor der Empfängnis und Zeugung vorgenommen werden sollte, ist die Ernährung beider Elternteile. Der Ernährungszustand zukünftiger Eltern gehört zu den wichtigsten Faktoren, die sich auf ein gesundes Wachstum des werdenden Kindes auswirken werden. Die werdende Mutter muss nach Beginn der Schwangerschaft mit ihrer gesunden Ernährung fortfahren. Der Vater muss dies nicht unbedingt, aber wenn er sich doch dafür entscheidet, wird er (körperlich und geistig) viel besser in der Lage sein, seine Frau während der Schwangerschaft und Geburt zu unterstützen.

Liegen bei beiden Partnern keine Verdauungsprobleme, Allergien, chronische Müdigkeit oder irgendein anderes typisches GAPS-Syndrom vor, empfehle ich, in den 4-5 Monaten vor der Empfängnis die GAPS-Volldiät durchzuführen.

Leidet eines der beiden Elternteile, vor allem die Mutter, an einem ausgeprägten GAP-Syndrom, sollten Sie das gesamte GAPS-Ernährungsprogramm durchführen, bis Sie um einiges gesünder sind und das Gefühl haben, für eine Schwangerschaft bereit zu sein.

Sollten Sie bereits schwanger sein, beginnen Sie direkt mit der GAPS-Volldiät. Lesen Sie jedoch den Abschnitt zur Einführungsdiät sorgfältig durch und befolgen Sie die Empfehlungen für die Einführung fermentierter Nahrungsmittel, da diese nach und nach eingeführt werden müssen (falls sie nicht schon vorher Teil Ihrer Ernährung waren).

Eine Erläuterung der Diät finden Sie in den entsprechenden Kapiteln. Hier möchte ich zusätzlich auf einige wichtige Punkte hinweisen.

- Vermeiden Sie strikt alle industriell verarbeiteten Lebensmittel (alle Päckchen und Dosen), Softdrinks, Zucker und Zusatzstoffe. Vermeiden Sie, auswärts essen zu gehen! Bei einem Restaurantbesuch ist es so gut wie unmöglich, schädliche verarbeitete Fette und Öle, chemische Zusatzstoffe, minderwertige Proteine und Kohlenhydrate sowie viele andere Gefahren für ein zukünftiges Baby zu vermeiden. Bereiten Sie zu Hause frische Speisen aus frischen Zutaten zu. Wer nicht gewohnt ist, zu Hause zu essen, mag das als starken Einschnitt empfinden. Aber wenn man einen Moment innehält und bedenkt, dass die Schwangerschaft nur neun Monate dauert, sollte man diese Zeit als eine Investition in die Gesundheit und das zukünftige Leben seines Babys betrachten. Ich bin sicher, Sie stimmen mir zu, dass Ihr Baby das verdient hat!

- Denken Sie daran, dass etwa 85 % aller Speisen, die Sie täglich zu sich nehmen, herzhaft sein sollten: zubereitet aus frischem Fleisch, Fisch, Eiern, hochwertigen Milchprodukten, Gemüse und natürlichen Fetten. Süße Speisen, also Backwaren (mit geriebenen Nüssen und Trockenfrüchten zubereitet), Honig und Früchte sollten nur als kleiner Imbiss zwischen den Mahlzeiten verzehrt werden.
- Verzehren Sie täglich hausgemachte Brühe aus Fleisch und/oder Knochen als Suppe, Eintopf oder Heißgetränk. Brühe aus Fleisch und/oder Knochen bringt für Ihr Baby und Sie zahlreiche Vorteile mit sich: Ein starkes Verdauungs- und Immunsystem, starke Knochen und Muskeln und eine gute Ausdauer. Verzehren Sie auch das gallertartige Fleisch an den Knochen und Gelenken, nachdem Sie die Brühe zubereitet haben. Eine Tasse warmer Fleischbrühe (angereichert mit etwas probiotischem Joghurt, Kefir oder Sauerrahm) hilft während der Schwangerschaft gegen Morgenübelkeit.
- Achten Sie bitte vor allem auf die Fette, die Sie verzehren, da diese sich entscheidend auf die Ausgewogenheit unserer Fortpflanzungshormone auswirken. Verwenden Sie *ausschließlich* naturbelassene tierische Fette (Butter, Fette an Fleischstücken und selbst ausgelassene tierische Fette), hochwertiges natives Olivenöl oder Kokosöl. Verzehren Sie mehr Fette als normalerweise, da Ihr Baby diese Fette dringend benötigt. Der größte Teil der verzehrten Fette sollte aus tierischen Fetten bestehen.

- Führen Sie Schritt für Schritt fermentierte Nahrungsmittel ein. Fermentierte Nahrungsmittel sind ein absolutes *Muss*, vor allem während der Schwangerschaft! Sie stellen eine gut funktionierende Verdauung sowie die Nährstoffresorption sicher und versorgen Ihr Baby mit Vitaminen der B-Gruppe, Vitamin K und vielen anderen nützlichen Stoffen.
- Setzen Sie alles daran, vor Ort einen Bauernhof zu finden, der Bio-Produkte aus Rohmilch verkauft: der Nährwert von Rohmilch sowie daraus hergestellten Produkten wie Butter, Joghurt, Käse und Sahne kann in keiner Weise mit dem ihrer handelsüblichen, pasteurisierten und verarbeiteten Gegenstücke verglichen werden. Falls Sie keine unpasteurisierte Bio-Milch finden können, ist es besser, überhaupt keine Milch zu trinken: Verzehren Sie stattdessen täglich reichliche Mengen an Bio-Butter und fermentierten Milchprodukten – probiotischen Naturvollmilchjoghurt, Kefir, traditionell hergestellten Käse und Sauerrahm.
- Verzehren Sie regelmäßig Leber und andere Innereien. Leber ist die Hauptquelle von Folsäure (ganz zu schweigen von vielen anderen Nährstoffen) und schützt vor vielen häufig auftretenden Problemen.
- Bei normaler Verdauung können Sie selbst zubereitete Kartoffeln, Sauerteigbrot und Vollkornprodukte in mäßigen Mengen essen. Vergessen Sie nicht, dass all diese Kohlenhydrate mit reichlichen Mengen natürlicher Fette verzehrt werden müssen, um deren Verdauung zu verlangsamen und deren Nährwert zu steigern: Die Leute sollen ruhig über Sie sagen: „Sie mag zu Ihrer Butter gerne auch mal ein Stück Brot!"

Abgesehen von hochwertigen Nahrungsmitteln kann auch die Erhaltungsdosis eines guten Probiotikums eingenommen werden. Wenn Sie allerdings jeden Tag reichlich fermentierte Nahrungsmittel zu sich nehmen, werden Sie vermutlich keine handelsüblichen Präparate benötigen.

Nehmen Sie hochwertigen Lebertran (Erhaltungsdosis) ein. Vergessen Sie nicht, regelmäßig kleine fettreiche Fische (nicht gezüchtet) wie frische Sardinen, Makrelen und Heringe zu verzehren.

Weitere wichtige Aspekte, die vor und während der Schwangerschaft berücksichtigt werden sollten

1. Reduzieren Sie die toxische Belastung Ihres Körpers und infolgedessen auch die Ihres Babys.

Jede toxische Belastung, der eine Schwangere ausgesetzt ist, geht auf ihren Fötus über. In unserer heutigen verunreinigten Welt werden viele Babys bereits mit einer hohen toxischen Belastung geboren, die ihre Konstitution schwächt und sie körperlich wie geistig anfällig werden lässt. Wenn es Ihnen gelingt, häufige Fallen für Giftstoffe zu vermeiden, werden Sie ein Baby mit einer niedrigeren toxischen Belastung und somit einer stärkeren Konstitution zur Welt bringen. Lesen Sie bitte das Kapitel *Entgiftung für Menschen mit GAP-Syndrom*, vor allem den Abschnitt über die Reduzierung der allgemeinen toxischen Belastung. Für eine reibungslos verlaufende Schwangerschaft ist es ungeheuer wichtig, den Körper nicht mit Toxinen zu belasten.

Vermeiden Sie so weit wie möglich alle künstlichen chemischen Stoffe: Körperpflegeprodukte, Make-up, Parfum, Haarfärbemittel, Haushaltsreiniger, Pestizide in Teppichen, chemische Reinigung, Industriechemikalien, Wandfarben und Lacke usw. Die Schwangerschaft ist keine gute Zeit, das Haus zu renovieren oder neue Möbel anzuschaffen, da all dies eine Fülle toxischer Chemikalien in Ihr Zuhause bringt, die giftig für Ihr Baby sind. Vermeiden Sie toxisch belastete Orte, z. B. den Besuch beim Friseur, in öffentlichen Schwimmbädern, Einkaufszentren und Krankenhäusern sowie alle Orte, an denen es nach Chemie riecht.

Vermeiden Sie den Besuch beim Zahnarzt, da fast alle dort verwendeten Materialien toxisch sind. Falls eine Zahnfüllung unbedingt erforderlich ist, vermeiden Sie Amalgam. Fragen Sie Ihren Zahnarzt nach einer weißen Füllung und sprechen Sie mit ihm über weniger toxische Optionen.

Vermeiden Sie die Einnahme von Medikamenten. Vermeiden Sie medizinische Untersuchungen, es sei denn, sie sind unumgänglich: Untersuchungen münden in der Einnahme von Medikamenten und weiteren medizinischen Behandlungen.

Vermeiden Sie elektronische Bildschirme, da sie schädliche Strahlen abgeben. Verbringen Sie so wenig Zeit wie möglich am PC oder vor dem Fernseher. Verwenden Sie Handys und Funksprechgeräte nur so kurz wie möglich und wenn unbedingt erforderlich, da sie ebenfalls Strahlen abgeben, deren Folgen noch nicht ausreichend erforscht sind.

Überlegen Sie genau, was sich in Ihrer direkten täglichen Umgebung negativ auf Ihr Baby auswirken könnte: Strahlung, Umweltverschmutzung, Hochspannungsmasten, schlechte Wasserqualität, die Luft verseuchende Industrieanlagen in der Umgebung usw. Unternehmen Sie Schritte, diesen Problemen aus dem Weg zu gehen.

2. Genießen Sie Ihre Schwangerschaft!

Ihre Gefühle, Gedanken und Ihre innere Einstellung während der Schwangerschaft üben einen beträchtlichen Einfluss auf die Entwicklung Ihres Babys aus. Positive Gefühle erzeugen im Körper eine positive Biochemie, während negative Gefühle zerstörerische Hormone und andere chemische Stoffe hervorbringen, die sich negativ auf Ihr Baby auswirken können. Deshalb ist es so wichtig, dass Sie während der gesamten Schwangerschaft entspannt, zufrieden und glücklich sind. Das ist leichter gesagt als getan, werden Sie sagen! Hier sind einige Vorschläge, die helfen, dieses Ziel zu erreichen.

Vom Augenblick der Empfängnis an muss das Baby für Sie ganz oben auf der Liste der Prioritäten stehen. Alles andere ist zweitrangig. Also muss bei allem, was Sie tun, Ihr erster Gedanke sein: „Wie wird sich das auf mein Baby auswirken?“ Ob es sich um einen Job, eine Urlaubsreise, einen Besuch bei der Familie oder bei Freunden handelt – alles muss unter dem Gesichtspunkt getan werden (oder nicht getan werden), dass es das Beste für Ihr Baby ist. Überanstrengen Sie sich nicht und laden Sie sich nicht zu viel auf – die Schwangerschaft ist bereits ein Vollzeitjob. Alles andere ist eine zusätzliche Belastung. Überlegen Sie genau, ob es Ihnen oder Ihrem Baby gegenüber fair ist, sich dieser zusätzlichen Belastung auszusetzen.

Nicht ein konkretes Ereignis erzeugt den Stress, sondern die Art, wie wir darauf reagieren. Versuchen Sie also Ihre Reaktionen auf alles, was in Ihrem Leben geschieht, zu kontrollieren. Seien Sie ruhig und gelassen. Stellen Sie keine Anforderungen an sich oder andere in Ihrer Umgebung, versuchen Sie, mit dem Strom zu schwimmen und Ihr Leben wird angenehmer sein. Sinn für Humor kann in stressigen Situationen Wunder wirken. Meiden Sie Menschen, die Ihnen das Gefühl geben, unzulänglich oder schuldig zu sein und die Sie traurig machen. Suchen Sie die Gesellschaft von Menschen, bei denen Sie fröhlich sind und sich wohlfühlen.

Guter Schlaf ist außerordentlich wichtig. Ihr Bett sollte weich und bequem sein, damit Sie vor allem in den letzten Monaten der Schwangerschaft gut schlafen können. Ein täglicher Mittagsschlaf sollte für eine Schwangere eine Selbstverständlichkeit sein! Planen Sie Ihren Tag so, dass Sie sich am Nachmittag ausruhen können, selbst wenn Sie nicht einschlafen.

Täglich ein Spaziergang an der frischen Luft ist für eine schwangere Frau ebenfalls sehr wichtig. Ein Spaziergang in gemütlichem Tempo in einer angenehmen natürlichen Umgebung ist die beste körperliche Betätigung.

Ein weiterer wichtiger Punkt auf Ihrer täglichen To-do-Liste: Sie sollten mindestens einmal am Tag lachen. Halten Sie also Ausschau nach etwas, das Sie zum Schmunzeln oder Lachen bringt: Ein gutes Buch, eine Komödie, ein Freund mit Witz, Ihr Haustier usw. Denken Sie an all die Glückshormone und Abwehrstoffe, die Ihr Körper beim Lachen erzeugt. Forschungsergebnisse zeigen, dass diese Hormone und chemischen Stoffe Ihnen vermutlich ein lächelndes, glückliches Baby bescheren werden.

3. Die Vorbereitung auf die Geburt und das Stillen

Es ist sehr wichtig, den Geburtskanal für das Baby vorzubereiten, wie es bereits die Frauen in traditionellen Kulturen zu tun pflegten. Zur Vorbereitung sollte der Geburtskanal mit nützlichen Bakterien besiedelt werden. Dafür täglich nach dem Bad oder der Dusche eine Handvoll Ihres hausgemachten Joghurts oder Kefirs auf den gesamten Genitalbereich, auf die Brust und die Achselhöhlen auftragen. Den Kefir oder

Joghurt vor dem Ankleiden trocknen lassen. Wer an Ausfluss oder Vaginalsoor leidet (eine häufige Begleiterscheinung der Schwangerschaft), sollte ein- oder zweimal in der Woche vor dem Schlafengehen eine Kapsel mit einem hochwertigen Probiotikum in die Vagina einführen, die sich dann auflösen wird. Alternativ kann ein mit Kefir oder Joghurt getränktes Baumwollläppchen wie ein Tampon in die Vagina eingeführt werden. Einige Minuten lang dort lassen. Durch die Besiedelung dieser Bereiche mit nützlichen Bakterien sind diese gegen jegliche Krankheitserreger geschützt und zudem wird die gesunde Flora auf Ihr Baby übertragen, wenn es den Geburtskanal passiert. Die Besiedelung der Brust und Achselhöhlen mit guten Bakterien beugt einer Brustentzündung vor und versorgt das Baby mit probiotischen Bakterien. Aus diesem Grund sollte diese Prozedur nach der Geburt des Babys beibehalten werden.

Bereiten Sie sich mindestens ein Jahr lang mental auf das Stillen vor. Die Umsetzung des GAPS-Programms wird einen wesentlichen Beitrag dazu leisten sicherzustellen, dass Ihr Baby mit hochwertiger nährstoffreicher Milch versorgt wird. Es kommt jedoch bisweilen vor, dass eine Frau nicht genug Muttermilch hat oder dass die Milch nicht von bester Qualität ist. Deshalb ist es eine gute Idee, vor der Geburt des Babys ein Netzwerk aus Schwangeren in der Umgebung aufzubauen (vielleicht bei der Schwangerschaftsgymnastik oder im Geburtsvorbereitungskurs), die einverstanden wären, ihre Milch zu teilen, falls eine der anderen Frauen Probleme mit dem Stillen bekommen sollte. Das Stillen fremder Kinder hat in allen Kulturen eine jahrhundertealte Tradition und ist die beste Alternative für Ihr Baby, falls Sie es nicht ausreichend mit Ihrer eigenen Muttermilch versorgen können. Keine Säuglingsnahrung kann auch nur annähernd die Muttermilch für Ihr Baby ersetzen. Halten Sie nach jungen Frauen Ausschau, die keine gesundheitlichen Probleme haben und keine Medikamente einnehmen.

2 Neues Baby

Ihr Baby ist da! Herzlichen Glückwunsch!

Das Erste, worüber man nun nachdenken muss, ist die Ernährung des Babys.

Ich kann nur immer wieder betonen wie wichtig es ist, ein Baby zu stillen! Vor allem in den ersten Tagen nach der Geburt, wenn das Kolostrum (Vormilch) produziert wird.

Falls Sie nicht selbst stillen können, versuchen Sie eine Amme oder eine Muttermilchspenderin zu finden. Ein guter Ort für die Suche sind Geburtsvorbereitungskurse während der Schwangerschaft oder die Entbindungsstation vor der Geburt (falls Sie planmäßig im Krankenhaus eintreffen) oder direkt danach. Es sollten zwei bis vier Ammen oder Muttermilchspenderinnen zur Verfügung stehen, damit sichergestellt ist, dass Ihr Baby mit ausreichend Milch versorgt wird. Halten Sie nach gesunden Frauen Ausschau, die in Ihrer Nähe wohnen. Selbst wenn das Baby Säuglingsnahrung erhält, wird die Ergänzung mit einer kleinen Menge Muttermilch, und sei es auch noch so selten, für die Entwicklung und die Gesundheit Ihres Babys wahre Wunder bewirken. Keine industrielle Babynahrung wird jemals die Qualität von Muttermilch erreichen können.

Sollten Sie keine andere Wahl haben als Ihr Baby mit Ersatznahrung füttern zu müssen (selbst wenn gelegentlich durch Muttermilch ergänzt), sollten Sie von Anfang an in jede Trinkflasche ein hochwertiges Probiotikum geben.

Stillen ist wunderbar! In den ersten Wochen kann es vorkommen, dass sich die Brustwarzen entzünden, sodass sie anfangen zu bluten und Sie vor Schmerzen wimmern lassen, wenn Ihr Baby trinkt. Versuchen Sie einfach, diese kurze Zeitspanne zu überstehen. Die Brustwarzen werden heilen, und das Stillen wird zu einer angenehmen Zeit werden, in der Sie sich entspannen und die Sie genießen können. Die meisten Frauen haben das Stillen ihrer Babys als wunderschöne Erfahrung in Erinnerung, die sie um nichts in der Welt missen möchten!

Brustentzündung

Brustentzündungen gehören zum Stillen dazu. Die meisten stillenden Frauen bekommen sie oft sogar mehr als einmal. Tritt eine Brustentzündung auf, sollte das Abstillen des Babys allerdings als allerletzter Ausweg gesehen werden! Stillen Sie Ihr Baby mit der entzündeten Brust weiter, das ist für Sie und für Ihr Baby nur von Vorteil.

Für Sie selbst ist bei einer Brustentzündung die regelmäßige Entleerung der Brust äußerst wichtig, da sich die Milch auf keinen Fall in der Brust stauen darf.

Für Ihr Baby liegt der Vorteil darin, dass die Infektion aus Ihrer Brust zu den ersten Schritten der Natur gehört, zur Reifung des Immunsystems Ihres Babys beizutragen. Babys werden mit einem unreifen Immunsystem geboren, das sich erst noch entwickeln muss. Die Umwelt trägt zur Entwicklung des Immunsystems Ihres Babys bei, indem das Baby häufigen Krankheitserregern ausgesetzt wird. Die Brustentzündung ist ein sicherer Weg, häufige Mikroorganismen in den Körper Ihres Babys gelangen zu lassen, um sein Immunsystem zu trainieren: Die Milch aus der entzündeten Brust wird diese Mikroorganismen zusammen mit Antikörpern und vielen anderen Immunfaktoren weitergeben, die auf das Immunsystem Ihres Babys einwirken und ihm die richtige Reaktion beibringen werden.

Zu den Begleiterscheinungen einer Brustentzündung gehört eine stark erhöhte Körpertemperatur, die wichtig ist, aber stark an den Kräften zehren kann. Durch das Fieber können Blockaden in den Milchgängen der Brust gelöst werden, und Ihr Baby wird dann durch sein Saugen dafür sorgen, dass die Milch wieder frei fließen kann. Ein qualifizierter Homöopath weiß sowohl für das Fieber als auch die Brustentzündung Rat. Auch frisch gebrühter Weidenrindentee oder Aspirin können helfen, das Fieber zu senken.

Bei Brustentzündungen werden in der Regel Antibiotika verschrieben. Allerdings sind sich die Mediziner keineswegs einig darüber, ob Antibiotika wirklich helfen. Wichtig ist in jedem Fall, die blockierten Milchgänge zu öffnen, und genau das kann Ihr Baby sehr wirksam für Sie übernehmen. Wenn Sie Antibiotika einnehmen müssen, fahren Sie mit dem Stillen fort. Ja, auch Ihr Baby wird diesen Antibiotika ausgesetzt sein, aber kombiniert mit vielen schützenden Immunfaktoren in Ihrer Muttermilch. Sobald die Brustentzündung abgeklungen ist, wird Ihre Milch wieder für ein normales Gleichgewicht im Verdauungssystem Ihres Babys sorgen. Achten Sie darauf, Probiotika zuzuführen und reichliche Mengen fermentierter Nahrungsmittel zu verzehren, während Sie die Antibiotika einnehmen.

Die Einführung fester Nahrung

Bei einem Flaschenkind sollte feste Nahrung ab dem vierten Monat eingeführt werden. Bei einem gestillten Baby kann das bis zum sechsten Monat hinausgezögert werden, es sei denn, es ist sehr hungrig und Sie müssen schon vorher feste Nahrung einführen.

Feste Nahrung sollte Schritt für Schritt eingeführt werden, beginnend mit einer sehr kleinen Mahlzeit täglich. Die übrigen Mahlzeiten sollten aus Muttermilch bestehen, oder, wenn Ihr Baby mit Ersatznahrung gefüttert wird, mit der üblichen Nahrung, der eine kleine Menge eines Probiotikums hinzugefügt wird.

Führen Sie vor der Einführung von Nahrungsmitteln jeglicher Art, vor allem zu Beginn, den Verträglichkeitstest durch. Nehmen Sie dazu einen Tropfen der fraglichen Speise (handelt es sich um eine feste Speise, kann diese mit etwas Wasser verknetet werden) und geben Sie diesen auf die Innenseite des Handgelenks Ihres Babys. Am besten führt man den Test am Abend kurz vor dem Schlafengehen durch. Lassen Sie den Tropfen auf der Haut trocknen und legen Sie Ihr Baby dann schlafen. Prüfen Sie am nächsten Morgen die betroffene Stelle: Zeigt sich irgendeine feuerrote oder juckende Reaktion, sollte einige Wochen lang auf diese Speise verzichtet und erst dann ein neuer Versuch gestartet werden. Kommt es zu keiner Reaktion, dann kann, angefangen mit einer kleinen Menge, dieses Nahrungsmittel stufenweise eingeführt werden. Testen Sie das jeweilige Nahrungsmittel immer in dem Zustand, in dem Sie es einführen möchten. Soll also rohes Eigelb eingeführt werden, dann machen Sie den Test mit rohem Eigelb und nicht mit dem ganzen oder einem gekochten Ei.

Erste Woche

- Beginnen Sie mit hausgemachter Fleischbrühe. Für eine nahrhafte Fleischbrühe ein Stück Fleisch mit Knochen (ein halbes oder ganzes Huhn) 2-3 Stunden in Wasser köcheln lassen, ohne Salz oder irgendetwas anderes in das Wasser zu geben. Eine Fischbrühe lässt sich mit einem ganzen Fisch, Fischflossen, Fischgräten und Fischköpfen auf dieselbe Weise zubereiten. Die Knochen und das Fleisch herausnehmen und die Brühe durch ein Sieb abseihen. Die Brühe kann eingefroren werden, hält sich aber auch im Kühlschrank etwa eine Woche lang. Beginnen Sie mit 1-2 TL warmer Fleischbrühe vor jedem Stillen. Achten Sie darauf, das Stillen nur als Belohnung/Extraportion einzusetzen, nachdem Ihr Kind etwas Brühe aus einer Flasche oder einem Becher oder von einem Löffel getrunken hat. Sobald Ihr Baby diese Menge akzeptiert hat, kann diese langsam erhöht werden. Handelsübliche Produkte wie gekörnte Brühe oder Brühwürfel sollten nicht verwendet werden, weil sie in hohem Maße industriell verarbeitet sind und Unmengen schädlicher Inhaltsstoffe enthalten. Hühnerbrühe ist für den Magen besonders gut verträglich. Entfernen Sie nicht das Fett aus der Brühe, weil es für Ihr Baby wichtig ist, das Fett mit der Brühe zu verzehren.
- Geben Sie Ihrem Baby zwischen den Mahlzeiten einen oder zwei Teelöffel frisch gepressten Gemüsesaft, vermischt mit etwas warmem Wasser. Beginnen Sie mit reinem Möhrensaft und versuchen Sie dann, nach etwa einer Woche, einen Schuss Kohl-, Sellerie- oder Salatsaft zu dem Möhrensaft zu geben. Führen Sie mit dem Saft zuerst den Verträglichkeitstest durch. Geben Sie Ihrem Baby keine handelsüblichen Gemüse- oder Fruchtsäfte. Babys sollten nur Säfte

trinken, die Sie frisch zu Hause gepresst haben. Diese Säfte kann man nicht aufbewahren. Sie müssen innerhalb einer halben Stunde nach der Zubereitung verzehrt werden.

Zweite Woche

- Fahren Sie mit den bereits eingeführten Nahrungsmitteln fort und erhöhen Sie Schritt für Schritt die täglichen Mengen.
- Beginnen Sie damit, der Fleischbrühe probiotische Nahrungsmittel zuzufügen. So wird Ihr Baby mit nützlichen Bakterien und leicht verdaulichen Nährstoffen versorgt. Beginnen Sie mit 1/2 TL eines beliebigen probiotischen Nahrungsmittels pro Tag und erhöhen Sie die tägliche Menge Schritt für Schritt.

Sie haben zwei Möglichkeiten: Hausgemachte Molke (vom Abtropfen hausgemachten Joghurts) oder Saft von hausgemachtem Sauerkraut oder fermentiertem Gemüse. Die meisten Babys vertragen sowohl hausgemachte Molke als auch Sauerkrautsaft gut. Führen Sie den Verträglichkeitstest auf der Haut Ihres Babys durch, bevor Sie die Molke oder den Sauerkrautsaft einführen. Vermutlich ist es ratsam, mit Molke aus Ziegenmilchjoghurt zu beginnen, da diese oft besser vertragen wird als die Molke aus Kuhmilchjoghurt. Wird die Molke gut vertragen, versuchen Sie, Joghurt einzuführen, ohne ihn vorher abtropfen zu lassen. Beginnen Sie mit 1/2 TL pro Tag und erhöhen Sie die tägliche Menge Schritt für Schritt. Wird der Joghurt gut vertragen, sodass Sie die tägliche Menge allmählich steigern können, führen Sie mit Joghurtkulturen fermentierten Sauerrahm ein.

- Beginnen Sie, Gemüsesuppe oder -püree aus geschältem und gut durchgegartem Gemüse ohne Samen zuzubereiten. Kochen Sie das Gemüse in Ihrer hausgemachten Fleischbrühe, ohne Salz oder irgendetwas anderes zuzugeben. Verwenden Sie stärkefreies Gemüse (keine Kartoffel, Süßkartoffel, Yamswurzel oder Pastinake). Geeignete Gemüsesorten sind Möhren, Zucchini, Kürbis, Lauch, Zwiebeln, Knoblauch, Brokkoli und Blumenkohl (Zucchini und

Kürbis schälen und entkernen). Das Gemüse sehr weich kochen und leicht abkühlen lassen, dann mit etwas naturbelassenem Fett pürieren. Geeignet dafür sind: 1 TL eines beliebigen tierischen Fetts (Schwein, Rind, Lamm, Ente, Gans, Huhn usw.), 1 TL Bio-Kokosöl, 1 TL natives Olivenöl extra, 5 Tropfen Lebertran, 1 TL Ghee (selbst gemacht aus Bio-Butter) oder 1 TL Bio-Butter aus Rohmilch (ungesalzen!). Variieren Sie bei den Ölen und Fetten, die Sie Ihrem Baby täglich geben. Wenn die Gemüsesuppe oder das Püree auf Körpertemperatur abgekühlt sind (die Temperatur prüfen, indem Sie ein wenig auf die Innenseite Ihres Handgelenks geben), 1 TL hausgemachten Bio-Joghurt zugeben. Mit 2-4 TL dieser Suppe oder dieses Pürees beginnen und die Menge allmählich steigern. Beginnen Sie mit ziemlich dünnflüssigem Püree und steigern Sie allmählich die Konsistenz.

Dritte Woche

- Fahren Sie mit den vorherigen Speisen fort.
- Beginnen Sie, gekochtes Fleisch (lange in Wasser gekocht und dann püriert) zu den Gemüsesuppen und -pürees hinzuzufügen. Verwenden Sie anfangs eine kleine Menge Bio-Huhn und steigern Sie allmählich die Menge: Achten Sie darauf, auch das Fleisch und die Haut von den Flügeln, Beinen und dem Skelett zusammen mit etwas Brustfleisch des Huhns zu verwenden (Haut, braunes Fleisch und alle fettreichen Stücke sind für Ihr Baby sehr wertvoll). Führen Sie nach dem Bio-Huhn auch andere in Wasser gegarte Fleischsorten ein (vorzugsweise das gallertartige Fleisch an den Knochen und Gelenken). Am besten geeignet ist das Fleisch, aus dem Sie die Fleischbrühe zubereiten: sehr weich gekocht und gallertartig. Kochen Sie bei der Zubereitung der Fleischbrühe ein Stück Leber zusammen mit dem Fleisch und den Knochen. Die gar gekochte Leber mit etwas Fleischbrühe pürieren und durch ein Metallsieb abseihen. Bewahren Sie die Mischung im Kühlschrank auf und fügen Sie sie den Mahlzeiten Ihres Babys (etwa 1 TL pro Portion) zusammen mit dem Fleisch zu.

Denken Sie daran, regelmäßig Fischbrühe zuzubereiten und sie Ihrem Baby mit gekochtem Fisch mit Gemüsepüree oder -suppe zu füttern. Beim Pürieren von Fisch ist es wichtig, nicht nur das Fleisch, sondern auch die Haut zu verwenden, die Ihrem Baby ausgezeichnete Nährstoffe liefert. Deshalb ist es sehr wichtig, den Fisch vor dem Kochen zu entschuppen.

- Sollte Ihr Kind Babyersatznahrung bekommen, ersetzen Sie diese mehr und mehr durch Suppen und Gemüsepüree mit Fleisch oder Fisch. Wenn Sie stillen, geben Sie Ihrem Baby weiterhin nach jeder Mahlzeit die Brust.
- Erhöhen Sie die Menge des hausgemachten Joghurts und Sauerrahms auf 1-2 TL bei jeder Mahlzeit. Geben Sie weiterhin 1 TL Sauerkrautsaft in Suppen und Eintöpfe.
- Führen Sie reife Avocado ein, beginnend mit 1 TL, den Sie dem Gemüsepüree zufügen. Erhöhen Sie die Menge Schritt für Schritt.

Woche 4 und 5

- Fahren Sie mit den vorherigen Speisen fort.
- Beginnen Sie, rohes Eigelb von einem Bio-Ei zum Gemüsepüree zu geben. Führen Sie vorher den Verträglichkeitstest mit rohem Eigelb durch. Beginnen Sie mit 1 TL Eigelb pro Tag und achten Sie auf eventuelle Reaktionen. Tritt keine Reaktion auf, erhöhen Sie die Menge allmählich und geben Sie Eigelb zu jeder Suppe und jedem Gemüsepüree hinzu.
- Wenn alle bisherigen Lebensmittel gut vertragen werden, kommt Apfelmus auf den Speiseplan: Dazu Kochäpfel schälen, das Kerngehäuse entfernen und mit etwas Wasser weich kochen. Zu den gekochten Äpfeln eine großzügige Menge Butter, Kokosöl oder Ghee geben. Dieses Apfelmus hält sich im Kühlschrank mindestens 7 Tage, kann aber auch eingefroren werden. Auf Körpertemperatur (oder zumindest Zimmertemperatur) erwärmen, bevor Sie es Ihrem Baby geben. Beginnen Sie mit wenigen Löffeln Apfelmus pro Tag. Achten Sie auf eventuelle Reaktionen wie leichten Durchfall. Bleiben

diese aus, kann die Menge allmählich gesteigert werden. Benutzen Sie keine Mikrowelle zum Aufwärmen oder Kochen, da auf diese Weise die Nährstoffe zerstört werden. Wärmen Sie Speisen auf einer gewöhnlichen Herdplatte oder im Backofen auf. Apfelmus kann aufgewärmt werden, indem man die Schale in etwas heißes Wasser stellt.

Woche 6 und 7

- Fahren Sie mit den vorherigen Speisen fort.
- Erhöhen Sie die Menge des hausgemachten Joghurts und Sauerrahms auf 3 TL zu jeder Mahlzeit. Sie können ihn Ihrem Baby jetzt auch in seinem Fläschchen mit Saft oder Wasser geben.
- Erhöhen Sie die Eigelbmenge auf zwei rohe Eigelbe pro Tag. Geben Sie das Eigelb in die Suppen Ihres Babys oder in den Becher mit Fleischbrühe. Erhöhen Sie die Fleischmenge und verwenden Sie vor allem das gallertartige Fleisch an den Gelenken und Knochen (in Wasser gut weich gekocht).
- Stellen Sie die Milchersatznahrung vollständig ein. Wenn Sie stillen, fahren Sie damit fort.

Woche 8 und 9

- Fahren Sie mit den vorherigen Speisen fort.
- Fügen Sie dem Speiseplan Pfannkuchen aus Nussmus (Mandelmus oder Haselnussmus), Zucchini oder Kürbis (geschält und püriert) und Eiern zu. Beginnen Sie mit einem kleinen Pfannkuchen pro Tag und erhöhen Sie die Menge Schritt für Schritt. Backen Sie die Pfannkuchen langsam in Ghee, Kokosöl oder einem beliebigen tierischen Fett (das Sie selbst aus frischem Fleisch ausgelassen haben).
- Erhöhen Sie die Menge frisch gepresster Säfte. Geben Sie etwas Joghurt in den Saft. Versuchen Sie, etwas frischen Apfel zum Saft zu geben.
- Fügen Sie dem Speiseplan rohes Gemüse zu. Beginnen Sie mit etwas Kopfsalat und geschälter Gurke (in einem Mixer püriert und Suppen oder Gemüsepüree zugegeben). Mit einer kleinen Menge beginnen,

die dann allmählich gesteigert werden kann, wenn alles gut vertragen wird. Nachdem diesen beiden Gemüsesorten gut vertragen wurden, fügen Sie Schritt für Schritt anderes rohes Gemüse hinzu: Möhren, Sellerie, weicher Kohl usw., jeweils fein püriert.

Woche 10 und danach

- Fahren Sie mit den vorherigen Speisen fort.
- Versuchen Sie, Ihrem Baby ein wenig Rührei (oder ein Omelett) zu geben, das bei schwacher Hitze mit einer großzügigen Menge Rohmilchbutter, einem beliebigen tierischen Fett, Kokosöl oder Ghee gegart wurde. Geben Sie ihm dazu Avocado und rohes oder gekochtes Gemüse.
- Versuchen Sie, ihm etwas rohen, geschälten Apfel oder etwas reife Banane (gelb mit braunen Flecken auf der Schale) zu füttern. Obst sollten Babys zwischen den Mahlzeiten essen, nicht zu Fleisch.
- Führen Sie Ihren hausgemachten Frischkäse ein (hergestellt aus Ihrem hausgemachten Joghurt). Beginnen Sie mit einer sehr kleinen Menge und steigern Sie diese Schritt für Schritt. Für die Herstellung des Frischkäses aus Joghurt, den Topf mit dem Joghurt in eine große Schüssel mit heißem Wasser stellen, bis sich Käsebruch und Molke getrennt haben. Eine große Schüssel mit einem Seihtuch auslegen, den Joghurt hineinfüllen, die Ecken des Seihtuchs zusammenbinden, das Ganze aufhängen und 8 Stunden abtropfen lassen (zum Beispiel über Nacht). Sie können Ihrem Baby diesen Frischkäse zu den Mahlzeiten geben oder als Nachtisch mit ein wenig Bio-Honig.
- Probieren Sie, die in diesem Buch vorgestellten Brotrezepte zu backen. Beginnen Sie mit einem kleinen Stück Brot täglich und steigern Sie die Menge dann allmählich.
- Wenn Sie mit Ihrem Baby bei der GAPS-Volldiät angekommen sind, können Sie beginnen, kleine Mengen naturbelassenes Salz in die Speisen zu geben. Das bedeutet, dass Sie nicht länger extra für Ihr Baby kochen müssen, sondern die Fleischbrühe und die anderen GAPS-Speisen verwenden können, die Sie für die ganze Familie zubereitet haben.

Möglicherweise müssen Sie einige Speisen später als in diesem Programm vorgesehen einbeziehen, das hängt ganz von der individuellen Empfindlichkeit Ihres Babys ab. Der beste Anhaltspunkt ist der Stuhl Ihres Babys: Breiiger Stuhl oder Verstopfung sind ein Zeichen dafür, dass Ihr Baby für die neu eingeführte Speise noch nicht bereit ist. Entfernen Sie diese Speise vom Speiseplan, warten Sie einige Wochen und versuchen Sie dann erneut, sie einzuführen. Eine weitere häufige Reaktion ist eine neu auftretende Hautrötung oder ein plötzlich auftretendes Ekzem.

Bei der Einführung von Beikost sollten Sie zuversichtlich und entspannt sein, weil Babys feine Fühler haben: Sie spüren es, wenn wir besorgt sind, und werden entsprechend reagieren. Sollte Ihr Baby ein bestimmtes Nahrungsmittel verweigern, versuchen Sie es eine Stunde später oder am nächsten Tag erneut. Wählen Sie Zeiten, in denen Sie nicht in Eile sind und fröhlich und entspannt sein können. Akzeptieren Sie einfach von Anfang an das herrliche Durcheinander des Fütterns: Legen Sie unter dem Stuhl Ihres Babys eine Plastikdecke auf den Boden und machen Sie sich keine Sorgen, wohin das Essen wohl fliegen könnte. Halten Sie beim Füttern immer zwei Löffel bereit. Einen Löffel geben Sie Ihrem Baby und lassen es damit machen, was immer es will. Mit dem zweiten Löffel füttern Sie Ihr Baby. Mit der Zeit wird Ihr Baby lernen, mit seinem Löffel selbst zu essen.

Die Zeit der Beikosteinführung ist so kurz, man sollte einfach jeden Augenblick genießen.

Nahrung ist nicht alles

Abgesehen von gutem Essen braucht Ihr Baby Ihre liebevolle Aufmerksamkeit, tägliche Spazierfahrten an der frischen Luft und guten Schlaf. Sonst nichts! Keine Impfungen, keine Spritzen, keine Untersuchungen, keine unnötigen Arztbesuche und keine künstlichen chemischen Stoffe.

Informationen zu Impfungen finden Sie im entsprechenden Kapitel. Babys in GAPS-Familien dürfen erst geimpft werden, wenn sie ein starkes Immunsystem entwickelt haben, über gute physische Kompetenzen verfügen und sich sprachlich mitteilen können. Das bedeutet, keine Impfungen, bis das Kind 3-5 Jahre alt ist. Selbst dann sollten Sie, wenn Sie Ihr Kind impfen lassen müssen, sicherstellen, dass es rundum gesund ist und es ihm gut geht, wenn es geimpft wird. Fragen Sie nach der Liste der Inhaltsstoffe des Impfstoffs und bitten Sie darum, dass man sie Ihnen erklärt. Versuchen Sie, Kombinationsimpfstoffe zu vermeiden. Halten Sie stattdessen nach Einzelimpfstoffen Ausschau.

Vermeiden Sie alle künstlichen chemischen Stoffe bei der Körperpflege Ihres Babys! Pflegeprodukte, nicht einmal angeblich natürliche, sind nicht erforderlich. Babys müssen nicht mit irgendeiner Seife oder einem Shampoo gewaschen werden. Sauberes warmes Wasser ist völlig ausreichend. Seife wäscht schützende Hautfette ab und setzt die Haut eines Babys damit der Austrocknung und der Besiedelung durch Krankheitserreger aus. Verwenden Sie Kokosöl, Olivenöl und Ihren hausgemachten Joghurt und Kefir im Windelbereich oder für trockene Haut.

Stellen Sie sicher, dass Ihr Zuhause so chemikalienfrei wie möglich ist: Verwenden Sie Wasser und Essig zur Reinigung des Hauses und natürliche und biologisch abbaubare Waschmittel und spülen Sie das Geschirr Ihres Babys mit der Hand (das Spülmittel muss sorgfältig abgespült werden). Im ersten Lebensjahr Ihres Babys sollten Sie darauf verzichten, das Haus zu renovieren oder neue Möbel oder eine neue Küche usw. zu kaufen. All diese Dinge bringe eine Fülle toxischer Chemikalien ins Haus, die sich negativ auf die Entwicklung Ihres Babys auswirken können. Vermeiden Sie es, mit Ihrem Baby toxisch belastete Orte aufzusuchen, zum Beispiel gechlorte Schwimmbäder, Einkaufszentren und Krankenhäuser. Erlauben Sie niemandem, in der Nähe Ihres Babys zu rauchen oder eine übermäßige Menge Parfum zu versprühen.

Verwenden Sie natürliche Materialien für das Bett und den Kinderwagen Ihres Babys. Schützen Sie die Matratze Ihres Babys mit einem Nässeschutz: Es kann vorkommen, dass Urin, wenn er in einige modernere Matratzen gelangt (vor allem, wenn diese schon von einem älteren Kind genutzt wurden) mit den Mikroben und chemischen Zusätzen in der Matratze reagiert und dabei toxische Gase freigesetzt werden (die Hauptursache des plötzlichen Kindstods!).

Überlegen Sie insgesamt, welchen künstlichen chemischen Stoffen, Strahlen oder anderen beliebigen Umweltgefahren Ihr Baby ausgesetzt sein könnte und vermeiden Sie diese.

Und was ist mit Ihnen?

Wir haben besprochen, was Ihr Baby braucht! Aber auch Ihre Bedürfnisse müssen beachtet werden! Ihr kleiner Wonneproppen wird schlaflose Nächte in Ihr Leben bringen, außerdem körperliche Erschöpfung, ermüdende Besuche von nahen und entfernten Verwandten, Putzen, Waschen, Kochen und vermutlich noch vieles mehr. Es ist wichtig, im Voraus zu planen, Unterstützung zu haben, vor allem in den ersten Monaten, wenn Sie sich von der Geburt erholen müssen. So kann es zum Beispiel schon eine große Erleichterung sein, das Einkaufen und Putzen jemandem aus der Familie oder einem Freund zu überlassen. Wenn Sie versuchen, zu viel selbst zu erledigen, während Sie sich um Ihr Baby kümmern, werden weder Sie noch Ihr Baby diese neue Erfahrung genießen können. Müde Eltern können ihrer Aufgabe als Eltern nicht wirklich zufriedenstellend nachkommen. Abgesehen davon können Stress und Müdigkeit dazu führen, dass die Muttermilch versiegt. Nutzen Sie also schamlos jede Möglichkeit, sich auszuruhen, auch wenn Berge von Arbeit um Sie herum auf Sie warten. Es ist in jedem Fall besser, der Müdigkeit vorzubeugen, als später gegen sie anzukämpfen. Untersuchungen in diesem Bereich zeigen auf, dass mehrere kleine Ruhephasen über den Tag verteilt fast doppelt so produktiv sind wie eine lange Pause. Nutzen Sie also jede Gelegenheit, zwei- bis dreimal am Tag eine kurze Ruhepause einzulegen, und Sie werden sehen, wie gut Sie sich fühlen. Machen Sie es zur Regel: Schlafen Sie, wenn Ihr Baby schläft.

Achten Sie darauf, sich während der Zeit des Stillens selbst gut zu ernähren! Wenn Sie Ihr Baby mit hochwertiger Muttermilch versorgen wollen, müssen Sie selbst hochwertige Nahrungsmittel verzehren. Behalten Sie Ihre GAPS-Volldiät bei und achten Sie auf großzügige Mengen tierischer Fette, fermentierte Speisen und hochwertiges Eiweiß aus Fleisch, Fisch und Leber. Genau wie während der Schwangerschaft sollten Sie vermeiden, sich irgendwelchen Toxinen auszusetzen, da alles, was in Ihr Blut gelangt, auch in Ihrer Muttermilch wiederzufinden ist.

Eine gute Ernährung und häufige, regelmäßige kleine Ruhepausen werden Ihnen dabei helfen, die ersten Monate im Leben Ihres Kindes nicht nur irgendwie gut zu überstehen, sondern sie zu genießen. Und das sollten Sie auf jeden Fall, da diese Zeit so unglaublich kurz ist.

Schlussbemerkung

Ich bin sicher, viele werden mir zustimmen, dass Kinder das Größte und Beste sind, was wir je in unserem Leben zustande bringen können. Einem Kind das Leben zu schenken und es dann behutsam anzuleiten und ihm beizubringen, in dieser Welt zu bestehen und das Beste daraus zu machen, ist eine Ehre, eine aufregende Reise und eine große Leistung! Ein guter Start ist dabei unglaublich wichtig, um eine solide und gesunde Grundlage zu schaffen. Ich hoffe, dass dieser Abschnitt des Buches Ihnen dabei helfen wird, dies in die Tat umzusetzen und erfolgreiche, glückliche und stolze Eltern zu werden!

Literaturangaben

An die Eltern autistischer Kinder - ein offener Brief
Einführung

1. The International Autism Research Centre, www.gnd.org.
2. Centre for Disease Control (CDC), April, 2000. „Prevalence of Autism in Brick Township, New Jersey, 1998: Community Report", verfügbar auf der Website des CDC
3. Testimony on April 25, 2001 before the US House of Representatives Committee on Governmental Reform by James J. Bradstreeet, M.D., director of research for the International Autism Research Centre.
4. 22nd Annual Report to Congress on the Implementation of the Individuals with Disabilities Education Act, Table AA11, „Number and Change in Number of Children Ages, S. 6-21, Served Under IDEA, Part B."
5. Absolon, C. M. et al.: Psychological disturbance in atopic eczema: the extent of the problem in school-aged children. *Br J Dermatology*, Vol. 137(2), 1997, S. 24105.
6. Edelson, S. M., Rimland, B.: Treating autism. Parent stories of hope and success. 2003. Published by Autism Research Institute.
7. Rimland, B.: New hope for safe and effective treatments for autism. *Autism Research Review International* 8:3, 1994.
8. Schauss, A.: Nutrition and behaviour. *J App Nutr*, Vol. 35, 1983, S. 30-35.
9. Shaw, W.; Semon, B.; Lewis, L.; Seroussi, K.; Scott, P.: Biologische Behandlungen bei Autismus und PDD: Ein umfassender und leicht verständlicher Führer über die neueste Forschung und medizinischen Therapien für Autismus und PDD, Shaw, William, GPL; Auflage: 2., Aufl. 2009.

10. Warren, R. P. et al.: Immunogenetic studies in autism and related disorders. *Molecular and Chemical Neuropathology*, 1996, 28, S. 77-81.
11. World Health Organisation. The World Health Report 2001 – Mental Health: New Understanding, New Hope. Siehe www.who.int/whr/2001/

Alle Krankheiten haben ihren Ursprung im Darm (Teil 1: Kapitel 1)

1. Baranovski, A., Kondrashina, E.: Colonic dysbacteriosis and dysbiosis. Saint Petersburg Press, 2002.
2. Baruk, H., 1978: Psychoses of digestive origins. In: Hemmings and Hemmings (Hrsg.), Biological Basis of Schizophrenia. Lancaster MTP Press. Coleman, M., Gillberg, C., 1985: The Biology of Autistic Syndromes. Praeger. NY.
3. Cade, R. et al.: Autism and schizophrenia: intestinal disorders. *Nutritional Neuroscience,* March 2000.
4. Crook, W.: The yeast connection. 1986.Vintage Books.
5. Dohan, F. C.: Is celiac disease a clue to pathogenesis of schizophrenia? *Mental Hygiene*, 1969; 53: 525-529.
6. Horvath, K., Papadimitriou, J. C., Rabsztyn, A. et al.: Gastrointestinal abnormalities in children with autism. *Journal of Paediatrics*, 1999; 135: 559-563.
7. Kawashima, H. et al.: Detection and sequencing of measles virus from peripheral mononuclear cells from patients with inflammatory bowel disease. *Dig Dis Sci*, 2000 Apr; 45(4): 723-729.
8. Maki, M., Collin, P.: Coeliac disease. *Lancet*, 1997; 349: 1755-1759. IF: 13,251.
9. McCandless, J.: Children with starving brains. A medical treatment guide for autism spectrum disorder. 2003. Bramble books.
10. McGinnis, W. R.: Mercury and autistic gut disease. *Environmental Health Perspectives,* 109(7): A303-304 (2001).
11. Melmed, F. D., Schneider, C. K., Fabes, R. A. et al.: Metabolic markers and gastrointestinal symptoms in children with autism and

related disorders. *J Paediatr Gastroenterol Nutr,* 2000; 31 (Suppl. 2): S31.

12. Reichelt, K. I. et al.: Probable aetiology and possible treatment of childhood autism. *Brain Dysfunct,* 4: 308-319, 1991.
13. Seeley, R. R., Stephens, T. D., Tate, P.: Anatomy and Physiology. 2004. Seventh edition. Mcgraw Hill Book Co.
14. The International Autism Research Centre
15. Torrente, F. et al.: Enteropathy with T-cell infiltration and epithelial IgG deposition in autism. *Molecular Psychiatry,* 2002; 7: 375-382.
16. Vorobiev, A. A., Nesvizski, U. V.: Human microflora and immunity. Review. (Russisch). *Sovremennie Problemi Allergologii, Klinicheskoi Immunologii I Immunofarmacologii,* M, 1997, S. 137-141.
17. Vorobiev, A. A., Pak, S. G. et al.: Dysbacteriosis in children. A textbook for doctors and medical students (russisch), M, „KMK Lt", 1998, ISBN 5-87317-049-5.
18. Wakefield, A. J., Anthony, A. et al.: Enterocolitis in children with developmental disorders. AIA Journal, Autumn 2001.
19. Wakefield, A. J., Murch, S. H., Anthony, A. et al.: Ileal-lymphoid-nodular hyperplasia, non-specific colitis and pervasive developmental disorder in children. *Lancet,* 1998; 351: 637-641.
20. Wakefield, A. J., Montgomery, S. M.: Autism, viral infection and measles, mumps, rubella vaccination. *Israeli Medical Association Journal,* 1999; 1: 183-187.
21. Walker-Smith, J. A.: Autism, inflammatory bowel disease and MMR vaccine. *Lancet,* 1998; 351: 1356-1357.

Die Wurzeln eines Baums (Teil 1: Kapitel 2)
Immunsystem (Teil 1: Kapitel 3)

1. Alan Jones, V., Shorthouse, M., Workman, E., Hunter, J. O.: Food intolerance and the irritable bowel. *Lancet,* 1982, 633-634.
2. Anthony, H., Birtwistle, S., Eaton, K., Maberly, J.: Environmental Medicine in Clinical Practice. BSAENM Publications 1997.

3. Balsari, A., Ceccarelli, A., Dubini, F., Fesce, E., Poli, G.: The faecal microbial population in the irritable bowel syndrome. *Microbiologica,* 1992, 5, 185-194.
4. Baranovski, A., Kondrashina, E.: Colonic dysbacteriosis and dysbiosis. Saint Petersburg Press. 2002.
5. Comi, A.M. et al.: Familial clustering of autoimmune disorders and evaluation of medical risk factors in autism. *Jour Child Neurol,* 1999, Jun; 14(6): 338-394.
6. Cummings, J. H., Macfarlane, G. T. (1997): Role of intestinal bacteria in nutrient metabolism. (Review) (104 refs). *Journal of Parenteral & Enteral Nutrition.* 1997, 21(6): 357-365.
7. Cummings, J. H., Macfarlane, G. T. (1997): Colonic Microflora: Nutrition and Health. *Nutrition.* 1997; Vol.13, No. 5, 476-478.
8. Cummings, J. H. (1984): Colonic absorption: the importance of short chain fatty acids in man. (Review) (95refs). *Scandinavian Journal of Gastroenterology* – Supplement. 93: 89-99, 1984.
9. Cunningham-Rundles, S., Ahrné, S., Bengmark, S., Johann-Liang, R., Marshall, F., Metakis, L., Califano, C., Dunn, A. M., Grassey, C., Hinds, G., Cervia, J. (2000): Probiotics and immune response. *American Journal of Gastroenterology,* 95 (1 Suppl.): S22–S25, 2000 Jan.
10. D'Eufemia, P., Celli, M., Finocchiaro, R. et al.: 1996. Abnormal intestinal permeability in children with autism. *Acta Pediatr* 1996: 85: 1076-1079.
11. Finegold, S. M., Sutter, V. L., Mathisen, G. E. (1983): Normal indigenous intestinal flora in „Human intestinal flora in health and disease" (Hentges, D. J., Hrsg.), S. 3-31. Academic Press, London, UK.
12. Fuller, R.: Probiotics in man and animals. *J Appl Bacteriol,* 1989; 66: 365-378.
13. Furlano, R. I., Anthony, A., Day, R. et al.: Colonic CD8 and gamma delta T-cell infiltration with epithelial damage in children with autism. *J Pediatr,* 2001; 138: 366-372.

14. Ferrari, P. et al.: Immune status in infantile autism: correlation between the immune status, autistic symptoms and levels of serotonin. *Encephale,* 14: 339-344, 1988.
15. Guarino, A., Canani, R. B., Spagnuolo, M. I., Albano, F., DiBenedetto, L. (1997): Oral bacterial therapy reduces the duration of symptoms and of visceral excretions in children with mild diarrhoea. *Journal of Paediatric Gastroenterology and Nutrition,* 25(5): 516-519, 1997 Nov.
16. Gupta, S. et al.: Dysregulated immune system in children with autism.
    Beneficial effects of intravenous immune globulin in autistic characteristics. *Autism Develop Dis,* 26: 439-452, 1996.
17. Gupta, S.: Immunological treatments for autism. *J Autism Dev Disord,* 2000 Oct; 30(5): 475-479.
18. Krasnogolovez, V. N.: Colonic dysbacteriosis. – M: Medicina, 1989.
19. McCandless, J.: Children with starving brains. A medical treatment guide for autism spectrum disorder. 2003. Bramble books.
20. McLaren, Howard J.: Intestinal dysbiosis. Complementary Therapies. *Med* 1993; 1: 153.
21. Petrovskaja, V. G., Marko, O. P.: Human microflora in norm and pathology. M: Medicina, 1976.
22. Pimentel, M. et al.: Study links intestinal bacteria to Irritable Bowel Syndrome. *The American Journal of Gastroenterology*, December, 2000.
23. Plioplys, A. V. et al.: Lymphocyte function in autism and Rett syndrome. *Neuropsychobiology* 7: 12-16, 1994.
24. Reichelt, K. L. et al. (1994): Increased levels of antibodies to food proteins in Downs syndrome. *Acta Paediat Japon.* 36: 489-492.
25. Roberfroid, M. B., Bornet, F., Bouley, C., Cummings, J. H. (1995): Colonic microflora: nutrition and health. Summary and conclusions of an International Life Sciences Institute (ILSI) [Europe] workshop held in Barcelona, Spain. [Review] [33 refs]. *Nutrition Reviews.* 53(5): 127-130, 1995 May.

26. Singh, V.: Neuro-immunopathogenesis in autism. 2001. New Foundations of Biology. Berczi, I. & Gorczynski, R. M. (Hrsg.) Elsevier Science B. V. S. 447-458.
27. Singh, V. et al.: Changes in soluble interleukin-2, interleukin-2 rector, T8 antigen, and interleukin-I in the serum of autistic children. *Clin Immunol Immunopath*, 61: 448-455, 1991.
28. Singh, V. et al.: Immunodiagnosis and immunotherapy in autistic children. *Ann NY Acad Sci,* 540: 602-604, 1988.
29. Singh, V. et al.: Antibodies to myelin basic protein in children with autistic behaviour. *Brain Behav Immunity*, 7: 97-103, 1993.
30. Singh, V. et al.: Serological association of measles virus and human herpesvirus-6 with brain autoantibodies in autism. *Clinical Immunology and Immunopathology*. 1998: 89; 105-108.
31. Shaw, W.; Semon, B.; Lewis, L.; Seroussi, K.; Scott, P.: Biologische Behandlungen bei Autismus und PDD: Ein umfassender und leicht verständlicher Führer über die neueste Forschung und medizinischen Therapien für Autismus und PDD, Shaw, William, GPL; Auflage: 2., Aufl. 2009.
32. Stubbs, E. G. et al.: Depresed lymphocyte responsiveness in autistic children. *JAutism Child Schizophr,* 7: 49-55, 1977.
33. Sullivan, N. M., Mills, D. C., Riemann, H. P., Arnon, S. S.: Inhibitions of growth of Clostridium botulinum by intestinal microflora isolated from healthy infants. *Microbial Ecology in Health and Disease*, 1988; 1: 179-192.
34. Swidsinski, A. et al.: Mucosal flora in inflammatory bowel disease. 2001. PMID: 11781279 PubMed.
35. Tabolin, V. A., Belmer, S. V., Gasilina, T. V., Muhina, U. G., Korneva, T. I.: Rational therapy of intestinal dysbacteriosis in children. – M.: Medicina, 1998.
36. The International Autism Research Centre. www.gnd.org
37. Vorobiev, A. A., Nesvizski, U. V.: (1997): Human microflora and immunity. Review (Russisch), *Sovremennie Problemi Allergologii, Klinicheskoi Immunologii Immunofarmacologii*. – M., 1997. c.137-141.

38. Vorobiev, A. A., Pak, S. G. et al. (1998): Dysbacteriosis in children. A textbook for doctors and medical students. (Russisch). M: „KMK Lt.“, 1998. ISBN 5-87317-049-5.
39. Warren, R. et al.: Immune abnormalities in patients with autism. *J Autism Develop Dis*, 16, 189-197, 1986.
40. Warren, P. P. et al.: Reduced natural killer cell activity in autism. *J Am Acad Child Phychol*, 26: 333-335, 1987.
41. Warren, R. et al.: Immunoglobulin A deficiency in a subset of autistic subjects. *J Autism Develop Dis*, 27: 187-192, 1997.
42. Waizman, A. et al.: Abnormal immune response to brain tissue antigen in the syndrome of autism. *Am J Psychiatry*, 139: 1462-1465, 1982.
43. Wilson, K., Moore, L., Patel, M., Permoad, P.: Suppression of potential pathogens by a defined colonic microflora. *Microbial Ecology in Health and Disease*. 1988; 1: 237-243.
44. Yasui, H., Shida, K.,Matsuzaki, T., Yokokuta, T. (1999): Immunomodulatory function of lactic acid bacteria. (Review) (28 refs), Antonie van Leenwenhoek. 76(1-4): 38309, 1999, Jul–Nov.
45. Yonk, L. J. et al.: D4+ per T cell depression in autism. *Immunol Lett* 35: 341-346, 1990.

Wodurch kann die Darmflora geschädigt werden? (Teil 1: Kapitel 4)
Die opportunistische Flora (Part 1: Kapitel 5)
Die Darm-Hirn-Achse (Teil 1: Kapitel 6)
Die Familien (Teil 1: Kapitel 7)

1. Anthony, H., Birtwistle, S., Eaton, K., Maberly, J.: Environmental Medicine in Clinical Practice. BSAENM Publications, 1997.
2. Baranovski, A., Kondrashina, E.: Colonic dysbacteriosis and dysbiosis. Saint Petersburg Press. 2002.
3. Bjarnason, I. et al.: Intestinal permeability, an overview. (Review). *Gastroenterology*, 1995; 108: 1566-1581.
4. Bolte, E. R., (1998): Autism and Clostridium tetani. *Medical Hypothesis*, 51(2): 133-144.

5. Campbell, L. L., Postgate, S. R.: Classification of the spore-forming sulphate-reducing bacteria. *Bacteriological Reviews*, 1965, 29, 359-363.
6. Capel, I. D. et al.: The effect of prolonged oral contraceptive steroid use on erythrocyte glutathione peroxidase activity. *J Steroid Biochem* 1981; 14: 729-732.
7. Coleman, M., Gillberg, C., 1985: The Biology of Autistic Syndromes. Praeger. NY.
8. Crook, W.: The yeast connection. 1986. Vintage Books.
9. De Boissieu, D. et al.: Small-bowel bacterial overgrowth in children with chronic diarrhoea, abdominal pain or both. *J Paediatr* 1996; 128:203-207.
10. D'Eufemia, P., Celli, M., Finocchiaro, R. et al.: 1996. Abnormal intestinal permeability in children with autism. *Acta Pediatr* 1996: 85: 1076-1079.
11. Dunne, C., Murphy, L., Flynn, S., O'Mahony, L., O'Halloran, S., Feeney, M., Morissey, D., Thornton, G., Fitzerald, G., Daly, C., Kiely, B., Quigley, E. M., O'Sullivan, G. C., Shanahan, F., Collins, J. K., 1999: Probiotics: from myth to reality. Demonstration of functionality in animal models of disease and in human clinical trials. (Review)(79 refs). Antonie van Leenwenhoek. 76(104): 279-292, 1999, Jul–Nov.
12. Eaton, K. K.: Sugars in food intolerance and abnormal gut fermentation. *J Nutr Med* 1992; 3: 295-301
13. Edelson, S. B., Cantor, D. S.: Autism: xenobiotic influences. *Toxicol Ind Health,* 1998; 14(4): 553-563.
14. Falliers, C.: Oral contraceptives and allergy. *Lancet* 1974; part 2: 515.
15. Gardner, M. L. G. (1994): Absorption of intact proteins and peptides. In: *Physiology of the Gastrointestinal Tract*, 3rd edn. Chapter 53, S. 1795-1820. NY: Raven Press.
16. Gibson, G. R., Roberfroid, M.B. (1999): Colonic Microbiota, Nutrition and Health. Kluwer Academic Publishers, Dodrecht.
17. Gobbi, G. et al. (1992): Coeliac disease, epilepsy and cerebral calcifications. *Lancet* 340: 439-443.

18. Grant, E.: The contraceptive pill: its relation to allergy and illness. *Nutrition and Health* 1983; 2: 33-40.
19. Howard, J.: The „autobrewery" syndrome. *J Nutr Med* 1991; 2: 97-98.
20. Jackson, P. G. et al.: Intestinal permeability in patients with eczema and food allergy. *Lancet* 1981; I: 1285/1286.
21. Karlsson, H. et al.: Retroviral RNA identified in the cerebrospinal fluids and brains of individuals with schizophrenia. *Proc Natl Acad Sci.* Vol. 98(8), 2001, S. 4634-4639.
22. Kilshaw, P. J., Cant, A. J. (1984): The passage of maternal dietary protein into human breast milk. *Int Arch Allergy Appl Immunol* 75: 8-15.
23. Kinney, H. C. et al. (1982): Degeneration of the central nervous system associated with coeliac disease. *J Neurol Sci* 5: 9-22.
24. Krasnogolovez, V.N.: Colonic dysbacteriosis. – M.: Medicina, 1989.
25. Lewis, S. J., Freedman, A.R. (1998): Review article: the use of biotherapeutic agents in the prevention and treatment of gastrointestinal disease. (Review)(144 refs). *Alimentary Pharmacology and Therapeutics.* 12(9): 807-822, 1998 Sep.
26. Lindstrum, L. H. et al. (1984) CSF and plasma beta-casomorphin-like opioid peptides in post-partum psychosis. *Amer J Psychiat* 141:1059-1066.
27. Mackie, R. M.: Intestinal permeability and atopic disease. *Lancet* 1981; I: 155.
28. Maki, M., Collin, P.: Coeliac disease. *Lancet* 1997; 349: 1755-1759. IF:13.251.
29. McCandless, J.: Children with starving brains. A medical treatment guide for autism spectrum disorder. 2003. Bramble books.
30. McGinnis, W. R.: Mercury and autistic gut disease. Environmental Health perspectives 109(7): A303-304 (2001).
31. Melmed, F. D., Schneider, C. K., Fabes, R. A. et al.: Metabolic markers and gastrointestinal symptoms in children with autism and related disorders. *J Pediatr Gastroenterol Nutr* 2000; 31 (Suppl. 2): S31.

32. Ostfeld, E., Rubinstein, E., Gazit, E. und Smetana, Z. (1977): Effect of systemic antibiotics on the microbial flora of the external ear canal in hospitalised children. *Paediatrics* 60: 364-366.
33. Panksepp, J. 1979: A neurochemical theory of autism. *Trends in Neuroscience*, 2: 174-177.
34. Petrovskaja, V. G., Marko, O. P.: Human microflora in norm and patholgy. – M.:*Medicina*, 1976.
35. Reichelt, K. L., Knivsberg, A. M. et al. 1996: Diet and autism: a 4 year follow up. Probable reasons and observations relevant to a dietary and genetic aetiology. Conference proceedings from „Therapeutic intervention in autism", University of Durham. 281-307.
36. Reichelt, K. L. et al. (1994): Increased levels of antibodies to food proteins in Down syndrome. *Acta Paediat Japon*. 36: 489-492.
37. Reichelt, K. L. et al. (1994): Nature and consequences of hyperpeptiduria of bovine casomorphin found in autistic syndrome. *Develop Brain Dysfunct*, 7: 71-85.
38. Rimland, B.: New hope for safe and effective treatments for autism. *Autism Research Review International* 8: 3, 1994.
39. Roberfroid, M. B., Bornet, F., Bouley, C., Cummings, J. H. (1995): Colonic microflora: nutrition and health. Summary and conclusions of the International Life Sciences Institute (ILSI) [Europe] workshop held in Barcelona, Spain. [Review] [33 refs]. Nutrition Reviews. 53(5): 127-130, 1995 May.
40. Rogers, S. 1990: Tired or toxic? A blueprint for health. Prestige Publishers.
41. Rolfe, R. D.: The role of probiotic cultures in the control of gastrointestinal health. *J Nutr*, 2000 Feb; 130(2S) Suppl: 396S–402S Journal Code: JEV.
42. Samonis, G. et al. (1994): Prospective evaluation of the impact of broad-spectrum antibiotics on the yeast flora of the human gut. *European Journal of Clinical Microbiology and Infections Diseases*, 13: 665-667.
43. Seeley, R. R., Stephens, T. D., Tate, P.: Anatomy and Physiology. 2004. Seventh edition. Mcgraw Hill Book Co.

44. Shattock, P. et al. 1990: Role of neuropeptides in autism and their relationship with classical neurotransmitters. *Brain Dysfunction,* 3(5), 328-345.
45. Shattock, P., Savery, D., 1996: Urinary profiles of people with autism: possible implication and relevance to other research. Conference proceedings from „Therapeutic intervention in autism", University of Durham. 309-325.
46. Shaw, W.; Semon, B.; Lewis, L.; Seroussi, K.; Scott, P.: Biologische Behandlungen bei Autismus und PDD: Ein umfassender und leicht verständlicher Führer über die neueste Forschung und medizinischen Therapien für Autismus und PDD, Shaw, William, GPL; Auflage: 2., Aufl. 2009.
47. Stuart, C. A. et al. (1984): Passage of cow's milk protein in breast milk. *Clin Allergy,* 14: 533-535.
48. Summers, A. O. et al.: Mercury released from dental silver fillings provokes an increase in mercury – and antibiotic-resistant bacteria in oral and intestinal floras of primates. *Antimicrobial Agents and Chemotherapy,* 1993: 37(4): 825-834.
49. Survey shows link between antibiotics and developmental delays in children. Townsend Letter for Doctors and Patients. October 1995.
50. Tabolin, V. A., Belmer, S. V., Gasilina, T. V., Muhina, U. G., Korneva, T. I.: Rational therapy of intestinal dysbacteriosis in children. – M.: Medicina, 1998.
51. The International Autism Research Centre. www.gnd.org
52. Toskes, P. P.: Bacterial overgrowth of the gastrointestinal tract. *Adv Int Med,* 1993; 38: 387-407. 27.
53. Troncone, R. et al. (1987): Passage of gliadin into human breast milk. *Acta Paed Scand,* 76: 453-456.
54. Voronin, A. A., Taranenko, L. A., Sidorenko, S. V. 1999: Treatment of intestinal dysbacteriosis in children with diabetes mellitus (russisch). *Antibiotiki I Khimoterapiia.* 1999, 44(3): 22-24.
55. Vorobiev, A. A., Nesvizski, U. V. (1997): Human microflora and immunity. Review. (Russisch). *Sovremennie Problemi Allergologii,*

Klinicheskoi Immunologii Immunofarmacologii. – M., 1997. c.137-141.

56. Vorobiev, A. A., Pak, S. G. et al.: (1998): Dysbacteriosis in children. A textbook for doctors and medical students. (Russisch). M.: „KMK Lt.“, 1998. ISBN 5-87317-049-5.
57. Waring, R. H. (2001): Sulphate, sulphation and gut permeability: are cytokines involved? In: The Biology of Autism – Unravelled. Conference proceedings 11th May 2001, Institute of Electrical Engineers, London.
58. Wakefield, A. J., Anthony, A. et al.: Enterocolitis in children with developmental disorders. *AIA Journal*, Autumn 2001.

Impfungen. Ist die MMR-Impfung eine Ursache für Autismus? (Teil 1: Kapitel 8)

1. Anthony, H., Birtwistle, S., Eaton, K., Maberly, J.: Environmental Medicine in Clinical Practice. BSAENM Publications 1997.
2. Bernard, S. et al.: Autism: a novel form of mercury poisoning. *Med Hypothesis*, 2001 Apr; 56(4): 462-471.
3. Clarkson, T.: Methylmercury toxicity to the mature and developing nervous system: possible mechanisms. In: Sakar, B., Hrsg.: Biological Aspects of metals and metal-related diseases. New York: 1983: 183-197.
4. Classen, J. B.: The diabetes epidemic and the hepatitis B vaccines. *N Z Med J* 1996 Sep 27; 109 (1030): 366.
5. Classen, J. B., Classen, D.C.: Public should be told that vaccines may have long-term adverse effects. *BMJ* 1999 Jan 16; 318 (7177) 193.
6. Coulter, H., Fisher, B.L. (1991): A shot in the dark. Avery Publisher Group, New York.
7. Dankova, E. et al.: Immunologic findings in children with abnormal reactions after vaccination. *Chesk Pediatr* 1993 Jan; 48(1): 9-12.
8. Kawashima, H. et al.: Detection and sequencing of measles virus from peripheral mononuclear cells from patients with inflammatory bowel disease. *Dig Dis Sci*, 2000 Apr; 45(4): 723-729.

9. McCandless, J.: Children with starving brains. A medical treatment guide for autism spectrum disorder. 2003. Bramble books.
10. McGinnis, W. R.: Mercury and autistic gut disease. *Environmental Health Perspectives,* 109(7): A303-304 (2001).
11. Rimland, B.: New hope for safe and effective treatments for autism. *Autism Research Review International* 8: 3, 1994.
12. Rogers, S. 1990: Tired or toxic? A blueprint for health. Prestige Publishers.
13. Shaw, W.: Biological Treatments for Autism and PDD. 2002. ISBN 0-9661238-0-6
14. Singh, V. et al.: Serological association of measles virus and human herpesvirus-6 with brain autoantibodies in autism. *Clin Immunol Immunopathol,* 1998 Oct; 89(1): 105-108.
15. The International Autism Research Centre. *www.gnd.org*
16. Wakefield, A. J., Montgomery, S. M.: Autism, viral infection and measles, mumps, rubella vaccination. *Israeli Medical Association Journal* 1999; 1: 183-187.
17. Walker-Smith, J. A.: Autism, inflammatory bowel disease and MMR vaccine. *Lancet* 1998; 351: 1356-1357.
18. Yazbak, F. E.: Autism – is there a vaccine connection? (Siehe *www.autism.net/Yazbak1.htm)*

Schizophrenie (Teil 1: Kapitel 9)

1. Ashkenazi et al.: Immunologic reaction of psychotic patients to fractions of gluten. *Am J Psychiatry,* 1979; 136: 1306-1309.
2. Baruk, H. 1978: Psychoses of digestive origins. In: Hemmings and Hemmings (Hrsg.), Biological Basis of Schizophrenia. Lancaster MTP Press.
3. Bender, L.: Childhood schizophrenia. *Psychiatric Quarterly*, Vol. 27, 1953, S. 3-81.
4. Cade, R. et al.: Autism and schizophrenia: intestinal disorders. *Nutritional Neuroscience*. March 2000.

5. Cade, R. et al.: The effect of dialysis and diet on schizophrenia. In: *Psychiatry: A World Perspective*, Vol. 3. Elsevier Science Publishers, S. 494-500, 1990.
6. Calabrese, Joseph R. et al.: Fish oils and bipolar disorder. *Archives of General Psychiatry*, Vol. 56, May 1999, S. 413-414.
7. Conquer, Jilie A. et al.: Fatty acid analysis of blood plasma of patients with Alzheimer's disease, other types of dementia, and cognitive impairment. *Lipids,* Vol. 35, December 2000, S. 1305-1312.
8. Crow, T. (1994): Aetiology of schizophrenia. *Current Opin Psychiat*, 7: 39-42.
9. Dohan, C. F.: Cereals and schizophrenia: data and hypothesis. *Acta Psychiat Scand,* 1966; 42: 125-152.
10. Dohan, C. F. et al.: Relapsed schizophrenics: more rapid improvement on a milk and cereal free diet. *Brit J Psychiat,* 1969; 115: 595-596.
11. Dohan, F. C. et al.: Is schizophrenia rare if grain is rare? *Biology and Psychiatry*, 1984: 19(3): 385-399.
12. Dohan, F. C.: Is celiac disease a clue to pathogenesis of schizophrenia? *Mental Hygiene*, 1969; 53: 525-529.
13. Dohan, F. C. und Grasberger, J. C. (1973): Relapsed schizophrenics: earlier discharge from the hospital after cereal-free, milk-free diet. *Amer J Psychiat*, 130: 685-686.
14. Feinberg, I. (1982-1983): Schizophrenia: caused by a fault in programmed synaptic elimination during adolescence? *J Psychiat Res*, 17: 319-334.
15. Goldman-Rakic, P. S. et al. (1983): The neurobiology of cognitive development. In Handbook of Child Psychology: Biology and Infancy development. P Mussen: edit. NY, Wiley. S. 281-344.
16. Hibbein, Joseph R.: Fish consumption and major depression. *Lancet*, Vol. 351, April 18, 1998, S. 1213.
17. Hoffer, A.: Megavitamin B3 therapy for schizophrenia. *Canad Psychiatric Ass J*, Vol. 16, 1971, S. 499-504.
18. Horrobin, D.: The madness of Adam and Eve. Bantam Press. ISBN 0 593 04649 8, 2001.

19. Horrobin, D. F., Glen, A.M., Vaddadi, K., 1994: The membrane hypothesis of schizophrenia. *Schiz Res* 18, 195-207.
20. Joy, C. B. et al.: Polyunsaturated fatty acid (fish or evening primrose oil) for schizophrenia. *The Cochrane Library*, Issue 4, 2000.
21. Kinney, H. C. et al.: Degeneration of the central nervous system associated with coeliac disease. *J Neurol Sci* 5: 9-22, 1982.
22. Laughame, J. D. E. et al.: Fatty acids and schizophrenia. *Lipids,* Vol. 31, 1996, S. S163–S165.
23. Mycroft et al.: JIF-like sequences in milk and wheat proteins. NEJM 1982; 307: 895.
24. Reichelt, K. et al.: The effect of gluten-free diet on urinary peptide excretion and clinical state in schizophrenia. *Journal of Orthomolecular Medicine,* 5: 1223-1239, 1990.
25. Reichelt, K. et al.: Biologically active peptide-containing fractions in schizophrenia and childhood autism. *Adv Biochem Psychopharmacol* 28: 627-647, 1981.
26. Richardson, A. J. et al.: Red cell and plasma fatty acid changes accompanying symptom remission in a patient with schizophrenia treated with eicosapentaenoic acid. *European Neuropsychopharmacology*, Vol. 10, 2000, S. 189-193.
27. Schoenthaler, S. J. et al.: The effect of randomised vitamin-mineral supplementation on violent and non-violent antisocial behaviour among incarcerated juveniles. *J Nut Env Med,* Vol. 7, 1997, S. 343-352.
28. Singh & Kay. Wheat gluten as a pathogenic factor in schizophrenia. *Science* 1975: 191: 401-402.
29. Sioudrou et al.: Opioid peptides derived from food proteins. The exorphins. *J Biol Chem.* 1979; 254: 2446-2449.
30. Tanskanen, Antti et al.: Fish consumption, depression, and suicidality in a general population. *Archives of General Psychiatry*, Vol. 58, May 2001, S. 512-513.
31. Torrey, E. F. et al.: Endemic psychosis in western Ireland. *Am J Psychiatry* 141: 966-970, 1984.

32. Ward, P. E. et al.: Niacin skin flush in schizophrenia: a preliminary report. *Schizophr Res*, Vol. 29, 1998, S. 269-274.
33. Wittenborn, J. R.: Niacin in the long term treatment of schizophrenia. *Arch Gen Psychiatry*, Vol. 28, 1973, S. 308-315.

Epilepsie (Teil 1: Kapitel 10)

1. American Academy of Neurology. Lower IQ found in children of women who took epilepsy drug. AAN Press Release, *Newswise*, Wed 11-Aor-2007. http://www.newswise.com/articles/view/528880/?dc=dwhn.
2. Anthony, H., Birtwistle, S., Eaton, K., Maberly, J.: Environmental Medicine in Clinical Practice. BSAENM Publications, 1997.
3. Appleton, R., Gibbs, J.: *Epilepsy in childhood and adolescence.* 2003. Taylor & Francis.
4. Barbeau et al.: Zinc, taurine and epilepsy. *Arch Neurol*, Vol. 30, 1974, S. 52-58.
5. Berg, A. T., Shinnar, S., Levy, S. R., Testa, F. M. (November 1999): „Childhood-onset epilepsy with and without preceding febrile seizures". *Neurology* 53 (8): 1742-1748.
6. Bok, L. A., Struys, E., Willemsen, M. A., Been, J. V., Jakobs, C.: Pyridoxine- dependent seizures in Dutch patients: diagnosis by elevated urinary alpha-aminoadipic semialdehyde levels. *Arch Dis Child.* 2007 Aug; 92(8): 687-689. Epub 2006 Nov 6.
7. Botez et al.: Thiamine and folate treatment of chronic epileptic patients: a controlled study with the Wechsler IQ scale. *Epilepsy-Res*, Vol. 16(2), 1993, S. 157-163.
8. Crayton, J. W. et al.: Epilepsy precipitated by food sensitivity: report of a case with double-blind placebo-controlled assessment. *Clinical Electorencephalo*, Vol. 12(4), 1981, S. 192-199.
9. Dubé, C. M., Brewster, A. L., Richichi, C., Zha, Q., Baram, T. Z.: „Fever, febrile seizures and epilepsy". *Trends Neurosci,* Oct 2007, 30 (10): 490-496.

10. Dupont, C. L. und Tanaka, Y.: Blood manganese levels in children with convulsive disorders. *Biochem Med*, Vol. 33(2), 1985, S. 246-255.
11. Egger, J., Carter, C. M., Soothill, J. et al.: Oligoantigenic diet treatment of children with epilepsy and migraine. *J Pediatrics,* 1989; 114:5108.
12. Elger, C. E. und Schmidt, D.: Modern management of epilepsy: a practical approach. *Epilepsy & Behavior,* 2008, 12(4), 501-539.
13. Freeman, J. M., Kelly, M. T., Freeman, J. B.: *The epilepsy diet treatment. An introduction to the ketogenic diet.* 2nd Edition. 1996. Demos Vermande.
14. Freeman, J. M.: The ketogenic diet – 1998. *Epilepsy Today*, Dec 1998.
15. Freeman, J. M., Kossoff, E. H., Hartman, A. M.: The ketogenic diet: one decade later. *Pediatrics.* 2007 Mar; 119(3): 535-543.
16. French, J. A., Pedley, T. A.: Clinical practice. Initial management of epilepsy. *N Engl J Med.* 2008; 359(2): 166-176.
17. Garrow, J. S., James, W. P. T., Ralph, A.: *Human nutrition and dietetics.* 2000. 10th edition. Churchill Livingstone.
18. Gasior, M., Rogawski, M. A., Hartman, A. L.: Neuroprotective and disease- modifying effects of the ketogenic diet. *Behav Pharmacol.* 2006; 17(5-6): 431-439.
19. Gibberd, F. B. et al.: The influence of folic acid on the frequency of epileptic attacks. *Europ J Clin Pharmacology*, Vol. 9(1), 1981, S. 57-60.
20. Gorges, L. F. et al.: Effect of magnesium on epileptic foci. *Epilepsia,* Vol. 19(1), 1978, S. 81-91.
21. Gupta, S. K. et al.: Serum magnesium levels in idiopathic epilepsy. *J Assoc Physicians India*, Vol. 42(6), 1994, S. 456-457.
22. Huxtable, R. et al.: The prolonged anticonvulsant action of taurine on genetically determined seizure-susceptibility. *Canadian J Neurol Sci*, Vol. 5, 1978, S. 220.
23. Kinsman, S. L., Vining, E. P. et al.: Efficacy of the ketogenic diet for intractable seizure disorders: review of 58 cases. *Epilepsia* 1992; 33: 1132-1136.

24. Keyser, A., De Brujin, S. F.: Epileptic manifestations and vitamin B1 deficiency. *Eur Neurol*, Vol. 31(3), 1991, S. 121-125.
25. Kossof, E. H., Dorward, J. L.: The modified Atkins diet. *Epilepsia.* 2008 Nov; 49 Suppl. 8: 37-41.
26. Lefevre, F., Aronson, N.: Ketogenic diet for the treatment of refractory epilepsy in children: a systematic review of efficacy. *Pediatrics* 2000; 105: e46.
27. Liu, Y. M.: Medium-chain triglycerides (MCT) ketogenic therapy. *Epilepsia.* 2008, Nov 49. Suppl. 8: 33-36.
28. MHRA (2008b) Anti-epileptics: risk of suicidal thoughts and behaviour. *Drug Safety Update* 2(1), 2.
29. MHRA (2009) Drug safety advice. Anti-epileptics: adverse effects on the bone. *Drug Safety Update* 2(9), 2.
30. Morrow, J., Russell, A., Guthrie, E. et al. (2006): Malformation risks of antiepileptic drugs in pregnancy: a prospective study from the UK Epilepsy and Pregnancy Register. *Journal of Neurology, Neurosurgery, and Psychiatry* 77(2), 193-198.
31. Nakazawa, M.: High dose vitamin B6 therapy in infantile spasms – the effect of adverse reactions. *Brain and Development*, Vol. 5(2), 1983, S.193.
32. Papavasiliou et al.: Seizure disorders and trace metals: manganese tissue levels in treated epileptics. *Neurology*, Vol. 29, 1979, S. 1466.
33. Pietz, J. et al.: Treatment of infantile spasms with high-dosage vitamin B6. *Epilepsia*, Vol. 34(4), 1993, S. 757-763.
34. Qin, P. et al.: Risk for schizophrenia and schizophrenia-like psychosis among patients with epilepsy: population based cohort study. *BMJ* 2005; 331: 23.
35. Ramaeckers, V. T.: Selenium deficiency triggering intractable seizures. *Neuropediatrics*, Vol. 25(4), 1994, S. 217-223.
36. Ranganathan, I. N., Ramaratnam, S.: Vitamins for epilepsy. Cochrane Database of Systematic Reviews 2005, Issue 2. Art. No.: CD004304. DOI: 10.1002/14651858.CD004304.pub2.
37. Schachter, S. C.: Seizure disorders. *Med Clin North Am.* March 2009; 93(2).

38. Schlanger, S., Shinitzky, M., Yam, D.: Diet enriched with omega-3 fatty acids alleviates convulsion symptoms in epilepsy patients. *Epilepsia*, Vol. 43(1), 2002, S. 103-104.
39. Shoji, Y.: Serum magnesium and zinc in epileptic children. *Brain and Development*, Vol. 5(3), 1983, S. 200.
40. Schwartz, R. M. et al.: Ketogenic diets in the treatment of epilepsy: short-term clinical effects. *Dev Med Child Neurol* 1989; 31: 145-151.
41. Sirven, J. et al.: The ketogenic diet for intractable epilepsy in adults: preliminary results. *Epilepsia* 1999; 40: 1721-1726.
42. Smith, D. B. und Obbens, E.: Antifolate-antiepileptic relationships, in Botez MI and Reynolds EH, Hrsg., *Folic Acid in Neurology, Psychiatry and Internal Medicine*, Raven Press (1979).
43. Sohler, A. und Pfeiffer, C.: A direct method for the determination of manganese in whole blood: patients with seizure activity have low blood levels. *J Orthomol Psychiat*, Vol. 12, 1983, S. 215-234.
44. Stafstrom, C. E.: Dietary approaches to epilepsy treatment: old and new options on the menu. *Epilepsy Curr*, 2004; 4(6): 215-222.
45. Tanaka, Y.: Low manganese level may trigger epilepsy. *JAMA*, Vol. 238, 1977, S. 1805.
46. Temkin, O.: *The falling sickness: a history of epilepsy from the Greeks to the beginnings of modern neurology*. 2nd ed. Baltimore: Johns Hopkins University Press; 1971.
47. Turner, Z., Kossoff, E. H.: The ketogenic and Atkins diets: recipes for seizure control. *Pract Gastroenterol*. 2006, Jun: 29(6): 53-64.
48. Vestergaard, P., Rejnmark, L. und Mosekilde, M.: Fracture risk associated with use of anti-epileptic drugs. *Epilepsia,* 2004, 45(11), 1330-1337.

Einige Überlegungen zur Ernährung (Teil 2, Ernährung: Kapitel 1)
Die geeignete Diät für das GAP-Syndrom (Teil 2, Ernährung: Kapitel 2)

1. Anthony, H., Birtwistle, S., Eaton, K., Maberly, J.: Environmental Medicine in Clinical Practice. BSAENM Publications 1997.

2. Boris, M., Mandel, F.: Food and additives are common causes of the attention deficit hyperactive disorder in children. *Annals of Allergy* 72: 462-468, 1994.
3. Carter, C. M. et al. (1993): Effects of a few food diet in attention deficit disorder. *Arch Dis Child* 69: 564-568.
4. Ebringer, A. et al.: The use of a low starch diet in the treatment of patients suffering from ankylosing spondyllitis. *Clin Rheumatol* 1996;15, suppl. 1: 62-66.
5. Egger, J. et al. (1985): Controlled oligoantigenic treatment of the hyperkinetic syndrome. *The Lancet*. March 9th: 540-544.
6. Egger, J. et al. (1992): Controlled trial of hyposensitisation with food- induced hyperkinetic syndrome. *The Lancet* 339: 1150-1153.
7. Garrow, J. S., James, W. P. T., Ralph, A.: Human nutrition and dietetics. 2000. 10th edition. Churchill Livingstone.
8. Geary, A.: The food and mood handbook. 2001. Thorsons.
9. Gottschall, E.: Breaking the vicious cycle. Intestinal health through diet. 1996. The Kirkton Press.
10. Hole, K. et al. (1988): Attention deficit disorders: a study of peptide- containing urinary complexes. *J Develop Behav Paediatrics.* 9: 205-212.
11. Hurst, A. F., Knott, F. A.: Intestinal carbohydrate dyspepsia. *Quart J Med* 1930-31; 24: 171-180.
12. Kaplan, S. J. et al. (1989): Dietary replacement in preschool-aged hyperactive boys. *Paediatrics* 83: 7-17.
13. Kilshaw, P. J., Cant, A. J. (1984): The passage of maternal dietary protein into human breast milk. *Int Arch Allergy and Appl Immunol* 75: 8-15.
14. Mirkkunen, M. (1982): Reactive hypoglycaemia tendency among habitually violent offenders. *Neuropsychopharmacol* 8: 35-40.
15. Rowe, K. S., Rose, K. J.: Synthetic food colouring and behaviour: A dose response effect in a double-blind, placebo-controlled, repeated- measures study. *Journal of Paediatrics* 12: 691-698, 1994.
16. Rowe, K. S.: Synthetic food colouring and hyperactivity: A double-blind crossover study. *Aust Paediatr J*, 24: 143-647, 1988.

17. Smith, M. W., Phillips, A. D.: Abnormal expression of dipeptidyl peptidase IV activity in enterocyte brush-border membranes of children suffering from coeliac disease. *Exp Physiol* 1990 Jul; 75(4); 613-616.
18. The International Autism Research Centre. www.gnd.org
19. Ward, N. I.: Assessment of clinical factors in relation to child hyperactivity. *J Nutr Environ Med*, Vol. 7, 1997, S. 333-342.
20. Ward, N. I.: Hyperactivity and a previous history of antibiotic usage. *Nutrition Practitioner*, Vol. 3(3), 2001, S.12.
21. Schoenthaler, S. J. et al.: The effect of randomised vitamin-mineral supplementation on violent and non-violent antisocial behaviour among incarcerated juveniles. *J Nut Env Med*, Vol. 7, 1997, S. 343-352.

Gedeihstörungen (Teil 2: Ernährung, Kapitel 5)
Essstörungen (Teil 2: Ernährung, Kapitel 6)

22. Askenazy, E. et al.: Whole blood serotonin content, tryptophan concentrations and impulsivity in anorexia nervosa. *Biological Psychiatry*, Vol. 43(3), 1998, S. 188-195.
23. Bakan, R.: The role of zinc in anorexia nervosa: etiology and treatment. *Med Hypotheses*, Vol. 5(7), 1979, S. 731-736.
24. Biederman, J.: Are girls with ADHD at risk for eating disorders? Results from a controlled, five-year prospective study. *Dev Behav Pediatr*. 2007 Aug; 28(4): 302-307.
25. Birmingham, C. et al.: Controlled trial of zinc supplementation in anorexia nervosa. *Int J Eat Disord*, Vol. 15(3), 1994, S. 251-5.
26. Birmingham, C. L., Gritzner, S.: How does zinc supplementation benefit anorexia nervosa? *Eat Weight Disord*. 2006 Dec; 11(4): e109-111.
27. Braun, D. L.: Psychiatric comorbidity in patients with eating disorders. *Psychological Medicine* 1994; 24: 854-867.
28. Bryce-Smith, D., Simpson, R. I.: Case of anorexia nervosa responding to zinc sulphate. *Lancet*, Vol. 2(8398), 1984, S. 350.

29. Bulik, C. M. et al.: Anorexia nervosa treatment: a systematic review of randomized controlled trials. *Int J Eat Disord.* 2007 May; 40(4): 310-320.
30. Caralat, D. J., Carmago, C. A.: Review of bulimia nervosa in men. *American*
Journal of Psychiatry 1991 Jul; 148(7) 831-834.
31. Casper und Prasad, 1980, später bestätigt durch L. Humphries et al.: Zinc deficiency and eating disorders. *J Clin Psychiatry*, Vol. 50(12), 1989, S. 456-459.
32. Cortese, S. et al.: Attention-deficit/hyperactivity disorder (ADHD) and binge eating. *Nutr Rev.* 2007 Sep; 65(9): 404-411 *Nutr Rev.* 2008 Jun; 66(6): 357.
33. Cowen, P. J., Smith, K. A.: Serotonin, dieting and bulimia nervosa. *Advances in Experimental Medicine and Biology*, Vol. 467, 1999, S. 101-104.
34. Erdmann, R. & Jones, M.: *The amino revolution. The most exciting development in nutrition since the vitamin tablet.* 1987, Century.
35. Favaro, A.: Tryptophan levels, excessive exercise, and nutritional status in anorexia nervosa. *Psychosomatic Medicine*, Vol. 62(4), 2000, S. 535-538.
36. Halmi, K. A.: The multimodal treatment of eating disorders. *World Psychiatry.* 2005 Jun; 4(2): 69-73
37. Hudson et al.: The prevalence and correlates of eating disorders in the National Comorbidity Survey Replication. *Biological Psychiatry.* 2007 Feb 1; 61(3) 348-358.
38. Humphries, L. et al.: Zinc deficiency and eating disorders. *J Clin Psychiatry*, Vol. 50(12), 1989, S. 456-459.
39. Holford, P.: *Optimum nutrition for the mind.* 2003, Piatkus.
40. Jimerson, D. C. et al.: Eating disorders and depression: is there a serotonin connection? *Biol Psychiatry.* 1990 Sep 1; 28(5): 443-454.
41. Kaye, W. H. et al.: Effects of acute tryptophan depletion on mood in bulimia nervosa. *Biol Psychiatry*, Vol. 47(2), 2000, S. 151-7.
42. Kaye, W. H.: Anorexia, obsessional behaviour and serotonin, *Psycopharmacology Bulletin,* 1997; 33(3) 335-344.

43. Kuhne, T., Bubl. R., Baumgartner, R.: Maternal vegan diet causing a serious infantile neurological disorder due to vitamin B12 deficiency. *Europ J Pediatrics*, 1991, 150: 205-208
44. Lask, B.: Anorexia Nervosa and Related Eating Disorders in Childhood and Adolescence, Rachel Bryant-Waugh Publisher: Psychology Press; 2 edition (October 12, 2000).
45. Leibowitz, S. F.: The role of serotonin in eating disorders. *Drugs* 1990; 39 Suppl. 3: 33-44
46. Mikami, A. Y. et al.: Bulimia nervosa symptoms in the Multimodal Treatment Study of Children with ADHD. *Int J Eat Disord.* 2009 Apr 17.
47. Patrick, L.: Eating disorders: a review of the literature with emphasis on medical complications and clinical nutrition. *Alternative Medicine review*, 2002 Jun; 7(3) 184-202.
48. Rosenvinge, J. H. et al.: The comorbidity of eating disorders and personality disorders: a metanalytic review of studies between 1983 and 1998. *Eating and Weight Disorders,* 2000 June; 5(2): 52-61
49. Roberts, I. F., West, R. J., Ogilvie, D., Dillon, M. J.: Malnutrition in infants receiving cult diets: a form of child abuse. *BMJ* 1979; 1: 268-298
50. Sullivan, P. F.: Mortality in anorexia nervosa. *Biological Psychiatry,* 2007 Feb 1; 61(3) 348-358: 1073-1074
51. Toivanen, P., Eerola, E.: A vegan diet changes the intestinal flora. *Rheumatology*, August 1, 2002; 41(8): 950-951

Probiotika (Teil 2: Nahrungsergänzung, Kapitel 1)

1. Black, F. T., Andersen, P. L., Orskov, J., Orskov, F., Gaarslev, K., Laulund, S.: Prophylactic efficacy of lactobacilli on traveller's diarrhoea. In: Steffen, R. (Hrsg.): Travel medicine. Conference on international travel medicine 1, Zürich, Schweiz, *Berlin: Springer*, 1989: 333-335.
2. Bowden, T. A., Mansberger, A. R., Lykins, L. E.: Pseudomembranous colitis; mechanism for restoring floral homeostasis. *Am Surg* 1981; 47: 178-183.

3. Borriello, S. P.: The application of bacterial antagonism in the prevention and treatment of Clostridium difficile infection of the gut. In: Hardie, J. M., Borriello, S. P.: Anaerobes Today 1988, London; John Wiley & Sons: 195-202
4. Brigidi, P. et al.: Effects of probiotic administration upon the composition and enzymatic activity of human faecal microbiota in patients with irritable bowel syndrome or functional diarrhoea. *Research in Microbiol,* 2001 Oct; 152(8): 735-741 Journal Code: R6F.
5. Cunningham-Rundles, S., Ahrné, S., Bengmark, S., Johann-Liang, R., Marshall, F., Metakis, L., Califano, C., Dunn, A. M., Grassey, C., Hinds, G., Cervia, J. (2000): Probiotics and immune response. *American Journal of Gastroenterology*, 95(1 Suppl.): S22-25, 2000 Jan.
6. Drisko, J. A. et al.: Probiotics in health maintenance and disease prevention. *Alternative Medicine Review*, 2003, vol. 8, number 2.
7. Dunne, C., Murphy, L., Flynn, S., O'Mahony, L., O'Halloran, S., Feeney, M., Morissey, D., Thornton, G., Fitzerald, G., Daly, C., Kiely, B., Quigley, E. M., O'Sullivan, G. C., Shanahan, F., Collins, J. K. 1999: Probiotics: from myth to reality. Demonstration of functionality in animal models of disease and in human clinical trials. (Review)(79 refs), Antonie van Leenwenhoek. 76(104): 279-292, 1999 Jul–Nov.
8. Eiseman, B., Silem, W., Boscomb, W. S., Kanov, A. J.: Faecal enema as an adjunct in the treatment of pseudomembranous enterocolitis. *Surgery* 1958; 44: 854-858.
9. Fuller, R.: Probiotics in man and animals. *J Appl bacteriol*, 1989; 66: 365-378.
10. Gibson, G. R., Roberfroid, M.B. (1999): Colonic Microbiota, Nutrition and Health. Kluwer Academic Publishers, Dodrecht.
11. Goldin, B. R. (1998): Health benefits of probiotics. *British Journal of Nutrition*, 80(4): S203-207, 1998 Oct.
12. Guandalini, S., Pensabene, L., Zilri, M. A., Dias, J. A., Casali, L. G., Hoekstra, H., Kolacek, S., Massar, K., Micetic-Turk, D., Papadopoulou, A., de Sousa, J. S., Sandhu, B., Szajewska, H., Weizman, Z. (2000): Lactobacillus GG administered in oral re-hydration solution

to children with acute diarrhoea: a multi-center European trial. *J Pediatr Gastroenterol Nutr*, 30(1): 54-60, 2000 Jan.

13. Guarino, A., Canani, R. B., Spagnuolo, M. I., Albano, F., DiBenedetto, L. (1997): Oral bacterial therapy reduces the duration of symptoms and of visceral excretions in children with mild diarrhoea. *Journal of Paediatric Gastroenterology and Nutrition*. 25(5): 516-519, 1997 Nov.
14. Hirayama, K., Rafter J (1999): The role of lactic acid bacteria in colon cancer prevention: mechanistic considerations. Antonie Van Leeuwenhoek, 76(1-4): 391-394, 1999 Jul–Nov.
15. Hoyos, A. B. (1999): Reduced incidence of necrotizing enterocolitis associated with enteral administration of Lactobacillus acidophilus and Bifidobacterium infantis to neonates in intensive care unit. *Int J Infect Dis* 1999 Summer; 3(4): 197-202
16. Hotta, M., Sato, Y., Iwata, S. et al.: Clinical effects of Bifidobacterium preparations on paediatric intractable diarrhoea. *Keio J Med*, 1987; 36: 298-314
17. Kirjavainen, P. V., Apostolov, E., Salminen, S. S., Isolauri, E., 1999: New aspects of probiotics – a novel approach in the management of food allergy. (Review) (59refs). *Allergy*. 54(9): 909-915, 1999 Sep.
18. Krasnogolovez, V. N.: Colonic dysbacteriosis. – M.: *Medicina*, 1989.
19. Lewis, S. J., Freedman, A.R. (1998): Review article: the use of biotherapeutic agents in the prevention and treatment of gastrointestinal disease. (Review) (144 refs). *Alimentary Pharmacology and Therapeutics*. 12(9): 807-822, 1998 Sep.
20. Lykova, E. A., Bondarenko, V. M., Sidorenko, S. V., Grishina, M. E., Murashova, A. D., Minaev, V. I., Rytikov, F. M., Korsunski, A. A. (1999): Combined antibacterial and probiotic therapy of Helicobacter – associated disease in children (russisch). *Journal Microbiologii, Epidemiologii I Immunobiologii*. 1999 Mar–Apr; (2): 76-81
21. Macfarlane, G. T., Cummings. J. H. (1999): Probiotics and prebiotics: can regulating the activities of intestinal bacteria benefit health? (Review) (48 refs). *BMJ*. 1999 April; 318: 999-1003

22. Metchnikov, E.: The Prolongation of Life. GP Putman's & Sons, New York, NY 1907.
23. Niedzielin, D. et al.: A controlled, double-blind, randomised study on the efficacy of Lactobacillus plantarum 299V in patients with irritable bowel syndrome. *Eur J Gastoenterol Hepatol*, 2001 Oct; 13(10): 1143-1147 Journal Code: B9X.
24. Nobaek, S. et al.: Alteration of intestinal microflora is associated with reduction in abdominal bloating and pain in patients with irritable bowel syndrome. *Am J Gastroenterol*, 2000 May; 95(5): 1231-1238 Journal Code: 3HE.
25. O'Sullivan, M. A., O'Morain, C. A.: Bacterial supplementation in the irritable bowel syndrome. A randomised double-blind placebo-controlled crossover study. *Dig Liver Dis*, 2000 May; 32(4): 294-301 Journal Code: DQK.
26. Petrovskaja, V. G., Marko, O. P.: Human microflora in norm and pathology. – M.: *Medicina*, 1976.
27. Rao, C. V., Sanders, M. E., Indranie, C., Simi, B., Reddy, B. S. (1999): Prevention of colonic preneoplastic lesions by the probiotic Lactobacillus acidophilus NCFMTM in F344 rats. *International Journal of Oncology*. 14(5): 939-944, 1999
28. Reddy, B. S. (1998): Prevention of colon cancer by pre- and probiotics: evidence from laboratory studies. *British Journal of Nutrition*, 80(4): S219-23 1998 Oct.
29. Reddy, B. S. (1999): Possible mechanisms by which pro- and prebiotics influence colon carcinogenesis and tumour growth. *Journal of Nutrition*, 129(7 Suppl.): 1478S–82S, 1999 Jul.
30. Roberfroid, M. B., Bornet, F., Bouley, C., Cummings, J. H. (1995): Colonic microflora: nutrition and health. Summary and conclusions of an International Life Sciences Institute (ILSI) [Europe] workshop held in Barcelona, Spain. [Review] [33 refs]. Nutrition Reviews. 53(5): 127-130, 1995 May.
31. Rolfe, R. D.: The role of probiotic cultures in the control of gastrointestinal health. *J Nutr*, 2000 Feb; 130(2S) Suppl: 396S–402S Journal Code: JEV.

32. Schwan, A., Sjolin, S., Trottestam, U., Aronson, B.: Clostridium difficile enterocolitis cured by rectal infusion of normal faeces. *Scand J Infect Dis* 1984; 16: 211-215
33. Shaw, W.; Semon, B.; Lewis, L.; Seroussi, K.; Scott, P.: Biologische Behandlungen bei Autismus und PDD: Ein umfassender und leicht verständlicher Führer über die neueste Forschung und medizinischen Therapien für Autismus und PDD, Shaw, William, GPL; Auflage: 2., Aufl. 2009.
34. Sullivan, N. M., Mills, D. C., Riemann, H. P., Arnon, S. S.: Inhibitions of growth of Clostridium botulinum by intestinal microflora isolated from healthy infants. *Microbial Ecology in Health and Disease*, 1988; 1: 179-192.
35. Swidsinski, A. et al.: Mucosal flora in inflammatory bowel disease. 2001. PMID: 11781279 PubMed.
36. Tabolin, V. A., Belmer, S. V., Gasilina, T. V., Muhina, U. G., Korneva, T. I.: Rational therapy of intestinal dysbacteriosis in children. – M.: Medicina, 1998.
37. Tanaka, R., Watamaba, K., Takayama, H. et al.: Effect of administration of Bifidobacterium preparation on antibiotic associated infantile protracted diarrhoea. Proceedings of V1 Riken symposium on the Intestinal flora. 1985; 43-64.
38. Voronin, A. A., Taranenko, L. A., Sidorenko, S. V., 1999: Treatment of intestinal dysbacteriosis in children with diabetes mellitus (Russisch). *Antibiotiki I Khimoterapiia,* 1999, 44(3): 22-24.
39. Vorobiev, A. A., Nesvizski, U. V.: (1997): Human microflora and immunity. Review. (Russisch). *Sovremennie Problemi Allergologii, Klinicheskoi Immunologii Immunofarmacologii.* – M., 1997. c.137-141.
40. Vorobiev, A. A., Pak, S. G. et al.: (1998): Dysbacteriosis in children. A textbook for doctors and medical students. (Russisch). M.: „KMK Lt.“, 1998, ISBN 5-87317-049-5.
41. Venturi, A., Gionchetti, P., Rizzello, F., Johansson, R., Zucconi, E., Brigidi, P., Matteuzzi, D., Campieri, M, (1999): Impact on the composition of the faecal flora by a new probiotic preparation:

preliminary data on maintenance treatment of patients with ulcerative colitis. *Aliment Pharmacol Ther*, 13(8): 1103-1108, 1999 Aug.

42. Vaughan, E. E., Millet, B. (1999): Probiotics in the new millennium (Revew/76 refs). *Nahrung.* 1999 Jun; 43(3): 148-153.
43. Wilson, K., Moore, L., Patel, M., Permoad, P.: Suppression of potential pathogens by a defined colonic microflora. *Microbial Ecology in Health and Disease.* 1988; 1: 237-243.
44. Yasui, H., Shida, K.,Matsuzaki, T. Yokokuta,T.(1999): Immunomodulatory function of lactic acid bacteria. (Review) (28 refs) Antonie van Leenwenhoek. 76(1-4): 38309, 1999 Jul–Nov.

Fette: Die Guten und die Bösen (Teil 2, Nahrungsergänzung: Kapitel 2)
Lebertran (Teil 2, Nahrungsergänzung: Kapitel 3)

1. Calabrese, Joseph R. et al.: Fish oils and bipolar disorder. *Archives of General Psychiatry*, Vol. 56, May 1999, S. 413-414.
2. Conquer, Jilie A. et al.: Fatty acid analysis of blood plasma of patients with Alzheimer's disease, other types of dementia and cognitive impairment. *Lipids*, Vol. 35, December 2000, S. 1305-1312.
3. Denton, M., Lacey, R.: Intensive farming and food processing: implications for polyunsaturated fats. *J Nutr Med* 1991; 2: 179-189
4. Enig, M.: *Know your fats: the complete primer for understanding the nutrition of fats, oils and cholesterol.* Silver Spring: Bethseda Press, 2000.
5. Garrow, J. S., James, W. P. T., Ralph, A.: Human nutrition and dietetics. 2000. 10th edition. Churchill Livingstone.
6. Hibbein, Joseph R.: Fish consumption and major depression. *The Lancet*, Vol. 351, April 18, 1998, S. 1213.
7. Horrobin, D.: The madness of Adam and Eve. Bantam Press. ISBN 0 593 04649 8, 2001.
8. Joy, C. B. et al.: Polyunsaturated fatty acid (fish or evening primrose oil) for schizophrenia. *The Cochrane Library*, Issue 4, 2000.
9. Kabara, J. J.: Antimicrobial agents derived from fatty acids. *Journal of the American Oil Chemists Society* 1984; 61: 397-403

10. Laughame, J. D. E. et al.: Fatty acids and schizophrenia. *Lipids*, Vol. 31, 1996, S. S163–S165.
11. Puri, B., Boyd, H.: 2004. The natural way to beat depression. Hodder & Stoughton.
12. Richardson, A. J. et al.: Red cell and plasma fatty acid changes accompanying symptom remission in a patient with schizophrenia treated with eicosapentaenoic acid. *European Neuropsychopharmacology*, Vol. 10, 2000, S. 189-193.
13. Richardson, A. J.: Fatty acids in dyslexia, dyspraxia, ADHD and the autistic spectrum. *The Nutrition Practitioner*, Vol. 3(3), 2001, S. 18-24.
14. Severus, W., Emanuel et al.: Omega-3 fatty acids: the missing link? *Archives of General Psychiatry*, Vol. 56, April 1999, S. 380-381.
15. Sporn, M. B., Roberts, A. B., Goodman, D. S.: The retinoids: biology, chemistry and medicine, 2nd edn. Raven Press, New York. 1994.
16. Tanskanen, Antti et al.: Fish consumption, depression, and suicidality in a general population. *Archives of General Psychiatry*, Vol. 58, May 2001, S. 512-513.
17. Udo Erasmus. Fats that heal, fats that kill. 1993. Alive books, Canada.
18. World Health Organisation 1996. Indicators for assessing vitamin A deficiency and their application in monitoring and evaluating intervention programs. Micronutrient series 96-10. WHO, Geneva.

Verdauungsenzyme (Teil 2, Nahrungsergänzung: Kapitel 4)

1. Augustyns, K. et al.: The unique properties of dipeptidyl-peptidase IV (DPP IV / CD26) and the therapeutic potential of DPP IV inhibitors. *Curr Med Chem,* 1999 Apr; 6(4): 311-322
2. Elgun, S. et al.: Dipeptidyl peptidase IV and adenosine deaminase activity. Decrease in depression. *Psychoneuroendocrinology* 1999 Nov; 24(8): 823-832.
3. Erdmann, R.: The amino revolution.1987. Century.

4. Garrow, J. S., James, W. P. T., Ralph, A.: Human nutrition and dietetics. 2000. 10th edition. Churchill Livingstone.
5. Howell, E.: Food enzymes for health and longevity. 1986. Omangod Press.
6. Horvath, K. et al.: Improved social and language skills in patients with autistic spectrum disorders after secretin administration. *JAAMP* 9: 9-15, 1998.
7. Sandler, A. D. et al.: Lack of benefit of a single dose of synthetic human secretin in the treatment of autism and pervasive developmental disorder. *N Engl J Med* 1999 Dec 9; 341(24): 1801-1806.
8. Santillo, H.: Food enzymes. The missing link to radiant health. 1993. Hohm Press.
9. Seeley, R. R., Stephens, T. D., Tate, P.: Anatomy and Physiology. 1992. Second edition. Mosby Year Book.
10. The International Autism Research Centre. www.gnd.org
11. Wolf, M. et al.: Enzyme Therapy. 1972. Regent House, Los Angeles, CA.

Entgiftung für Menschen mit GAP-Syndrom (Teil 2)

1. Anthony, H., Birtwistle, S., Eaton, K., Maberly, J.: Environmental Medicine in Clinical Practice. BSAENM Publications 1997.
2. Bernard, S. et al.: Autism: a novel form of mercury poisoning. *Med Hypothesis*, 2001 Apr; 56(4): 462-471.
3. Coleman, M. et al.: A review of epidemiological studies of the health effects of living near or working with electricity generation and transmission equipment. *Int J Epidemiol* 1988; 17: 1-13.
4. Edelson, S. B., Cantor, D. S.: Autism: xenobiotic influences. *Toxicol Health* 1998; 14(4): 553-563.
5. Epstein, S. S.: Das untragbare Risiko Wie man Krebs durch Kosmetika und persönliche Pflegeprodukte vermeidet. Beotes, George; 2004.
6. Epstein, S. S.: The politics of cancer, revisited. East Ridge Press, Fremont Centre, NY, 1998.

7. Gerz, W. (Hrsg.), Gerson,C., Bishop, B.: Die Gerson-Therapie: Chronische Erkrankungen bio-logisch heilen. AKSE; 2011.
8. Kaplan, S., Morris, J.: Kids at risk: chemicals in the environment come under scrutiny as the number of childhood learning problems soars. US News&World Report, June 19, 2000, S. 51.
9. Kuhnert, P. et al.: Comparison of mercury levels in maternal blood, foetal cord blood and placental tissues. *Am J Obstet Gynaecol* 1981; 139: 209-212.
10. McCandless, J.: Children with starving brains. A medical treatment guide for autism spectrum disorder. 2003. Bramble books.
11. McGinnis, W. R.: Mercury and autistic gut disease. *Environmental Health perspectives* 109(7): A303-304 (2001).
12. Meyerowitz, S.: Juice fasting & detoxification. The fastest way to restore your health. 2002. Sproutman Publications.
13. Nielsen, G. D. et al.: Effects of industrial detergents on the barrier function of human skin. *Int. J Occup Med.* 6(2): 143-147, 2000.
14. Nylander, M.: Mercury in the pituitary glands of dentists. *Lancet* 1986; 1: 442.
15. Rogers, S., 1990: Tired or toxic? A blueprint for health. Prestige Publishers.
16. Shaw, W.: Biological Treatments for Autism and PDD. 2002. ISBN 0-9661238-0-6.
17. Steinman, D., Epstein, S. S.: The safe shopper's bible. Macmillan, New York, 1995.
18. Stortebecker, P.: Mercury poisoning from dental amalgam through a direct nose brain transport. *Lancet* 1989; 339: 1207.
19. Wayland, J., Laws, E.: Handbook of pesticide toxicology. San Diego: Academic Press, 1990.

Ohrinfektionen und Paukenerguss (Teil 3: Kapitel 1)

1. Effective Health Care 1992, No 4. The treatment of persistent glue ear in children. Leeds. Univ of Leeds 1992.
2. Crook, W.: The yeast connection. 1986. Vintage Books.

3. Hagerman, R., Falkenstein, A.: An association between recurrent otitis media in infancy and later hyperactivity. *Clinical Paediatrics*, Vol. 26, S. 253-257, 1987.
4. Kontstantareas, M., Homatidis, S.: Ear infections in autistic and normal children. *Journal of Autism and Developmental Disease*, Vol. 17, S. 585, 1987.
5. Nsouli, T. M. et al.: Role of food allergy in serious otitis media. *Ann Allergy* 1994: 73: 215-219.
6. Ostfeld, E., Rubinstein, E., Gazit, E. und Smetana, Z. (1977): Effect of systemic antibiotics on the microbial flora of the external ear canal in hospitalised children. *Paediatrics* 60: 364-366.
7. Scadding, G. K. et al.: Glue ear guidelines. *Lancet*, 1993; 341: 57.
8. Seeley, R. R., Stephens, T. D., Tate, P.: Anatomy and Physiology. 2004. Seventh edition. Mcgraw Hill Book Co.
9. Shaw, W.; Semon, B.; Lewis, L.; Seroussi, K.; Scott, P.: Biologische Behandlungen bei Autismus und PDD: Ein umfassender und leicht verständlicher Führer über die neueste Forschung und medizinischen Therapien für Autismus und PDD, Shaw, William, GPL; Auflage: 2., Aufl. 2009.

Ein paar Worte zur Erziehung (Part 3: Kapitel 6)

1. Barkley, R. A.: Das große Handbuch für Erwachsene mit ADHS. Verlag Hans Huber; 2012.
2. Brooks, R.: The self-esteem teacher. Circle Pines, MN: American Guidance Service, 1991.
3. Donaldson, M.: Wie Kinder denken. Intelligenz und Schulversagen. Piper 1991.
4. Garber, S., Garber, M. und Spizman, R.: Good behaviour – over 1,200 sensible solutions to your child's problems from birth to age 12. New York: St. Martin's Paperbacks, 1987.
5. Lovaas, I. O.: Behavioural treatment and normal educational and intellectual functioning in young autistic children. *J Consulting and Clinical Psychology*, 1987, vol. 55, 1, 3-9.

6. Lovaas, I. O. & Smith, T.: A comprehensive behavioural theory of autistic children: paradigm for research and treatment. 1989. *J Behav Ther & Exp Psych.* Vol. 20, 1, S. 17-29.
7. Lovaas, I. O.: The development of a treatment-research project for developmentally disabled and autistic children. *Journal of Applied Behaviour Analysis.* 1993 Winter (4) 26, 617-630.
8. Lovaas, I. O.: Teaching developmentally disabled children: The ME book. Austin: Pro-Ed. 1981.
9. McCarney, S. & Bauer, A.: The parent's guide: solutions to today's most common behaviour problems in the home. Columbia, MO: Hawthorne Educational Services, 1989.
10. Maurice, C.: Let me hear your voice. New York: Knopf. 1993.
11. Maurice, C., Green, H. & Luce, S. C.: Behavioural intervention for young children with autism. Austin: Pro-ed. 1996.
12. McEachin, J. J., Smith, T. & Lovaas, O. I.: Long-term outcome for children with autism who received early intensive behavioural treatment. *Am J Mental Retardation.* 1993, 97, 359-372.
13. Rief, S. & Heimburge, J.: How to reach and teach all students in the inclusive classroom. West Nyack, NY: The Center for Applied Research in Education, 1996.
14. Rief, S.: The ADD/ADHD checklist. An easy reference for parents and teachers. 1997. Prentice Hall Publishing.
15. Rhode, G. et al.: The tough kid book (practical classroom management strategies). Longmont, CO: Sopris West, 1995.
16. Shure, M.: Erziehung zur Selbstständigkeit: Die intelligente Art, mit Kindern umzugehen. Herder Freiburg, 2007.
17. Stern, J. & Ben-Ami, U.: Many ways to learn – young people's guide to learning disabilities. New York: Magination Press, 1996.
18. Turecki, S.; Tonner, L.: Das schwierige Kind. Droemer Knaur 1995.

Symptomenverzeichnis

C

D

E

F

G

H

P

R

S

T

U

V

W

Z

Nahrungsmittel von A-Z

C

D

E

F

G

H

T

Impressum

Dr. med. Natasha Campbell-McBride,
MMedSci (Neurologie), MMedSci (Ernährung)

*GAPS – Gut and Psychology Syndrome
Wie Darm und Psyche sich beeinflussen
– Natürliche Behandlung von Autismus,
AD(H)S, Dyspraxie, Legasthenie,
Depression und Schizophrenie*

1. deutsche Auflage 2015
2. deutsche Auflage 2015
3. deutsche Auflage 2017
4. deutsche Auflage 2019
5. deutsche Auflage 2023
ISBN 978-3-944125-48-0

1. englische Ausgabe 2004
Erweiterte Ausgabe 2013
Gut and Psychology Syndrome

Übersetzung aus dem Englischen:
Claudia Theis-Passaro und
Annegret Hunke-Wormser
Layout und Satz: Narayana Verlag

Herausgeber:
Unimedica im Narayana Verlag GmbH,
Blumenplatz 2, 79400 Kandern
Tel.: +49 7626 974970-0
E-Mail: info@unimedica.de
www.unimedica.de

Die Empfehlungen in diesem Buch wurden von Autor und Verlag nach bestem Wissen erarbeitet und überprüft. Dennoch kann eine Garantie nicht übernommen werden. Weder der Autor noch der Verlag können für eventuelle Nachteile oder Schäden, die aus den im Buch gegebenen Hinweisen resultieren, eine Haftung übernehmen.

Der Verlag schließt im Rahmen des rechtlich Zulässigen jede Haftung für die Inhalte externer Links aus. Für Inhalte, Richtigkeit, Genauigkeit, Vollständigkeit, Qualität und/oder Verwendbarkeit der dargestellten Informationen auf den verlinkten Seiten sind ausschließlich deren Betreiber verantwortlich.

Erkenntnisse in der Medizin unterliegen einem laufenden Wandel durch Forschung und klinische Erfahrungen. Autor und Übersetzer dieses Werkes haben große Sorgfalt darauf verwendet, dass die in diesem Werk gemachten therapeutischen Angaben (insbesondere hinsichtlich Indikation, Dosierung und unerwünschten Wirkungen) dem derzeitigen Wissensstand entsprechen. Das entbindet den Nutzer dieses Werkes jedoch nicht von der Verpflichtung, anhand einschlägiger Fachliteratur und weiterer schriftlicher Informationsquellen zu überprüfen, ob die dort gemachten Angaben von denen in diesem Werk abweichen und seine Verordnung in eigener Verantwortung zu treffen.

Für die Vollständigkeit und Auswahl der aufgeführten Medikamente übernimmt der Verlag keine Gewähr. Geschützte Warennamen (Warenzeichen) werden in der Regel besonders kenntlich gemacht (*). Aus dem Fehlen eines solchen Hinweises kann jedoch nicht automatisch geschlossen werden, dass es sich um einen freien Warennamen handelt.

Bezugsquellen

Die meisten der im Buch erwähnten Produkte wie Algen, Öle oder Gewürze sind in gängigen Naturkostläden erhältlich.

Sie können die meisten Produkte auch direkt über unseren Online-Shop *www.unimedica.de* in der Kategorie *Naturkost* erhalten. Dort finden Sie zudem viele der im Buch erwähnten Lebensmittel in Bio-Qualität. Es gibt hier auch eine besondere Auswahl an probiotischen Präparaten und Fischölen (Codliveroil), die sonst nicht ohne weiteres erhältlich sind, sowie besonders hochwertige Superfoods wie Maca, Chlorella oder auch Chiasamen.

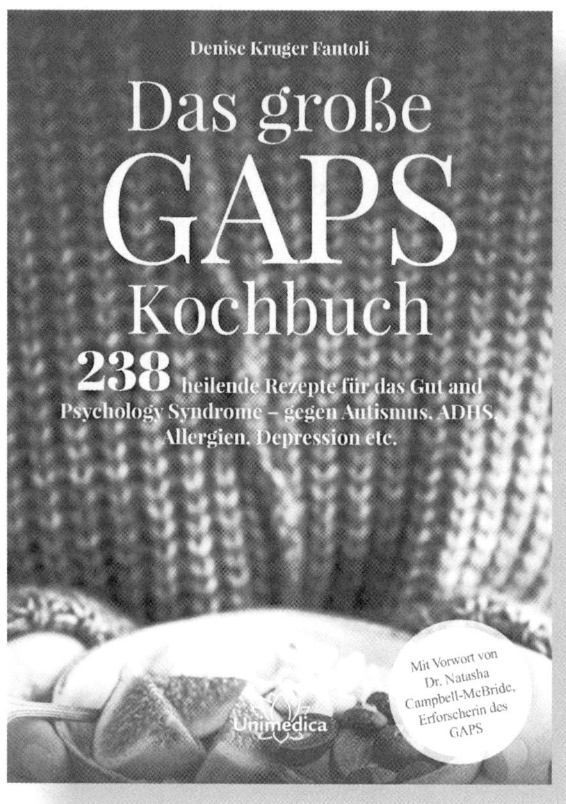

Denise Kruger Fantoli

Das große GAPS-Kochbuch

238 heilende Rezepte für das Gut and Psychology Syndrome gegen Autismus, ADHS, Allergien, Depressionen etc.

336 Seiten, geb., € 34,80
» erstes Kochbuch zur Heilung des GAPS Syndroms
» mit einem Vorwort der GAPS-Pionierin Dr. Natasha Campbell-McBride.
» 238 Rezepte gegen Autismus, ADHS, Allergien und Depression
» detaillierte Listen, Tabellen und Erfahrungsberichte aus 15 Jahren GAPS-Praxis

„Ich lege dieses Buch jedem ans Herz, der auf der Suche nach Heilung einer chronischen physischen oder psychischen Erkrankung ist. Danke, Denise, für dieses Buch!“
- Dr. Natasha Campbell-McBride. Ärztin, Neurologin, Ernährungswissenschaftlerin und GAPS-Pionierin

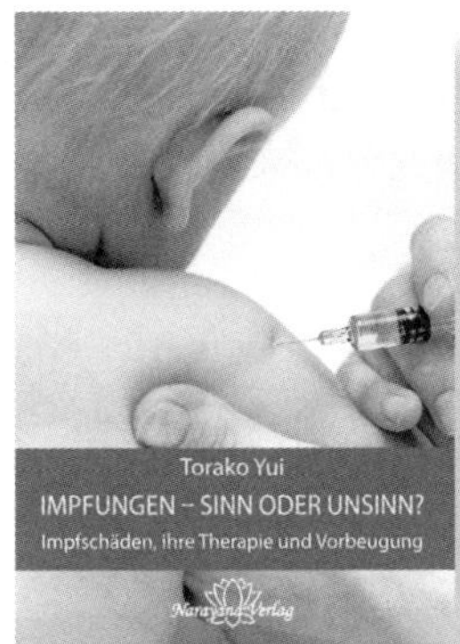

Torako Yui

Impfungen - Sinn oder Unsinn?

180 Seiten, geb., € 29,-

Die japanische Homöopathin Torako Yui vermittelt in diesem Werk ihre große Erfahrung bei der Behandlung von Impfschäden und gibt klare Alternativen zur gängigen Impfpraxis. Aufgrund der bis 1994 bestehenden Impfpflicht hat Japan eine der höchsten Impfraten. Damit verbundene Impfschäden sind häufig Hindernisse bei der homöopathischen Behandlung. Im vorliegenden Werk erläutert Torako Yui auf einfache und verständliche Weise die Hintergründe unserer heutigen Impfpraxis und fordert die weitverbreitete Ansicht über den „Segen" der Impfungen heraus.

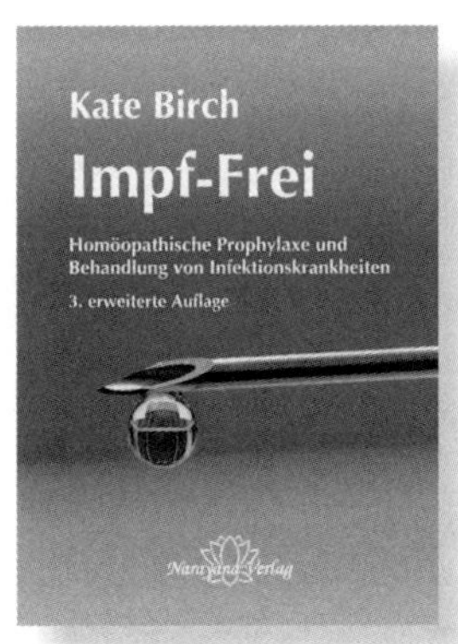

Kate Birch

Impf-Frei

416 Seiten, geb., € 39,-

Ein praktischer Leitfaden für die homöopathische Behandlung und Vorbeugung von Infektionskrankheiten. Kate Birch, selbst Mutter zweier Kinder, erlebte bei ihrem Sohn, wie er nach Impfungen an Asthma erkrankte. Nach der erfolgreichen homöopathischen Therapie entschloss sie sich, selbst Homöopathin zu werden und Alternativen zur Impfung zu finden.

Es ist der erste Ratgeber seiner Art, der nicht nur auf potentielle Schäden von Impfungen hinweist, sondern auch mögliche Alternativen fundiert und klar verständlich erläutert.

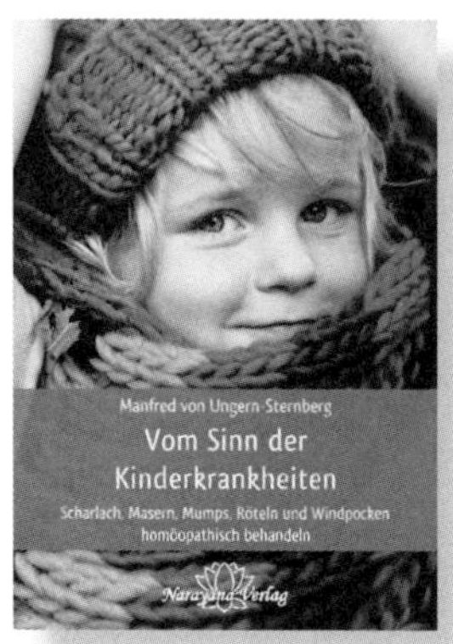

Manfred von Ungern-Sternberg

Vom Sinn der Kinderkrankheiten

Scharlach, Masern, Mumps, Röteln und Windpocken homöopathisch behandeln
296 Seiten, geb., € 29,-

Von Ungern-Sternberg beleuchtet ausführlich Scharlach, Masern und weitere Kinderkrankheiten, deren typischen Verlauf und mögliche Komplikationen. Er erklärt die heilende Kraft des Fiebers und gibt wertvolle homöopathische Hinweise zu jedem Stadium des Verlaufs.
Das Werk besticht durch die Erfahrung aus erster Hand dieses großen Homöopathens und inspiriert, diese wichtige Phase der kindlichen Entwicklung ganzheitlich zu betreuen.
„Kinderkrankheiten stellen eine einmalige Chance für den kindlichen Organismus dar, eine körpereigene robuste Immunität aufzubauen, wobei ererbte körperliche Insuffizienzen überwunden werden können."

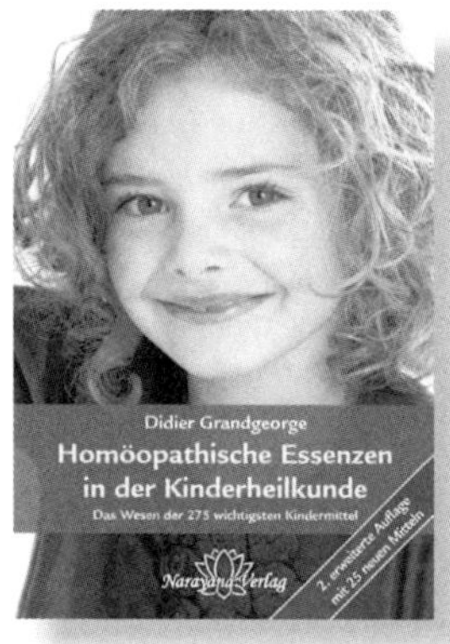

Didier Grandgeorge

Homöopathische Essenzen in der Kinderheilkunde

Das Wesen der 275 wichtigsten Kindermittel
304 Seiten, geb., € 39,-

Eine der besten Arzneimittellehren für Kinder - unübertroffen in Kürze und in klinisch fundiertem Wissen. Didier Grandgeorge ist einer der erfahrensten homöopathischen Kinderärzte Frankreichs und bekannt für seine originelle,
kurze und treffende Darstellung neuer und altbewährter Mittel. Er findet auch bei schweren Akutsituationen gekonnt das richtige Mittel und löst Fälle, an denen viele verzweifelt wären. In diese neue und um weitere 25 Mittel erweiterte Ausgabe flossen alle neuen Erkenntnisse aus den vielen fruchtbaren, am Bett der Kranken verbrachten Jahren. Viele der Mittel werden anhand zahlreicher Fallbeispiele erläutert, welche eindrücklich die Essenzen in der Praxis bestätigen. Eine homöopathische Schatzkiste.

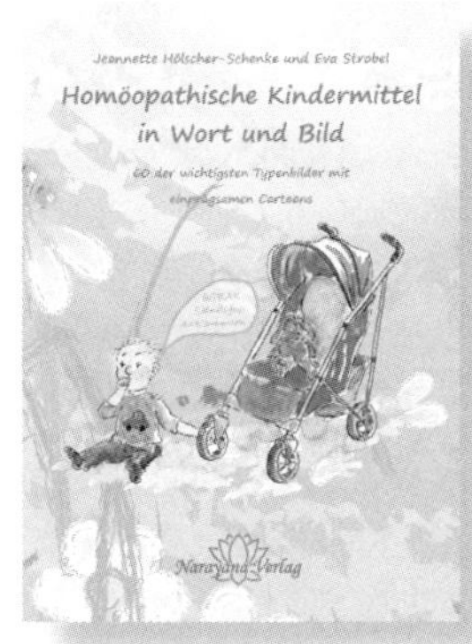

Jeanette Hölscher-Schenke & Eva Strobel

Homöopathische Kindermittel in Bild und Wort

60 der wichtigsten Typenbilder mit einprägsamen Cartoons
312 Seiten, geb., € 39,-

Lernen mit Cartoons macht Spaß - das erste Buch mit treffenden Zeichnungen zu den wichtigsten 60 Kindermitteln ist ein wahrer Augenschmaus.
Ehemals trockene Beschreibungen stehen in neuem Licht und formen ein lebendiges, zusammenhängendes Mittelbild. Ehe man es sich versieht, hat man die Mittelbilder verinnerlicht und erkennt sie leicht bei den kleinen Patienten wieder.
Große Kindermittel wie Sulphur, Belladonna, Calcium carbonicum, Pulsatilla und Lycopodium werden auf erfrischende Weise in Wort und Bild auf den Punkt gebracht. Aber auch neue, für die heutige Zeit wichtige Mittel, werden eindrücklich vermittelt, wie z.B. Beryllium bei Mangel an Selbstvertrauen. Abgerundet wird das Werk durch ein ausführliches Kinderrepertorium, welches das Nachschlagen sehr erleichtert. Ein echtes Lesevergnügen - für Eltern als auch für Therapeuten.

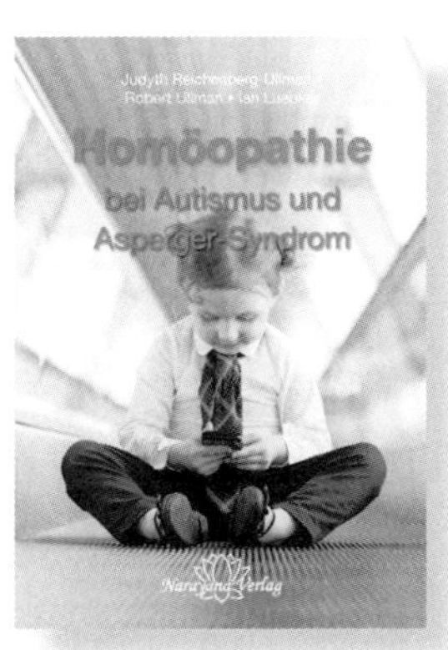

Judyth Reichenberg-Ullman /
Robert Ullman / Ian Luepker

Homöopathie bei Autismus und Asperger-Syndrom

320 Seiten, geb., € 24,-
Das Autismus-Spektrum ist häufiger anzutreffen, als allgemein angenommen wird. Im Prinzip sollte man bei jedem verschlossenen Kind, das auffallend intelligent wirkt, aber kein normales Gefühl für soziale Umgangsformen hat und eine besondere Einzelbegabung besitzt, an diese Diagnose denken. Das bekannte amerikanische Autorenpaar Reichenberg-Ullman und ihr Praxiskollege Luepker haben sich solchen Kindern besonders gewidmet und zeigen, dass man diese Verhaltensstörungen erfolgreich homöopathisch behandeln kann. Zuerst wird gezeigt, wie man eine Verhaltensstörung as dem Autismus-Spektrum erkennt. Dann wird die neue homöopathische Methode Rajan Sankarans beschrieben, die eine „vitale Empfindung" als zentrale Störung hervorhebt und weltweit Beachtung findet. Damit ist das Buch nicht nur für Eltern wertvoll, sondern allen zu empfehlen, die eine Einführung in diese neue Methode suchen.

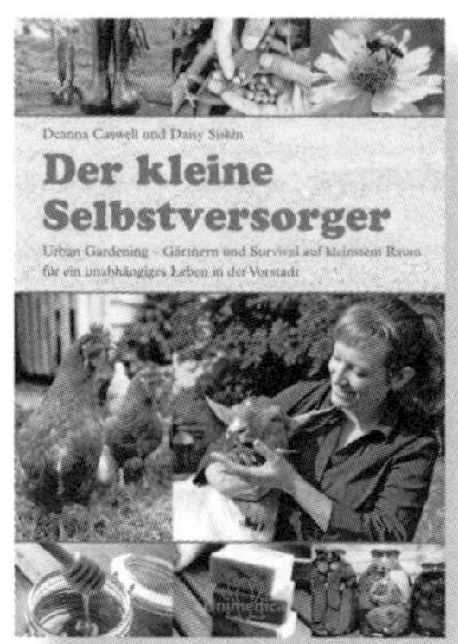

Deanna Caswell & Daisy Siskin

Der kleine Selbstversorger

Urban Gardening Gärtnern und Survival auf kleinstem Raum für ein unabhängiges Leben in der Vorstadt
280 Seiten, geb., € 19,80

Wer träumt nicht von einem naturverbundenen Leben und davon, sein eigenes Obst und Gemüse anzubauen, zu ernten und selbst zu Köstlichkeiten zu verarbeiten - auch wenn man nur wenige Quadratmeter im Hinterhof zur Verfügung hat?

Der kleine Selbstversorger zeigt auf unterhaltsame Weise, wie sich jedes Stückchen Garten in ein kleines Selbstversorgerparadies verwandeln lässt. Vom Anlegen der Beete über die Auswahl von Nutzpflanzen und das richtige Düngen bis hin zum Ernten und Verarbeiten von Selbstangebautem wird alles erklärt, was das Gärtnerherz höher schlagen lässt. Ja selbst das Halten von Hühnern, Zwergziegen und Bienen ist in diesem Rahmen möglich und wird Schritt für Schritt erläutert.

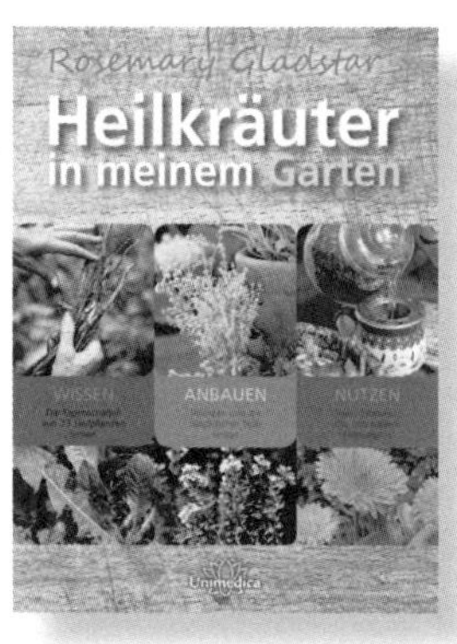

Rosemary Gladstar

Heilkräuter in meinem Garten

33 wichtige Heilkräuter selbst anpflanzen, ernten und verwenden
232 Seiten, geb., € 19,80

Natürlich, wirkungsstark und günstig: 33 Heilkräuter, die sich leicht anbauen lassen, sanft häufige Beschwerden heilen und das Immunsystem stärken.

Kräuterwissen aus erster Hand
Die Heilkräuterexpertin Rosemary Gladstar, als „Mutter der modernen Kräuterheilkunde" bekannt, hat mit diesem Buch eine lebendige Einführung über den Anbau und die Verwendung ihrer Lieblingskräuter geschrieben.
Viele Rezepte und Tipps
Neben leicht nachkochbaren Rezepten und einfachen Anleitungen für vitalisierende Tees, Heilsalben und -tinkturen, Öle, Sirupvariationen und Kräuterpillen gibt sie wertvolle Tipps und zeigt, wie sich in jedem Garten ein Plätzchen für Kräuter finden lässt.

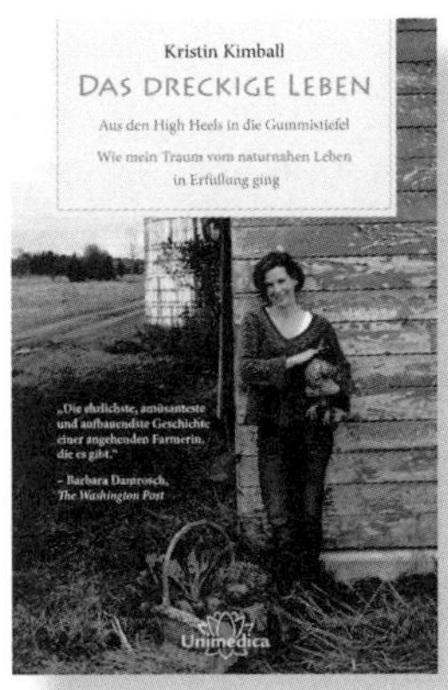

Kristin Kimball

Das dreckige Leben

Aus den High Heels in die Gummistiefel - Wie mein Traum vom naturnahen Leben in Erfüllung ging

336 Seiten, kart., € 19,80

„Dieses Buch ist die Geschichte zweier Liebesaffären, die meinen Lebensweg in neue Bahnen gelenkt haben: einmal die Liebe zur Landwirtschaft - dieser erdigen, sinnlichen Kunst - und die Liebe zu einem schwierigen Farmer, der einen zur Verzweiflung treiben kann."

Durch ein Interview, das sie mit einem jungen dynamischen Farmer führt, verändert Kristin Kimball, eine typische, moderne New Yorker Großstädterin, ihr Leben radikal. Sie kehrt der Stadt den Rücken und beginnt mit ihm ein wahnwitziges Projekt: Auf 200 Hektar Land wollen sie eine Farm aufbauen, die komplett alles hervorbringt, um eine Gemeinschaft von Menschen zu ernähren. Das dreckige Leben ist die fesselnde Chronik ihres ersten Jahres auf der Essex Farm, vom kalten Nordwinter bis zur folgenden Erntesaison - einschließlich ihrer Hochzeit auf dem Heuboden.

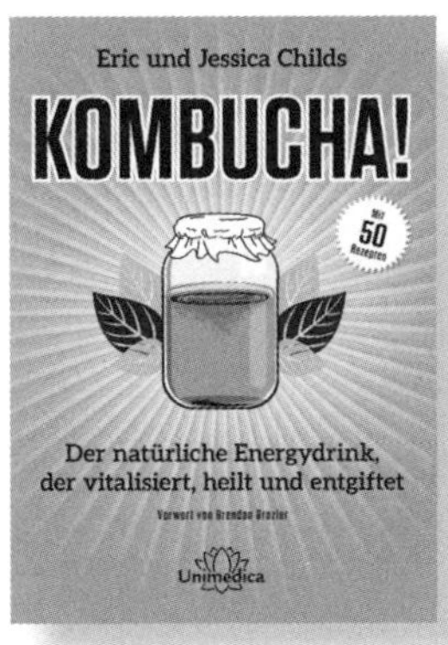

Eric & Jessica Childs

Kombucha!

Der natürliche Energydrink, der vitalisiert, heilt und entgiftet

216 Seiten, kart., € 19,80

Der komplette Kombucha-Ratgeber mit allen wichtigen Hintergrundinformationen zu dem beliebten probiotischen Tee Kombucha wird schon lange von Therapeuten, Spitzensportlern, Yogis und anderen Gesundheitsexperten für seine beeindruckenden gesundheitsfördernden Kräfte gepriesen. Jetzt erobert er auch den Rest der Welt. Kombucha, ein fermentiertes Getränk auf Teebasis, wirkt vitalisierend, heilend und entgiftend. Eric und Jessica Childs, Gründer von Kombucha Brooklyn und erfahrene Kombucha-Experten, teilen in diesem umfassenden Ratgeber ihr wertvolles Wissen. Dabei gehen sie nicht nur auf den wissenschaftlichen und kulturellen Hintergrund des so gesunden wie schmackhaften Getränks ein, sondern zeigen auch anhand von 50 leckeren Rezepten die kulinarische Seite von Kombucha - vom schmackhaften Kombucha-Brot über Wraps und Superfood-Smoothies bis zu spritzigen Cocktails.

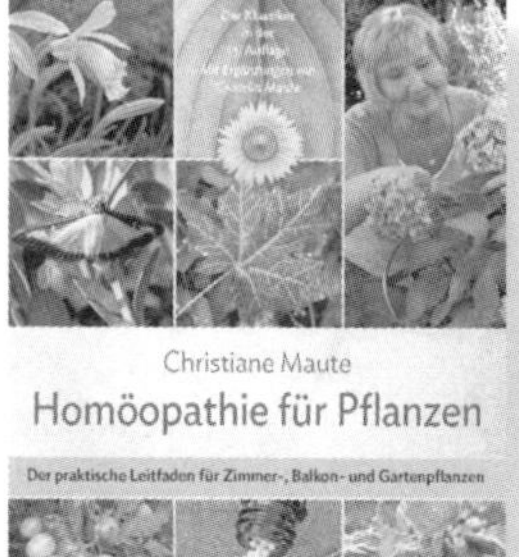

Christiane Maute

Homöopathie für Pflanzen

Ein praktischer Leitfaden für Zimmer-, Balkon- und Gartenpflanzen. Mit Hinweisen zur Dosierung, Anwendung und Potenzwahl und Ergänzungen von Cornelia Maute, 13. Auflage
224 Seiten, geb., € 28,-

Mit dem Erscheinen von Homöopathie für Pflanzen ist eine grüne Revolution losgetreten worden. Das Buch wurde über 40.000 mal verkauft und in viele Sprachen übersetzt.

Es ist ein handlicher Ratgeber über die häufigsten Pflanzenerkrankungen, Schädlinge und Verletzungen und deren homöopathische Behandlung. Christiane Maute ist eine der Vorreiterinnen, die seit vielen Jahren bei ihren Nutz- und Zierpflanzen Homöopathie einsetzt.
Ein besonders für Hobbygärtner geeigneter Ratgeber, der auch Nicht-Homöopathen schnell zu begeisterten Anwendern werden lässt.

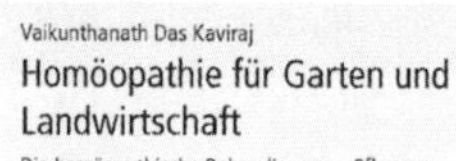

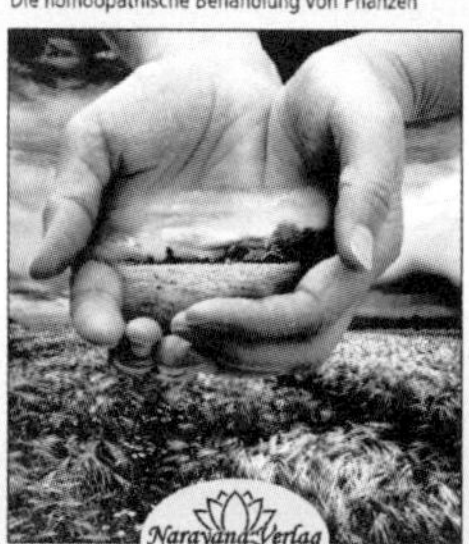

Vaikunthanath Das Kaviraj

Homöopathie für Garten und Landwirtschaft

Die homöopathische Behandlung von Pflanzen
347 Seiten, geb., € 34,-

Eine bahnbrechende Neuerscheinung über die homöopathische Therapie von Pflanzenerkrankungen. Der erfahrene Homöopath Kaviraj beschreibt die homöopathische Therapie bei Nährstoffmangel, bei Schädlings- und Pilzbefall, bei bakteriellen und viralen Erkrankungen, Verletzungen und Unkrautbekämpfung. Zahlreiche Abbildungen erleichtern die Diagnose der Krankheiten. Die Materia Medica und das Repertorium sind leicht anzuwenden und die Wahl des passenden Mittels sollte ohne größere Schwierigkeiten möglich sein.
Man staunt immer wieder über die Fülle an Information, die Kaviraj zusammengetragen hat. Hochinteressant sind auch die Parallelen zur Behandlung bei Mensch und Tier. Chamomilla ist bekannt bei Säuglingskoliken, so ist es auch ein erfolgreicher Kompoststarter. Ein Buch, das zum Nachdenken anregt und die Zukunft der Landwirtschaft revolutionieren könnte.

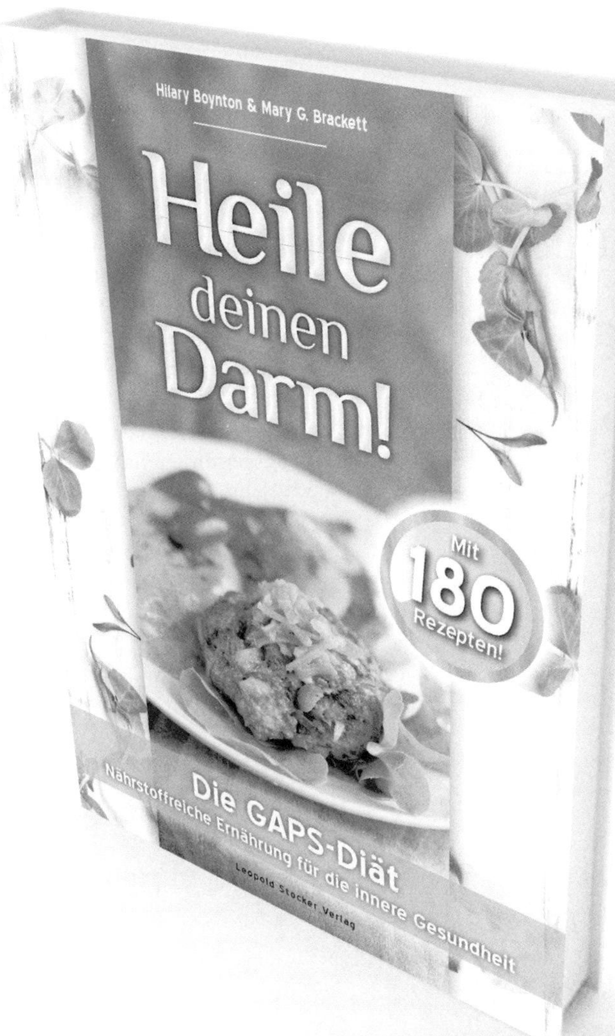

Hilary Boynton & Mary G. Brackett

Heile deinen Darm!

Mit 180 Rezepten!

Die GAPS-Diät

Nährstoffreiche Ernährung für die innere Gesundheit

Leopold Stocker Verlag

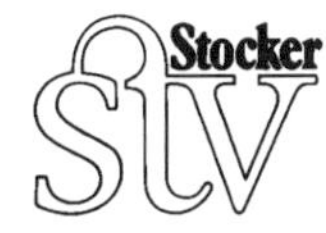

Das Prinzip, auf dem die GAPS-Diät basiert, ist denkbar einfach: Alles, was wir zu uns nehmen, hat Einfluss auf unsere Darmgesundheit. Somit beeinflusst der Darm sämtliche Funktionen unseres Körpers. Der GAPS-Ernährungsplan fördert die Heilung und den Wiederaufbau eines geschädigten Darms; er ist aber auch für eine Gewichtsabnahme geeignet. GAPS – auf Deutsch „Bauch-Kopf-Körper-Syndrom" – geht auf die englische Neurologin Dr. Natasha Campbell-McBride zurück. Von ihr stammen auch die Regeln der GAPS-Diät, deren erstes offizielles Kochbuch nun auf Deutsch vorliegt.

Hilary Boynton & Mary G. Brackett

Heile deinen Darm!
Nährstoffreiche Ernährung
für die innere Gesundheit
Mit 180 Rezepten

ISBN 978-3-7020-1536-7
Brosch., 328 Seiten, 160 Farbabb.

www.stocker-verlag.com

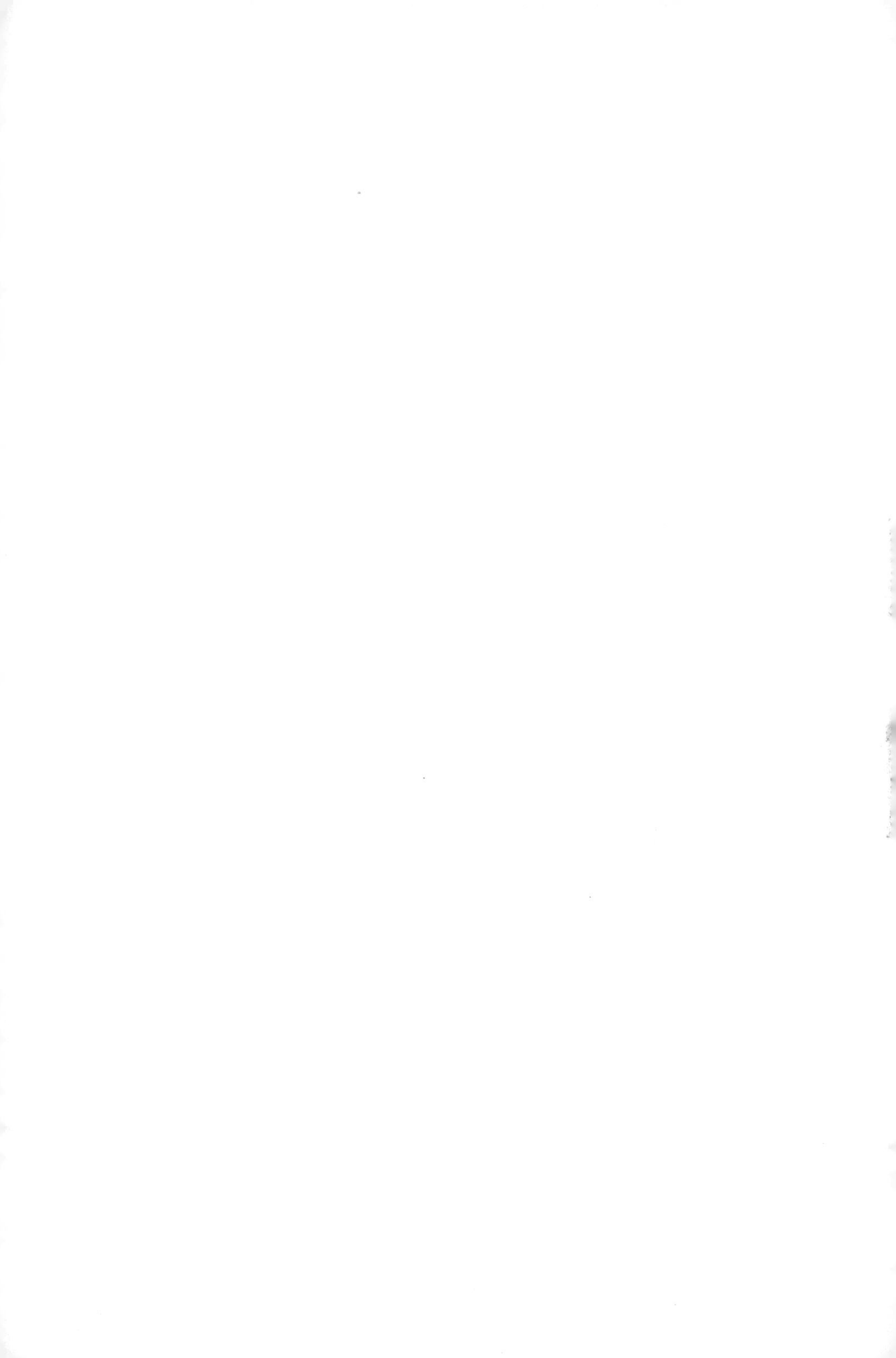

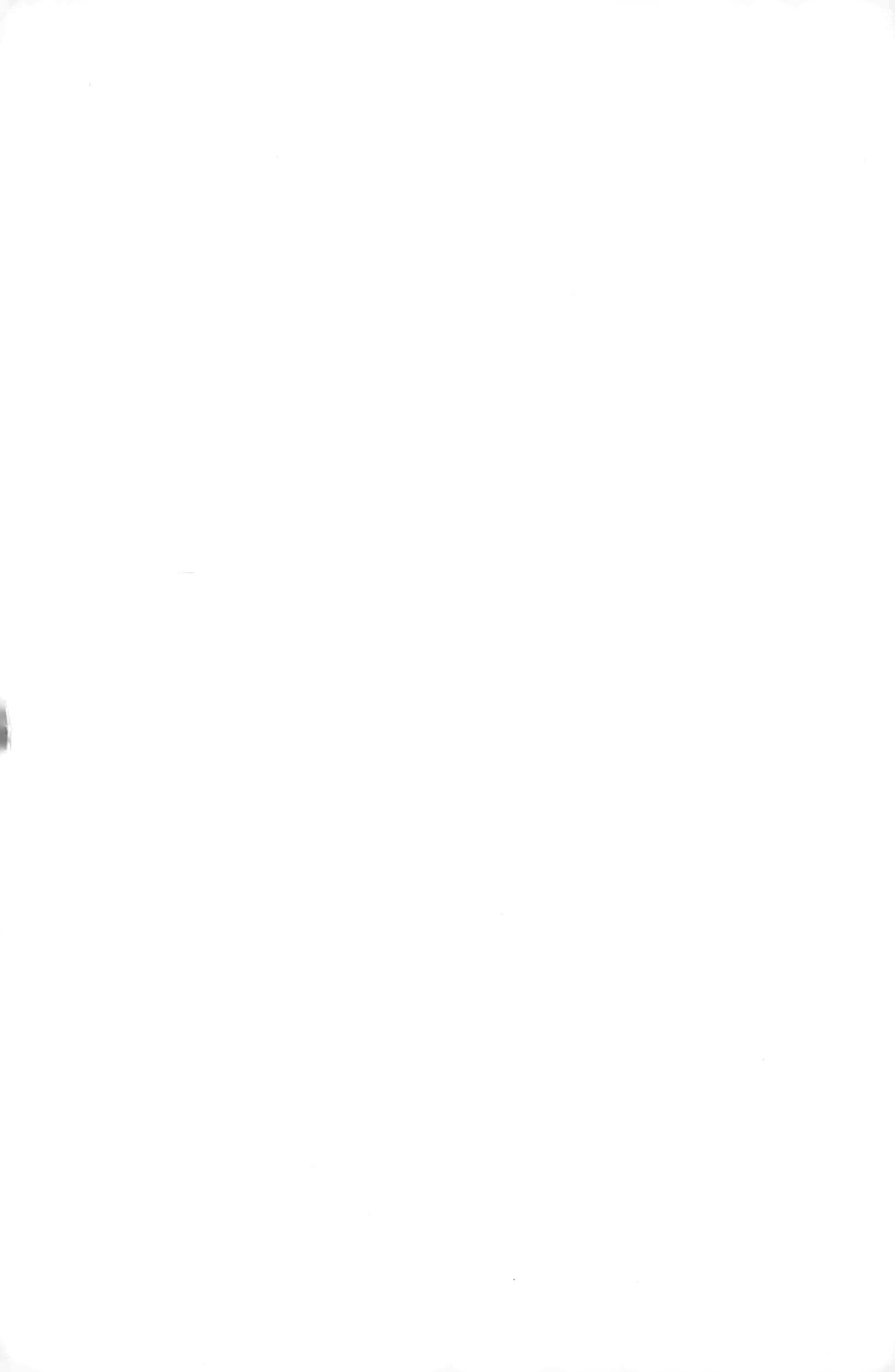